GOLDMANN
ARKANA

W0350426

Buch

Depression ist keine Erfindung der Neuzeit, es hat sie schon immer gegeben. Von Künstlern und Literaten vergangener Jahrhunderte wird sie, oder deren mildere Variante, die Melancholie, in zahlreichen Zeugnissen beschrieben.
Ruediger Dahlke analysiert die individuellen und kollektiven Ursachen der Depression und zeigt Wege aus der »Nacht der Seele«. Sein therapeutischer Ansatz führt vom Bewusstmachen der Gründe für die Niedergeschlagenheit zu einfachen energetischen Übungen, um die verloren gegangene Energie wieder ins Fließen zu bringen. Die Basis für depressive Zustände liegt in alten, unzeitgemäßen Mustern. Richtig verstanden bietet Depression daher die Chance für einen Wachstumsweg vom Lebensüberdruss zu Hoffnung und Lebensfreude.

Autor

Dr. med. Ruediger Dahlke, Jahrgang 1951, studierte Medizin in München und bildete sich zum Arzt für Naturheilweisen und Psychotherapie fort. Von 1978 bis 2003 war er als Psychotherapeut tätig, 1989 gründete er zusammen mit seiner Frau Margit das Heil-Kunde-Zentrum Johanniskirchen. Heute ist er als Fastenarzt, Seminarleiter und Vortragender international tätig. Seine Bücher zur Psychosomatik unter Einbezug spiritueller Themen sind Bestseller und liegen in 22 Sprachen vor.

Von Ruediger Dahlke sind bei Arkana außerdem erschienen:

Die Schicksalsgesetze (33856)
Krankheit als Weg (21558)
Das große Buch vom Fasten (21902)
Krankheit als Sprache der Seele (21813)
Das Gesetz der Anziehung (33832)
Das Bewusstseinsfeld (33835)
Das Gesetz der Polarität (33833)
sowie zahlreiche Audio-CDs mit Heilmeditationen

Ruediger Dahlke

Depression

GOLDMANN
ARKANA

Die Originalausgabe erschien 2006 bei Arkana, München.

FSC
Mix
Produktgruppe aus vorbildlich bewirtschafteten Wäldern und anderen kontrollierten Herkünften

Zert.-Nr. SGS-COC-1940
www.fsc.org
© 1996 Forest Stewardship Council

Verlagsgruppe Random House FSC-DEU-0100
Das FSC-zertifizierte Papier *München Super*
für dieses Buch liefert Arctic Paper Mochenwangen GmbH.

1. Auflage
Vollständige Taschenbuchausgabe April 2010
© 2006 Arkana, München,
in der Verlagsgruppe Random House GmbH
Umschlaggestaltung: UNO Werbeagentur, München
Lektorat: Christine Stecher
SB · Herstellung: cb
Satz: Barbara Rabus
Druck und Bindung: GGP Media GmbH, Pößneck
Printed in Germany
ISBN 978-3-442-21923-0

www.arkana-verlag.de

Dank

Für Anregungen und Korrekturen danke ich den Mitarbeitern des Heil-Kunde-Zentrums Christa Maleri, Anja Schönfuß, Hildegunde Kirkovics, Freda Jeske, Josef Hien und Gerald Miesera.

Für ihre Beiträge und Anregungen danke ich Dorothea Neumayr und Robert Stargalla, für ihre persönlichen Berichte Herrn Muntaner-Ribas, Bruce Werber und Gerti Stepan.

Christine Stecher, die als »meine« Lektorin zu einem nicht mehr wegzudenkenden »Ordnungsfaktor« in meinen Büchern geworden ist, danke ich dafür und dass sie mir ein tieferes Einlassen auf den Wirrwarr der neuen deutschen Rechtschreibung erspart.

Gerhard Riemann, dem langjährigen Freund und Begleiter durch die Bücherwelt, danke ich nicht nur für den letzten entscheidenden Impuls zu diesem Buch, sondern auch für wesentliche Anregungen.

Sabine und Dominique gilt mein Dank für den äußeren Rahmen zum Schreiben.

Vera danke ich für die Atmosphäre liebevoller Achtsamkeit, die mir erlaubte, der Depression so nahe zu kommen, wie ich das eben vermag, und die intensive und schöne Zeit auf Bali, in der das Buch Gestalt annahm.

Inhalt

Vorwort

> Anfangs wollt ich fast verzagen,
> Und ich glaubt, ich trüg es nie;
> Und ich hab es doch getragen,
> Aber frag mich nur nicht, wie?
>
> *Heinrich Heine*

Eine Antwort und Ergänzung finden wir bei Khalil Gibran in seinem Buch *Der Wanderer*:

> Eine Auster sprach zu ihrer Nachbarin: »Ich trage großen Schmerz in mir. Schwer ist er und rund, und ich habe große Not.«
>
> Die andere Auster antwortete mit überheblicher Selbstzufriedenheit: »Gelobt sei der Himmel und das Meer, denn ich habe keine Schmerzen. Es geht mir gut, innen und außen.«
>
> In diesem Augenblick kam ein Krebs vorbei und hörte die beiden Austern. Darauf sagte er zu derjenigen, die innen wie außen unversehrt war: »Ja, dir geht es wohl gut; doch der Schmerz, den deine Nachbarin in sich trägt, ist eine Perle von hinreißender Schönheit.«

»Über Depression zu schreiben schmerzt, macht traurig, vereinsamt und belastet«, meint Andrew Solomon, der – selbst depressiv – ein sehr ausführliches und beeindruckendes Buch über Depression geschrieben hat.* Vielleicht habe ich mich deshalb lange gewehrt, dieses Buch anzugehen. Andererseits gab es viele Hinweise, dass das Thema in unserer Zeit immer stärker in den Vordergrund drängt. Außerdem liegen so viele Chancen in der Depression, wenn man sie durchlebt und sich die Möglichkeit zugesteht, an dieser Nachtmahrfahrt der Seele zu wachsen. Aus der Psychotherapie kenne ich viele Mut machende Erfahrungen, vermittelt von Patienten, die nach dem Erlebnis der dunklen Reise nicht nur wieder auftauchten und in ihr vorheriges Leben zurückkehrten, sondern deutlich gereifter und glücklicher waren. Und es wäre so notwendig, dass solches Weiterkommen häufiger gelingt, denn das Thema eilt heute wie eine mächtige Welle auf uns zu.

Ich habe dieses Buch dann doch sehr gern geschrieben, weil es auch in eine Zeit fiel, die für mich ebenfalls durch eine Reise geprägt war – durch das besondere Land einer besonderen Fastenzeit, die mich in Erfahrungsbereiche führte, die ich nicht kannte und die große Nähe zu den Themen der Depression mit sich brachten. Zurückgekehrt kann ich sagen – ohne forschend, mitfühlend und schreibend selbst depressiv zu werden –, dass ich froh bin, durch den Reichtum beschenkt worden zu sein, der in den Tiefen der Depression verborgen liegt und der von so vielen großen Künstlern in deren Depression und Melancholie zu Tage gefördert wurde. Somit ist dieses Buch, zusammen mit der CD gleichen Titels, auch ein homöopathischer Versuch, mittels aus Depression und Melancholie inspirierter Kunst der Depression gerecht und hoffentlich sogar *Herr zu werden*. Damit ist gemeint, die Depression

* Andrew Solomon: *Saturns Schatten. Die dunklen Welten der Depression*. S. Fischer, Frankfurt am Main, 5. Aufl. 2002.

als notwendige Etappe des Lebensweges zu begreifen, deren Sinn darin liegt, wieder mit dem Leben fließen zu lernen – und das auf einem ganz neuen Niveau.

Für mich selbst kann ich sagen, dass das Vertiefen in die Kunst des Depressiven und der großen Depressiven sowie das damit verbundene Schreiben eine im wahrsten Sinne des Wortes wunder-volle Zeit war. Ich würde mir und meinen Leserinnen und Lesern wünschen, dass dies in irgendeiner Weise für sie spürbar wird. Und warum sollte Kunst uns nicht auch durch Depressionen hindurchhelfen? Schließlich hat sie so vielen Künstlern in ihrem Kampf mit den eigenen Depressionen im wahrsten Sinne des Wortes das Leben erhalten und lebenswert gemacht und uns – sozusagen als Abfallprodukte – zeitlose Kunstwerke beschert.

Seminyak auf Bali, Januar 2006 *Ruediger Dahlke*

Über den schwierigen Umgang mit der Depression – eine Einführung

Die Zahl der an Depressionen Erkrankten steigt seit den letzten Jahrzehnten gewaltig an, und diese Entwicklung wird immer mehr zu einer Bedrohung. Obwohl es sich bei der Depression sicher um das qualvollste aller Krankheitsbilder und um eine potenziell tödliche Volkskrankheit handelt, wird sie noch immer weitgehend tabuisiert. Zum einen geschieht es wohl, weil die Erkrankung in den Bereich der Psychiatrie fällt, mit dem die meisten Menschen noch weniger zu tun haben wollen als mit dem Rest der Medizin. Zum anderen mag es sein, weil die Depression sehr stark mit uns, unserer Kultur und den ihr innewohnenden Problemen verbunden ist. So kommt es, dass in Deutschland die Hausärzte gerade einmal jeden hundertsten psychisch angeschlagenen Patienten zum Psychiater überweisen. Jede zweite Depression bleibt (ärztlicherseits) unerkannt.

Das Elend geht aber weiter, wenn der Patient zum Psychiater – oder oft zum Neurologen, der mit der Materie eigentlich gar nichts zu tun hat – in die Sprechstunde kommt. Beide zögern dann viel zu oft, den Patienten in eine Klinik einzuweisen. Entgegen all den Vorurteilen und Ängsten vor der Psychiatrie gibt es aber Betroffene, die verzweifelt bemüht sind, in eine Klinik aufgenommen zu werden, und dies einfach nicht schaffen, weil sie von dem behandelnden Arzt nicht eingewiesen werden und eine Selbsteinweisung jedenfalls in Deutschland nicht möglich ist.

Heute gibt es über die Verbreitung von Depressionen unterschiedliche Angaben, deren einzige Gemeinsamkeit ist, dass die Zahlen immer erschreckend hoch sind. Der Weltgesundheitsorganisation (WHO) zufolge erlebt jede fünfte Frau und jeder zehnte Mann im Leben mindestens einen depressiven Schub. Demnach macht die Depression heute in den Industrienationen den zweitgrößten Anteil an der Krankheitslast aus. In den armen Dritte-Welt-Ländern steht sie schon an vierter Stelle. Von allen Krankheitsbildern verursachen Depressionen mit Abstand die höchsten Kosten.

Laut Forsa-Umfrage antwortet in Deutschland jeder Zweite auf die Frage: »Haben Sie oder ein Mitglied Ihrer Familie schon einmal an Depressionen gelitten?« mit einem Ja. Von den Befragten haben 20 Prozent selbst schon daran gelitten, knapp 30 Prozent die Erkrankung in der Familie miterlebt.

Bei 15 Prozent der Betroffenen wird aus dem Depressionsschub ein chronisches Leiden, wobei die Dunkelziffer naturgemäß enorm hoch ist. Auch ist gar nicht sicher, ob die geschlechtsspezifische Häufung unter Frauen, die vielfach angegeben wird, wirklich existiert. Männer neigen wohl einfach dazu, ihre Depression zu überspielen, indem sie in Arbeit, Sport oder Konsum flüchten und sie gar nicht erst diagnostizieren lassen.

»Wir stehen vor einer epidemischen Ausbreitung der depressiven Erkrankungen«, sagt der Psychologieprofessor und Depressionsforscher Hans-Ulrich Wittchen (Universität Dresden und Max-Planck-Institut für Psychiatrie, München).

Dafür spricht auch, dass unter den 19 Millionen chronisch depressiven Amerikanern schon zwei Millionen Kinder sind. Dort ist das durchschnittliche Erkrankungsalter in einer einzigen Generation um zehn Jahre auf sechsundzwanzig gesunken.

In Deutschland ist die Zahl der betroffenen Zwanzigjährigen in den letzten zehn Jahren um ein Drittel gestiegen. Auch hierzulande sind Kinder zunehmend und in erschreckendem Ausmaß betroffen, darunter sogar schon Dreijährige. Und neuerdings zeigt sich, dass auch hinter Hyperaktivität, Aufmerksamkeitsmangel und Konzentrationsstörungen sowie hinter Essstörungen und anderen Verhaltensauffälligkeiten Depressionen stecken können.

Die meisten Experten stimmen darin überein, dass vor allem die erklärbaren Depressionen zunehmen und nicht diejenigen, die man früher »endogen« nannte. Laut Depressionsforscher Wittchen sind es vor allem so genannte sekundäre oder »co-morbide« Depressionen, die vermehrt auftreten, also solche, die sich an andere Krankheitsbilder wie Angst, Schlafstörungen, Alkoholismus, Zwänge oder chronische Schmerzen gleichsam anhängen. Deren Anteil gibt er mit inzwischen 70 Prozent an.

Die Verschreibungspraxis von Antidepressiva kann die Zunahme ebenfalls veranschaulichen. Allein zwischen 1993 und 2002 haben sich die Verordnungen – so das Magazin *Stern*-Magazin *Gesund leben: Volkskrankheit Depression* – in Deutschland mehr als verdoppelt. Allerdings ist hierbei zu bedenken, dass Mittel wie Prozac (deutscher Name: Fluctin) als Glückspillen zu Modedrogen geworden sind. Es gehört zur Gruppe der Antidepressiva und ist ein so genannter Serotoninwiederaufnahme-Hemmer (SSRI = Selective Serotonin Reuptake Inhibitors), der dafür sorgt, dass dem Körper mehr von seinem eigenen Botenstoff Serotonin über längere Zeiträume zur Verfügung steht. Serotonin sorgt bei der üblichen Dosierung für eine Art Schirm, der sich sanft über das Großhirn legt und alle negativen Emotionen ziemlich verlässlich abpuffert. Da bisher kaum spürbare Nebenwirkungen bekannt sind, außer dem Verdacht auf gehäufte Selbstmorde, ist es bereits eine Lifestyle-Droge geworden – das Mittel der Wahl zur Stimmungsaufhellung einer satten, aber zunehmend frustrierten Bürgerwelt. Damit wird es zum Pendant von MDMA oder Ecstasy, eines Amphetamins, das ebenfalls die Serotoninmenge im Gehirn erhöht und Jugendlichen zu einem ganz ähnlichen, wenn auch in diesem Fall streng verbotenen Zweck dient.

An dieser Tendenz, bei jeder Gelegenheit gleich etwas gegen schlechte Stimmung und üble Laune einzunehmen, mag es obendrein liegen, dass Depressionen noch immer in der öffentlichen Meinung verharmlost werden. Wer locker mit seiner Depression kokettiert, davon redet, dass er seine »Depri« habe oder »total depressiv drauf« sei, spricht einfach nicht vom selben Leiden wie jener Mensch, der in einer namen- und beispiellosen Traurigkeit, Verzweiflung und Gefühllosigkeit versinkt. Ein betroffener Wissenschaftler formulierte es nach seiner überstandenen eigenen Depression einmal so: »Traurigkeit verhält sich zu Depression etwa so wie normales Zellwachstum zu dem von Krebs.«

Bei einer Überprüfung des Vorlebens von Selbstmordopfern stellte sich heraus, dass der überwiegende Teil von ihnen durch Depressionen zu diesem Schritt getrieben wurde. Etwa

12 000 Menschen bringen sich pro Jahr in Deutschland um, und der größte Teil davon dürfte depressiv gewesen sein. Studien ergaben, dass hinter 90 Prozent der Suizide psychiatrische Erkrankungen stehen. Insofern ist Depression auf alle Fälle ein lebensbedrohliches Krankheitsbild. Bei den unter 40-Jährigen ist sie, je nach Statistik, die häufigste oder zweithäufigste Todesursache – in Konkurrenz nur mit den Verkehrsunfällen. Bei den unter 25-Jährigen ist Suizid dem Magazin *Der Spiegel* zufolge schon heute die unbestritten häufigste Todesursache. Aber noch zehn Mal mehr Menschen versuchen, sich umzubringen, und scheitern oft erst, nachdem sie sich schon bleibende Schäden zugefügt haben.

Im Alter sind Depressionen die mit Abstand häufigste psychische Störung, und nicht selten verbergen sie sich sogar hinter Diagnosen wie Altersdemenz. Der bereits zitierte Autor Solomon geht davon aus, dass die Depression weltweit mit Abstand das gefährlichste, teuerste und tödlichste Krankheitsbild ist.

Kunst und Mythos – eine Einstimmung in die Welt der Depression

Die poetische Bilderwelt der Melancholie

Tatsache ist, dass viele Künstler der Vergangenheit und Gegenwart mehr oder weniger schwer depressiv waren und sind. Wir verdanken ihnen aber nicht nur wunderbare Kunstwerke, sondern auch die eindrucksvollsten Beschreibungen des Krankheitsbildes selbst. Wie aktuell das Thema ist, mag die Tatsache beleuchten, dass die Ausstellung *Melancholie – Genie und Wahnsinn in der Kunst* im Jahr 2005 in Paris mehr als 300 000 Besucher anlockte, bevor sie nach Berlin umzog. Dort wurde sie von Beginn an als herausragendes Kulturereignis gefeiert und bekam hymnische Kritiken. Sie zeige die Schönheit, die in der Schwermut verborgen liege, schreibt die Kunstkritikern Eva Karcher in der Zeitschrift *Vogue Kultur*, und weiter: »Dieses qualvolle zwiespältige Bewusstsein menschlicher Endlichkeit und die letztlich vergeblichen Versuche, ihm zu entkommen, rücken die Melancholie ins Zentrum aller Kreativität.«

Wäre es möglich, in dieses Buch Illustrationen aufzunehmen, würde ich aus dem Vollen schöpfen können. Zum Thema Depression in der darstellenden Kunst wäre an erster Stelle wohl Dürers Bild *Melancholia* aus dem Jahr 1514 zu nennen, das von der Kunstkritik auch als Schlüsselbild für die europäische Kultur bis zur Gegenwart bezeichnet wird. Eva Karcher stellt das Bild vor: »Auf steinernen Stufen sitzt eine massige weibliche Gestalt mit Flügeln, den Kopf in die Hand gestützt. Gefangen in grüblerischer Nachteinsamkeit, zerfleischt sie sich in Trauer über die Vergänglichkeit des Daseins und lodert doch gleichzeitig vor Sehnsucht nach Erlösung.« Möglicherweise wollte Dürer mit den Flügeln, die er der Gestalt gab, andeuten, dass sie sich – engelgleich – erheben kann, um über das Elend des irdischen Jammertales hinauszugelangen. Dies entspräche der menschlichen Heldenreise, wie sie uns vom Mythos der Antike bis hin zu C. G. Jung beschrieben wird und wie sie sich, wie wir noch sehen werden, im Leben von Hermann Hesse und vieler seiner geistigen Kinder als wirksam erwies.

Wegzufliegen und sich auf den Schwingen der eigenen Träume über das irdische Leid zu erheben, davon träumte der junge Hesse, aber auch so mancher depressive Patient. Und davon träumt auch der österreichische Liedermacher Ludwig Hirsch in seinem Song *Komm, schwarzer Vogel*, der eine Einladung an die Depression ist, ihn doch endlich aus diesem Leben wegzuholen. Die poetische Todessehnsucht wird vielen Schwermütigen vertraut sein, weniger wohl der ebenfalls ausgedrückte Enthusiasmus, der den Autor eher als Melancholiker denn als Depressiven ausweist:

Komm, großer schwarzer Vogel, komm jetzt!
Schau, das Fenster ist weit offen,
Schau, ich hab' dir Zucker aufs Fensterbrett g'straht.
Komm, großer schwarzer Vogel, komm zu mir!
Spann deine weiten, sanften Flügel aus
und leg's auf meine Fieberaugen!
Bitte, hol mich weg von da!
Und dann fliegen wir rauf,
mit' in Himmel rein
in a neue Zeit, in a neue Welt.
Und ich werd' singen, ich werd' lachen,
ich werd' »das gibt's net« schrei'n,
weil ich werd' auf einmal kapieren,
worum sich alles dreht.
Komm, großer schwarzer Vogel, hilf mir doch!
Press deinen feuchten, kalten Schnabel
auf meine wunde, auf meine heiße Stirn!
Komm, großer schwarzer Vogel,
jetzt wär's grad günstig!
Die anderen da im Zimmer schlafen fest,
und wenn wir ganz leise sind,
hört uns die Schwester nicht.
Bitte, hol mich weg von da!
...
Ja, großer schwarzer Vogel, endlich!
Ich hab' dich gar nicht reinkommen g'hört,
wie lautlos du fliegst,
mein Gott, wie schön du bist!
Auf geht's, großer schwarzer Vogel, auf geht's!
Baba, ihr meine Lieben daham!

Du, mein Mädel, und du, Mama, baba!
Bitte, vergesst's mich nicht!
Auf geht's, mitten in den Himmel eine,
nicht traurig sein, na, na, na,
ist kein Grund zum Traurigsein!
Ich werd' singen, ich werd' lachen,
ich werd' »das gibt's net« schrei'n,
weil ich werd' auf einmal kapieren,
ich werd' glücklich sein!
Ich werd' singen, ich werd' lachen,
ich werd' »das gibt's net« schrei'n,
weil ich werd' auf einmal kapieren,
ich werd' glücklich sein!
Ich werd' singen, ich werd' lachen,
ich werd' endlich glücklich sein!

An anderer Stelle variiert Hirsch das Thema geradezu humorvoll:

Dem Jonas lacht niemals die Sonne.
Und wenn, dann lacht sie ihn aus.
Sein Schutzengerl zeigt ihm die Zunge,
und der Glücksstern, der überm Jonas
seine Lichtkreise zieht,
ist nur a Schnuppe, die kurz aufblitzt,
ins Meer stürzt und verglüht.

Viele große Maler wie van Gogh, Francisco Goya oder Caspar David Friedrich haben auf dem faszinierenden Grad zwischen Melancholie und Wahnsinn Kunstwerke geschaffen. Auch die Vertreter der Kunstrichtungen des Symbolismus und des Surrealismus konnten sich den Reizen des Verfalls und des Morbiden nicht entziehen. Wanderungen durch die bedeutenden Kunstgalerien dieser Welt werden somit leicht zu einer unbewussten Konfrontation mit der Depression.

Aus der Welt der Literatur gibt es ebenfalls reichlich Stoff für die Beschäftigung mit der Depression. Die Schriftstellerin Mascha Kaléko kleidet die depressive Welt in folgende Bilder:

Blasse Tage

Alle unsre blassen Tage
Türmen sich in stiller Nacht
Hoch zu einer grauen Mauer.
Stein fügt immer sich an Stein.
Aller leeren Stunden Trauer
Schließt sich in die Seele ein.

Träume kommen und zerfließen
Gleich Gespenstern, wird es Tag.
In uns bleibt das ewig zage
Fassen nach den bunten Scherben,
Und im Schatten blasser Tage
Leben wir, weil wir nicht sterben.

Ein Gedicht von Thomas Brasch, das er über seinen Schriftstellerkollegen Uwe Johnson und dessen tiefe Depression schrieb, kann die in der Depression herrschende (Ver-)Stimmung gut ausdrücken. Es hing in Johnsons Wohnzimmer, in dem man ihn, nur neunundvierzig Jahre alt geworden, tot auffand.

Halb Schlaf

Und wie in dunkle Gänge
mich in mich selbst verrannt,
verhängt in eigne Stränge
mit meiner eignen Hand:

So lief ich durch das Finster
in meinem Schädelhaus:
Da weint er und da grinst er
und kann nicht mehr heraus.

Das sind die letzten Stufen,
das ist der letzte Schritt,
der Wächter hört mein Rufen
und ruft mein Rufen mit

aus meinem Augenfenster
in eine stille Nacht;
zwei rufende Gespenster:
eins zittert und eins lacht.

Dann schließt mit dunklen Decken
er meine Augen zu:
jetzt schlafen und verstecken
und endlich Ruh.

André Heller, der österreichische Poet, der das Thema Depression kennt und wohl auch lebt, macht in seinem Lied *Das System* geradezu Mut zu jener inneren Haltung, die der Depression vorbeugt, indem sie der Melancholie Lebensraum schenkt.

Weine wieder, wenn du weinen willst,
verzichte nicht auf die Verzweiflung,
leiste dir deine Mutlosigkeit,
sabotiere den Helden in dir.
Tauch manchmal in den Rauch der Angst,
ein Abgrund fehlt dir doch nie.
Zum Kotzen ist doch wirklich bloß
die viele falsche Sympathie.

Da ist ein System, ein gewinnbringendes System,
das will dich entmündigt und bequem,
Und mit der Milch der frommen Denkungsart,
da wird bei dir nicht, bei mir nicht, nirgendwo gespart.

Drum wein ich schon lange, wenn ich weinen will.
Das irritiert sie am meisten,
in dieser großen Leistungszeit
will ich mir meine Nachdenklichkeit leisten.
Mein Kleid, das ist der Rauch der Angst.
Abgründe sind meine Gründe.
Wenn einer heute irgendwo nicht mehr lügt,
das nennt man jetzt die Sünde.

Da ist ein System, ein gewinnbringendes System,
das will dich entmündigt und bequem,
Und mit der Milch der frommen Denkungsart,
da wird bei dir nicht, bei mir nicht, nirgendwo gespart.

Zu den berühmten Persönlichkeiten, die unter Depressionen litten, gehörte die Kaiserin Elisabeth von Österreich. Sie war durchaus nicht die süßliche Sissi der schöngefärbten, operettenhaften Filme, sondern eine schwer depressive Frau, die in ihren Gedichten beeindruckende Zeugnisse ihres Leidens hinterlassen hat. Eigentlich war ihr Leben das genaue Gegenteil der populären Filme, und es ist bezeichnend, dass eine magersüchtige Depressive mit schwerer Migräne zum Idol so vieler junger Frauen späterer Generationen wurde – bis hin zu den Mädchen heute. Essstörungen und Depressionen, die Leiden der Kaiserin Sisi, sind aktuell große Gefahren für Heranwachsende.

Bezeichnenderweise gibt es zwei Namensversionen. Die Kaiserin schrieb sich ganz einfach Sisi. Die Schauspielerin Romy Schneider wurde dann für Österreich und die Welt zum süßen Mädel Sissi. Möglicherweise wurde sie aber vom Muster der echten Sisi eingeholt, wenn man an Romy Schneiders frühes tragisches Ende denkt. Ihre zum Teil fast krampfhaften Versuche, dem frühen süßlichen Sissi-Muster ihrer Karriere zu entfliehen, waren immer spürbar und ließen sie in ihrem Privatleben der echten verzweifelten Sisi schließlich wohl sehr nahe kommen.

Die Kaiserin Elisabeth, die nach ihrer unbeschwerten Kindheit in Bayern am starren Zeremoniell des Wiener Kaiserhofes verzweifelte, beschreibt im folgenden Gedicht mit dem Titel *Ramsgate* den Abwehrkampf ihrer depressiven Seele gegen das Gefühl der Liebe, eventuell anlässlich eines heimlichen Flirts. Die Zeilen verraten dabei ihre Distanz zu diesem Thema. Lieber flüchtet sie in ihren Gedanken zu toten Seelenfreunden – zu ihrem »Geliebten« und »Helden« Achill aus der griechischen Sagenwelt oder zu ihrem »Meister« Heinrich Heine –, die ihr kein Leid antun können, da sie nicht mehr von dieser Welt sind.

Zu spät, zu spät sind wir begegnet
Uns auf des Lebens Dornenpfad;
Zu weit schon hat uns fortgetragen
Der Zeiten unaufhaltsam Rad.

Zu spät hat deiner tiefen Augen
Magnet'scher Blick auf mich geschaut,
Selbst unter diesen warmen Strahlen
Hat's starre Herz nicht mehr getaut.

Es überkommt mich tiefe Wehmut,
'S ist wie Klang aus alter Zeit,
Wie banges, namenloses Heimweh,
voll hoffnungsloser Bitterkeit.

Auch ich bin einstens reich gewesen,
Wähnt', unerschöpflich sei mein Hab';
Leichtsinnig ist es längst verschleudert –
Es blieb das Herz ein leeres Grab.

O wende weg die ernsten Augen!
Lass ruhigen Wegs mich weitergeh'n!
Kann Glück ich nicht mehr eigen nennen,
So will ich's wenigstens nicht seh'n!

Noch einfacher und direkter drückt sie in ihrem *Anti-Trinklied* ihre Abwendung von allem Lebensgenuss aus, die so typisch für die meisten Depressiven ist:

Für mich keine Liebe,
Für mich keinen Wein;
Die eine macht übel,
Der andre macht spei'n!

Die Liebe wird sauer,
Die Liebe wird herb;
Der Wein wird gefälschet
Zu schnöden Erwerb.

Doch falscher als Weine
Ist oft noch die Lieb';
Man küsst sich zum Scheine
Und fühlt sich ein Dieb!

Für mich keine Liebe,
Für mich kein Wein;
Die eine macht übel,
Der andre macht spei'n!

In seinen nicht einmal dreißig Lebensjahren hat der österreichische Lyriker Georg Trakl der Melancholie viele literarische Denkmäler geschaffen. Seine melancholische Seelenstimmung drückt er in einem Brief an Karl Borromaeus Heinrich aus:

Lieber Freund!

(...) Ich wäre so froh, wenn Sie im März nach Salzburg kämen; ich habe jetzt keine leichten Tage daheim und lebe so zwischen Fieber und Ohnmacht in sonnigen Zimmern dahin, wo es unsäglich kalt ist. Seltsame Schauer von Verwandlung, körperlich bis zur Unerträglichkeit empfunden, Gesichte von Dunkelheiten, bis zur Gewissheit verstorben zu sein, Verzückungen bis zu steinerner Erstarrtheit; und Weiterträumen trauriger Träume. Wie dunkel ist diese vermorschte Stadt voll Kirchen und Bildern des Todes (...)

Ihr ergebener Georg Trakl

Wie eine poetische Definition der Melancholie klingen die folgenden Zeilen seines Gedichts *In ein altes Stammbuch*:

Immer wieder kehrst du Melancholie,
O Sanftmut der einsamen Seele.
Zu Ende glüht ein goldener Tag.

Demutsvoll beugt sich dem Schmerz der Geduldige
Tönend von Wohllaut und weichem Wahnsinn.
Siehe! es dämmert schon.

Wieder kehrt die Nacht und klagt ein Sterbliches
Und es leidet ein anderes mit.

Schaudernd unter herbstlichen Sternen
Neigt sich jährlich tiefer das Haupt.

In seinem Gedicht *Stunde des Grams* wird Trakls Schwermut vielleicht am deutlichsten:

> Schwärzlich folgt im herbstlichen Garten der Schritt
> Dem glänzenden Mond,
> Sinkt an frierender Mauer die gewaltige Nacht.
> O, die dornige Stunde des Grams.
>
> Silbern flackert im dämmernden Zimmer der Leuchter
> des Einsamen,
> Hinsterbend, da jener ein Dunkles denkt
> Und das steinerne Haupt über Vergängliches neigt,
> Trunken von Wein und nächtligem Wohllaut.
> Immer folgt das Ohr
> Der sanften Klage der Amsel im Haselgebüsch.
>
> Dunkle Rosenkranzstunde. Wer bist du
> Einsame Flöte,
> Stirne, frierend über finstere Zeiten geneigt.

Ingeborg Bachmann zählt zu den Künstlern, die sich ein Leben lang mit ihrer Depression unter anderem auch in ihrem literarischen Werk auseinander gesetzt haben. Sie lässt in verschiedenen Gedichten melancholische Lebensgefühle bis hin zu depressiven Stimmungen anschaulich werden. In dem Gedicht *Dunkles zu sagen* behandelt sie die Schattenreise auf den Spuren von Orpheus, des großen mythischen Sängers. In ihren Zeilen kommt auch die Schönheit des Dunkels zum Ausdruck.

Wie Orpheus spiel ich
auf den Saiten des Lebens den Tod
und in der Schönheit der Erde
und deiner Augen, die den Himmel verwalten,
weiß ich nur Dunkles zu sagen.

Vergiß nicht, daß auch du, plötzlich,
an jenem Morgen, als dein Lager
noch naß war von Tau und die Nelke
an deinem Herzen schlief,
den dunklen Fluß sahst,
der an dir vorbeizog.

Die Saite des Schweigens
gespannt auf die Welle von Blut,
griff ich dein tönendes Herz.
Verwandelt ward deine Locke
ins Schattenhaar der Nacht,
der Finsternis schwarze Flocken
beschneiten dein Antlitz.

Und ich gehör dir nicht zu.
Beide klagen wir nun.

Aber wie Orpheus weiß ich
auf der Seite des Todes das Leben,
und mir blaut
dein für immer geschlossenes Aug.

Die Sinnlosigkeit und der Verfall der Sinnlichkeit, beides zentrale Aspekte depressiven Erlebens, kommen neben der für Depressionen typischen Ausweglosigkeit in Ingeborg Bachmanns Gedicht *Entfremdung* zum Ausdruck.

In den Bäumen kann ich keine Bäume mehr sehen.
Die Äste haben nicht die Blätter, die sie in den Wind halten.
Die Früchte sind süß, aber ohne Liebe.
Sie sättigen nicht einmal.
Was soll nur werden?
Vor meinen Augen flieht der Wald,
vor meinem Ohr schließen die Vögel den Mund,
für mich wird keine Wiese zum Bett.
Ich bin satt vor der Zeit
Und hungere nach ihr.
Was soll nur werden?

Auf den Bergen werden nachts die Feuer brennen.
Soll ich mich aufmachen, mich allem wieder nähern?

Ich kann in keinem Weg mehr einen Weg sehen.

In ihrem Gedicht *Hinter der Wand* wird die depressive Todessehnsucht beängstigend spürbar.

Ich hänge als Schnee von den Zweigen
in den Frühling des Tals,
als kalte Quelle treibe ich im Wind,
feucht fall ich in die Blüten
als ein Tropfen,

um den sie faulen
wie um einen Sumpf.
Ich bin das Immerzu-ans-Sterben-Denken.

Ich fliege, denn ich kann nicht ruhig gehen,
durch aller Himmel sichere Gebäude
und stürze Pfeiler um und höhle Mauern.
Ich warne, denn ich kann des Nachts nicht schlafen,
die andern mit des Meeres fernem Rauschen.
Ich steige in den Mund der Wasserfälle,
und von den Bergen lös ich polterndes Geröll.

Ich bin der großen Weltangst Kind,
die in den Frieden und die Freude hängt
wie Glockenschläge in des Tages Schreiten
und wie die Sense in den reifen Acker.

Ich bin das Immerzu-ans-Sterben-Denken.

Eine der eindrucksvollsten, »poetischsten« Schilderungen des Elends von Depression und Selbstmord findet sich in Hermann Hesses Erzählung *Klein und Wagner*.* Der Nobelpreisträger und Schöpfer von Büchern wie *Siddhartha*, *Der Steppenwolf* oder *Das Glasperlenspiel* ist einer der meistgelesenen modernen Autoren und gilt als eine der Leitfiguren der Jugend mehrerer Generationen, sogar des letzten Jahrhunderts. Hesse litt zeitlebens schwer an seinen Depressionen,

* Hermann Hesse: *Klein und Wagner*, in: *Die Romane und die großen Erzählungen*, Bd. 4. Suhrkamp, Frankfurt am Main 1988, S. 87–94.

die er in seinem Werk bearbeitete. In *Klein und Wagner* beschreibt er einen Selbstmord in seiner ganzen Bedeutung und Symbolik:

> Ruhig ging er durch die Straßen, vom Regen durchweicht. Kein Mensch, kein Hund begegnete ihm, die Welt war ausgestorben. Am Seeufer ging er von Boot zu Boot, sie waren alle hoch ans Land gezogen und stramm mit Ketten befestigt. Erst ganz in der Vorstadt außen fand er eins, das locker am Strick hing und sich lösen ließ. Das machte er los und hängte die Ruder ein. Schnell war das Ufer vergangen, es floß ins Grau hinweg wie nie gewesen, nur Grau und Schwarz und Regen war noch auf der Welt, grauer See, nasser See, nasser Himmel, alles ohne Ende.
> Draußen, weit im See, zog er die Ruder ein. Es war nun soweit, und er war zufrieden. Früher hatte er, in den Augenblicken, wo Sterben ihm unvermeidlich schien, doch immer gern noch ein wenig gezögert, die Sache auf morgen verschoben, es erst noch einmal mit dem Weiterleben probiert. Davon war nichts mehr da. Sein kleines Boot, das war er, das war sein kleines, umgrenztes, künstlich versichertes Leben – rundum aber das weite Grau, das war die Welt, das war All und Gott, dahinein sich fallen zu lassen war nicht schwer, das war leicht, das war froh.
> Er setzte sich auf den Rand des Bootes nach außen, die Füße hingen ins Wasser. Er neigte sich langsam vor, neigte sich vor, bis hinter ihm das Boot elastisch entglitt. Er war im All. In die kleine Zahl von Augenblicken, welche er von da an noch lebte, war viel mehr Erleben gedrängt als in die vierzig Jahre, die er zuvor bis zu diesem Ziel unterwegs gewesen war.
> Es begann damit: Im Moment, wo er fiel, wo er einen Blitz lang zwischen Bootsrand und Wasser schwebte, stellte sich ihm dar,

daß er einen Selbstmord begehe, eine Kinderei, etwas zwar nicht Schlimmes, aber Komisches und ziemlich Törichtes. Das Pathos des Sterbenwollens und das Pathos des Sterbens selbst fiel in sich zusammen, es war nichts damit. Sein Sterben war nicht mehr notwendig, jetzt nicht mehr. Es war erwünscht, es war schön und willkommen, aber notwendig war es nicht mehr. Seit dem Moment, seit dem aufblitzenden Sekundenteil, wo er sich mit ganzem Wollen, mit ganzem Verzicht auf jedes Wollen, mit ganzer Hingabe hatte vom Bootsrand fallen lassen, in den Schoß der Mutter, in den Arm Gottes – seit diesem Augenblick hatte das Sterben keine Bedeutung mehr. Es war ja alles so einfach, es war ja alles so wunderbar leicht, es gab ja keine Abgründe, keine Schwierigkeiten mehr. Die ganze Kunst war: sich fallen lassen! Das leuchtete als Ergebnis seines Lebens hell durch sein ganzes Wesen: sich fallen lassen! Hatte man das einmal getan, hatte man einmal sich dahingegeben, sich anheimgestellt, sich ergeben, hatte man einmal auf alle Stützen und jeden festen Boden unter sich verzichtet, hörte man ganz und gar nur noch auf den Führer im eigenen Herzen, dann war alles gewonnen, dann war alles gut, keine Angst mehr, keine Gefahr mehr.

Dies war erreicht, dies Große, Einzige: er hat sich fallen lassen! Daß er sich ins Wasser und in den Tod fallen ließ, wäre nicht notwendig gewesen, ebensogut hätte er sich ins Leben fallen lassen können. Aber daran lag nicht viel, wichtig war dies nicht. Er würde leben, er würde wieder kommen. Dann aber würde er keinen Selbstmord mehr brauchen und keinen von all diesen seltsamen Umwegen, keine von all diesen mühsamen und schmerzlichen Torheiten mehr, denn er würde die Angst überwunden haben.

Wunderbarer Gedanke: ein Leben ohne Angst! Die Angst überwinden, das war die Seligkeit, das war die Erlösung. Wie hatte er ein Leben lang Angst gelitten, und nun, wo der Tod ihn schon am Halse würgte, fühlte er nichts mehr davon, keine Angst, kein Grauen, nur Lächeln, nur Erlösung, nur Einverstandensein. Er wußte nun plötzlich, was Angst ist, und daß sie nur von dem überwunden werden kann, der sie erkannt hat. Man hatte vor tausend Dingen Angst, vor Schmerzen, vor Richtern, vor dem eigenen Herzen, man hatte Angst vor dem Schlaf, Angst vor dem Erwachen, vor dem Alleinsein, vor der Kälte, vor dem Wahnsinn, vor dem Tode – namentlich vor ihm, vor dem Tode. Aber all das waren nur Masken und Verkleidungen. In Wirklichkeit gab es nur eines, vor dem man Angst hatte: das Sichfallenlassen, den Schritt in das Ungewisse hinaus, den kleinen Schritt hinweg über all die Versicherungen, die es gab. Und wer sich einmal, ein einziges Mal hingegeben hatte, wer einmal das große Vertrauen geübt und sich dem Schicksal anvertraut hatte, der war befreit. Er gehorchte nicht mehr den Erdgesetzen, er war in den Weltraum gefallen und schwang im Reigen der Gestirne mit. So war das. Es war so einfach, jedes Kind konnte das verstehen, konnte das wissen.

Er dachte dies nicht, wie man Gedanken denkt, er lebte, fühlte, tastete, roch und schmeckte es. Er schmeckte, roch, sah und verstand, was Leben war. Er sah die Erschaffung der Welt, er sah den Untergang der Welt, beide wie zwei Heerzüge beständig gegeneinander in Bewegung, nie vollendet, ewig unterwegs. Die Welt wurde immerfort geboren, sie starb immerfort. Jedes Leben war ein Atemzug, von Gott ausgestoßen. Jedes Sterben war ein Atemzug, von Gott eingesogen. Wer gelernt hatte, nicht zu widerstreben, sich fallen zu lassen, der starb leicht, der wurde leicht geboren. Wer widerstrebte, der litt Angst, der starb schwer, der wurde ungern geboren.

Im grauen Regendunkel über dem Nachtsee sah der Untersinkende das Spiel der Welt gespiegelt und dargestellt: Sonnen und Sterne rollten herauf, rollten hinab, Chöre von Menschen und Tieren, Geistern und Engeln standen gegeneinander, sangen, schwiegen, schrien, Züge von Wesen zogen gegeneinander, jedes sich selbst mißkennend, sich selbst hassend, und sich in jedem andern Wesen hassend und verfolgend. Ihrer aller Sehnsucht war nach Tod, war nach Ruhe, ihr Ziel war Gott, war die Wiederkehr zu Gott und das Bleiben in Gott. Dies Ziel schuf Angst, denn es war ein Irrtum. Es gab kein Bleiben in Gott! Es gab keine Ruhe! Es gab nur das ewige, ewige, herrliche, heilige Ausgeatmetwerden und Eingeatmetwerden, Gestaltung und Auflösung, Geburt und Tod, Auszug und Wiederkehr, ohne Pause, ohne Ende. Und darum gab es nur Eine Kunst, nur Eine Lehre, nur Ein Geheimnis: sich fallen lassen, sich nicht gegen Gottes Willen sträuben, sich an nichts klammern, nicht an Gut noch Böse. Dann war man erlöst, dann war man frei von Leid, frei von Angst, nur dann.

Sein Leben lag vor ihm wie ein Land mit Wäldern, Talschaften und Dörfern, das man vom Kamm eines hohen Gebirges übersieht. Alles war gut gewesen, einfach und gut gewesen, und alles war durch seine Angst, durch sein Sträuben zu Qual und Verwicklung, zu schauerlichen Knäueln und Krämpfen von Jammer und Elend geworden! Es gab keine Frau, ohne die man nicht leben konnte – und es gab auch keine Frau, mit der man nicht hätte leben können. Es gab kein Ding in der Welt, das nicht ebenso schön, ebenso begehrenswert, ebenso beglückend war wie sein Gegenteil! Es war selig zu leben, es war selig zu sterben, sobald man allein im Weltraum hing. Ruhe von außen gab es nicht, keine Ruhe im Friedhof, keine Ruhe in Gott, kein Zauber unterbrach je die ewige Kette der Geburten, die unendliche Reihe der Atemzüge Gottes. Aber es gab eine andere Ruhe, im eigenen Innern zu finden. Sie hieß: Laß dich fallen! Wehre dich nicht! Stirb gern! Lebe gern!

Alle Gestalten seines Lebens waren bei ihm, alle Gesichter seiner Liebe, alle Wechsel seines Leidens. Seine Frau war rein und ohne Schuld wie er selbst, Teresina lächelte kindlich her. Der Mörder Wagner, dessen Schatten so breit über Kleins Leben gefallen war, lächelte ihm ernst ins Gesicht, und sein Lächeln erzählte, daß auch Wagners Tat ein Weg zur Erlösung gewesen war, auch sie ein Atemzug, auch sie ein Symbol, und daß auch Mord und Blut und Scheußlichkeit nicht Dinge sind, welche wahrhaft existieren, sondern nur Wertungen unsrer eigenen, selbstquälerischen Seele. Mit dem Morde Wagners hatte er, Klein, Jahre seines Lebens hingebracht, in Verwerfen und Billigen, Verurteilen und Bewundern, Verabscheuen und Nachahmen hatte er sich aus diesem Morde unendliche Ketten von Qualen, von Ängsten, von Elend geschaffen. Er hatte hundertmal voll Angst seinem eigenen Tode beigewohnt, er hatte sich auf dem Schafott sterben sehen, er hatte den Schnitt des Rasiermessers durch seinen Hals gefühlt und die Kugel in seiner Schläfe – und nun, da er den gefürchteten Tod wirklich starb, war es so leicht, war es so einfach, war es Freude und Triumph! Nichts in der Welt war zu fürchten, nichts war schrecklich – nur im Wahn machten wir uns all diese Furcht, all dies Leid, nur in unsrer eignen, geängsteten Seele entstand Gut und Böse, Wert und Unwert, Begehren und Furcht.

Die Gestalt Wagners versank weit in der Ferne. Er war nicht

Wagner, nicht mehr, es gab keinen Wagner, das alles war Täuschung gewesen. Nun, mochte Wagner sterben! Er, Klein, würde leben.
Wasser floß ihm in den Mund, und er trank. Von allen Seiten, durch alle Sinne floß Wasser herein, alles löste sich auf. Er wurde angesogen, er wurde eingeatmet. Neben ihm, an ihn gedrängt, so eng beisammen wie die Tropfen im Wasser, schwammen andere Menschen, schwamm Teresina, schwamm der alte Sänger, schwamm seine einstige Frau, sein Vater, seine Mutter und Schwester und tausend, tausend, tausend andre Menschen, und auch Bilder und Häuser, Tizians Venus und das Münster von Straßburg, alles schwamm, eng aneinander, in einem ungeheuren Strom dahin, von Notwendigkeit getrieben, rasch und rascher, rasend – und diesem ungeheuern, rasenden Riesenstrom der Gestaltungen kam ein anderer Strom entgegen, ungeheuer, rasend, ein Strom von Gesichtern, Beinen, Bäuchen, von Tieren, Blumen, Gedanken, Morden, Selbstmorden, geschriebenen Büchern, geweinten Tränen, dicht, dicht, voll, voll, Kinderaugen und schwarze Locken und Fischköpfe, ein Weib mit langem starrem Messer im blutigen Bauch, ein junger Mensch, ihm selbst ähnlich, das Gesicht voll heiliger Leidenschaft, das war er selbst, zwanzigjährig, jener verschollene Klein von damals! Wie gut, daß auch diese Erkenntnis nun zu ihm kam: daß es keine Zeit gab! Das einzige, was zwischen Alter und Jugend, zwischen Babylon und Berlin, zwischen Gut und Böse, Geben und Nehmen stand, das einzige, was die Welt mit Unterschieden, Wertungen, Leid, Streit, Krieg erfüllte, war der Menschengeist, der junge ungestüme und grausame Menschengeist im Zustand der tobenden Jugend, noch fern vom Wissen, noch weit von Gott. Er erfand Gegensätze, er erfand Namen. Dinge nann-

te er schön, Dinge häßlich, diese gut, diese schlecht. Ein Stück Leben wurde Liebe genannt, ein andres Mord. So war dieser Geist, jung, töricht, komisch. Eine seiner Erfindungen war die Zeit. Eine feine Erfindung, ein raffiniertes Instrument, sich noch inniger zu quälen und die Welt vielfach und schwierig zu machen! Von allem, was der Mensch begehrte, war er immer nur durch Zeit getrennt, nur durch diese Zeit, diese tolle Erfindung! Sie war eine der Stützen, eine der Krücken, die man vor allem fahren lassen musste, wenn man frei werden wollte.

Weiter quoll der Weltstrom der Gestaltungen, der von Gott eingesogene, und der andere, ihm entgegen, der ausgeatmete. Klein sah Wesen, die sich dem Strom widersetzten, die sich unter furchtbaren Krämpfen aufbäumten und sich grauenhafte Qualen schufen: Helden, Verbrecher, Wahnsinnige, Denker, Liebende, Religiöse. Andre sah er, gleich ihm selbst, rasch und leicht in inniger Wollust der Hingabe, des Einverstandenseins dahingetrieben, Selige wie er. Aus dem Gesang der Seligen und aus dem endlosen Qualschrei der Unseligen baute sich über den beiden Weltströmen eine durchsichtige Kugel oder Kuppel aus Tönen, ein Dom von Musik, in dessen Mitte saß Gott, saß ein heller, vor Helle unsichtbarer Glanzstern, ein Inbegriff von Licht, umbraust von der Musik der Weltchöre, in ewiger Brandung.

Helden und Denker traten aus dem Weltstrom, Propheten, Verkünder. »Siehe, das ist Gott der Herr, und sein Weg führt zum Frieden«, rief einer, und viele folgten ihm. Ein andrer verkündete, daß Gottes Bahn zum Kampf und Kriege führe. Einer nannte ihn Licht, einer nannte ihn Nacht, einer Vater, einer Mutter. Einer pries ihn als Ruhe, einer als Bewegung, als Feuer, als Kühle, als Richter, als Tröster, als Schöpfer, als Vernichter, als Verzeiher, als Rächer. Gott selbst nannte sich nicht. Er wollte genannt, er wollte geliebt, er wollte gepriesen, verflucht, gehaßt, angebetet sein, denn die Musik der Weltchöre war sein Gotteshaus und war sein Leben – aber es galt ihm gleich, mit welchen Namen man ihn pries, ob man ihn liebte oder hasste, ob man bei ihm Ruhe und Schlaf oder Tanz und Raserei suchte. Jeder konnte suchen. Jeder konnte finden.

Jetzt vernahm Klein seine eigene Stimme. Er sang. Mit einer neuen, gewaltigen, hellen, hallenden Stimme sang er laut, sang er laut und hallend Gottes Lob, Gottes Preis. Er sang im rasenden Dahinschwimmen, inmitten der Millionen Geschöpfe, ein Prophet und Verkünder. Laut schallte sein Lied, hoch stieg das Gewölbe der Töne auf, strahlend saß Gott im Innern. Ungeheuer brausten die Ströme hin.

Mit der Depression leben: das Beispiel Hermann Hesse

In der geradezu hymnischen Überhöhung des Selbstmords in seiner Erzählung *Klein und Wagner* verarbeitete Hermann Hesse zum wiederholten Mal seine eigene Todessehnsucht, die ihn seit frühester Zeit begleitete und ihn bereits als Kind in die Psychiatrie gebracht hatte. Während sein Held Selbstmord begeht, lässt Hesse ihn den Irrtum, ja die Dummheit dieser Tat aber durchschauen, so wie er selbst bereits in seiner Jugendzeit diesen Ausweg als Sackgasse erkannt und sich langsam über den Weg seiner Kreativität aus dem Morast der Depression erhoben hatte. Seine depressive Grundstruktur vermochte er jedoch nie abzustreifen.

Mit seinem Helden zusammen be- und verarbeitete er die ungeheure Angst, die sich in seinem Leben ballte. In der Jugend drohte er mehrfach an der Depression zu zerbrechen, bis er sich durch das Schreiben und schließlich vor allem durch seine Spiritualität einen Ausweg schaffte. Mit Sicherheit war es dieser Bezug zur Spiritualität, der ihn manchen anderen Literaten und vor allem den Literaturkritikern verdächtig machte, die ihm sogar den Nobelpreis missgönnten, weil er zu wenig literarisch und zu sehr an Sinnfragen und deren Vermittlung interessiert sei. Aber genau dieser Aspekt dürfte Hesse geholfen haben, langfristig den (Aus-)Weg aus seiner Verzweiflung zu finden. Insofern ist seine Lebensgeschichte geradezu ein Lehrstück bezüglich des Krankheitsbildes Depression, aber auch eine inspirierende Anleitung, in mutiger und kreativer Weise mit Depression *umzugehen*. Da das eigene Grundmuster nicht zu löschen ist, konnte natürlich auch Hesse nur die Möglichkeit nutzen, sich seinem Schicksal zu stellen und mit der Depression zu leben. Das aber ist Chance und Aufgabe jedes depressiven Menschen und wahrscheinlich überhaupt jedes Menschen, denn wir alle müssen die Nachtmeerfahrt der Seele, den Gang durch die eigene Unterwelt, hinter uns bringen.

Stationen eines Lebens im Schatten der Depression

Hesse leidet schon als dreijähriges Kind an heftigen Angstträumen, aus denen er oft weinend erwacht. Von Anfang an ist er ein Einzelgänger. Er beginnt schon früh, in die Natur zu entfliehen, um sich vor den Menschen zu retten, und behält diese Gewohnheit ein Leben lang bei.

Seine Eltern werden für ihn von vornherein zum schweren Problem. Die Mutter Marie hatte sich von ihrem Vater die Liebe ihres Lebens verbieten lassen, sich dem väterlichen Wunsch gefügt und einen Missionar geheiratet, der bald – überfordert von der tropischen Welt – gestorben war. Sie heiratete anschließend einen zweiten Missionar, Hesses Vater Johannes, der sich einem pietistischen Leben verschrieben hatte, das ganz ihrer eigenen Vorstellung von Gottes-Dienst entsprach.

Hesses Vater Johannes war als Jugendlicher von dessen Vater wegen »trotziger Aufmüpfigkeit«, mit der er nicht fertig wurde, zu Freunden nach Reval ins Baltikum gegeben worden. Johannes fühlte sich ungeliebt, abgeschoben und verstoßen und verlor fast jedes Selbstvertrauen. Auf dieser Basis ist sein Entschluss zu verstehen, den »Unhold« in sich selbst freiwillig zu bekämpfen und sein Leben dem Kampf gegen jede Sinnlichkeit und vor allem gegen den Teufel zu widmen, wie es der Pietismus verlangte.

Die beiden früh enttäuschten, in den Pietismus geflohenen Menschen bekommen bald nach ihrer Heirat den Sohn Hermann, der, wie die Mutter schreibt, »gleich Hunger hat ... und den Kopf dem Licht zuwendet«. In diesem Anfang liegt schon vieles, und so mag man hier bereits Hesses Lebenshunger erkennen und seine lebenslange *Orientierung* zum Licht im übertragenen Sinn.

Beide Eltern sind schwermütig. Die Mutter kämpft ständig mit ihrer Melancholie, und der Vater bricht nicht selten in verzweifelten Weinkrämpfen zusammen und muss deshalb einige Male in eine Anstalt gehen. Die Geschicke beider Eltern sind typische Beispiele für die Depression, haben sie sich doch beide nicht getraut, ihr Leben zu leben, und sich stattdessen fremde Tugenden aufgebürdet. Marie hat sich von ihrem strengen Vater um ihren Traum(mann) bringen und stattdessen zu einem christlichen, heute würden wir wohl eher sagen frömmelnden Leben zwingen lassen. Johannes, der Vater, wählt auf Grund der frühen Verbannung von zu Hause, die er als schlimmste Bestrafung erlebte, selbst diesen Weg. Die unterdrückte Lebensenergie bricht in beiden immer wieder in Depressionsschüben durch und drückt sich auf diese symptomatische Weise im Schattenreich aus.

Der kleine Hermann lebt und leidet in dem religiös geprägten, sinnenfeindlichen Elternhaus fortwährend an Ängsten, sich zu versündigen und deswegen in eine Anstalt zu müssen, zumal sein vitales Temperament ihm genug Anlässe liefert, ein schlechtes Gewissen zu entwickeln. So schafft er sich mit Lügengeschichten und kleinen Diebstählen ständig selbst Gründe, seine Ängste neuerlich zu beleben. Nicht nur im übertragenen Sinn, sondern auch ganz konkret wird er zum Brandstifter und träumt oft zwanghaft davon, das Elternhaus aus Rache anzuzünden. In seiner innerlichen Auflehnung macht er vor nichts Halt, auch nicht vor jenem Gott, den er nicht nur fürchten, sondern vor allem auch hassen lernt, da er für all das aufgezwungene Leid verantwortlich zu sein scheint. Er fragt sich: »War denn nicht Gott ein Scheusal, ein Wahnsinniger, ein dummer, widerlicher Hanswurst?«

In einer Atmosphäre von religiösem Übereifer – beide Eltern lesen schon vor Tagesbeginn in der Bibel und beten fast ständig – und wegen der moralinsauren Stimmung, die von beiden Eltern ausgeht und die er als Vorwurf erlebt, hat Hermann schon sehr bald Fluchtgedanken. Immer wieder ist es die Natur, die seinen Seelenzustand kurzzeitig stabilisiert, wenn er in langen, schweißtreibenden Spaziergängen versucht, seiner »Schuld« zu entkommen. Die bei jeder Gelegenheit aufgesuchte Mutter Natur scheint ihm oft mehr die Mutterrolle zu erfüllen als seine sich in Schwermut mit religiösen Zwangsvorstellungen quälende leibliche Mutter.

Vom Schatten der Eltern und besonders des offenbar ständig vorwurfsvollen Vaters kann er sich aber auch in der Natur nicht befreien, und so kommen ihm schon früh erste Selbstmordgedanken in den Sinn. Er träumt zum Beispiel davon, einen Unfall zu erleiden und auf einer Bahre tot nach Hause zurückgebracht zu werden. Hier werden nicht nur Wünsche deutlich, aus all dem Elend zu fliehen, sondern auch Aggressionen und Rachegedanken, da er an den lebensverneinenden Eltern Vergeltung üben will.

Auf Grund seines immer wieder hervorbrechenden lebhaften Temperaments halten die Eltern ihn für abnorm. Wie es schon ihre Eltern getan haben, versuchen sie, die Situation durch noch mehr Unterdrückung in den Griff zu bekommen. Sie bringen Hermann auf einer evangelischen Schule in Göppingen unter, wo er sich für die Ausbildung zum Missionar qualifizieren soll. Besonders der Vater wiederholt an Hermann in typischer Weise das am eigenen Leib und in der Seele erlittene Elend. Der Sohn fühlt sich abgeschoben wie seinerzeit der Vater nach Reval, in den »kalten Norden«, und fängt an, unter Kopfschmerzen zu leiden. Mit vierzehn Jahren muss er in eine Klosterschule eintreten, um sich nun auf ein vom Vater angeordnetes Theologiestudium vorzubereiten. Hermann erlebt diese Zeit als ein einziges Martyrium, das er später in seinem Roman *Unterm Rad* schriftstellerisch verarbeiten wird. Zu jener Zeit hat er diese Möglichkeit jedoch noch nicht und gerät so in große Gefahr. Geplagt von Kopfschmerzen, Nervenzusammenbrüchen und Selbstmordträumen flieht er schließlich aus der Schule, wird aber schon am nächsten Tag erwischt und »zur Strafe« für einen Tag in einen dunklen Keller gesperrt. Hier soll er sein Gedicht *Karzer* geschrieben haben, das sein damaliges Leben illustriert:

> Kennst du das Land, wo keine Blumen blühen,
> den finsteren Kerker, den kein Gott besucht?
> O wehe dem, der dahin musste ziehen,
> o Hundeloch, sei tausendmal verflucht!

In ersten, noch zarten Schritten entwickelt sich für Hermann nun die Möglichkeit, seine unerträgliche Situation schreibend zu verarbeiten, was ihm langfristig das Leben retten wird. Kurzfristig aber wird alles nur noch schlimmer. Sein bester Freund darf auf Anweisung der Eltern nicht mehr mit ihm, dem verrückten Sonderling, verkehren. Das führt zu einem herzzerreißenden Abschied und nährt Hermanns grundsätzliche Melancholie weiter. Solchermaßen isoliert, allein gelassen und verbannt, verliert er seinen letzten Lebensmut und hört auf, in der Schule mitzuarbeiten und zu lernen. Die Symptome, unter denen er nun permanent leidet – eiskalte Füße und ein brennend heißer Kopf –, machen das Dilemma deutlich. Er hat einerseits keinerlei lebendigen Bodenkontakt mehr und ist völlig entwurzelt. Andererseits ist sein Kopf, seine Weltkugel, so überhitzt, dass sie zu zerspringen droht.

Seine Briefe sind von solcher Traurigkeit erfüllt, dass die Eltern ihn nun für ernstlich krank halten, zumal er auch noch anfängt, die Existenz des Teufels zu leugnen und Himmel und Hölle, die beiden Grundfesten ihrer Welt, in Frage zu stellen. Als die Professoren Hermann schließlich für geisteskrank erklären, weil er offen von Selbstmord spricht, schicken die Eltern ihn zu einem Pfarrer, dem Sohn eines damals berühmten Teufelsaustreibers. Dieser hat sich darauf spezialisiert, seelische Probleme mit strengem Gebet und ebenso strenger Zucht zu behandeln.

In dieser Zeit verliebt Hermann sich in ein deutlich älteres Mädchen, dem er Gedichte schreibt, das ihn aber strikt ablehnt, da die »erste Liebe nie und nimmer die richtige« sei. Hermanns Verzweiflung wächst. Schließlich kann er das »Gottesgeheul« des ihn betreuenden Pfarrers nicht mehr ertragen und kauft sich eine Pistole, um sich zu erschießen. Jetzt rät auch der Gottesmann zur Nervenheilanstalt, und so wird Hermann in ein Heim für geistig Zurückgebliebene und Epileptiker eingewiesen.

Hesse hat Glück im Unglück, denn der Nervenarzt hält ihn nicht für zurückgeblieben, sondern eher für ein »Ei ohne Schale«. An seine Eltern schreibt Hermann Briefe voller Verzweiflung und Weltschmerz, in denen er sich als Gefangener eines Zuchthauses bezeichnet, aber auch als Waisenkind, dessen Eltern leben. In einem der Briefe bittet er seinen Vater, mit dem er besonders verzweifelt ringt, um einen Revolver, weil er seinem Elend endlich ein Ende setzen will. Etwas später teilt er in einem furchtbaren Hilfeschrei der Mutter mit, dass die geladene Pistole bereits vor ihm auf dem Tisch liege. Am besten geben wohl seine eigenen Worte die Stimmung wieder: »Könntet ihr in mein Inneres blicken, in diese schwarze Höhle, in der der einzige Lichtpunkt höllisch glüht und brennt, ihr würdet mir den Tod wünschen und gönnen.«

Der Anstalt schließlich entronnen findet der junge Hesse außer dem Schreiben noch ein weiteres Ventil für sein brodelndes Inneres voller düsterer Absichten. Er stürzt sich ins Nachtleben. Zwar vergehen damit weder die dunklen Anwandlungen noch die Selbstmordsehnsüchte, aber es gibt immerhin vereinzelte vitale Lichtblicke, die ins Dunkel fallen. In dieser Zeit reift der Entschluss, Dichter zu werden, und erfüllt ihn mit neuer Hoffnung. Wenigstens für eine kurze Zeit kann er sich über die Selbstmordabsichten erheben und seine dunklen Träume, in denen er seine ganze Existenz ausradieren will und sich danach sehnt, im Nichts aufzugehen, ja zum Nichts zu werden, hinter sich lassen.

Der mindestens ebenso kranke Vater kann Hermanns Wunsch, Schriftsteller zu werden, nichts abgewinnen und zwingt den Sohn zu einer Mechanikerlehre bei einem Turmuhrenhersteller. All das kann Hermann aber nicht hindern, erste Gedichte zu veröffentlichen. Er findet eine literarische Verehrerin, die später dafür sorgt, dass ihr Mann, der Verleger Eugen Diederichs, Hesses ersten schmalen Band mit Prosastücken herausgibt.

Hesse kämpft weiter mit seiner Schattenwelt. Schwankend zwischen Todessehnsucht und Liebesleid hat er nun immerhin schon zwei Ventile für seine fürchterlichen Anfälle von Hoffnungslosigkeit und Sehnsucht nach dem Nichtsein: das Schreiben, das ihm zur Verarbeitungsmöglichkeit seiner Seelenqualen wird, und das Trinken, mit dem er sie zudecken kann.

Dann kommt noch eine dritte Möglichkeit hinzu: das Reisen. Es wird ihm zeitlebens eine Fluchtmöglichkeit bieten und ihm eine Quelle von Lebenslust sein. Erstmals gibt es jetzt auch fröhliche, sogar ausgelassene Momente in seinem Leben. Er hat sich ein gutes Stück von den Schatten der Vergangenheit befreit und schreibt *Peter Camenzind*, sein erstes Buch, das ihn sogleich berühmt macht. Es wird von der damaligen Jugendbewegung der Wandervögel begeistert aufgegriffen. Peter Camenzind, der Held der Geschichte, geht seinen ureigenen Weg auf seine Weise. Der Roman ist unübersehbar ein Stück Lebensbeschreibung und -bewältigung des inzwischen siebenundzwanzigjährigen Dichters.

Nun könnte es mit Hesse steil bergauf gehen, aber er wehrt sich dagegen, und die eigene Geschichte holt ihn immer wieder ein. Weder will er berühmt sein noch seinen *Peter Camenzind* als Galionsfigur von lärmenden Wandervögeln und Kameradschaftsbünden verstanden wissen. In dieser Zeit stirbt seine Mutter an ihrer Schwermut. Aus Angst, in eine neuerliche Depression aus Schuldgefühlen, Scham, schlechtem Gewissen und Trauer gezogen zu werden, bleibt er dem Begräbnis fern. Immerhin ist seinem Held Camenzind ein anrührender Abschied von der sterbenden Mutter gelungen. Hier zeigt sich zum ersten Mal eine später immer wieder zu beobachtende Tendenz: Was er selbst noch nicht schafft, aber bereits spürt, lässt er seine Helden schon einmal erleben.

Auf einer Reise nach Florenz verliebt Hesse sich in Maria Bernoulli, die seine erste Frau wird und nicht nur denselben Vornamen wie seine inzwischen verstorbene Mutter trägt, sondern wie die Mutter auch depressiv ist und später ganz ähnlich enden wird. Was er mit der Mutter nicht »fertig gebracht« hat, kommt sogleich zurück in sein Leben, und er wird ein zweites Mal daran scheitern. Zuerst aber erlebt er wieder eine heilsame Zeit, von der er sagt, die »wilde süße Liebe« habe ihn »den Wurzeln allen Lebens« näher gebracht. Mit diesen neuen Wurzeln werden seine permanent kalten Füße wärmer, und sein permanent heißer Kopf findet durch die »wilde Liebe« Entlastung. Hesse beginnt, seine traumatische Jugend zu verarbeiten und schreibt *Unterm Rad*. Die Zeit seiner jugendlichen Depressionen mit ihren Ängsten und schier endlosen Verzweiflungsanfällen wird zwar auf diese Weise wieder lebendig, aber auch ein gutes Stück verarbeitet.

Obwohl er schon ahnt, »zur Ehe kein Talent« zu haben, sondern nur ein »unbestimmtes Grauen« davor, heiratet er »seine« Maria nach langen Verzögerungstaktiken. Sie ziehen an den Bodensee in ein spartanisch eingerichtetes Haus. Schon bald wird Maria jedoch krank und entschwindet für lange Zeit zur Kur. Hesse arbeitet viel und nutzt das relativ harte Landleben, um seiner alten Sehnsucht zurück zur Natur zu folgen. *Peter Camenzind* macht ihn immer berühmter; erstmals verdient er richtig Geld. Doch während die Anerkennung und seine Bekanntheit wachsen, trauert er schon wieder – diesmal bezüglich der verlorenen Einsamkeit.

Nach dem Kuraufenthalt von Maria werden dem Paar innerhalb von sechs Jahren drei Söhne geboren. Schon mit dem ersten Sprössling beginnt Hesse zu leiden. Er fühlt sich fortwährend in seinen Gedanken gestört und vom Kinderlärm belästigt. Obendrein reizen die häuslichen Alltäglichkeiten und vor allem die Gespräche darüber seine Nerven. So flieht er wieder zunehmend in Alkohol, und er reist viel, jetzt vor allem, um aus seinen Büchern zu lesen. In dieser Zeit lernt er einen Vorläufer der heutigen Esoterik- und Gesundlebe-Szene auf dem Monte Verità in Ascona kennen, wo er eine Entziehungskur macht.

Als nach den hymnischen Kritiken von *Peter Camenzind* sein neuer Roman *Gertrud* verrissen wird, ist Hesse tief deprimiert. Zwar sagte er noch zuvor: »Ich werde ja förmlich Mode, und das wollte ich nie«, aber die schroffe Ablehnung der Literaturkritik trifft ihn doch so hart, dass er die nächste Depression heraufziehen spürt. Um sie abzuwenden, macht er sich – sein dritter Sohn ist erst wenige Monate alt – auf den Weg nach Indien.

Obwohl er vieles an Indien als abstoßend wahrnimmt, findet er hier doch ein wesentliches Stück Identität und wahrscheinlich den Schlüssel zur Bewältigung seines krisenreichen Lebens. Er erkennt in der Auseinandersetzung mit dem Buddhismus, dass »Ewiges nicht auf Erden« ist, und formuliert: »Die Gottheit ist in dir, nicht in Begriffen oder Büchern.« Diese Indienreise wird für ihn zu einer Art Initiation. Außerdem liefert sie ihm den Stoff für seinen bekanntesten Roman, *Siddhartha*. Auf Sanskrit ist Siddhartha der Name für einen Menschen, der den Sinn des Lebens erfasst und sein Ziel gefunden hat. Ähnlich ergeht es nun Hesse, der sich in Indien durch eine Art Einheits- oder Gipfelerfahrung *(peak experience)* eines wunder-vollen Augenblicks erstmals von seinen Eltern geliebt, von Christus erlöst und vom Buddha angenommen fühlt.

Obwohl er weiterhin mit seiner Depression lebt und phasenweise auch mit ihr kämpft – noch beim Schreiben von *Siddhartha* versucht er, sich mit einer Überdosis Tabletten umzubringen –, bleibt die Erfahrung, dass die Lösung innen liegen muss, stabil und damit rettend für sein gebeuteltes Lebensschiff. Auch der Held Siddhartha will sich ja zuerst noch in jenem Fluss umbringen, der ihm schließlich mit der Erkenntnis, dass alles immer fließt, Befreiung schenkt. Dieses Geschenk war zuvor schon dem einfachen Fährmann Vasudeva zuteil geworden. Wie der Autor selbst erreicht der Held das rettende Ufer. So verarbeitet Hesse auch hier wieder wie in fast all seinen Werken eigene seelische Probleme in literarischer Form. Der Originaltext* kann besser als alles andere darstellen, was Hesse in Indien gewonnen hat:

Der Fährmann

An diesem Fluß will ich bleiben, dachte Siddhartha, es ist derselbe, über den ich einstmals auf dem Wege zu den Kindermenschen gekommen bin, ein freundlicher Fährmann hat mich damals geführt, zu ihm will ich gehen, von seiner Hütte aus führte mich einst mein Weg in ein neues Leben, das nun alt geworden und tot ist – möge auch mein jetziger Weg, mein jetziges neues Leben dort seinen Ausgang nehmen!

Zärtlich blickte er in das strömende Wasser, in das durchsichtige Grün, in die kristallenen Linien seiner geheimnisreichen Zeichnung. Lichte Perlen sah er aus der Tiefe steigen, stille Luftblasen auf dem Spiegel schwimmen, Himmelsbläue darin abgebildet. Mit tausend Augen blickte der Fluß ihn an, mit grünen, mit weißen, mit kristallenen, mit himmelblauen. Wie liebte er

* Hermann Hesse: *Siddhartha. Eine indische Dichtung.* Suhrkamp, Frankfurt am Main 1978, S. 83–89.

dies Wasser, wie entzückte es ihn, wie war er ihm dankbar! Im Herzen hörte er die Stimme sprechen, die neu erwachte, und sie sagte ihm: Liebe dies Wasser! Bleibe bei ihm! Lerne von ihm! O ja, er wollte von ihm lernen, er wollte ihm zuhören. Wer dies Wasser und seine Geheimnisse verstünde, so schien ihm, der würde auch viel anderes verstehen, viele Geheimnisse, alle Geheimnisse.

Von den Geheimnissen des Flusses aber sah er heute nur eines, das ergriff seine Seele. Er sah: dies Wasser lief und lief, immerzu lief es, und war doch immer da, war immer und allezeit dasselbe und doch jeden Augenblick neu! O wer dies faßte, dies verstünde! Er verstand und faßte es nicht, fühlte nur Ahnung sich regen, ferne Erinnerung, göttliche Stimmen.

Siddhartha erhob sich, unerträglich wurde das Treiben des Hungers in seinem Leibe. Hingenommen wanderte er weiter, den Uferpfad hinan, dem Strom entgegen, lauschte auf die Strömung, lauschte auf den knurrenden Hunger in seinem Leibe.

Als er die Fähre erreichte, lag eben das Boot bereit, und derselbe Fährmann, welcher einst den jungen Samana über den Fluß gesetzt hatte, stand im Boot, Siddhartha erkannte ihn wieder, auch er war stark gealtert.

»Willst du mich übersetzen?« fragte er.

Der Fährmann, erstaunt, einen so vornehmen Mann allein und zu Fuße wandern zu sehen, nahm ihn ins Boot und stieß ab.

»Ein schönes Leben hast du dir erwählt«, sprach der Gast.

»Schön muß es sein, jeden Tag an diesem Wasser zu leben und auf ihm zu fahren.«

Lächelnd wiegte sich der Ruderer: »Es ist schön, Herr, es ist, wie du sagst. Aber ist nicht jedes Leben, ist nicht jede Arbeit schön?«

»Es mag wohl sein. Dich aber beneide ich um die deine.«

»Ach, du möchtest bald die Lust an ihr verlieren. Das ist nichts für Leute in feinen Kleidern.«

Siddhartha lachte. »Schon einmal bin ich heute um meiner Kleider willen betrachtet worden, mit Mißtrauen betrachtet. Willst du nicht, Fährmann, diese Kleider, die mir lästig sind, von mir annehmen? Denn du mußt wissen, ich habe kein Geld, dir deinen Fährlohn zu zahlen.«

»Der Herr scherzt«, lachte der Fährmann.

»Ich scherze nicht, Freund. Sieh, schon einmal hast du mich in deinem Boot über dies Wasser gefahren, um Gotteslohn. So tue es auch heute, und nimm meine Kleider dafür an.«

»Und will der Herr ohne Kleider weiterreisen?«

»Ach, am liebsten wollte ich gar nicht weiterreisen. Am liebsten wäre es mir, Fährmann, wenn du mir eine alte Schürze gäbest und behieltest mich als deinen Gehilfen bei dir, vielmehr als deinen Lehrling, denn erst muß ich lernen, mit dem Boot umzugehen.«

Lange blickte der Fährmann den Fremden an, suchend.

»Jetzt erkenn ich dich«, sagte er endlich. »Einst hast du in meiner Hütte geschlafen, lange ist es her, wohl mehr als zwanzig Jahre mag das her sein, und bist von mir über den Fluß gebracht worden, und wir nahmen Abschied voneinander wie gute Freunde. Warst du nicht ein Samana? Deines Namens kann ich mich nicht mehr entsinnen.«

»Ich heiße Siddhartha, und ich war ein Samana, als du mich zuletzt gesehen hast.«

»So sei willkommen, Siddhartha. Ich heiße Vasudeva. Du wirst, so hoffe ich, auch heute mein Gast sein und in meiner Hütte schlafen, und mir erzählen, woher du kommst, und warum deine schönen Kleider dir so lästig sind.«

Sie waren in die Mitte des Flusses gelangt, und Vasudeva legte sich stärker ins Ruder, um gegen die Strömung anzukommen. Ruhig arbeitete er, den Blick auf der Bootspitze, mit kräftigen Armen. Siddhartha saß und sah ihm zu, und erinnerte sich, wie schon einstmals, an jenem letzten Tag seiner Samana-Zeit, Liebe zu diesem Mann sich in seinem Herzen geregt hatte. Dankbar nahm er Vasudevas Einladung an. Als sie am Ufer anlegten, half er ihm das Boot an den Pflöcken festbinden, darauf bat ihn der Fährmann, in die Hütte zu treten, bot ihm Brot und Wasser, und Siddhartha aß mit Lust, und aß mit Lust auch von den Mangofrüchten, die ihm Vasudeva anbot.

Danach setzten sie sich, es ging gegen Sonnenuntergang, auf einen Baumstamm am Ufer, und Siddhartha erzählte dem Fährmann seine Herkunft und sein Leben, wie er es heute, in jener Stunde der Verzweiflung, vor seinen Augen gesehen hatte. Bis tief in die Nacht währte sein Erzählen. Vasudeva hörte mit großer Aufmerksamkeit zu. Alles nahm er lauschend in sich auf, Herkunft und Kindheit, all das Lernen, all das Suchen, alle Freude, alle Not. Dies war unter des Fährmanns Tugenden eine der größten: er verstand wie wenige das Zuhören. Ohne daß er ein Wort gesprochen hätte, empfand der Sprechende, wie Vasudeva seine Worte in sich einließ, still, offen, wartend, wie er keines verlor, keines mit Ungeduld erwartete, nicht Lob nach Tadel daneben stellte, nur zuhörte. Siddhartha empfand, welches Glück es ist, einem solchen Zuhörer sich zu bekennen, in sein Herz das eigene Leben zu versenken, das eigene Suchen, das eigene Leiden.

Gegen das Ende Siddharthas Erzählungen aber, als er von dem Baum am Flusse sprach und von seinem tiefen Fall, vom heiligen Om, und wie er nach seinem Schlummer eine solche Liebe zu dem Flusse gefühlt hatte, da lauschte der Fährmann mit verdoppelter Aufmerksamkeit, ganz und völlig hingegeben, mit geschloßnem Auge.

Als aber Siddhartha schwieg und eine lange Stille gewesen war, da sagte Vasudeva: »Es ist so, wie ich dachte. Der Fluß hat zu dir gesprochen. Auch dir ist er Freund, auch zu dir spricht er. Das ist gut, das ist sehr gut. Bleibe bei mir, Siddhartha, mein Freund. Ich hatte einst eine Frau, ihr Lager war neben dem meinen, doch ist sie schon lange gestorben, lange habe ich allein gelebt. Lebe nun du mit mir, es ist Raum und Essen für beide vorhanden.«

»Ich danke dir«, sagte Siddhartha, »ich danke dir und nehme an. Und auch dafür danke ich dir, Vasudeva, daß du mir so gut zugehört hast! Selten sind die Menschen, welche das Zuhören verstehen, und keinen traf ich, der es verstand wie du. Auch hierin werde ich von dir lernen.«

»Du wirst es lernen«, sprach Vasudeva, »aber nicht von mir. Das Zuhören hat mich der Fluß gelehrt, von ihm wirst auch du es lernen. Er weiß alles, der Fluß, alles kann man von ihm lernen. Sieh, auch das hast du schon vom Wasser gelernt, daß es gut ist, nach unten zu streben, zu sinken, die Tiefe zu suchen. Der reiche und vornehme Siddhartha wird ein Fährmann: auch dies ist dir vom Fluß gesagt worden. Du wirst auch das andere von ihm lernen.«

Sprach Siddhartha, nach einer langen Pause: »Welches andere, Vasudeva?«

Vasudeva erhob sich. »Spät ist es geworden«, sagte er, »laß uns schlafen gehen. Ich kann dir das ›andere‹ nicht sagen, o Freund. Du wirst es lernen, vielleicht auch weißt du es schon. Sieh, ich bin kein Gelehrter, ich verstehe nicht zu sprechen, ich verstehe auch nicht zu denken. Ich verstehe nur zuzuhören und fromm zu sein, sonst habe ich nichts gelernt. Könnte ich es sagen und lehren, so wäre ich vielleicht ein Weiser, so aber bin ich nur ein Fährmann, und meine Aufgabe ist es, Menschen über diesen Fluß zu setzen. Viele habe ich übergesetzt, Tausende, und ihnen allen ist mein Fluß nichts anderes gewesen als ein Hindernis auf ihren Reisen. Sie reisten nach Geld und Geschäften, und zu Hochzeiten, und zu Wallfahrten, und der Fluß war ihnen im Wege, und der Fährmann war dazu da, sie schnell über das Hindernis hinwegzubringen. Einige unter den Tausenden aber, einige wenige, vier oder fünf, denen hat der Fluß aufgehört, ein Hindernis zu sein, sie haben seine Stimme gehört, sie haben ihm zugehört, und der Fluß ist ihnen heilig geworden, wie er es mir geworden ist. Laß uns nun zu Ruhe gehen, Siddhartha.«

Siddhartha blieb bei dem Fährmann und lernte das Boot bedienen, und wenn nichts an der Fähre zu tun war, arbeitete er mit Vasudeva im Reisfelde, sammelte Holz, pflückte die Früchte der Pisangbäume. Er lernte ein Ruder zimmern, und lernte das Boot ausbessern, und Körbe flechten, und war fröhlich über alles, was er lernte, und die Tage und Monate liefen schnell hinweg. Mehr aber, als Vasudeva ihn lehren konnte, lehrte ihn der Fluß. Von ihm lernte er unaufhörlich. Vor allem lernte er von ihm das Zuhören, das Lauschen mit stillem Herzen, mit wartender, geöffneter Seele, ohne Leidenschaft, ohne Wunsch, ohne Urteil, ohne Meinung.

Freundlich lebte er neben Vasudeva, und zuweilen tauschten sie Worte miteinander, wenige und lang bedachte Worte. Vasudeva war kein Freund der Worte, selten gelang es Siddhartha, ihn zum Sprechen zu bewegen.

»Hast du«, so fragte er ihn einst, »hast auch du vom Flusse jenes Geheime gelernt: daß es keine Zeit gibt?«

Vasudevas Gesicht überzog sich mit hellem Lächeln.

»Ja, Siddhartha«, sprach er. »Es ist doch dieses, was du meinst: daß der Fluß überall zugleich ist, am Ursprung und an der Mündung, am Wasserfall, an der Fähre, an der Stromschnelle, im Meer, im Gebirge, überall zugleich, und daß es für ihn nur Gegenwart gibt, nicht den Schatten Vergangenheit, nicht den Schatten Zukunft?«

»Dies ist es«, sagte Siddhartha. »Und als ich es gelernt hatte, da sah ich mein Leben an, und es war auch ein Fluß, und es war der Knabe Siddhartha vom Manne Siddhartha und vom Greis Siddhartha nur durch Schatten getrennt, nicht durch Wirkliches. Es waren auch Siddharthas frühere Geburten keine Vergangenheit, und sein Tod und seine Rückkehr zu Brahma keine Zukunft. Nichts war, nichts wird sein; alles ist, alles hat Wesen und Gegenwart.«

Siddhartha sprach mit Entzücken, tief hatte diese Erleuchtung ihn beglückt. Oh, war denn nicht alles Leiden Zeit, war nicht alles Sichquälen und Sichfürchten Zeit, war nicht alles Schwere, alles Feindliche in der Welt weg und überwunden, sobald man die Zeit überwunden hatte, sobald man die Zeit wegdenken konnte? Entzückt hatte er gesprochen. Vasudeva aber lächelte ihn strahlend an und nickte Bestätigung, schweigend nickte er, strich mit der Hand über Siddharthas Schulter, wandte sich zu seiner Arbeit zurück.

Und wieder einmal, als eben der Fluß in der Regenzeit geschwollen war und mächtig rauschte, da sagte Siddhartha: »Nicht wahr, o Freund, der Fluß hat so viele Stimmen, sehr viele Stimmen? Hat er nicht die Stimme eines Königs, und eines Kriegers, und eines Stieres, und eines Nachtvogels, und einer Gebärenden, und eines Seufzenden, und noch tausend andere Stimmen?«

»Es ist so«, nickte Vasudeva, »alle Stimmen der Geschöpfe sind in seiner Stimme.«

»Und weißt du«, fuhr Siddhartha fort, »welches Wort er spricht, wenn es dir gelingt, alle seine zehntausend Stimmen zugleich zu hören?«

Glücklich lachte Vasudevas Gesicht, er neigte sich gegen Siddhartha und sprach ihm das heilige Om ins Ohr. Und eben dies war es, was auch Siddhartha gehört hatte.

Und von Mal zu Mal ward sein Lächeln dem des Fährmanns ähnlicher, ward beinahe ebenso strahlend, beinahe ebenso von Glück durchglänzt, ebenso aus tausend kleinen Falten leuchtend, ebenso kindlich, ebenso greisenhaft. Viele Reisende, wenn sie die beiden Fährmänner sahen, hielten sie für Brüder. Oft saßen sie am Abend gemeinsam beim Ufer auf dem Baumstamm, schwiegen und hörten beide dem Wasser zu, welches für sie kein Wasser war, sondern die Stimme des Lebens, die Stimme des Seienden, des ewig Werdenden. Und es geschah zuweilen, daß beide beim Anhören des Flusses an dieselben Dinge dachten, an ein Gespräch von vorgestern, an einen ihrer Reisenden, dessen Gesicht und Schicksal sie beschäftigte, an den Tod, an ihre Kindheit, und daß sie beide im selben Augenblick, wenn der Fluß ihnen etwas Gutes gesagt hatte, einander anblickten, beide genau dasselbe denkend, beide beglückt über dieselbe Antwort auf dieselbe Frage.

Es ging von der Fähre und von den beiden Fährleuten etwas aus, das manche von den Reisenden spürten. Es geschah zuweilen, daß ein Reisender, nachdem er in das Gesicht eines der Fährmänner geblickt hatte, sein Leben zu erzählen begann, Leid erzählte, Böses bekannte, Trost und Rat erbat. Es geschah zuweilen, daß einer um Erlaubnis bat, einen Abend bei ihnen zu ver-

> weilen, um dem Fluß zuzuhören. Es geschah auch, daß Neugierige kamen, welchen erzählt worden war, an dieser Fähre lebten zwei Weise oder Zauberer oder Heilige. Die Neugierigen stellten viele Fragen, aber sie bekamen keine Antworten, und sie fanden weder Zauberer noch Heilige, sie fanden nur zwei alte freundliche Männlein, welche stumm zu sein und etwas sonderbar und verblödet schienen. Und die Neugierigen lachten und unterhielten sich darüber, wie töricht und leichtgläubig doch das Volk solche leere Gerüchte verbreite.

Die Tatsache, dass Hesses Romane sofort großen Erfolg hatten, lässt vermuten, dass das Thema der Sinnsuche, aber auch das der Depression, in der damaligen Zeit bereits sehr verbreitet war und sich viele, vor allem junge Menschen, damit identifizieren konnten. So könnte man das Lesen der Bücher von Hermann Hesse in der Reihenfolge ihres Erscheinens geradezu als eine literarische Psychotherapie bei Depressionen und Lebenskrisen sehen. Für den Autor selbst eröffneten sie sicher die größten Entwicklungschancen, aber sie haben auch Millionen von Menschen Mut gemacht, die eigenen ähnlichen Probleme der Sinnfindung auf dem Lebensweg anzunehmen und anzugehen.

Auf seiner Reise erkennt Hesse außerdem, dass Indien und der Orient nicht seine Heimat sind und es nie sein können. Er spürt, dass er in seine Heimat zurückkehren muss. Auch wenn hier das Paradies längst verloren zu sein scheint, fühlt er doch sich selbst und uns alle aufgerufen, es innerlich von neuem zu erobern. Mit der Gewissheit zurückgekehrt, dass alle Erkenntnis nur innen, also im Geist oder im Herzen, liegen kann, holt ihn zu Hause bei seiner Familie die Depression neuerlich ein, nun aber in Gestalt der Krankheit seiner Frau Maria. Ihre Melancholie ist jetzt ein Dauerzustand; hinzukommen schwere Schübe von Depression. Hesse flieht in bewährter Manier auf Lesereise und fängt an, das Elend seiner Ehe in dem Roman *Roßhalde* zu verarbeiten, der Geschichte einer in Sprachlosigkeit scheiternden Ehe. Er verlässt seine Frau, ohne sich allerdings scheiden zu lassen, und befreit sich damit ein weiteres Mal aus den Fängen der Depression. Seiner Frau kann er nicht wesentlich helfen, ähnlich wie der ersten Maria seines Lebens, seiner Mutter. Er ist seiner Frau gegenüber materiell großzügig und rettet vor allem sich selbst und seine schriftstellerische Arbeit.

Was er mit der Mutter auf der menschlichen Ebene schon nicht schaffen konnte, wird ihm nun wieder zu schwer. Sein Weg scheint die künstlerische Verarbeitung zu sein. Dabei wird deutlich, wie stark seine Resonanz zum Thema Schwermut und Verzweiflung ist. Kaum geht es ihm persönlich besser, nähert sich ihm sein Thema über die Menschen seiner Umgebung.

Die nächste Krise seines Lebens ist eine kollektive in Gestalt des Ersten Weltkriegs. Hin und her gerissen zwischen Abscheu gegen den Krieg und durchaus vorhandener, wenn auch gänzlich unpolitischer Vaterlandsliebe, meldet er sich in Deutschland freiwillig zum Militär. Wegen seines Alters (er ist inzwischen siebenunddreißig Jahre alt) und wegen seiner schlechten Augen wird er aber nicht angenommen. Als er später von der Schweiz aus, völlig entsetzt über den platten Patriotismus und die Hetze gegen alles Fremdländische, einen flammenden Artikel gegen diese Deutschland beherrschende Stimmung schreibt, beschwört er einen weitgehenden Boykott seiner Bücher in der alten Heimat herauf und schafft sich so neuerlich materielle Probleme.

Es geht ihm nun wirklich schlecht, auch gesundheitlich. Sein Magen schmerzt, und die Verdauung klappt nicht mehr. Die politische Situation Europas und auch die eigene private zwischen allen Fronten schlagen ihm gründlich auf den Magen, und er kann dieses Leben nicht mehr verdauen. Als nun auch noch sein in der Kinderzeit so gehasster, später aber geliebter Vater stirbt, trifft es ihn hart. Aber das Ergebnis ist diesmal keine Depression, sondern ein Nervenzusammenbruch, was immerhin dafür spricht, dass er bereits seelisch stabiler ist. Seine brennenden Themen – von der Auseinandersetzung mit dem Sterben bis zur Sinnsuche – hat er so weitgehend bearbeitet, dass die alte Schwermut ihn nicht bei jeder Gelegenheit überfällt.

In dieser Zeit beginnt Hesse seine erste Psychotherapie bei einem Jungschen Analytiker. Zu Anfang des letzten Jahrhunderts zeugt dies von großem Mut, denn die Analyse ist noch keineswegs etabliert, sondern eher ein weites Experimentierfeld für Seelenpioniere. Zu denen aber ist Hesse ebenfalls zu rechnen, und so profitiert er in besonderem Maß von der nun erstmalig professionellen Aufarbeitung seiner bewegten Geschichte. In dieser Zeit und unter dem Einfluss der Analyse schreibt er *Demian*, die Geschichte eines Erwachsenwerdens. In keinem seiner Romane wird die Welt jenseits von Gut und Böse, die mit der Einheit zu assoziieren ist, so deutlich dargestellt wie von der Gestalt des Demian. Der Leser ahnt, dass ein gut-böser Gott, also einer, der die ganze Schöpfung und alles in ihr verantworten kann, für eine gesunde Ganzheit geeigneter ist als ein »lieber Gott«, der nur Wohlverhalten erlaubt. Dieses Buch sieht die Hesse-Biographin Birgit Lahann* als die Seelenbiographie des Dichters.

Kaum hat sich Hesse auf diese Weise wieder aufgerichtet und weitergemacht, klopft das Schicksal erneut bei ihm an. Er schreibt einem Freund: »Lange Zeit meinte ich, ich habe jetzt die Hefe des Unglücks ausgetrunken. Aber das Schlimmste kam erst noch und ist noch lange nicht aus.« Seine Frau war auf einer Zugfahrt mit einem ihrer Söhne offenbar psychotisch geworden, hatte das Kind hemmungslos geschlagen und all ihr Gepäck aus dem Fenster geworfen. Hesse bleibt nichts anderes übrig, als zu kommen und sie in eine Nervenheilanstalt, damals noch Irrenhaus genannt, zu bringen.

In den Monaten, in denen seine Frau in der Psychiatrie bleiben muss, räumt Hesse sein Leben gründlich auf. Er bringt seine Söhne bei nahen Freunden unter, wo sie gut aufwachsen können. Dann verkleinert er seine Bibliothek auf die Hälfte und rechnet mit seiner Heimat ab. Mit seinem Herkunftsland und den Deutschen geht er streng ins Gericht. Drei Tage lang schreibt er wie im Rausch *Zarathustras Wiederkehr*. Und damit ist der in der Kriegszeit aufgestaute Groll raus. Zarathustra darf seine Zuhörer ganz ungeniert fragen, ob ihnen bewusst sei, warum die Deutschen fast überall so unbeliebt und gleichzeitig so gefürchtet seien, warum sie sogar gemieden würden. Und er hat auch gleich die Antworten parat: Weil sie in überheblicher Weise nie auf die Idee kämen, die Verantwortung bei sich selbst zu suchen, weil ihre Krämerseelen ständig von Treue bis zur Nibelungentreue faselten und dabei nur an die Materie dächten. Weiter lässt er sei-

* Birgit Lahann: *Hermann Hesse. Dichter für die Jugend der Welt – ein Lebensbild.* Suhrkamp, Frankfurt am Main 2002.

nen Helden sagen: »Ihr seid das frömmste Volk der Welt. Aber was für Götter hat eure Frömmigkeit sich erschaffen? Kaiser und Unteroffiziere!«

Solcherart befreit übersiedelt er ins Tessin und beschließt, sich ab sofort von nichts mehr einschränken oder zurückhalten zu lassen, weder von Familienbelangen noch von finanziellen Erwägungen. Seiner Frau, die weiterhin in der psychiatrischen Anstalt bleiben muss, hinterlässt er alles bis auf seine Bücher und einen Schreibtisch. Er selbst lebt einfach und möbliert zur Miete und sagt von sich: »Es ist nicht mehr Frühling in meinem Herzen. Es ist Sommer.« Und so ist es ein weiteres Mal das Unglück, das ihn in seiner Entwicklung weiterbringt.

Hesse lebt – obwohl in fünfundzwanzig Sprachen übersetzt und mit hohen Auflagen gesegnet – wie ein abgebrannter unbekannter Künstler in dem kleinen Tessiner Ort Montagnola. Jetzt ist es Zeit für seinen Roman *Klingsor* und die Auseinandersetzung mit seinen Schuldgefühlen bezüglich Sinnlichkeit und Frauen, wobei ihm der Alkohol ein treuer Gefährte für schwere und einsame Stunden bleibt. Hesse findet eine junge Geliebte, und auch seine alte Hassliebe, die Depression, spürt er wieder auftauchen. Um einem depressiven Ausbruch vorzubeugen, begibt er sich erneut in Psychotherapie und diesmal direkt zum Meister C. G. Jung. Dieser dürfte der ideale Therapeut für ihn gewesen sein, da er aus einer Pfarrersfamilie stammte und aus eigener Erfahrung die Niederungen einer religiösen Wahnerziehung kannte. Der Hesse-Forscher Günter Baumann* schreibt, dass beide zu-

* Günter Baumann: *Hermann Hesse. Dichter und Weiser.* Schäuble, Rheinfelden 1997.

sammen »aus dieser Folterkammer ausgebrochen« seien und die »zerstörerischen Impulse in eine Genieschmiede« verwandelt hätten. Hesse schreibt an einen Freund, Ziel der Analyse sei es, »einen Raum zu schaffen, in dem wir Gottes Stimme hören«.

Gesellschaftliche Zwänge, seine junge Geliebte zu heiraten, stürzen ihn in neuerliche Seelenqualen. Er hält sich inzwischen für völlig eheuntauglich, wiewohl die Frauen ihn zu lieben scheinen. Statt wieder in den Abgrund der Depression zu stürzen, wird er körperlich krank. Das Elend bleibt auf der Ebene von Ischiasschmerzen, die deutlich seine Existenzprobleme verkörpern, und von Verdauungsbeschwerden, die anzeigen, wie *hart* er sich noch immer *tut*, sein Lebensgefühl wirklich in die Realität umzusetzen und vor allem gegen die Regeln seiner Zeit zu verteidigen. Er schenkt in geradezu brutaler Ehrlichkeit seiner Geliebten bezüglich seiner Seelenlage reinen Wein ein, und deren Mutter, mit der er sich immer sehr gut versteht, schreibt er sogar, dass er mit seiner Kraft und Geduld am Ende sei und sich eigentlich lieber gleich auf seinem Dachboden aufhängen würde. Aber all das hilft wenig. Kurz vor der standesamtlichen Trauung macht sein Organismus noch einen letzten Versuch, das Unglück abzuwenden. Bei über vierzig Grad Fieber tobt der Konflikt nun auf der Körperebene, aber auch das bleibt wirkungslos gegen die Macht der Konventionen. Die Hochzeit findet statt. Allerdings wird alles schon zwei Monate später praktisch wieder vorbei sein, und die »Eheleute« leben nie wirklich zusammen.

Hesse beginnt mit der Arbeit an seinem neuen Buch *Der Steppenwolf*. Dessen Held Harry Haller leidet an Depressionen und Sinnlosigkeitsgefühlen, an abgrundtiefer Vereinsamung und furchtbaren Leeregefühlen sowie an seinem Alter – also im Grunde an fast allem, an dem auch Hesse leidet. Dazu gehört auch der Zeitgeist, der für beide mehr ein Ungeist ist. Haller ist mit der modernen Musik ebenso über Kreuz wie mit dem Verkehrslärm, vor allem aber mit den modernen Menschen und der Hektik, die sie verbreiten. In der Konsequenz will er sich umbringen. Kurz vor der Entscheidung, ob er sich nun erhängt oder ersticht, schließt er einen Vertrag mit sich selbst. Er wird noch warten, bis er fünfzig ist, dann aber solle es ihm freistehen, »den Notausgang« zu benutzen. Auch das ist autobiographisch, wie wir aus einem Brief an den Freund Hugo Ball wissen. Mit achtundvierzig, also zwei Jahre vor »Vertragsende«, schließt Hesse mit sich genau diesen Kontrakt ab.

In dieser Zeit tiefer Verzweiflung bleibt der Alkohol sein Begleiter, aber er versucht auch, sich mit wechselnden Liebesverhältnissen ins Leben zurückzubringen. Er lernt sogar tanzen und fängt erstmals an, am »gesellschaftlichen Maskenball« teilzunehmen. Harry Haller, sein Held, wird im Laufe seiner Entwicklung begreifen, dass er immer wieder seine eigene innere Hölle durchleben und weiterwandern muss, und sein Schöpfer begreift es mit ihm. So rettet *Der Steppenwolf* Hesse aus einer seiner tiefsten Krisen, und mit der Arbeit an dem Roman fällt wieder etwas Licht in das Dunkel der Verzweiflung, während sich die zweite Ehe auflöst, die eigentlich nie wirklich bestanden hat.

In dritter Ehe heiratet Hesse die viel jüngere Ninon Dolbin, die ihm jeden Wunsch von den Augen abliest und in ihm vor allem den Meister sieht. Zwar ist er nie richtig verliebt in sie oder gar glücklich mit ihr, aber sie fördert sein Werk und steht ihm bis zum Ende seines Lebens bei.

Er schreibt nun *Narziß und Goldmund*, die Geschichte einer Freundschaft zwischen zwei Männern, die gegensätzlicher nicht sein könnten. Thema ist eigentlich die Begegnung von Askese und Sinnlichkeit, eine Auseinandersetzung zwischen Logos und Eros. Was den Verkauf angeht, wird es sein zu Lebzeiten mit Abstand erfolgreichstes Buch.

Aber Erfolg bedeutet ihm wenig und kann seine Depression nicht lindern, geschweige denn heilen. Die bürgerliche Welt findet er zunehmend unerträglich. Er leidet am modernen Zeitgeist, verkriecht sich zuweilen einfach ins Bett und will nichts mehr hören und sehen. Ninon hat es mit dem gemütskranken Idealisten, dem vor der Zukunft graut, niemals leicht. Er sieht mit Abscheu in seiner alten Heimat das Aufkommen primitivster Projektionen, das dreiste Weglügen aller Kriegsschuld und das Abschieben aller Verantwortung, das Erstarken des Antisemitismus, kurz das heraufziehende Elend des Nationalsozialismus.

Sein letztes Werk, *Das Glasperlenspiel*, das er mit fünfundsechzig Jahren vollendet, darf in Nazideutschland gar nicht mehr erscheinen und bekommt nur eine kleine Auflage in der Schweiz. Es wird ihm aber durch Vermittlung seines Freundes Thomas Mann später den Literaturnobelpreis einbringen. Allerdings trägt auch diese Auszeichnung kein bisschen zur Hebung seiner Stimmung bei. Der alte Hesse ist oft missmutig und launisch. Durch den Bankrott Deutschlands, der finanziell auch seiner ist, wird er im Alter noch einmal arm. Oft geht er abends wieder mit Selbstmordgedanken zu Bett und ist dann morgens – wie er sagt – noch kein Mensch, sondern vom typischen Morgentief der Depression gezeichnet. Den Tod allerdings scheint er nicht zu fürchten; er hofft geradezu auf ihn als Aufhebung »seiner kleinen Privathölle«, wie er sagt. Mit fünfundachtzig Jahren stirbt er schließlich an einem Gehirnschlag auf dem Boden einer Leukämie, von der er selbst allerdings nie etwas erfahren hatte, da die damalige Medizin die Patienten in der Regel über ihre Situation im Unklaren lässt. So kann ein langes Leben voller Depressionen und Selbstmordgedanken doch noch auf natürliche Weise enden, ein Leben obendrein, das für unzählige andere bereichernde und zeitlose Werke hinterließ. Sie vermitteln Lebensmut und die Kraft, den eigenen Weg zu gehen.

Hesse selbst lässt im *Glasperlenspiel* mit der spirituellen Distanzierung von der mayatischen Welt, dem Reich der Täuschungen von Raum und Zeit, erkennen, wo seine und *die* Lösung schlechthin liegt. Dieses Ziel des Lebens, wie es jedenfalls der Osten typischerweise formuliert, erreicht er mit seinem Abschlusswerk in beeindruckender Weise. In der erneuten Hinwendung zum Leben schafft er zumindest literarisch auch die Wendung zum Guten. Es bleibt im Dunkeln, ob sie ihm selbst ebenfalls gelang. Da aber die Parallelität zwischen seinem literarischen und seinem privaten Leben stets so stark war, dürfen wir für ihn das Beste annehmen.

Von Hermann Hesse lernen – ein Resümee

In einzigartiger Weise ist Hesses Leben von der Auseinandersetzung mit der Depression geprägt. Falls es eine genetische Veranlagung für Depression geben sollte, ist er durch beide

Eltern vorbelastet. Auf alle Fälle wird er in einem Feld von Schwermut groß, das für sich allein genommen schon depressiv machen kann. Von seiner Lebensgeschichte her ist er geradezu bedroht, wiederholen doch seine pietistischen Eltern an ihm fast genau die gleichen Maßnahmen, die ihr eigenes Leben zerstört haben und die jederzeit geeignet sind, Depressionen auszulösen. Die Eltern versuchen, ihn mit fast allen Mitteln daran zu hindern, seinem Ruf zu folgen, seine Vision zu finden und sein eigenes Leben zu gestalten. Der junge Hermann wird zwischen Elternwünschen, die ihn auf die Missionarsschule zwingen, und seiner inneren Sehnsucht schier zerrissen. Die unter großen Seelenqualen unternommenen Versuche, den Eltern zu entsprechen, werden gleichzeitig zur Weigerung, dem immer drängender werdenden inneren Ruf zu folgen.

Seine Entwicklung von der Nachtmahrfahrt, die ihn mit ihren Schreckensgespenstern in der Jugend fast umbringt, zur Nachtmeerfahrt, die ihn weiterbringt und schließlich zum gefeierten Dichter macht, wird in seinem Werk verblüffend deutlich widergespiegelt. Das Wort Nachtmeerfahrt meint die Reise durch die dunkle Welt. In der frühen Zeit der Mythenentstehung vermuteten die Menschen, die Sonne würde am Tor des Westens eine Barke besteigen, die in der liegenden Mondsichel gesehen wurde, und über den dunkelblauen Nachthimmel zurückfahren. Dieser erschien wie ein Meer, eben das Nachtmeer. Und so wie die Sonne mussten diese Fahrt später auch die Sonnenhelden auf sich nehmen. Demgegenüber meint die Nachtmahrfahrt die albtraumhaften Schrecken des Dunkels und der Nacht, wie in dem Bild *Der Nachtmahr* von Heinrich Füssli dargestellt. Aber es gibt darüber hinaus viele mythische Bilder für diesen zentralen Abschnitt der Lebensreise. Eine Tarotkarte stellt diese Phase in Gestalt des Eremiten dar, eines Wanderers, der, in Mönchskutte und ganz auf sich gestellt, eine lange Durststrecke auf seinem Lebensweg zu durchleiden und zu durchwandern hat.

Hesse schreibt sich mit seinen Romanen im wahrsten Sinne des Wortes sein Elend von der Seele und ist dabei in vieler Hinsicht erfolgreich. Die Zeit, in der er lebt, ist auch insgesamt schon bereiter für konstruktive Lösungen. Während Goethe seinen jungen Werther, über den wir später noch berichten werden, auf dessen kaum angetretener Individuationsreise und Nachtmahrfahrt noch untergehen lassen muss, kommt Hesses Lebensbarke auf ihrer Nachtmeerfahrt allmählich in Gang. Dabei schaffen Hesses Helden den Schritt zu echter Individuation, wie er am schönsten in dem Buch *Siddhartha* deutlich wird, das in den folgenden Jahrzehnten ungezählten jungen Helden und Heldinnen auf ihrer Reise zum Hoffnungsträger wird. Ähnlich wie Hesse selbst sein Lebensschiff durch dieses Meer der Seele und ihrer Bilderwelten steuert, gelingt dies auch den tragenden Figuren seiner Entwicklungsromane.

Wer sich mit Hesses bewegter Lebensgeschichte beschäftigt, kann sich schließlich des Eindrucks nicht erwehren, Hesse habe das Leid auch lieben gelernt, so wie es ihn zu lieben schien. Es hat den Anschein, als habe er es überall gesucht und als habe zugleich das Leiden ihn überall auf den verschiedenen Wegstrecken seines Lebens gefunden. Etwa wenn er die Schwermut, kaum ist er ihr in Gestalt der Eltern scheinbar entronnen, in Gestalt seiner ersten Frau wieder an seine Seite holt. Offenbar ist er mit den entsprechenden Themen noch nicht fertig gewesen.

Aber auch in fast nebensächlichen Aspekten seiner Lebensgeschichte wie jenem, dass sein Freund Stefan Zweig 1943 Selbstmord begeht und damit wahr macht, was Hesse so oft erwogen hat, begegnet ihm dasselbe Thema wieder. Wann immer er zu früh versucht, sich davon zu verabschieden, ruft das Leid der Melancholie ihn neuerlich und zwingt ihn zur Konfrontation, zur Auseinandersetzung.

Trotz der unglaublichen Härten und Erschwernisse hat er es aber geschafft, unter Ausnutzung seiner Gaben – vor allem schreibend, aber auch malend – und unter Inanspruchnahme der besten Therapiemöglichkeiten seiner Zeit, diese schwere Lebensaufgabe zu bewältigen und schließlich sogar zu meistern. Über seine Kreativität und seine Offenheit für sein eigenes Schicksal hat er immer wieder aus Sackgassen zurück ins Leben und zu seinem Weg gefunden. Er hat die von seinem Analytiker C. G. Jung beschriebene und eingeforderte Individuation vorgelebt – wenn auch oft unter Qualen und zunächst scheinbar phasenweise scheiternd. So gibt sein Leben und Werk Hoffnung bezüglich des Weges durch das Tal der Depression. Auf seiner nicht endenden Suche nach dem Sinn des Lebens ist es Hesse zudem gelungen, Millionen hauptsächlich jungen Menschen überhaupt eine Ahnung von diesem Ringen um Lebenssinn zu vermitteln. Letztlich verdankt Hermann Hesse seinem Leid enorm viel – und wir verdanken Hesses großartiges Werk wohl hauptsächlich seiner Auseinandersetzung mit der eigenen Depression.

Depressive Künstler oder Kunst als Therapie

Depression und Melancholie sind bedeutsame Quellen von Kunstschaffen und mit Sicherheit die Krankheitsbilder, von denen unsere Kultur am meisten profitiert hat. Den am Buchanfang zitierten Gedanken von Khalil Gibran, dass nur der Schmerz der Muschel die Schönheit der Perle hervorbringen kann, vorwegnehmend sagte Charles Baudelaire: »Das Rätselhafte und die Wehmut des Bedauerns gehören gleichfalls zu den wesentlichen Merkmalen des Schönen ... Ich bin der Meinung, dass die Freude ein sehr gewöhnlicher Schmuck der Schönheit ist; wohingegen die Melancholie sozusagen ihre erlauchte Gefährtin ist.«

Wie unser aller Leben wird sich das Leben des Künstlers – nur eben krasser und damit auch deutlicher – zwischen Aufstand und Anpassung oder Individualität und Konformität abspielen. Die Depression erfüllt die Forderungen der Gesellschaft im Übermaß und ist von Anpassung bis hin zur Selbstaufgabe gekennzeichnet. Auf dem Gegenpol wollen sich Künstler aus der Masse herausheben und einzigartig sein. Oft ist der Aufstand der Künstler die Reaktion auf den Anpassungsdruck, oft auch eine Abwehr ihrer Depressionsneigung. Natürlich haben sich nicht alle Künstler dem Thema so mutig und offensiv stellen können wie Hermann Hesse oder es auch nur annähernd so konsequent bearbeitet.

Immerhin fällt auf, dass Kunst in unserem Sinn in Kulturen wie jenen der Südsee, denen Depressionen eher fremd sind, fast nicht vorkommt. Es scheint so, als würde große Kunst Leid und Depression als Grundlage brauchen. Auf dem Gegenpol zum idyllischen und freudvollen Südseeleben hat die Schwere der Existenz in den nördlichen Gefilden mit ihrer klimatischen, teilweise auch politischen und wirtschaftlichen Tristesse aus den Tiefen der leidenden Seele eine Fülle an zeitloser Kunst geschöpft. Tschaikowsky etwa versank, seine geniale Musik komponierend, im unbeschreiblichen Elend eines der damaligen Irrenhöfe.

Auch die Melancholie des bayerischen Königs Ludwig II. hat so eindrucksvolle Traumbauten wie die bayerischen Königsschlösser mit Neuschwanstein an ihrer Spitze hervorgebracht. Heute soll Neuschwanstein als einziges Bauwerk aus Deutschland zu den neuen Weltwundern gerechnet werden. Zu danken ist es der Fantasie eines im Meer der Depression Versinkenden, der, bevor er sich selbst im Starnberger See endgültig versinken ließ, immer wieder phasenweise auftauchte, um uns Zeugnisse seiner genial verrückten Depressionswelt zu hinterlassen. Obwohl er für seine Untertanen eine Zumutung gewesen sein muss, wäre die Welt doch viel ärmer ohne ihn. So wird er nicht umsonst und wie kein anderer bayerischer König oder Regent bis heute von der Bevölkerung verehrt.

Die Poesie und Lyrik von Künstlern wie Rilke, Eichendorff und Dostojewski wuchs häufig aus einer traurigen Grundstimmung. Und Trauer ist das natürliche Pendant zur Freude. Wer nicht trauern kann, kann sich wohl auch nicht freuen. Hier wäre allerdings ein gesundes Gefühl von depressiver Verstimmung abzugrenzen gegen echte Depressionen. So wie die Melancholie eine Lebensstimmung ist und keine Krankheit, wäre das auch von der in Portugal beheimateten Saudade zu sagen, einer von Sehnsucht und Fernweh geprägten leicht traurigen Stimmungslage, die große Seefahrer wie

Vasco da Gama dazu beflügelt hat, auf das große, geheimnisvolle Meer hinauszusegeln, ohne zu wissen, wo es endet und wo der Weg sie hinführt. Sowohl im Fernweh als auch in der Melancholie und selbst noch in der Depression ist in oft großer Tiefe und meist sehr verschüttet das Verlangen nach dem Weg zu spüren, der zum eigentlichen Ziel führt. Die Seefahrer haben ihn ganz konkret in der Welt gesucht, Poeten und Literaten in den geistigen Welten und die spirituellen Sucher auf allen Ebenen.

Während Hesse bei seiner Sinnsuche in Indien und letztlich in sich selbst fündig wurde und schreibend seinen spirituellen Weg entdeckte und ihn sich auch weiter eröffnete, blieb dieser Zugang etwa Ernest Hemingway zeitlebens verschlossen. Dessen Versuch, dem depressiven Elend mittels Alkohol- und anderer Orgien der Sinnlichkeit zu entkommen, musste scheitern, weil sich hier kein echter Ausweg bot. Weltweite Anerkennung bis hin zum Nobelpreis konnte Hemingway nicht retten, und da er sonst nichts hatte, was ihn erfüllen und halten konnte, versank er in seiner Depression und beendete sein Leben mit einem fatalen Schuss.

Die Reise des Helden und ihre Stationen

> Die Medizin ist in dir. Du achtest nicht darauf. Die Krankheit kommt aus dir. Du merkst es nicht.
>
> *Hadrat Ali*

Das archetypische Muster des Heldenweges bezieht sich selbstverständlich nicht nur auf Jungen und Männer, sondern in gleichem Maß auch auf Mädchen und Frauen und den weiblichen Entwicklungsweg. Allerdings sind die Mythen und Märchen einer durch und durch patriarchalischen Kultur wie der unseren vor allem voller Muster des männlichen Weges. In jedem Fall lassen sich diese Muster aber auch auf weibliches Erleben anwenden. Der Held oder die Heldin ist nach Joseph Campbell* jemand, der sein Leben einer Sache geweiht hat, die größer ist als er selbst. Otto Rank geht in seinem Buch *Der Mythus von der Geburt des Helden*** davon aus, dass wir alle als Helden gemeint sind, denn wenn wir geboren werden, machen wir bereits eine heroische Entwicklung

* Joseph Campbell: *Die Kraft der Mythen. Bilder der Seele im Leben des Menschen.* Artemis, Zürich/München 1989.

** Otto Rank: *Mythus von der Geburt des Helden. Versuch einer psychologischen Mythendeutung.* Deuticke, Leipzig/Wien 1922.

durch, indem wir von dem kleinen Wasserwesen der nährenden Fruchtwasserwelt zu einem Luft atmenden Landlebewesen heranwachsen, das sich schon bald sehr konkret auf die Hinterfüße stellen und das Leben konfrontieren muss. So wird der Schritt ins Leben zum heroischen Akt.

Bei einer Geburt Leben zu schenken ist ebenfalls eine große Tat. Schon aus diesem Grund zählen nicht nur Männer zu den Heldenwesen. Wer ein Kind zur Welt bringt, muss sich vom Mädchen zur Mutter und Frau wandeln und die Reise der Schwangerschaft bewältigen, die bereits für sich genommen eine Heldenreise ist. Bei den Azteken gab es verschiedene Himmelssphären, und konsequenterweise kamen die im Wochenbett gestorbenen Frauen in denselben Himmel, in dem sich die im Kampf gefallenen Helden versammelten. Das eigene Leben für ein anderes einzusetzen, wie es eine Schwangerschaft notgedrungen erfordert, ist nach Campbell eindeutig ein heroischer Akt. Wenn die Frau anschließend in ihre Welt zurückkehrt, bringt sie ihr das größte Geschenk überhaupt mit, ihr Kind.

In seinem Buch *Die Kraft der Mythen* betont Campbell: »Man verlässt die Welt, in der man ist, und geht in eine Tiefe oder in eine Ferne oder eine Höhe hinauf. Dann gelangt man zu dem, was einem in der Welt, die man zuvor bewohnte, bewusstseinsmäßig fehlte. Dann kommt das Problem, entweder daran festzuhalten und die Welt von sich abfallen zu lassen oder mit diesem Preis zurückzukehren und zu versuchen, ihn sich zu bewahren, während man wieder in die Welt seiner Gesellschaft hineingeht. Das ist nichts Leichtes.«*

* Campbell, *Kraft der Mythen*, S. 154.

Der Ruf, die Berufung

Meist schon früh kündigt sich der Ruf, die Berufung an, was sich in sehr unterschiedlicher Weise ereignen kann. Oft geschieht das erste Gerufenwerden in Form von scheinbaren Kleinigkeiten oder sogar nebensächlich und unbedeutend erscheinenden, fast läppischen Zufällen. Durch sie offenbart sich eine fremde, ungeahnte Welt, der das Verständnis des Helden oder der Heldin noch nicht gewachsen ist. Archaische Menschen suchen achtsam nach solchen Zeichen oder sind jedenfalls sehr offen für sie. Oft nehmen sie sie zum Anlass, einen Namen auszuwählen, der die Berufung ausdrückt. Indianische Namen sind typisch dafür wie »Sitting Bull« oder »Der mit dem Wolf tanzt«. Hin und wieder sind diese Zeichen für diejenigen, die auch in Mythen und Symbolwelten leben, schon früh deutlich. Manchmal aber sind sie verschwommen und bleiben lange im Dunkeln.

In dem Film *Ben Hur* wird gezeigt, wie ein Ziegel unter der Hand eines Mädchens zufällig ins Rutschen gerät und dadurch eine Kette von Ereignissen in Gang setzt. Der Auslöser mag ein dummer Zufall gewesen sein, der nichts besagt und schon gar keine Absicht erkennen lässt, trotzdem ist die Kette der Ereignisse nicht mehr aufzuhalten, und Charlton Heston hat dies seinem Muster entsprechend in der Gestalt des Ben Hur durch all die Höhen und Tiefen eines Entwicklungsweges zu durchlaufen.

In dem Film *Legenden der Leidenschaft* taucht der Ruf früh in Gestalt eines Bären auf. Der Junge, von Brad Pitt dargestellt, liefert ihm einen heldenhaften Kampf, der den Bären eine Kralle mitsamt der Zehe kostet. Meister Petz zieht sich verwundet zurück, der Junge aber ist nun vom Schicksal berührt und hat sein Totemtier gefunden – wenngleich das Totemtier eigentlich den Jungen gefunden hat. Der anwesende ältere Indianer bemerkt es sofort, während der Vater des Jungen diesen nur wegen seiner Tollkühnheit schilt. Die Begegnung mit dem Bär wird für das ganze spätere Leben des Jungen bestimmend, der diesem Ruf nicht mehr ausweichen kann, selbst als die Verlockungen von Liebe und Häuslichkeit groß sind. Der Junge muss dem Ruf folgen, seinen Weg gehen und seinem Schicksal treu bleiben – mehr noch als der Frau, die er liebt und die ihn liebt.

Ähnlich wie der Ruf scheinbar von außen in Gestalt eines Bären oder abrutschenden Ziegels erfolgen kann, mag er auch innerlich erwachen, etwa in dem jugendlichen Drang, eigene Identität zu entwickeln, Selbst-Ausdruck zu finden und Selbst-Bewusstsein zu entfalten. In der Pubertät, jener Sturm-und-Drang-Zeit des Lebens, werden viele Rufe laut – und manche auch schon gleich für immer unterdrückt. Darin liegt dann nicht selten der Same späterer Depressionen. Nach einer Zeit der Abhängigkeit, die vierzehn bis schlimmstenfalls dreißig Jahre währt, müssen sich die Heranwachsenden in die Eigenverantwortung und Selbstständigkeit durchkämpfen, wozu es eines Aktes des Todes (des Kindes) und der Auferstehung (des Erwachsenen) bedarf.

In der Wirklichkeit unseres Lebens wird der Ruf in der Regel nicht so spektakulär erfolgen wie in einem Hollywoodfilm. Selten wird ein echter Bär auftauchen, öfter vielleicht ein Ziegel verrutschen und ganz häufig eine »zufällige« Kleinigkeit das Steuerruder der Lebensbarke ein wenig umlegen. Aus solchen kleinen Veränderungen können gewaltige Entwicklungen ihren Anfang nehmen, wie uns die Chaosforschung zeigt. Im Leben erfährt es jeder, der bereit ist, solchen Zeichen Achtung entgegenzubringen und ihren Aufforderungscharakter ernst zu nehmen. Schon Freud hat uns dafür sensibilisiert, dass die »Psychopathologie des Alltagslebens« weit über das Zufällige und Banale hinausweist und bewegende Symbolik aus der Tiefe der Seelenbilderwelten an die Oberfläche des Bewusstseins bringen kann.

Die Verweigerung

Werden Rufe gehört und angenommen, wie in den beiden erwähnten Kinofilmen dargestellt, nimmt das Schicksal seinen Lauf in Gestalt des oftmals verschlungenen Individuationsweges. Kommt es aber zur Verweigerung wie so oft in modernen Zeiten mit ihren scheinbar besseren Optionen und ihrer Fülle von Bequemlichkeiten, ergeben sich Probleme bis hin zu schweren Depressionen. Da es eben meist nicht sehr spektakuläre Aufforderungen sind, können sie leicht zur Seite gedrängt und ignoriert werden. Zwar werden sie sich immer wieder und in wechselnden Formen melden, aber irgendwann resigniert das Schicksal scheinbar.

Erst im Rückblick fällt dann auf, dass die Resignation nur eine scheinbare war und der Weg in jedem Fall absolviert werden musste. Nach einer Weigerung kann er aber auch passiv und unbewusst erlitten werden, und die Depression scheint eine sehr häufige Form dieser Variante zu sein.

Natürlich trifft niemand vorsätzlich und bewusst die Wahl, an einer Depression zu erkranken. Vielmehr zeigt sich die Depression nicht selten als Konsequenz einer vordergründigen Flucht ins Bekannte, Banale, Vertraute, in Zerstreuungen und in die überschaubare Welt familiärer oder gesellschaftlicher Zwänge, die immer auch gute Ausreden liefert, um sich dem eigenen Weg zu verweigern.

Joseph Campbell schreibt dazu in *Der Heros in tausend Gestalten*: »In der Wirklichkeit oft und in Mythen und Märchen nicht selten kommt es vor, daß der Ruf auf taube Ohren stößt und die Antwort ausbleibt. Denn immer, wie mächtig er auch sei, bieten sich noch Möglichkeiten des Ausweichens und der Flucht in Zerstreuungen. Eben dadurch aber verkehrt Taubheit das Abenteuer, statt es abzuwenden, nur in sein Negativ. Wer betroffen ward und nicht hören will, vergräbt sich in Langeweile, Geschäftigkeit und sogenannte Kultur, und seine Fähigkeit zu irgend bedeutsamen und fruchtbaren Leistungen verkümmert. Selbst wenn es ihm wie dem König Minos gelingt, durch titanische Anstrengungen ein ruhmvolles Reich zu errichten, wird er zu einem Opfer, das der Erlösung bedürfte, sein Dasein sinnlos und seine blühende Welt zu einer ausgedörrten Steinwüste. Immer wird das Haus, das er sich baut, ein Haus des Todes sein, ein Labyrinth, dessen Zyklopenmauern ihn vor seinem Minotaurus verbergen sollen. Ihm bleibt nur, immer neue Probleme sich auszutüfteln und seinen schrittweisen Verfall über sich ergehen zu lassen.«*

Im Alten Testament wird derselbe Sachverhalt in den Sprüchen Salomons ausgedrückt: »Weil ich denn rufe, und ihr weigert euch ... so will ich auch lachen in eurem Unglück und euer spotten, wenn da kommt, was ihr fürchtet, wenn

* Joseph Campbell: *Der Heros in tausend Gestalten*. Suhrkamp, Frankfurt am Main 1978, S. 63.

über euch kommt wie ein Sturm, was ihr fürchtet, und euer Unglück als ein Wetter, wenn über euch Angst und Not kommt.« Im Neuen Testament heißt es in gleicher Angelegenheit: »Sei gegenwärtig und fürchte, dass Jesus vorübergeht und nicht wiederkehrt.«

Ein anderes Beispiel ist die Gralslegende. Parzivals Versagen in der Gralsburg, wo er auf Grund der überbehütenden Erziehung seiner Mutter nicht in der Lage ist, die erlösende Frage nach dem Schatten zu stellen (»Was fehlt dir, Oheim?«), zeigt, wie eine nicht ergriffene Chance auch zu einer Art Weigerung wird und einen langen Schatten auf das weitere Leben werfen kann.

Wer Gottes Ruf ignoriert und seinen eigenen Willen oder seine Feigheit höher stellt, muss nicht selten erleben, dass Gott sich zu einem Monstrum, einem Ungeheuer, entwickelt, das ihn heimsucht. So wird König Minos, der dem Gott Poseidon ein gefordertes Opfer verweigert, mit dem Menschen fressenden Ungeheuer Minotaurus geschlagen. Man werde, so Campbell, Tag und Nacht von dem Gott gejagt, der nichts anderes sei als »das Bild des lebendigen Selbst in dem versperrten Labyrinth der eigenen Ziellosigkeit«.

Denjenigen, die dagegen dem Ruf folgen und sich der Herausforderung nicht verweigern, macht Goethe mit folgenden Worten Mut: »Solange man sich nicht hingibt, herrscht Zaudern, die Möglichkeit zurückzuweichen, stete Wirkungslosigkeit. Was initiatives und schöpferisches Handeln angeht, gibt es nur eine elementare Wahrheit – deren Unkenntnis zahllose Einfälle und großartige Pläne zunichte macht: Dass nämlich in dem Moment, in dem man sich völlig hingibt, auch die Vorsehung sich entwickelt. Es geschehen dann zu unserer Hilfe alle möglichen Dinge, die sonst nie eingetreten wären. Eine ganze Reihe von Ereignissen entspringt der Entscheidung und bewirkt zu unseren Gunsten eine Vielfalt unerwarteter Begebenheiten und Begegnungen und materielle Unterstützung, von denen niemand sich geträumt hätte, dass sie ihm zuteil würden ... Was immer du tun oder erträumen kannst, du kannst damit beginnen. In der Kühnheit wohnen Schöpferkraft, Stärke und Zauber. Beginne jetzt!«

Vieles spricht dafür, dass sich aus der Weigerung eine Depression ergeben kann, auch wenn diese sich erst viel später bemerkbar ausbreitet und auswirkt. Wer seine Berufung verweigert, nimmt seinem Leben den Sinn. Das Thema Sinnlosigkeit ist nicht zufällig von zentraler Bedeutung in der Depression, und wer in deren Tiefe forscht und bis an die Wurzeln geht, stößt häufig auf die Verweigerung des eigenen Weges und auf Taubheit gegenüber dem Ruf des Schicksals.

Dieser Ruf muss – wie schon angedeutet – nicht im großen Rahmen erfolgen, sondern er kann sich auf viele kleine Lebenssituationen beziehen. Es kann darum gehen, seiner Berufung zu einer bestimmten Arbeit zu folgen, oder darum, eine Familie zu ernähren, die man gegründet hat, ein Kind aufzuziehen oder ein selbst initiiertes Projekt zu verfolgen. Nicht nur Menschen, sondern auch Pläne, Ideen oder Visionen können rufen. Umgekehrt hat man es mit der Weigerung zu tun, etwas Altes und Überlebtes loszulassen, etwa einen Lebensabschnitt, und damit den Schritt in Neuland zu wagen. Auch Macht und Wissen, Besitz und Einfluss können zu der Weigerung führen, auf dem eigenen Lebensweg voranzuschreiten.

Hesses Depression wurzelte zum Beispiel unter anderem

in dem Problem, sich nicht aus dem engen »evangelisch-eifernden« Elternhaus und damit aus der Kindheit lösen zu können, und so wird sein Fall beispielhaft für viele moderne Depressionen. Erst als er es schaffte, seine eigene weite Spiritualität zu entdecken und ansatzweise auch zu leben, konnte seine gefühlsintensive depressive Anlage zu einer Quelle der Kreativität werden.

In dem Buch *Lebenskrisen als Entwicklungschancen* (siehe Literaturverzeichnis) habe ich dem Phänomen, dass immer weniger junge Menschen den Absprung von zu Hause schaffen, breiten Raum gewidmet. Hier dürfte eine wesentliche Quelle unserer zunehmenden Depressionen liegen. Eine andere könnte das fehlende Verständnis für die Wichtigkeit eines Berufes, der wirklich ruft, sein. Heute mangelt es uns an Berufen dieser Art. Alles spricht nur noch von Jobs und hofft – angeleitet von modernen Politikern – auf Jobwunder.

Die Übersetzungen unserer deutschen Wörter ins Amerikanische bringen leider immer auch einen anderen – eben amerikanischen – Sinn mit ins Spiel des Lebens. Wer aus seinem *Weg* einen *Trip* macht, verliert dabei nicht nur Tiefe, sondern Wesentliches und manchmal sogar das Ziel. Ähnlich fehlt dem Job der Ruf. Ein Job ist etwas Oberflächliches; er ernährt wohl noch den Körper, aber nicht mehr die Seele. Das mag für US-Amerikaner noch eher angehen, aber sicher reicht es nicht für alte Seelen, wie sie sich im alten Europa versammelt haben. Selbst für Amerikaner scheint es zu wenig zu sein, denn immerhin flüchten sich 47 Millionen (von den insgesamt rund 200 Millionen US-Bürgern) unter die Fittiche des Antidepressivums Prozac.

Die nach Sinn und Erfüllung hungernde Seele kann, wenn

sie lange genug enttäuscht wurde, ihr Gefühl von Sinnlosigkeit in Depressionen ausdrücken und so dem Betroffenen auf diese drastische Art und Weise deutlich machen, was ihm fehlt.

Von all den möglichen Abschnitten und Stationen auf der Heldenreise ist die Verweigerung für unser Thema entscheidend. Hinter schweren Depressionen findet sich oft eine grundsätzliche Weigerung, das eigene Leben zu leben; es existiert eine Taubheit gegenüber dem Ruf und der anstehenden Herausforderung. Bei mittleren und leichten Depressionen stößt man dagegen eher auf die Verweigerung des nächsten Schrittes auf einem an sich akzeptierten Lebensweg.

Depression ist das, was sich an Folgen aus der Weigerung ergibt. Je länger das Absolvieren einer neuen Entwicklungsstufe verweigert wird, desto schwerwiegender wird die daraus resultierende Depression sein. Somit macht auch dieser Punkt deutlich, wie unsinnig eine grundsätzliche Unterscheidung in endogene (von innen kommende) und reaktive (von außen ausgelöste) Depressionen ist. Alle Depressionen sind wohl immer reaktiv, allerdings können ihre Wurzeln verschieden tief in das Muster des Lebens hineinreichen.

Am Beispiel des christlichen Gleichnisses vom verlorenen Sohn mag dies noch deutlicher werden. Der aufbegehrende, später verloren gehende Sohn mag wohl in einer seiner verschiedenen Krisen phasenweise depressiv werden, etwa wenn er sein Erbe beim Spiel verliert und keinen Ausweg mehr sieht oder wenn er in der Lebensmitte festhängt und beim Schweinehüten den Sinn in seinem Leben vermisst. Solange er dann aber doch immer wieder weiterzieht und schließlich heimkommt, gleicht sein Lebensweg dem von

Menschen wie Hermann Hesse. Er hat zwar mit Anfechtungen und Verzweiflung zu kämpfen, aber er findet schließlich doch sein Ziel. Der andere Sohn dagegen, der Nesthocker, ist ein Kandidat für eine schwere Depression, da er sein Leben gar nicht erst in Angriff nimmt. Auch in der christlichen Interpretation wird eine solche Haltung nicht belohnt, denn der Vater, hier stellvertretend für Gott, verweigert ihm jede Anerkennung. Trotz der Proteste des Nesthockers wird für den vielfach gescheiterten, aber schließlich doch (in die Einheit) heimgekehrten Sohn das große Fest ausgerichtet. Daraus ließe sich unschwer ableiten, dass der christliche Gott Menschen wie Hesse schätzt, die es gewagt haben zu leben. Er nimmt es ihnen gar nicht übel, wenn sie scheitern, nur versuchen sollten sie es eben mit dem Leben, und zwar bis zum Schluss.

Weitere Stationen der Heldenreise

Selbst wenn sie für die Entstehung der Depression nicht mehr von so zentraler Wichtigkeit sind, sollen die weiteren Stationen der Heldenreise kurz dargestellt werden, denn auch sie können im Fall der späteren Weigerung noch depressiven Entwicklungen Vorschub leisten. Allerdings sind spätere zeitweilige Verweigerungen im Gegensatz zu der grundsätzlichen Weigerung des Anfangs, den Ruf des Lebens anzunehmen, eher Auslöser mittlerer und leichterer Depressionen im Sinne der früher als reaktiv eingestuften Krankheitsbilder.

Zuerst einmal erlebt, wer den Ruf angenommen hat, im Allgemeinen einen geheimnisvollen Zufluss an Kraft. Außerdem wird ihm Hilfe auf unverhoffte Art und Weise und auch über überraschende Wege zuteil. Dies kann über einen neuen Zugang zu der eigenen inneren Stimme geschehen, über die Entdeckung des Schutzengels oder Totemtieres oder über neue Kontakte, die sich entweder auf ganz normalen Wegen einstellen oder auch aus jener anderen Welt stammen, die dem Helden oder der Heldin bisher eher verschlossen war. So kann es geschehen, dass – wie im Märchen symbolisch mit den Stimmen der Natur ausgedrückt – Tiere plötzlich Kontakt mit dem Suchenden aufnehmen und sich als Unterstützer erweisen oder dass sich in der äußeren Welt oder in der eigenen Seele ein besonderer magischer Ort anbietet, der neue Zugänge schafft. Träume können ebenso zum Vermittler werden wie ein Umzug in eine Region, wo andere eigenartig beflügelnde Einflüsse sich durchsetzen. Eine neue Ernährungsweise kann sich aufdrängen. Oder ein neuer Freund, der plötzlich ins Leben tritt, vermittelt zum Beispiel durch gemeinsame Bergtouren Zugang zur Natur, die dadurch zu einem Ort der Inspiration wird. Oder ein alter Bekannter ermuntert zu Fitnessübungen, die auf Dauer die energetische Lebensbasis verbessern. Die Wege mögen noch so verschlungen sein – durch sie wird die Energie vermittelt, die für die anstehenden Schritte notwendig ist.

Die alte Heimat verlassen

Aus dem Ruf ergibt sich meist schon bald die Aufforderung, die vertraute Heimat zu verlassen und sich auf den Weg zu begeben, wie es am anschaulichsten in den Märchen – gleichgültig, aus welcher Kultur sie stammen – dargestellt wird. Diese Phase ist mit einem ersten Tod verbunden. Oft fällt sie auch mit einer Art Pubertät zusammen, und das Kind muss sterben, um die Frau oder den Mann leben zu lassen. Im Mythos sind es Begebenheiten wie das Verschlungenwerden durch den Walfisch. Im Märchen ist es oft die Flucht vor missgünstigen Eltern wie bei Hänsel und Gretel oder vor einer bösen Stiefmutter. Dieses Fliehen oder Weggehen markiert den Beginn der Eigenständigkeit. Der Held muss einen Schritt in die Verantwortlichkeit wagen.

Neben äußeren Anlässen ist der Beweggrund für den Aufbruch vor allem die Sehnsucht, die eigene Bestimmung zu finden und alles über die eigene wahre Herkunft zu erfahren. Wie sich später und oft erst nach einem langen Weg herausstellt, ist diese in der Regel nicht von dieser Welt, sondern weist von Anfang an einen Bezug zum wahren Königtum auf. Siegfried ist, obwohl er als einfacher Schmied arbeitet und als Sohn des alten Schmiedes gilt, doch in Wahrheit ein ausgesetzter Königssohn.

An dieser Stelle mögen einem die vielen kindlichen Fantasien einfallen. Kinder träumen oft, nicht die Sprösslinge ihrer Eltern zu sein, sondern verwechselt, ausgesetzt oder adoptiert worden oder auf andere Art der eigenen wahren Bestimmung vorenthalten zu sein. So manche kleine Prinzessin und so mancher kleiner Prinz träumt sich in solchen Fantasien in die Nähe der eigenen Bestimmung, obwohl die Eltern sie über die Irrationalität solcher Vorstellungen belehren wollen.

Die zweite von innen heraufdrängende Sehnsucht ist die nach der oder dem wahren Geliebten, der fehlenden Hälfte, die erst das Leben rund und heil macht und im Märchen als

Prinzessin beziehungsweise als Prinz erscheint. Bei C. G. Jung spielt sie als Anima oder Animus eine entscheidende Rolle. In der spirituellen Philosophie spricht man von der Begegnung mit der Göttin oder dem Gott. Tatsächlich werden diese großen, lebensentscheidenden Geliebten von den Betroffenen oft »vergöttert«.

Diese beiden Sehnsüchte – die Suche nach der eigenen Bestimmung und nach der fehlenden Hälfte – führen den Helden, die Heldin an die Schwelle, wo die alten Werte und das mit ihnen verbundene Leben verlassen werden müssen.

Der Weg der Prüfungen

Anschließend ergibt sich ein Weg voller Prüfungen, eine weite Reise oder Fahrt in die Welt. Der Held ist ausgezogen, um das Fürchten zu lernen, und stößt auf viele Bewährungsproben, die ihn rufen und ihm Gelegenheit schenken, sich als Held, der den Herausforderungen gewachsen ist, zu beweisen. Die eigenen dunklen Seelenanteile müssen in harten Kämpfen durchlichtet werden, was manchem inneren Drachen und verschiedenen Ungeheuern das Leben kostet. Der Weg führt nicht selten in die dunkelsten Gefilde der eigenen Seele und oft genug in die Hölle selbst.

Wird die Reise unterbrochen oder das Weitergehen verweigert, kann sich die helle Reise des Helden zum Licht in die dunkle Nachtmahrfahrt der Depression verwandeln. Wir haben in diesem Stadium des Lebens also nicht mehr die Wahl, ob wir weiterreisen, sondern nur noch, auf welcher Ebene wir es tun: in der lichten Welt mit gelegentlichen Abstiegen in die (eigene) Unterwelt, wie die Helden des Mythos es uns vormachen, oder in der dunklen Welt mit nur gelegentlichen Aufheiterungen. Ersteres können wir die Helden- oder Lebensreise nennen, Letzteres die Nachtmahrfahrt oder Depression.

Für Depressive ist es charakteristisch, dass sie sich nicht wirklich helfen lassen. Darin gleichen sie den Brüdern des Märchenhelden. Die Chance des Helden liegt darin, sich aller Hilfen zu versichern, gleichgültig aus welchem Reich sie ihm angetragen werden. Jede Unterstützung nimmt er an. Er ist immer offen und gesprächsbereit, ohne sich jedoch von weltlichen Dingen einfangen und von seinem Weg abbringen zu lassen. Keine Frau ist so schön und kein Schatz so groß, als dass der Märchenheld seine eigentliche Aufgabe aus dem Auge verliert. Aber es locken viele Versuchungen, für eine gewisse Zeit das Weitergehen zu verweigern und eine Pause einzulegen, den nächsten Schritt zu scheuen, eine Prüfung aufzuschieben – und so allmählich in Stagnation zu verfallen, den Weg aufzugeben, hängen zu bleiben und sich mit der Zeit Depressionen einzuhandeln.

Dem wahren Held, der seinem Weg treu bleibt, können auch die größten Verlockungen auf Dauer nichts anhaben. Er lässt sich weder von hellen noch von dunklen Erfahrungen aufhalten. Selbst auf der dunklen Seite der Wirklichkeit ist zum Beispiel kein Gegner oder Feind in der Lage, ihn zu Rachegelüsten zu verleiten. Immer gilt für ihn die biblische Weisheit, wonach *die Rache des Herrn ist*. So eilt der Held von einem Sieg zum nächsten, und jeder wird ihm zur Initiation und macht ihn allmählich reif für den großen Schritt in Richtung Selbstverwirklichung.

Die Bewährungsproben stellen sicher, dass der angehende Held seiner Aufgabe gewachsen ist und es ernst damit meint, sich selbst verlierend sein Leben einem höheren Ziel zu weihen oder jedenfalls einem Ziel, das über sein eigenes Leben hinausweist. Die Prüfungen stellen fest, ob er den dafür not-wendigen heroischen Bewusstseinswandel vollziehen kann. Hat er wirklich aufgehört, zuerst nur an sich und sein Wohl zu denken? Hat er sein Leben wirklich in den Dienst an einem größeren Ziel oder an anderen Menschen gestellt? Das sind die alles entscheidenden Fragen. Außerdem können Prüfungen Offenbarungen vermitteln, die das Bewusstsein erweitern.

Auf diesen in den Mythen und Märchen so ausführlich und für jede Seele fassbar dargestellten Heldenweg wird auch in den Religionen verwiesen, etwa wenn Christus im Matthäusevangelium sagt: »Das Tor, das zum Leben führt, ist eng, und der Weg dahin ist schmal, und nur wenige finden ihn.« Im Koran steht ähnlich deutlich: »Oder glaubt ihr, ins Paradies einzugehen, ohne dass euch überkomme, was die vor euch Lebenden an Leid erfahren?«

Grundsätzlich ergeben sich – nach Campbell – zwei Arten von Heldentaten, erstens die konkrete Tat, die Tapferkeit verlangt und zum Beispiel ein Leben retten kann; zweitens die geistige Tat, durch die der Held den übernormalen Bereich des geistigen Lebens kennen lernt, aus dem er dann mit einer Botschaft zurückkehrt. Bei Parzival lautete diese das Land und die Gralsritterrunde erlösende Botschaft: »Der König und das Land sind eins.«

An den Brüdern des Märchenhelden könnte man sehen, wo Verlockung und Rache und allerlei andere Gelüste hinführen und wie man vom Weg der Entwicklung abkommen und zahlreichen Verwicklungen zum Opfer fallen kann, statt Entwicklung zu erleben. Den Weg des mythischen Helden bis zur Erlösung beschreibt die »Höhenpsychologie« der Märchen; dem Weg des alltäglichen Menschen widmet sich die Tiefenpsychologie bis in all sein Leid und Scheitern hinein.

Begegnung mit der Göttin, mit Gott

Sobald die letzte Prüfung auf dem Entwicklungsweg bestanden ist, wird der Märchenheld reif für die Begegnung mit der Göttin. Als Repräsentantin der großen Göttin begegnet ihm seine andere, seine weibliche Seelenhälfte. Der männliche Held trifft sie in Gestalt der Prinzessin, seiner Anima, um die er lange, ausdauernd und oft hart und nicht selten listig kämpfen musste.

Die Heldin, etwa in der Gestalt von Aschenputtel, findet im Prinzen oder Königssohn Zugang zu ihrem Animus. Sie hat sich auf ihre weibliche Art und Weise für diese Begegnung reif gemacht. Auch sie braucht dazu großen Mut und viel Demut, außerdem Einfühlungs- und Durchhaltevermögen. Sie muss sich innerlich bereit machen und oft lange warten, bevor sie sich finden lassen kann.

Mit diesem Schritt der Einweihung wird der Held oder die Heldin zu dem, was er oder was sie schon immer war. Ihre Bestimmung erwacht in ihnen; anders ausgedrückt, ihr wahres Selbst wird wach.

Der Schlusssatz der Grimmschen Haus- oder Königsmärchen bringt sehr schön und stimmig zum Ausdruck, wie es weitergeht: *Und wenn sie nicht gestorben sind, dann leben sie noch heute*. Damit ist gesagt, dass es sich hier um kein geschichtliches Ereignis handelt, sondern um ein zeitloses und *mustergültiges* Geschehen. Mit dem einst fehlenden Seelenanteil an ihrer Seite kehren die Helden heim zum Vater oder König und feiern das, was die spirituelle Philosophie die chymische Hochzeit nennt. Wenn sie anschließend als gute Könige und Königinnen in der Welt bleiben, entsprechen sie in etwa den Bodhisattvas des Ostens oder den Engeln des Westens. Sie sind noch in dieser Welt, aber schon nicht mehr von dieser Welt und jederzeit bereit, denen zu helfen, die ihnen auf dem Weg der Selbstverwirklichung nachfolgen wollen. In der Antike sprach man in diesem Zusammenhang von Apotheose, der Verherrlichung oder Vergöttlichung solcher Menschen. Man ging davon aus, dass diejenigen, die Großes vollbracht hatten, zu verehrungswürdigen Göttern aufstiegen.

Joseph Campbell, der große Mythologe des letzten Jahrhunderts, mag die Schlussworte zur Reise des Helden sprechen: »Außerdem müssen wir das Abenteuer nicht einmal allein wagen, denn die Helden aller Zeiten sind uns vorausgegangen. Das Labyrinth ist bestens bekannt. Wir müssen nur dem Faden des Heldenpfades folgen, und wo wir gemeint hatten, einen Greuel zu finden, werden wir einen Gott finden. Und wo wir gemeint hatten, einen anderen zu erschlagen, werden wir uns selbst erschlagen. Wo wir gemeint hatten, nach außen zu fahren, werden wir in das Zentrum unseres Daseins gelangen. Und wo wir gemeint hatten, allein zu sein, werden wir mit der ganzen Welt sein.«*

* Campbell, *Kraft der Mythen*, S. 149.

Moderne Heldenwege – ihre Chancen und Probleme

All die verschiedenen Mythen und Märchen zeigen dasselbe archetypische Muster des Weges. Allerdings kann der *Heros in tausend Gestalten* auftreten, wie es Joseph Campbell im Titel seines Buches ausdrückt. Er geht davon aus, dass der Held in den Geschichten des Mythos jeweils mit genau dem Abenteuer konfrontiert wird, für das er bereit ist und das ihn weiterbringt. Das Abenteuer sei symbolisch eine Manifestationsmöglichkeit seines Charakters. Selbst die Landschaft auf dem Weg, der sich ihm offenbart, und alle äußeren Bedingungen würden zu seiner Bereitschaft passen. Campbell führt dazu weiter aus: »Unser Leben bringt unseren Charakter zutage. Je weiter man fortschreitet, desto mehr findet man über sich heraus. Deshalb ist es gut, wenn man sich in Situationen zu bringen vermag, die die höhere Natur in einem zutage bringen anstatt die niedere.« Und an anderer Stelle: »Mythen regen einen dazu an, die Möglichkeiten der eigenen Vollkommenheit zu erkennen, die Fülle der eigenen Stärke und das Sonnenlicht, das man in die Welt bringen kann.« Seinen Studenten rät Campbell ganz einfach, der Freude in ihrem Leben zu folgen, um den eigenen Weg zu finden. Wer herausfindet, wo seine Freude ist und wo diese Freude ihn hinlockt, und ihr ohne Angst folgt, hat gute Karten für den Weg. Ein für mein Leben wichtiger spiritueller Lehrer, Oskar Schlag, drückte es ganz ähnlich aus, als er mir sagte: »Wo die Freude nicht ist, ist auch der Weg nicht.«

Nun haben sich die Verhältnisse sehr gewandelt, und die Suche des eigenen Weges ist für große Teile der Bevölkerung gar kein Thema mehr, ebenso wenig die Lebensreise. Handwerksburschen gehen kaum mehr auf die Walz, und nur wenige junge Leute träumen von der großen Fahrt. Die Zeiten und das Verständnis für Helden und ihre Reisen werden immer schlechter.

Don Quijote war als letzter Held des ausgehenden Mittelalters ausgeritten, um gegen gefährliche Riesen zu kämpfen, aber er fand an ihrer Stelle nur mehr Windmühlen. Campbell weist darauf hin, dass dieser Mythos in jene Zeit fällt, als die mechanistische Interpretation der Welt einsetzte. Diese Entzauberung der Schöpfung kommt den Helden nicht entgegen. Und seit dieser Zeit reiten sie nicht selten gegen die Windmühlenflügel einer harten, technisierten, vor allem aber materialistischen Welt an, die die Menschen in eine nicht gekannte Entfremdung und seelische Unsicherheit entlässt, die dem Entwicklungsweg nicht eben förderlich sind.*

Noch schlimmer aber ist, dass die entzauberte Welt immer weniger zur Heldenreise anregt und damit sehr viele potenzielle Helden einfach zu Hause sitzen bleiben und zu so genannten *Couch potatoes* werden, einer Form der Lebensverweigerung vor dem Fernseher. Diese vielfach als Fluch der modernen Gesellschaft beschriebene Situation führt nicht selten zu tödlicher Langeweile, zu Stumpfsinn und letztlich zu Regression. Auf der anderen Seite bringt das und Ähnliches eine tiefe Sehnsucht nach der Wiederverzauberung der Welt hervor, eine Sehnsucht, deren Spuren sich in der spirituellen Szene ebenso finden wie in modernen Mythen etwa der *Star-Wars*-Trilogie von George Lucas. Joseph Campbell ver-

* Siehe dazu Campbell, *Kraft der Mythen*, speziell das Kapitel »Das Abenteuer des Helden«.

weist in diesem Zusammenhang auf den Schriftsteller T. S. Eliot und dessen lyrisches Werk *Das wüste Land* und spricht von der »gesellschaftlichen Stagnation eines unwahren Lebens, die sich über uns gelegt hat und die nichts von unserem geistigen Leben weckt, von unseren Möglichkeiten oder auch nur von unserem leiblichen Mut«. Andererseits sagt Campbell selbst, dass jede Welt ihr Recht habe, solange sie lebendig sei. Es gelte vielmehr, Leben hineinzubringen. Dies gelinge nur, indem man in seinem eigenen Fall herausfindet, wo das Leben ist, und selbst lebendig wird.

Die Situation der modernen Welt, die noch meilenweit von einer Wiederverzauberung entfernt ist, wirkt einerseits depressionsträchtig, weil sie nicht mehr zu Sinnsuche und Visionsfindung anregt, sondern eher in materialistische Sackgassen schickt und zu Passivität und Selbstaufgabe verleitet. Andererseits wird sie aber auch zur Herausforderung, die eigene Lebendigkeit trotz aller Widrigkeiten sowohl in den Tiefen des eigenen Wesens als auch in den letzten Oasen des Lebens innerhalb der modernen Gesellschaft zu suchen. Neuere Mythen wie Tolkiens *Der Herr der Ringe* haben immer im Bewusstsein von Träumern in Nischen überlebt. Dank ihrer treuen Anhänger konnten sie auch rationalste und materialistischste Zeiten unbeschadet überstehen, um in ganz neuen, beeindruckenden Hightech-Gewändern wieder aufzuerstehen, sobald die Zeit reif war. Zusammen mit »modernen« Mythen wie der erwähnten *Star-Wars*-Trilogie, aber auch mit den magischen Geschichten um *Harry Potter* produzieren sie einen geistigen Humus, der neuerlich junge Menschen ermutigen wird, in ihr persönliches Leben aufzubrechen, statt auf der Couch der Eltern festzuwachsen und sich zu verweigern.

Allerdings gibt es auch den Gegenpol, dass Suchende in die Gefahr geraten, ihr Engagement zu übertreiben. Die Autoren David Feinstein und Stanley Krippner sagen diesbezüglich, dass die Menschen den Drang hätten, ihre größten Potenziale zu verwirklichen und ihre Fähigkeit zu lieben, sich kreativ auszudrücken und spirituelle Erfahrungen zu machen, voll auszuleben. Und sie führen weiter aus: »Hier aber zu viel zu wollen, kann dazu führen, dass man ein mythisches Selbstbild anstrebt, das zu groß ist, tyrannisch wird und in Schuldgefühlen, Depressionen, Angst und mangelndem Selbstwertgefühl endet. Für die Griechen war diese immer lauernde Gefahr die Sünde der *hybris* – unmäßiger Stolz. Hybris bedeutete, ›zu vergessen, wo die wirkliche Quelle der Kraft liegt, und der Vorstellung verfallen, sie liege in einem selbst‹.«* So kann sich eine Depression sowohl aus der Verweigerung als auch aus dem übertriebenen Ehrgeiz, den Heldenweg zu beschreiten, entwickeln.

* David Feinstein/Stanley Krippner: *Persönliche Mythologie.* Sphinx, Basel 1987, S. 387.

Geschichte und Definition der Depression

Trotz des schwierigen Umgangs mit der Depression handelt es sich eigentlich um ein uraltes Krankheitsbild. Hippokrates, der Ahnvater der Medizin, gab ihr den Namen Melancholie, wörtlich Schwarzgalligkeit. Mit Blick auf die wechselnde Einschätzung des kreativen Potenzials, das die Melancholie in der Neuzeit und Moderne erfuhr, könnte man sie auch als die faszinierende Verwandte der Depression nennen. Trotz vergangener Moden, sich mit Stimmungstiefs zu brüsten, gehen wir heute davon aus, dass die Depression grundsätzlich die moderne uncharmante Schwester der Melancholie ist. Susan Sontag lässt dies in ihrem Buch *Krankheit als Metapher** anklingen, wenn sie schreibt, Depression sei Melancholie abzüglich deren Reize, der Lebhaftigkeit, der Stimmungsausbrüche.

Zeitspezifische Einschätzungen und Moden

Krankheitsbilder aus dem Bereich der so genannten Geisteskrankheiten und ihre Therapien haben noch deutlicher als andere Symptomgruppen sehr zeitspezifische Ausprägun-

* Susan Sontag: *Krankheit als Metapher*. Hanser, München/Wien 1980.

gen – mit Anstiegsphasen, Höhepunkten und Abschwüngen. Wer zum Beispiel im 18. Jahrhundert zu Schreikrämpfen und Ohnmachtsanfällen geneigt hat, mag im 19. Jahrhundert mit heftigen Krampfanfällen und hysterischer Blindheit reagiert haben und seit dem 20. Jahrhundert zu Essstörungen, Burn-out-Syndrom und Depressionen neigen. In diesem Sinne dürfte die Depression wirklich eine Krankheit unserer Zeit sein.

Im Laufe der Geschichte hat die Depression ständig wechselnde Einschätzungen erfahren.* Im Altertum glaubte Empedokles, die Schwermut resultiere aus einem Überwiegen der schwarzen Galle. Schon Homer schrieb von den »schwarzen Wolken des Elends«. Hippokrates hielt die Niedergeschlagenheit bereits im 5. vorchristlichen Jahrhundert für ein organisches Gehirnleiden, das er körperlich behandelt sehen wollte, wozu allein die Mittel fehlten. Er brachte die Melancholie, die Schwarzgalligkeit, auch schon mit dem Herbst in Verbindung und sah durchaus die Parallelen von absterbendem Jahr und menschlichen Lebensphasen.

Wie wenig sich seitdem grundsätzlich geändert hat, mag man daran ermessen, dass Hippokrates sich als Modernisierer der Medizin vehement gegen die Vertreter der »heiligen Medizin« wandte, die noch die Götter anriefen und Gebete sprachen. Er beschimpfte sie sogar als Schwindler und Scharlatane. Auf der anderen Seite lehnten Sokrates und Platon die damals moderne hippokratische Organlehre strikt ab und bestanden darauf, dass schwere Leiden eindeutig in den Einflussbereich der Philosophie gehören würden und nicht in

* Ausführlich dargestellt in Solomon: *Saturns Schatten*. A.a.O., Kapitel »Historisches«.

die Hände von Ärzten. So könnte man Hippokrates als den Ahnherrn der auf Medikamente fixierten Psychiatrie sehen und Platon als den Vater der Psychotherapie auf philosophischer Basis – zwei Schulen, die sich bis heute in wechselndem Spiel den Rang streitig machen.

Sechzig Jahre nach Hippokrates' Tod trat Aristoteles auf den Plan und führte eine Versöhnung herbei. Weder ließ er sich von Hippokrates die Missachtung der Seele aufschwatzen, noch übernahm er von seinem Lehrer Platon die Geringschätzung der Ärzte als reine Handarbeiter, sondern er ging einen versöhnlichen mittleren Weg und propagierte ein Wechselspiel zwischen Körper und Seele – in etwa eine Position, wie sie dem Ansatz ganzheitlicher Psychosomatik dieses Buches zugrunde liegt. Aristoteles stimmte außerdem in ein Loblied der Depression ein, da die meisten großen Denker seiner Zeit, wie Empedokles und Platon, und auch die meisten Dichter Melancholiker waren. Sogar Herakles, der muskelbepackte Held der Vorzeit und mythische Ahnherr von Superman, soll zur Melancholie geneigt haben.

In der Folgezeit ging es dann mit Theorien und Therapien munter hin und her. Der Arzt Philagrios zum Beispiel glaubte zu wissen, dass verschiedene Arten der Schwermut in exzessivem Samenverlust ihre Ursachen haben. Seine Gegner dagegen sahen ausgerechnet die Enthaltsamkeit als das ursächliche Problem an und empfahlen das einschlägige Gegenprogramm. Seneca prägte dann den Begriff der inspirierten Melancholie, der später immer wieder von sich reden machte und in der Renaissance eine besondere Blütezeit erleben sollte. Er schrieb, dass es nie ein großes Talent ohne einen Anflug von Wahnsinn gegeben habe. Früher unterschied man wenig zwischen Wahnsinn und schwerer Melancholie, da Letztere viel wahnhaftes Erleben beinhaltet.

Im 1. Jahrhundert nach Christus gab es mit Menodotos von Nikomachien einen fast modern anmutenden Denker, der die gängigen Ansätze seiner Zeit verband und eine Therapie empfahl, die verblüffend bekannt anmutet: Neben Nieswurz, die seit Hippokrates so gut wie alle Mediziner empfohlen hatten, riet er zur Selbstprüfung, ein Muss seit Aristoteles. Er empfahl dazu Reisen und Gymnastik, Mineralwasserkuren und Massagen. Sein Zeitgenosse Rufus von Ephesos nannte als Hauptgründe der Melancholie Bewegungsmangel, übertriebenen Fleischverzehr und Rotweingenuss sowie geistige Überanstrengung.

Galen, der Arzt von Kaiser Marc Aurel und das größte Licht in der Medizin seit Hippokrates, teilte die Ansicht, dass sexuelle Enthaltsamkeit verheerende Auswirkungen bis hin zur Depression haben könne. Er behandelte Depressionen zudem mit Kräutermedizin, der Opium beigemischt war, also mit einer Vorstufe moderner Psychopharmaka. Vertreter der Philosophenschule der Stoa, die in der Zeit des Untergangs des Römischen Reiches das Feld beherrschte, glaubten, die Melancholie werde wie alle seelischen Probleme durch äußere Faktoren ausgelöst und bestimmt. Diese Denkrichtung beeinflusste bis in das frühe Mittelalter hinein die Einschätzung, und Galens Medizin galt als Standard. Durch die Wertungen und Gebote der neuen christlichen Religion dämmerte nun allerdings eine Katastrophe für die Melancholiker herauf.

Vom frühen bis zum ausgehenden Mittelalter glaubten die Menschen unter dem Einfluss der katholischen Kirche, in der

Schwermut eine Strafe und Missbilligung Gottes sehen zu müssen. Von Depressionsanfällen Heimgesuchte hielt man für ungläubig und obendrein unglücklich, weil sie offenbar vom göttlichen Heilsplan ausgeschlossen blieben. Die christliche Theologie bediente sich dabei einer abstrusen Logik, wie man es später ähnlich bei der Inquisition tat. Da Judas Selbstmord begangen hatte, folgerte man, dass er depressiv gewesen sein müsse, und brachte alle Melancholiker mit Judas in Verbindung. Sie wurden im Namen Gottes schikaniert und gequält und zum Beispiel zu körperlicher Schwerstarbeit gezwungen. Ihre Mitmenschen wurden aufgefordert, sie zu meiden. Auch bei Hildegard von Bingen findet sich derlei, wenn sie Gottlosigkeit und Sünde als Ursprung der Melancholie benennt. Bis heute ist in unserem Denken diese vom Christentum eingeführte strikte Trennung zwischen Seele und Körper erhalten geblieben – im Gegensatz zur Antike, die hier noch eine Einheit gesehen hatte.

Mit der Renaissance setzte hingegen eine Verklärung der Schwermut ein. Jetzt glaubte man, dass die unter dem Urprinzip des Saturn (Näheres zu den Urprinzipien ab Seite 311) stehende Melancholie Genies hervorbringe, die mit ihrer Schwermut und ihrer zerbrechlichen Gesundheit für die hohen künstlerischen und wissenschaftlichen Erkenntnisse bezahlten, die sie für die Allgemeinheit erschaffen würden. Marsilio Ficino, einer der großen Denker der Renaissance, sah in der Schwermut die Sehnsucht des Menschen nach Vollkommenheit und Unsterblichkeit ausgedrückt. Er erkannte ihre Nähe zum Göttlichen, aber auch zum Tod und hielt die Depression für die Grundvoraussetzung für jede Form von Inspiration. Im Urprinzip des Saturn sah er bereits das Muster der Depression, ganz ähnlich wie wir es heute beschreiben würden. Der Kabbalist und Alchimist Agrippa von Nettesheim schrieb in diesem Zusammenhang über Saturn: »... und unter den Planeten der höchste, ruft er die Seele stets von den äußeren Verrichtungen ins Innerste zurück, lässt sie vom Niedersten zum Höchsten emporsteigen und schenkt ihr Wissen und den Blick in die Zukunft.«

Allmählich siegte die vernunftorientierte Renaissance über den christlichen Aberglauben des Mittelalters. In Italien wurde die Schwermut zur Mode, sodass jeder, der etwas auf sich hielt, melancholisch war oder zumindest so tat. Englische Adlige griffen diese Modewelle dann geradezu begeistert auf. Shakespeare schuf den depressiven Hamlet und in *Wie es euch gefällt* die Figur des Melancholikers Jacques und machte die Schwermut endgültig salonfähig. Zwei Drittel des Adels waren bald von der Melancholie befallen, die jetzt mehr als Privileg denn als Übel galt. Diese Mode mag verblüffend an die heutige Zeit erinnern, in der Millionen Amerikaner freiwillig ein Antidepressivum wie Prozac einnehmen. Ein Problem blieb jedoch der Selbstmord, denn er war gesetzlich verboten und von der Kirche geächtet. Wer sich selbst umbrachte, dessen Hab und Gut fiel an die Krone oder die Kirche, und die Hinterbliebenen gingen leer aus.

Das 17. bis 19. Jahrhundert stand im Zeichen der neuen naturwissenschaftlichen Forschung, die mit allen nur erdenklichen Mitteln versuchte, hinter die Geheimnisse des Gehirns zu gelangen. Der Mensch wurde nun zunehmend als Maschine verstanden, als rein mechanistisches Räderwerk und Ansammlung von chemischen Elementen. In dem Ausmaß, wie dieses Denken um sich griff, ging es mit der Einschätzung oder sogar Wertschätzung der Depressiven bergab. Man behandelte Depressive nun mit zunehmend härteren Erziehungsmaßnahmen und steckte sie in die bis heute bekannte Zwangsjacke, um ihnen Zucht und Ordnung beizubringen. Das Vorhaben misslang natürlich gründlich, und mit Ausnahme der Phase der Inquisition brach nun die schlimmste Zeit für Depressive an, die in Asyle für »arme Irre« gesperrt wurden und jedes gesellschaftliche Ansehen einbüßten. Es setzte schwerste Strafen für all diejenigen, die gegen die Konventionen verstießen. Als Behandlung fügte man den Melancholikern, die – weil sehr gefügig – es vergleichsweise noch am besten hatten, auch schwerste physische Schmerzen zu, um sie von ihren seelischen Gebrechen abzulenken. Abwechselnd versetzte man sie mittels furchtbarer Folterinstrumente in Ohnmacht und brachte sie zum Erbrechen; man ertränkte sie fast oder schlug sie auf brutale Weise. Der aus der Inquisition noch hinlänglich bekannte Sadismus feierte neuerlich Triumphe.

Erst als Ende des 18. Jahrhunderts eine gewisse Ernüchterung einsetzte, gab es mit dem Heraufdämmern der Romantik auch für die Depressiven wieder einen Lichtstreifen am Horizont. Die Krankheit gewann an Ansehen – bis hin zu der Einschätzung, dass die Depression die Quelle von Einsicht schlechthin sei. Jetzt begann man, sich wieder auf breiter Front für das Erhabene in der Schöpfung zu begeistern und deren Vergänglichkeit nachzutrauern.

Goethe allerdings erkannte schon das Wesentliche in der Vergänglichkeit und stellte sie noch über die Lust am Augenblick. Damit wendete er sich gegen den neuen Zeitgeist. Wenn er Faust den berühmten Satz zum Augenblick in den

Mund legte: »Verweile doch, du bist so schön!«, liefert er ihn damit Mephisto aus. Das ewig unruhige Fließen ist demnach Gottes, und die besinnlich-gemütliche Stagnation des Augenblicks und der Versuch, dessen Schönheit festzuhalten, sind des Teufels. Wobei Goethe als spirituell suchender Mensch natürlich wusste, dass die letzte Erfüllung doch wieder im Augenblick liegt, wenn auch im zeitlosen des Hier und Jetzt.

Der Zeitgeist jedoch verlangte anderes, und Schwermut und Weltschmerz wurden wieder einmal Mode – wobei Goethe selbst mit seinem Briefroman *Die Leiden des jungen Werther* einer der Auslöser war. Das Werk ist vergleichbar mit Hesses Buch *Siddhartha*, das ebenfalls die jugendliche Phase des Aufbruchs und der Suche beschreibt und bis heute Kult ist wie etwa auch der modernere *Fänger im Roggen* von J. D. Salinger.

Obwohl sich das Denken wandelte, brachte dies den wie Vieh behandelten »armen Irren« erst einmal wenig konkrete Verbesserung in ihrer erbärmlichen Lage. Erst das beginnende 19. Jahrhundert verschaffte wirklich Erleichterung und befreite durch zahlreiche Reformen auch die Melancholiker zumindest aus ihrer äußeren Hölle. Irrenanstalten mit nun eher Heimcharakter entwickelten sich überall und füllten sich rasch. Die Zahl der so genannten Irren stieg auch enorm an, weil erstens all diejenigen, die bisher aus Angst vor den Schikanen sich nicht zu ihren Gebrechen bekannt hatten, dies nun taten und weil zweitens die Bürger immer schneller bei der Hand waren, auffällige Angehörige in diese Anstalten abzuschieben, und weil drittens die beginnende Industrialisierung einen hohen Tribut aufseiten der seelischen Gesundheit forderte. Michel Foucault beklagt in seinem Buch *Wahnsinn* *und Gesellschaft**, dass die Abschiebung von Querdenkern und potenziellen Aufrührern gegen die unmenschlichen Produktionsbedingungen der Zeit zu einer Routine der Machterhaltung wurde.

Der Verlust der Religion und eines verlässlichen Gottesbegriffes wurde außerdem zu einer wesentlichen Quelle für die zunehmende Zahl der Depressionen – eine Situation, die wir heute noch kennen und die sich bis in die aktuelle Diskussion um Inhalts- und Sinnlosigkeit verfolgen lässt. Der Begriff Depression, der in England aufkam und dort ab 1660 für das Krankheitsbild der Niedergeschlagenheit verwendet wurde, setzte sich nun überall durch und war ab der Mitte des 19. Jahrhunderts allgemein gebräuchlich.

Die moderne Auffassung der Depression als ein zu den Geisteskrankheiten zu rechnendes Geschehen beginnt mit Emil Kraepelins Einteilung seelischer Krankheiten und Freuds 1895 vorgelegter Arbeit über die Melancholie. Sie erschien unter dem Titel *Trauer und Melancholie* und beeinflusste wie keine andere Schrift unsere Wahrnehmung der Depression. Aus diesen beiden Quellen entwickelte sich eine Spaltung, die die Medizin bis heute im Bann hält: auf der einen Seite die psychobiologische Sicht eines Kraepelin und auf der anderen die rein psychologische Sicht, die auf Freud zurückgeht.

Für die Behandlung der Betroffenen änderte sich Wesentliches erst wieder im 20. Jahrhundert mit der Entdeckung der Psychopharmaka. In den fünfziger Jahren führte die Suche nach Antihistaminika, Mitteln gegen Juckreiz zum Beispiel bei Allergien, zufällig zum ersten Psychopharmakon.

* Michel Foucault: *Wahnsinn und Gesellschaft. Eine Geschichte des Wahns im Zeitalter der Vernunft*. Suhrkamp, Frankfurt am Main 1969.

Mit der Einführung von Imipramin (Tofranil), ein bis heute noch gebräuchliches Mittel, gelang wieder ein wesentlicher Schritt in der Behandlung von Depressionen. Der Deutsche Roland Kuhn hatte eine bestimmte trizyklische, also chemisch aus drei Kreisen aufgebaute Substanz, entdeckt. Dieser so genannte Monoaminooxidase-Hemmer (MAO-Hemmer) war bis zur Entdeckung der Serotoninwiederaufnahme-Hemmer (Prozac/Fluctin) das von der WHO empfohlene Mittel der Wahl gegen Depressionen. Doch im Prinzip liegen diese beiden Mittelgruppen sehr nahe beieinander, denn die uns bisher bekannten herausragenden Neurotransmitter – Adrenalin, Noradrenalin, Dopamin und Serotonin – sind ausnahmslos so genannte Monoamine. Wenn die Oxidase, das Enzym, das sie abbaut, gehemmt wird, erhöht sich deren Spiegel im Blut. Das tat schon das Imipramin (Tofranil), wenn auch unspezifisch für alle angegebenen Neurotransmitter; Prozac (Fluctin) tut es gezielt für Serotonin. An diesen knappen Hinweisen auf die moderne medikamentöse Behandlung lässt sich ermessen, dass unsere heutige schulmedizinische Auffassung von der Depression wohl auch nur eine Episode auf einem langen Weg mit vielen Höhen und Tiefen bleiben wird.

Formen eines Krankheitsbildes

Wahrscheinlich gibt es *die* Depression gar nicht, sondern wir haben es mit einer Fülle von verschiedenen Formen der Depression zu tun, die man vielleicht irgendwann in der Zukunft auch genauer differenzieren wird. Möglicherweise verbergen sich schulmedizinisch gesehen sogar ganz verschiedene

Krankheitsbilder hinter dieser Diagnose. Die Hoffnungen, dass man die biochemischen Grundlagen der großen Traurigkeit bald aufklären könnte, sind angesichts der großen Komplexität der Stoffwechselvorgänge im Gehirn bisher immer wieder enttäuscht worden. Die Erforschung der biochemischen Wurzeln der Depression steht so gut wie am Anfang.

Die große Anzahl von nicht einmal einheitlich verwendeten Ausdrücken der Schulmedizin – zum Beispiel *depressive Episode*, *dysthyme* oder *zyklothyme Störung* – macht deutlich, wie schwierig es ist, bei der Depression zu Begriffsdefinitionen zu finden. Lediglich die Bezeichnung *bipolare Störung* für den Wechsel zwischen depressiven und manischen Phasen hat sich bewährt und allgemein durchgesetzt. Unter dieser mit einem besonders hohen Selbstmordrisiko behafteten Form leiden allerdings nicht einmal zwei Prozent der Depressiven. Unter *primärer Depression* versteht die Schulmedizin eine Entwicklung, bei der im Vorfeld keine andere seelische oder körperliche Krankheit zu finden ist. Entsprechend heißt die Form, bei der eine Vorgeschichte vorhanden ist, *sekundäre Depression*, eine Definition, die sich allerdings nicht wirklich durchsetzen konnte.

Leichte und schwere Depressionen

Auf alle Fälle muss zwischen leichteren und schweren Formen von Depression unterschieden werden, wobei erstere sich noch schlimm genug anfühlen. Die Bezeichnung *leichte Depression* ist also keineswegs im Sinne von Verharmlosung gemeint. Ähnliches gilt für den alternativen Ausdruck *depres-*

sive Verstimmung. Wie dramatisch das Krankheitsbild verlaufen kann, mag die Tatsache unterstreichen, dass sich 10 bis 15 Prozent der schwer Depressiven umbringen. Nach den Erfahrungen des mehrfach zitierten Andrew Solomon kommt es dazu allerdings fast nie im Tief eines schweren Depressionsschubs, sondern in den Auftauchphasen, die meist durch entsprechende Psychopharmaka angeregt werden.

Da wir keine harten Fakten im schulmedizinischen Sinne zur Definition von Depression haben, bleiben wir auf philosophische Definitionen, subjektive Beschreibungen und Sprachbilder Betroffener angewiesen wie etwa die von Arthur Miller, der sagte: »Depression ist der nicht mehr unterdrückbare Schmerz über den eigenen Selbstverlust.«

Zwar sah es eine Zeit lang so aus, als ließe sich ein Mangel an den Neurotransmittern Serotonin und Norepinephrin als Ursache benennen, da die Gabe beider Stoffe eine Reihe von Depressionen dauerhaft besserte, aber letztlich hielt auch diese Theorie nicht. Obwohl Serotoninwiederaufnahme-Hemmer wie Prozac helfen können, findet sich bei den Depressiven kein wirklich für sie spezifischer und messbarer Serotoninmangel, da Eifersüchtige und Schizophrene, Angstpatienten und Zwanghafte die gleichen Defizite aufweisen. Außerdem hilft die Therapie – wenn überhaupt – erst nach einigen Wochen. Viel wahrscheinlicher ist, dass dieser Effekt auf eine Stimmungsanhebung zurückgeht, wie sie etwa auch viele Ecstasy-Konsumenten erleben.

Bedeutsamer scheinen die neuerdings gefundenen genetischen Faktoren zu sein – möglicherweise für die *schwere Form der Depression*. Wenn ein eineiiger Zwilling eine Depression entwickelt, liegt die Wahrscheinlichkeit, dass der andere

Zwilling ebenfalls depressiv wird, bei 50 Prozent. Außerdem entdeckten Wissenschaftler ein Gen, das für die Konzentration von Serotonin in unserem Blut verantwortlich ist und in kurzer und langer Form vorkommt. Die kürzere Form ist weniger geeignet, abgelesen und kopiert zu werden. Wenn sie von beiden Elternteilen vererbt wurde, ist die Wahrscheinlichkeit, auf Traumata oder Stress mit einer Depression zu reagieren, doppelt so hoch wie bei Menschen, die über die lange Version des Gens verfügen. Die Forscher gehen jedoch davon aus, dass dieser Faktor nur einer von mehreren genetischen Faktoren ist, die bei der Entstehung von Depressionen eine Rolle spielen könnten. Wahrscheinlich handelt es sich bei dieser Form von Depression nur um diejenige, die gut mit Serotoninwiederaufnahme-Hemmern behandelt werden kann. Dies würde auch erklären, warum 30 bis 40 Prozent der Depressiven nicht auf diese Mittel ansprechen.

Bei den Definitionsversuchen ragt derjenige von Andrew Solomon heraus, der die Depression als ein Zerrbild der Liebe begreift und schreibt: »Liebesfähig zu sein heißt, im Fall des Verlustes verzweifeln zu können, und die Verzweiflung schlägt sich in Depressionen nieder. Wenn diese uns überkommen, fühlen wir uns völlig erniedrigt und verlieren letzten Endes das Vermögen, lieben oder geliebt werden zu können. Als radikalste Vereinsamung zerstören sie sowohl die Bindungen an andere als auch die Fähigkeit, im Frieden mit uns selbst zu leben.«*

Romano Guardini formuliert seine Sicht der Depression folgendermaßen: »Hier vor allem liegt das Rätselhafte der

* Solomon, *Saturns Schatten*, S. 15.

Schwermut: Wie Leben sich gegen sich selber kehrt; wie die Antriebe der Selbsterhaltung, Selbstachtung, Selbstförderung durch den der Selbstaufhebung so eigentümlich durchkreuzt, unsicher gemacht, entwurzelt werden können. Man möchte sagen, im Wesensbild der Schwermut stehe der Untergang als ein positiver Wert; als etwas Ersehntes, Gewolltes.«*

Ein anderes wichtiges Kriterium der Depression ist die Sinn- und Bedeutungslosigkeit, die sich über alles legt. Während unser »normales« Leben von dem Versuch geprägt ist, allem Bedeutung zu geben, und zum Beispiel mein deutender Ansatz in der Medizin ganz entscheidend mit diesem Thema verbunden ist, findet der Depressive nirgends mehr Bedeutung, und somit hat für ihn auch alles keinen Sinn.

Statt sich auf die Dynamik des Lebens einzulassen und sich mit ihr auseinander zu setzen, verweigert sich der depressive Mensch dem Lebensfluss. Er fängt an, mit den Toten zu leben wie die österreichische Kaiserin Elisabeth, die am liebsten Gedichte an tote Seelenfreunde schrieb. Noch viel häufiger beginnt er, unter den Lebenden eine Existenz als Toter zu führen und »wie ein wandelnder Leichnam zu vegetieren«, so formulierte es ein Betroffener.

Aus den Beschreibungen von Depressiven geht oft hervor, dass es zwischen den leichten und den schweren Formen der Depression nicht nur einen graduellen, sondern auch einen *wesent*lichen Unterschied gibt. Es existiert also nicht nur ein quantitativer Aspekt – wie viel Depressionsenergie im Umlauf ist oder besser gesagt wie stark der Mangel an Lebens-

* Romano Guardini: *Vom Sinn der Schwermut*, in: Igor A. Caruso, *Die Trennung der Liebenden. Eine Phänomenologie des Todes*. S. Fischer, Frankfurt am Main, 1983, S. 25.

energie ist –, sondern auch ein Qualitätsmerkmal. An diesem Punkt hat die Psychiatrie früher zwischen reaktiver (von außen ausgelöster) und endogener (aus sich selbst heraus entstandener und folglich nicht erklärbarer) Depression unterschieden. Die Wissenschaft geht heute jedoch mehr von einem fließenden Übergang aus. Die Psychiatrie hat daher diese Unterscheidung in reaktive und endogene Depressionen aufgegeben.

Die so genannte leichte Depression tritt in der Regel beim Betroffenen allmählich in Erscheinung und überwuchert, ausgelöst von oft geringfügigen Anlässen, mit der Zeit große Teile seiner Persönlichkeit. Zuerst verschwindet in der Regel alles Empfinden für Glück, danach verkommt das Gefühl für Sinn, und zum Schluss bleibt nur Verzweiflung. Das Quälende daran ist weniger die akute Unerträglichkeit der Depression als die sichere Aussicht auf deren Wiederkehr. Bei dieser Depressionsform steht das Bewusstsein von Endlichkeit und Vergänglichkeit des Lebens im Vordergrund, und so umfasst sie mit dem Tod ein Thema, das jeden Menschen irgendwann betrifft. Bei der so genannten schweren Depression beginnt das Leiden meist sehr viel rascher und gipfelt nicht selten in einem Zusammenbruch des ganzen Lebens. Das Problem bei diesen Definitionen und Beschreibungen ist, dass jemand, der eine Depression nicht selbst erlebt hat, sich dieses Geschehen nicht annähernd vorstellen kann. In dieser Einschätzung sind sich viele Depressive einig.

Nicht wenige Betroffene beschreiben einen Punkt, ab dem alles völlig anders und ihrem eigenen Wesen fremd sei. Sie selbst hätten damit nichts zu tun, das sei Depression. Allerdings empfinden die meisten Menschen, die unvorbereitet mit ihrem Schatten konfrontiert werden, diesen als ihnen wesensfremd, weil völlig gegensätzlich zu allem, womit sie sich bisher identifiziert haben. Bei Psychosen scheint es ähnlich zu sein. Inwieweit man mit diesem eigenen tiefsten Dunkel lediglich nichts zu tun haben will und es deshalb weit von sich weist, muss offen bleiben. Hier liegen die großen Vorteile einer aufdeckenden Psychotherapie, und insbesondere der Schattentherapie als Vorbeugung, da sie den Patienten vorbereiten und dann auch mit seinen Schattenthemen aussöhnen kann. In der Freiwilligkeit dieser Begegnung liegt eine große, kaum zu überschätzende Chance.

Der Mangel an Lebensenergie und an Verbundenheit mit dem Wesenskern

Das Bild der Depression ist allgemein von einem mehr oder weniger großen Mangel an (Lebens-)Energie geprägt. Der diesbezüglich extremste Mangel ist der Tod, der nicht nur symbolisch, sondern auch vom Empfinden der Betroffenen viele Parallelen zu dem Krankheitsbild der Depression hat. Da Gedanken und Gefühle nichts anderes als Formen von Lebensenergie sind, ist deren Verlust typisch für den depressiven Zustand.

Depressive können eine Buchseite lesen und beim Umblättern nichts davon behalten. Die Gedanken verweilen nicht, sondern verschwinden wie in einem dunklen Loch, das auch alles andere, das vorher wichtig war, verschlingt. Hier drängt sich der Gedanke an ein Phänomen aus der Astrophysik auf, an die Schwarzen Löcher, deren Anziehungskraft so mächtig ist, dass sogar die Zeit oder, wie Physiker sagen, der

Zeithorizont darin verschwindet. Und tatsächlich verschwindet für viele Depressive auch die Zeit und Lebensgeschichte in ihrem dunklen Loch, in das es sie selbst zu ziehen droht. Da sie die Vergangenheit nicht mehr in Erinnerung rufen können, jedenfalls nicht, was die Stimmung angeht, und die Zukunft ihnen wegen des Mangels an Hoffnung verstellt ist, geraten sie auf unerlöste Art und Weise in das viel gerühmte Hier und Jetzt, was geradezu einer Karikatur des sowohl in der Esoterikszene als auch in der Spaßgesellschaft angestrebten Lebens im Augenblick gleichkommt. Wenn Erleuchtung das Ziel aller spirituellen Wege ist, steht die tiefste Dunkelheit der Depression für deren absoluten Gegenpol.

Ein weiteres wesentliches Kriterium der Depression ist das Verlieren der Verbindung zum eigenen Wesenskern. Dies lässt sich auch bei immer mehr Menschen der modernen Leistungsgesellschaft feststellen. Möglicherweise ist es ein zentraler Grund, warum gerade bei uns so viele Menschen dem Krankheitsbild der Depression zum Opfer fallen.

Alles, was mit dem Verlust von Lebensenergie und der Verbundenheit mit dem eigenen Wesenskern einhergeht, hat folglich zumindest einen depressiven Beigeschmack, wie etwa das Burn-out- oder das chronische Müdigkeitssyndrom (CFS = Chronic Fatigue Syndrome). Oft kann man sich des Eindrucks nicht erwehren, dass auch der Übergang vom Burn-out-Syndrom zur Depression fließend ist. Der Unterschied zwischen den leichteren und schweren Formen der Depression wäre damit problemlos aufgehoben und nur eine Frage des Energieniveaus. Es würde der praktischen Erfahrung entsprechen, dass es fast alle Übergänge von leichten zu schweren Depressionen gibt.

Die Betroffenen sind in der Depression mit Symptomen konfrontiert, die letztlich mit dem Rückgang der Lebensenergie zusammenhängen wie etwa Antriebsschwäche, die bis zu völliger Lethargie reichen kann. Bei der Antriebsschwäche kann es so weit kommen, dass die Betroffenen sogar zu apathisch sind, auch nur an Selbstmord zu denken. Alles Glück verschwindet zuerst aus dem Empfinden, dann auch aus der Vorstellung und schließlich aus dem Leben, sodass einfach nichts mehr Freude macht. Mit dem Humor und der Liebe ist es ebenfalls vorbei, bis fast nichts mehr den Betroffenen emotional erreicht. Stattdessen kommt es zu Interesselosigkeit, Abfall der Leistungsfähigkeit und Traurigkeit, begleitet von Ängsten, Schlafstörungen, Selbstvorwürfen, Schuldgefühlen und Unruhe wie auch einer typischen Missstimmung am Morgen, dem so genannten Morgentief.

Depression ist demnach eine Art Schattentherapie in eigener Regie und in der alltäglichen Realität. Jedenfalls beginnt sie in der Realität und sucht sich dann ihren eigenen Innenraum, um sich darin immer mehr auszubreiten, bis schließlich alles im Zeichen der Depressionstherapie steht. Anfangs mag es noch gelingen, ein Leben neben der Depression zu haben. Mit der Zeit wird dies jedoch immer weniger möglich, weil die Depression auch die letzten Winkel des verbliebenen Lebens mit Beschlag belegt. Dieser Innenraum wird zu einer Art irdischem Bardo (tibetisch: Zwischenzustand), in dem die Patienten hängen bleiben, bis sie die anstehenden Aufgaben der Bewusstwerdung bewältigt haben.

Nach dem Tibetischen Totenbuch, das mehrere Bardo- oder Zwischenzustände im diesseitigen und im jenseitigen Leben unterscheidet, führt ein Selbstmord abrupt in die furchterregendste Form des Bardo. Die Seelen geraten dadurch in die Sphäre, die die Katholiken Hölle nennen, und werden mit Eindrücken konfrontiert, die den Erlebnissen der antiken Helden auf ihren Unterweltreisen gleichen. Völlige Hoffnungslosigkeit breitet sich aus, da die Selbstmordopfer nicht einmal mehr einen Körper haben, um Erfahrungen zu sammeln und zu lernen. Dies ist immerhin in der Depression noch möglich, obwohl der Körper wie tot oder jedenfalls als gefühllos empfunden wird. Die Depression ist demnach die irdische Vorhölle, die unfreiwillige Schattentherapie unserer Zeit. Die Erfahrungen aus dreißig Jahren Reinkarnationstherapie lassen wenig Zweifel an Schreckenserlebnissen in den jenseitigen Sphären nach einem Suizid.

Einen berührenden Eindruck der depressiven Stimmungslage und Bilderwelt kann folgender Brief eines jungen depressiven Mannes an seine Freundin vermitteln:

> Liebe Rebecca!
> Nun sind Deine Blumen fast schon verwelkt. Es ist wie mit meiner Seele. Verwelkte Seele. Gestorben, weil ich nicht fähig war, sie mit nährendem Wasser zu gießen. Mir geht es im Moment so wie Deinen Blumen. Ich verspüre so wenig Kraft in mir. Das ist für mich kein neues Gefühl. Es ist eine Wiederholung von tausend Toden, die ich in den letzten Jahren schon gestorben bin. Immer wieder holt mich diese dunkle Tiefe ein. Sie macht mich unfähig, zu fühlen und klar zu denken. Diese Zerrissenheit in mir zerfetzt mich in tausend Stücke. Gedanken, Gefühle und Sehnsüchte werden in meinem Kopf zum Spielball meiner tief sitzenden Angst. Eine Angst, die ich oft nicht einmal benennen kann.

Diesem Sog etwas entgegenzusetzen kostet so viel Kraft, die ich schon lange nicht mehr in mir habe. Das Kind in mir ist verloren gegangen. Und doch bräuchte ich es in diesen Stunden mehr denn je. Wie früher. Unter der Bettdecke betend, dass alles gut wird. Und es wurde immer alles gut, weil man geglaubt hat. Heute liege ich auch so oft in meinem Bett. Müde und mürbe von meiner Seelenlast. Doch an Schlaf ist nicht zu denken. Nach wenigen Minuten wache ich wieder auf, weil sich die Angst in meinem Kopf wieder meldet. Ich versuche, mich zu beruhigen. Doch allein schon jedes Geräusch von draußen oder im Haus bringt mehr Spannung in mich. Ich denke: Wo kann ich hingehen? Wo finde ich Ruhe? Die Ruhe, um meine einzige, wenn auch vielleicht eingeredete Hoffnung, Antwort durch Gott zu finden. Dann stehe ich wieder auf. Greife ins Bücherregal und hoffe auf Trost spendende Worte von erleuchtenden Menschen. Doch ihre Worte erreichen mich nicht mehr. Deprimiert ziehe ich mich wieder zurück in mein Bett, weil nun wieder die Müdigkeit hochkommt. So geht das nun schon seit Tagen, Monaten und Jahren. Und dann muss ich weinen. Dann ist der Druck einfach zu groß, und ich habe nur noch die Möglichkeit zu weinen. Dann weine ich, weil ich keinen Ausweg aus meinem Seelenleid finde. Weil ich keine Kraft verspüre. Weil ich mich so allein gelassen fühle. Weil ich meine Wurzeln nicht gefunden habe. Ich durch mein Verletztsein andere Menschen verletzt habe. Ich keine Perspektive im Beruf sehe. Und letztendlich, weil ich keine Liebe zu mir spüre.

Dann redet sich mein Ego ein, dass alles besser wird, wenn diese oder jene Umstände in mein Leben einziehen würden. Wenn ich einen geregelten Job hätte. Oder wenn ich da oder dort leben würde.

Doch ich weiß, dass das nur Selbstbetrug wäre. Meine dunkle Seele begleitet mich überall mit hin. Ich nehme sie immer wieder mit. Wie sollte es auch anders sein. Sie gehört ja zu mir. Was ist nur aus mir geworden? Wer bin ich? Wo gehe ich hin? Ein tiefer Abgrund tut sich vor mir auf. Wie soll ich diesen Abgrund nur überwinden? Ich weiß, dass ich professionelle Hilfe bräuchte. Doch wie soll das funktionieren? Auf der einen Seite muss ich wieder arbeiten, weil ich sonst auf der Straße lande. Auf der anderen Seite bräuchte ich intensive Betreuung. Daher hoffe ich immer noch so sehr auf Gott. Obwohl ich so wenig Kraft habe zum Hoffen.

Nun kommt die Müdigkeit wieder hoch. Meine Schultern schmerzen; ich spüre diese Last, die ich nicht abschütteln kann. Ich würde so gerne frei sein. Frei von diesem Schmerz. Frei auf meine guten und schlechten Seiten schauen, ohne von ihnen gefesselt zu werden. Es ist ein steiniger Weg. Meine Füße tun mir schon so weh. Warum lässt Gott mich nicht auf einer satten grünen Wiese gehen? Warum verschließt er sich schon so lange vor mir? Warum hilft er mir nicht, Stärke in mir zu finden, um die Angst anzunehmen? Liebevoll! Dabei ist er der Einzige, den ich noch habe. Doch so oft fühle ich mich von ihm verlassen. Es liegt wohl daran, dass ich so weit von mir entfernt lebe.

Wieder einmal habe ich nur von mir gesprochen. Nicht von uns. Es fällt mir so schwer, bei uns zu sein. Mein Schatten überdeckt uns so sehr. Ich fühle mich so hilflos, ja traurig schwer. Dann möchte ich nur noch so in den Himmel fliegen, leicht wie ein Adler. Doch meine Angst hält mich immer noch davon ab.

Ich konnte heute nicht mit der Hand schreiben, sie ist so schwach. Sorry.

Danke für Deine Liebe! Dirk

Fehlende Resonanz

Der am deutlichsten erkennbare Gegenpol zur Depression ist sicher die Liebe. Der akute Depressionsschub lässt sich als das direkte Gegenstück zur akuten Verliebtheit sehen. Im verliebten Zustand ist einem alles wichtig, man ist völlig bezogen auf den anderen und ist oder will in vollständige Resonanz mit dem oder der Geliebten treten. In der Depression fehlt jeder Bezug, man ist weder bei anderen noch bei sich selbst, sondern erlebt eine Gefühl- und Resonanzlosigkeit. Während Verliebte buchstäblich mit jeder Faser ihres Wesens und womöglich auch Körpers miteinander schwingen, schwingen Depressive mit nichts und niemandem mehr mit.

In diesem Sinne muss eine Gesellschaft, die Depressionen in so großem Ausmaß hervorbringt, auch eine sein, die die Bedeutung der Resonanz verkennt. Die schlimmste Depression ist erreicht, wenn keinerlei Resonanz mehr besteht. Ob man sich mittels Alkohol in Resonanz bringt – etwa wenn Fremde in vollen Bierzelten miteinander schunkeln – oder über Sport, Naturerlebnisse oder Verliebtheit, ist weniger wichtig als die Tatsache, dass überhaupt noch Resonanz, das heißt ein Mitschwingen mit irgendwem oder irgendetwas, vorhanden ist. Als die Welt des jugendlichen Hermann Hesse auseinander zu brechen drohte, floh er in die Natur oder in eine Kulturlandschaft wie die Toskana, wo seine Seele wieder in Resonanz zur äußeren und inneren Natur gehen konnte. Auf diese Weise meisterte er schlimmste Depressionskrisen. Damit waren diese Fluchtbewegungen keine Ausflüchte, sondern gelebte Therapien für seine geschundene Seele.

Resonanz ist eine der beiden Grundkräfte dieser Welt und genauso wichtig wie das Prinzip der Auseinandersetzung und Konkurrenz. Als Darwin die Gesetze der Evolution untersuchte, übersah er die Tendenz zur Resonanz weitgehend. Nicht nur die Fittesten, also diejenigen, die sich am besten anpassen können, setzen sich nämlich durch, sondern auch die Attraktiven, mit denen andere unbedingt in Resonanz gehen wollen. Wie sonst sollte der Pfau es durch die Jahrmillionen der Evolution geschafft haben mit seinem unglaublich langen, extrem unpraktischen Schwanz, der ihn zu einem schlechten Flieger und miserablen Läufer macht? Sein Erfolgsgeheimnis liegt in seiner Attraktivität für Frau Pfau, die ganz heiß auf einen Typen ist, der solche phänomenalen Räder schlagen kann.

Eigentlich kennen wir alle das Phänomen, denn es ist möglich, die unpraktischsten und unbequemsten Dinge zu horrenden Preisen an den Mann und besonders an die Frau zu bringen, sofern man sie nur attraktiv genug erscheinen lässt. Wie anders ließe sich Mode oder Schmuck verkaufen? Fast alle Menschen lieben es, in Resonanz zu gehen. Ob jung oder alt, wir sind auf der Suche nach Resonanz, wollen miteinander schwingen – in Discos, Wirtshäusern, auf Festen und sogar im normalen Büroalltag.

Mobbing mit dem nicht offen erklärten Ziel, jemanden abzuschießen, ist ebenfalls das Gegenteil von Resonanz und extrem unbeliebt. Auf diesem Weg versuchen feige Menschen, andere aus der Resonanz einer Gemeinschaft zu drängen. Aber selbst Menschen, die andere mobben, haben in sich Sehnsucht nach Resonanz, sie sind nur von einem Mangelbewusstsein geprägt und glauben, dass nicht genug für alle da ist. Sie erhoffen sich Vorteile, wenn sie andere verdrängen und so den Kreis der Konkurrenten verkleinern.

All die anstrengenden Versuche von Jugendlichen, Nächte durchzutanzen und andere zu beeindrucken, laufen auf den Versuch hinaus, mit einem oder mehreren Partnern so richtig in Resonanz zu kommen. Ekstase ist letztlich nichts anderes als die Resonanz der Herzen, und wo sich diese nicht mehr ausreichend über getanzte Bewegungsmuster, Musikempfinden und Empathie herstellen lässt, muss Ecstasy her, das die Nervenenden an den Synapsen, den Verbindungen zwischen Nerven und nachgeordneten Organen, dazu animiert, alles verfügbare Serotonin auszuschütten. Das Ergebnis ist jenes das Herz öffnende Ekstasegefühl, das die Jugendlichen so anmacht, weil es sie mit so gut wie jedem, den sie beim Tanzen erblicken, in Resonanz bringt.

Die potentesten Antidepressiva sind heute Serotoninwiederaufnahme-Hemmer wie Prozac, die dafür sorgen, dass einmal ausgeschüttetes Serotonin länger wirken kann und nicht so rasch wieder im Synapsenspalt aufgenommen wird. Erinnert man sich daran, dass schon 47 Millionen US-Amerikaner diese Droge regelmäßig konsumieren, bekommt man weniger einen Eindruck davon, wie verbreitet Depressionen dort sind, sondern wie stark das Bedürfnis nach Resonanz ist. Denn auch die vielen gar nicht Depressiven unter den Konsumenten suchen genau diesen Effekt. Sobald das eigene Herz offener für die Welt ist, schwingt man leichter mit, und das fühlt sich verglichen mit Verschlossenheit wundervoll an. Gar nicht so selten schlucken verzweifelte Mütter auch zuweilen das Ritalin, das ihren hyperaktiven Kindern verschrieben wurde, um auf Amphetaminbasis besser durch einen schwierigen Tag zu kommen. Früher sprach man in diesem Zusammenhang von *»mother's little helpers«* (»Mutters kleinen Helfern«). So bekommen die alten Heinzelmännchen in modernen Zeiten pharmakologischen Charakter.

Insofern ist der Unterschied zwischen den Ecstasy-Freunden der Jugendszene und den älteren Prozac- oder Fluctin- und Ritalin-Konsumenten nur ein gradueller, aber kein grundsätzlich qualitativer. Gemeinsam ist beiden der Wunsch nach Mitschwingen, nach Resonanz, und da es diesen Menschen aus eigener Kraft nicht gelingt, versuchen sie es über chemische Mittel.

Der französische Psychiater und Forscher David Servan-Schreiber vertritt in seinem Buch *Die neue Medizin der Emotionen** die These, dass unsere Gene altruistisch seien, und meint damit die einfache, allseits bekannte Tatsache, dass wir uns gut fühlen, wenn wir auf andere Menschen bezogen sind, und schlecht fühlen, wenn das Gegenteil, also Isolation, eintritt. Dass dieses Programm bereits in unseren Genen angelegt ist, erscheint mehr als wahrscheinlich. Schon die alten Griechen erkannten, dass der Mensch ein Zoon politikon, also ein auf die Gemeinschaft gepoltes Lebewesen ist. Den aktuellsten Beleg dazu liefert die Entdeckung der Spiegelneuronen, jener Nervengruppe unseres Gehirns, die auf Nachahmung spezialisiert ist. Es erklärt, warum Sozialverhalten ansteckend wirkt.

Depression hingegen ist ein Zustand, in dem weder Mitschwingen noch Mitgefühl vorhanden sind, sondern der von Stagnation geprägt ist. Alles, was die Betroffenen wieder zum

* David Servan-Schreiber: *Die neue Medizin der Emotionen. Stress, Angst, Depression: Gesund werden ohne Medikamente.* Goldmann, München 2006.

Schwingen bringt, sie in Resonanz treten lässt, ist daher von Vorteil. Das Hin- und Herschwingen, wie man es bei vernachlässigten Kindern beispielsweise in osteuropäischen Waisenhäusern erleben kann, ist ein verzweifelter Versuch, wenigstens mit sich selbst wieder ein wenig Resonanz zu spüren. Unter Umständen handelt es sich bei diesen armen Kindern sogar um Depressive.

Besetzung durch fremde Wesen oder Energien?

Andrew Solomon verwendet in seinem Buch *Saturns Schatten* für die schwere Depression das Bild von einem alten Baum, der von einer Schlingpflanze überwuchert wird, die den Baum fast erdrosselt und ihre eigenen Triebe in den Vordergrund bringt. Die Schlingpflanze ist die Depression, die ihre eigenen Interessen verfolgt und mit dem Baum nur insoweit zu tun hat, als sie ihn als Wirt und Stütze benutzt. Dieses Bild mag helfen zu erkennen, dass die Depression auch ein *eigenes* Geschöpf in des Ausdrucks Doppelsinn ist. Es wächst aus so dunklen Wesenstiefen hervor, dass die Verbindung zur eigenen Seele gar nicht mehr wahrgenommen wird. Demnach legt sich in der Depression tiefster Schatten über das lichte Wesen und überwuchert es fast beliebig. Für diese Interpretation spricht die Beobachtung, dass die meisten archaischen Kulturen, die einen entspannten Umgang mit dem Tod und der Schattenwelt pflegen, praktisch gar keine Depressionen in unserem Sinne kennen. In einigen afrikanischen Dialekten gibt es nicht einmal ein Wort für Niedergeschlagenheit.

Für viele Patienten hat die Definition der Depression als ein völlig wesensfremdes, von außen kommendes Geschehen den großen Vorteil, dass sie damit – und genauso durch die Vorstellung, dass der Depression eine organische Ursache zu Grunde liegt – eine seelische Entlastung verbinden können, etwa nach dem Gedanken: »Dann kann ich ja nichts dafür« oder noch weitergehend: »Dann habe ich praktisch nichts damit zu tun, außer eben das Pech, von einem ungerechten Schicksal geschlagen zu sein.«

Sobald eine biochemische Ursache für die Depression in Erwägung gezogen wird, kann die empfundene Schuld auf den Körper projiziert werden im Sinne eines Stoffwechseldefektes oder einer »Gehirnschwäche«. Ersteres ist ein wissenschaftliches Bild, Letzteres ein altmodisches, aber beiden gemeinsam ist die Projektion der Verantwortung nach außen. Hier dürften auch die Gründe dafür liegen, warum die materiellen Ursachen, die die Schulmedizin anbietet, heute so bereitwillig akzeptiert werden. Dementsprechend nahmen in der Vergangenheit viele lieber bei alten Besessenheitsvorstellungen Zuflucht, als sich die Spurensuche im eigenen Leben und die Selbstverantwortung im Sinne von *Krankheit als Symbol* zuzumuten.

Es besteht auch heute noch eine große Neigung, dunkle Erlebnisse auf fremde Energien oder Wesen zu projizieren. Diese werden dann je nach Gemüt auch sehr plastisch geschildert. Der Teufel mit Gehörn hat zwar als Motiv seine besseren Zeiten eher hinter sich, aber in der verzweifelten Situation des Absturzes in den Abgrund der Depression kommen oft recht drastische Bilder zustande, die durchaus an älteste Symbolwelten anknüpfen. Dann sieht es tatsächlich so aus, als ob ein Dämon auf der Brust sitzt und die Lebensenergie absaugt.

»Du bist nicht mehr du selbst, sondern etwas Fremdem ausgeliefert«, sagt Andrew Solomon über seine eigenen Erfahrungen im Reich der Depression. »Ich fühlte mich, als hätte ein Dämon von mir Besitz ergriffen«, erklärt eine schwer depressive Patientin ihren Zustand. Bei solchen Beschreibungen drängt sich der Eindruck von Besessenheit im Sinne von Besetzungen durch fremde Seelenenergie auf, wie er zum Beispiel auch in der brasilianischen Volksmedizin vielfach akzeptiert wird und dort bei der Behandlung nicht nur von Depressiven, sondern auch von Epileptikern zu beachtlichen Erfolgen führt. Sogar bei uns hatte die alte Psychiatrie nur den Begriff der Besessenheit für ein Krankheitsbild wie die Schizophrenie. An diesem Punkt und dieser Symptomatik zeigt sich auch die Nähe der Depression zu den anderen Krankheitsbildern der Psychiatrie.

Interessanterweise findet sich der Gedanke der Besessenheit auch bei dem systemischen Therapeuten Reinhard Lier, der sich der seelischen Welt aus der Perspektive des Familienstellens nach Bert Hellinger nähert. Er meint: »Ein ursächlicher Teilaspekt ist bei depressiven Menschen die Umlagerung von armen Seelen, also Verstorbenen, die in den jenseitigen Ebenen festhängen und sich in ihrer Not an Lebende halten. Diese Toten saugen die Gedanken- und Gefühlskräfte vom Lebenden ab und können so mehr schlecht als recht überleben. Hilft man den Toten durch Rituale und Belehrungen, geht es dem Lebenden in der Regel für eine Zeit plötzlich besser.« Dies wäre zumindest eine Erklärung für den bei Depressiven immer auftretenden Energiemangel und stimmt völlig mit der Einschätzung vieler brasilianischer medialer Heiler überein – bis hin zu der Belehrung und Bekehrung der

Seelen, um einerseits den Besetzten frei zu bekommen und andererseits den Seelen ihren eigenen Weg durch das Schattenreich der Nachtoderfahrungen aufzuzeigen. Es sei daran erinnert, dass dieser Abschnitt des Weges, wenn die Seele die verschiedenen Ebenen des Schattenreiches durchwandert, die Tibeter als das Wandeln im Kreis der eigenen Bilder im Reich der verschiedenen Bardo-Zustände beschreiben.

Der amerikanische Psychiater Carl Wickland hat in seinem Buch *Dreißig Jahre unter den Toten** ein bewegendes Zeugnis dieser uns heute so verdächtigen und weitgehend mit Tabu belegten Seelenwelt hinterlassen. Mit Hilfe seiner Frau, einem sehr begabten Medium, hat er jahrzehntelang eine Art Seelenbefreiungstherapie betrieben. Parallel zur psychiatrischen Behandlung des einzelnen Patienten konzentrierte sich seine Frau auf die an dem Erkrankten hängen gebliebene »arme« Seele, um sie über ihren Zustand aufzuklären. Mittels einer der jeweiligen Situation angepassten Belehrung und anderer Hilfsangebote konnten sie so die Seelen auf ihren weiteren Weg schicken und den bisher von ihnen belagerten Menschen Befreiung schenken.

Während einer mehrwöchigen Ausbildung zum Medium bei dem brasilianischen Ehepaar Carmen und Jarbas Marinho konnte ich selbst erleben, wie die beiden solche Therapien auch hier in Europa mit Erfolg vollzogen. Sobald man sich gedanklich auf diese Welt einlässt und bereit ist, gestützt auf die Hilfe eines Mediums solche Erfahrungen zu machen, kann es auch gelingen. Die Ergebnisse sind oft bewegend und erklären viele bis dahin unverständliche Zusammenhänge.

* Carl Wickland: *Dreißig Jahre unter den Toten*. Reichl, St. Goar, 12. Aufl. 2000.

Allerdings lassen sich die Krankheitsphänomene ebenso über eine Schwächung des seelischen Immunsystems der »Besetzten« erklären. Zwar soll keineswegs in Abrede gestellt werden, dass die »teuflischen« oder »dämonischen« Erfahrungen oft verblüffend gut mit äußeren Wesen oder Besetzungen erklärbar zu sein scheinen, aber auch dann müssen es die von der Heimsuchung Betroffenen selbst gewesen sein, die Raum für diese Erfahrungen gegeben haben. Eine solche Schwächung ihres seelischen Immunsystems kann sich durch Drogenmissbrauch, generelle Energielosigkeit oder chronische Unbewusstheit ergeben, sodass man auf den umstrittenen Begriff der Besetzung wieder verzichten kann.

Die spirituelle Philosophie kann zudem solche und ähnliche Projektion nicht decken, sondern wird das Problem auf andere Weise angehen. Bei der Krankheitsbilderdeutung und -therapie geht es nie um Schuld, sondern immer um Verantwortung, das heißt, die Betroffenen sind aufgerufen, Antworten auf die jeweiligen Herausforderungen des Schicksals zu finden. Das bringt sie in eine aktivere und zugleich auch hoffnungsvollere Position.

In einem Buch wie *Krankheit als Symbol* (siehe Literaturverzeichnis) finden sich die jeweiligen Lebensaufgaben sowohl zu den körperlichen als auch zu den psychischen Leiden, die uns quälen. Es geht dabei darum, den Sinn hinter der bedrückenden Symptomatik zu erkennen, die darin enthaltenen Lebensaufgaben anzunehmen und das Symptom auf diese Weise überflüssig zu machen. Entstanden ist diese Vorgehensweise aus der Erfahrung, dass nicht gelebte seelische Aufgaben sich symbolisch im Körper ausdrücken – wohl um uns eine weitere Chance zu geben, sie doch noch als zu uns gehörig zu erkennen. Sehr bildhafte Eindrücke, die von den Patienten geschildert werden, können hierbei sogar hilfreich sein.

Ein Mann etwa, der in der Lebensmitte erkennt, dass es darum geht, umzukehren, die erste Lebenshälfte loszulassen und seinen weiblichen Pol, die Anima oder Prinzessin, zu finden, braucht weder auf der Toilette (prostatabedingt) das Loslassen zu üben noch »weibische« Gesichtszüge und Brüste zu entwickeln. Die Frau, die in ähnlicher Situation rechtzeitig Ballast abwirft, erspart sich diesen Prozess auf der Körperebene, wo er als Osteoporose unangenehm ist. Sie braucht auch weder einen Damenbart noch herrische Gesichtszüge zu entwickeln, wenn sie sich freiwillig und auf übertragener Ebene mit ihrem Animus, ihrem inneren Prinzen, einlässt. Auf ähnliche Weise lässt sich die seelische Bedeutung auch der übrigen Krankheitsbilder finden und der Zusammenhang zwischen erlebtem seelischem Leid und körperlichen Erfahrungen erkennen. Dass Prinz und Prinzessin hier nur Bilder sind, ähnlich wie Teufel und Dämon, ist klar; es macht sie aber nicht weniger bedeutsam.

Seelisches Leid aus Sicht des Buddhismus

Aus den Lehren des tibetischen Buddhismus bietet sich noch eine weitere Interpretation depressiver Zustände an. Im Fall einer schweren Depression würde demnach die Seele im Zwischenreich festhängen. Sie ist schon ein Stück voraus in Richtung der jenseitigen Bardo-Zustände gegangen. Diese Sicht entspricht auch gut der Erfahrung der Betroffenen, die sich *wie tot* erleben und Bilder wie *lebendig begraben* oder *wandelnder Leichnam* benutzen.

Unsere westliche Kultur hatte früher für diese an Schrecken reiche Situation, weder ganz lebendig noch wirklich tot zu sein, Bilder wie das der Hölle, wie wir sie etwa in den Gemälden eines Hieronymus Bosch finden. Wir haben diese Bilder erfolgreich aus unserem religiösen Repertoire verscheucht, aber keineswegs aus den Tiefen unserer Seele. Das Wort Hölle kann man heute Intellektuellen gar nicht mehr zumuten. Ein Glück, dass es geradezu »in« ist, sich bei den Tibetern Ersatz zu holen.

Im Bardo-Zustand, im Zwischenreich, hat die Seele sich also im Kreis der eigenen Bilder mit den tiefsten Schatten des vorausgegangenen Lebens zu beschäftigen, bis eine Aussöhnung erreicht ist. Dies wiederum könnte die langen und in jedem Fall so unterschiedlichen und gar nicht voraussagbaren Depressionsverläufe erklären. Einige Seelen, die sich wirklich den Themen stellen, werden demnach aktiver und schneller die Bewältigung schaffen, während andere wegen einer anfänglichen Verweigerung sehr viel länger brauchen und manche vielleicht überhaupt hier stecken bleiben, wenn sie sich der Auseinandersetzung sperren. Das Zwischenreich zeigt auch auf konkreter Ebene ein Dazwischenhängen an, was sich in den Aussagen der Betroffenen widerspiegelt wie der, untätig zwischen zwei Stühlen zu sitzen und keine Entscheidung treffen zu können. Es scheint eine Pattsituation zu herrschen, die durchlitten werden muss.

Solche Erfahrungen klingen auch in der spirituellen Praxis westlicher esoterischer Schulen an, etwa wenn gelehrt wird, dass alles ertragen werden müsse oder dass die eigenen Taten unser Schicksal seien. Hier drängt sich ein Bild aus dem Buddhismus auf. Der Buddha sagt, dass alles Leben Leid sei und dass alles Leid durch Anhaften und Anhänglichkeit entstehe. Dass alles Leben Leid ist, kann der Depressive sofort nachvollziehen. Diese Erkenntnis ist es ja vor allem, die ihm das Leben so unerträglich macht. Da die Depressiven mit Sicherheit das schwerste Leid zu tragen haben, das wir uns (meist nicht einmal) vorstellen können, müssten sie besonders zum Anhaften neigen. Dies ist tatsächlich eine Erfahrung im Kontakt und vor allem in der Psychotherapie mit Depressiven. Sie können – aus verschiedenen Gründen – nicht loslassen und bleiben ständig an alten, nicht verarbeiteten Erfahrungen hängen, an Vorwürfen und schlechten Erinnerungen, so wie andere an ihren weltlichen Schätzen hängen, worauf sich der Ausdruck des Buddha besonders bezieht. Offensichtlich kann man sich sowohl durch Anhaften an materiellem Besitz, der als etwas Positives verstanden wird, als auch an negativ erlebtem Leid am Leben hindern.

Erfahrungen mit unserer Form der Reinkarnationstherapie legen nahe, dass es nicht selten in der Vorgeschichte von Depressiven Verfluchungen gibt, sowohl auf der Opfer- als auch auf der Täterseite. Sie haben in jedem Fall eine starke Tendenz, die Betroffenen so lange festzuhalten und nicht freizugeben, bis dieses Thema gelöst ist. Auch wenn wir heute solchen Dingen in der Regel keine besondere Bedeutung mehr beimessen, haben sie in der Bilderwelt der Seele nach wie vor entscheidende Kraft.

Bedenkt man, wie groß das generelle Bedürfnis nach Abschalten und Loslassen in der modernen Leistungsgesellschaft geworden ist, mag klar werden, wie hoch inzwischen auch das depressive Potenzial sein muss – die Bedrohung durch ein Krankheitsbild extremen Anhaftens. Der Depressive ist, wie sich noch zeigen wird, schon von seiner seelischen Struktur her ganz auf Bezogenheit und Anhaften ausgerichtet. Heute muss jeder Arzt seinen Patienten ständig raten, auch einmal auszuspannen, loszulassen und sich Regenerationszeit zu gönnen. Wir haben insgesamt ein großes Loslassproblem und schon aus diesem Grund eine so große Nähe zur Depression.

Man könnte die Depressionen selbst auch als ein großes und generelles Abschalten interpretieren. In aussichtslosen Situationen schalten sich demnach viele Menschen mit Hilfe ihrer Depression ab und nehmen nicht mehr an einem Leben teil, das ihnen unerträglich geworden ist. Sie gehen stattdessen auf eine Art Stand-by-Ebene oder in einen Zwischenzustand zwischen Leben und Tod, der durch Stagnation gekennzeichnet ist und etwas Irreales hat. Heinrich Heine, der große depressive Dichter, fand für sich die Erkenntnis, dass das einzige Beständige der Wandel sei. Dieses *Panta rhei* oder Bild vom ewigen Fließen könnte, wo es im tiefsten Sinn erkannt und in der Seelenbilderwelt verankert wird, vielen Schwermütigen Erlösung bringen.

Für Patienten, die ihre Lebens- und Leidenserfahrung zu der Grunderkenntnis des Buddhismus führt, dass alles Leben Leid ist, was sie zunächst nur als Depression erleben und entsprechend negativ einschätzen, könnte die Depression auch zum Lehrstück werden. Aus buddhistischer Sicht macht sie die Betroffenen erst reif für die wichtigste Erfahrung überhaupt und wäre als ein mächtiges Hilfsmittel auf dem Weg zu Selbsterkenntnis und Selbstverwirklichung sehr zu begrüßen. Dieser Schritt zur Individuation, zum eigenen Weg, ist es aber wiederum, der den Depressiven so stark fehlt – eigentlich unserer ganzen Gesellschaft. Hier bietet sich also ein wundervoller Ausstieg aus der Depression an, der zugleich ein Einstieg in die buddhistische Weltsicht ist.

In dem Sinne, wie der Buddhismus das Problem der Depressiven erkannt und aufgenommen hat, könnte er als Philosophie des Loslassens schlechthin zur großen Chance für die Betroffenen werden – wie die Depression selbst auch. In der therapeutischen Praxis etwa des Zen-Buddhismus bestätigt es sich durch den erfolgreichen Umgang mit Depressionen.

Die »larvierte« Depression

Früher verwendete die Schulmedizin noch den Ausdruck *larvierte Depression*, weil sich die Depression auch gleichsam unter einer Larve von sehr verschiedenen Symptombildern verstecken kann wie vor allem Rücken- und Kopfschmerzen, Schwindel, aber auch Übelkeit und vielen anderen Symptomen mehr. Lautmalend könnte man auch an »lavierte« (von lateinisch lavare = waschen) Depression denken, denn das Krankheitsbild kann sich gleichsam »verwaschen« darstellen, sozusagen als unklares Bild, das sich nur undeutlich durch körperliche Symptome hindurch als Seelenkrankheit zu erkennen gibt.

Diese Form von Depression wird auch nach der schon erwähnten österreichischen Kaiserin Sisi benannt, die eine Meisterin im Überspielen ihrer Krankheit war. Die Sisi-Depressiven überdecken ihre Schwermut mit Charme und Witz und ihren Antriebsmangel mit zum Teil übertriebenem Aktionismus. Er zeigt sich bei ausgelassenen Tanzfesten, Abenteuerreisen und großem beruflichem Engagement – was wir alles auch beim älteren Hermann Hesse kennen lernen konnten – sowie bei ehrgeizigen Sportunternehmungen. Niemand kommt diesen Patienten so leicht auf die Schliche. Je gekonnter sie ihr Versteckspiel vor sich und der Welt betreiben, desto schlechter sind sie letztlich dran.

Hinzu kommt, dass die Symptome von ebenso verschwommenen Krankheitsbildern wie dem »falschen Rheuma« oder der Fibromyalgie täuschend ähnlich verlaufen können. Wenn ein Krankheitsbild »falsches Rheuma« heißt und das richtige nicht einmal wirklich definiert werden kann, mag deutlich werden, wie unklar diese Diagnosen in Wirklichkeit sind. Dies macht es aber Depressiven, die ihr Leiden verschleiern wollen, so leicht, andere zu täuschen. Umgekehrt kommt es denjenigen entgegen, die im umgekehrten Fall dieses Leiden vortäuschen wollen, etwa bei Rentenansprüchen.

Obwohl der Ausdruck *larvierte Depression* insgesamt weitgehend aufgegeben wurde, hatte er doch den Vorteil, die Sichtweise der Diagnostiker zu erweitern. Denn die Gefahr besteht, diese Art von Depression ganz einfach zu übersehen, wie es leider noch immer viel zu oft geschieht. Eine Umfrage unter Depressiven ergab laut Magazin *Stern*, dass bei 20 Prozent der Patienten die Depression überhaupt nicht erkannt und bei 18 Prozent nicht ernst genommen wurde. Von den Hausärzten werden derselben Quelle zufolge 50 Prozent der Depressiven nicht als solche erkannt und falsch diagnostiziert. Andererseits ist nach einer Studie der Universität Aachen ein Drittel der in den Allgemeinpraxen als depressiv behandelten Patienten gar nicht wirklich depressiv. Wenn aber 50 Prozent der Depressiven nicht als solche erkannt werden und von den Diagnostizierten 33 Prozent der Diagnose überhaupt nicht entsprechen, bliebe nur ein erschreckend kleiner Rest sinnvoller Depressionstherapien in der Praxis übrig. Dafür enthüllt eine andere Studie obendrein die groteske Situation, dass schwer Depressive in der Praxis weniger leicht Mittel erhalten als mittel und leicht Betroffene.

Doch es gibt auch ermutigende Untersuchungen wie die von Professor Wittchen, die im Magazin *Der Spiegel* zitiert wurde (46/1999). Sie zeigte zwar, dass Depressionen weiter verbreitet sind als bisher angenommen, aber dass 75 Prozent der schweren Depressionen von den Hausärzten auch als solche richtig diagnostiziert werden. Selbst diese Zahl lässt aber noch mit Schrecken an das übrige Viertel denken.

In den Bereich der »larvierten« Depressionen gehören auch die so genannten Männer-Depressionen, die in der letzten Zeit vor allem im angelsächsischen Bereich von sich reden machen. Galt die große Traurigkeit bisher als typisches Frauenthema, stellt man immer mehr fest, dass Männer ähnlich betroffen sind. Männer haben nur andere Strategien im Umgang damit und neigen mehr zum Übertünchen und darüber Hinweggehen. Allein schon die Tatsache, dass über zwei Drittel der Selbstmörder Männer sind, mag Hinweis genug sein. Vor allem, wenn man erfährt, dass von ihnen 90 Prozent unter seelischen Problemen litten und die meisten unter Depressionen.

»Erst in den vergangenen Jahren ist deutlich geworden, dass es bei den Symptomen von Depressionen geschlechtsspezifische Ausprägungen gibt«, sagt Siegfried Kasper, Psychiater an der Universitätsklinik Wien im Magazin *Der Spiegel* (41/2005). Die »traurigen Machos« tendieren weniger dazu, sich nach innen in eine erstarrende Seelenwelt zurückzuziehen. Sie agieren ihre Probleme aus. Der Psychiater Wolfgang Rutz, WHO-Beauftragter in Kopenhagen, erklärt ebenfalls in *Der Spiegel*: »Frauen reagieren in dieser Situation (Depression) mit einer Art Totstellreflex – Männer dagegen schlagen bei Gefahr um sich, sie greifen an, um ihr Leben zu retten.« Die betroffenen Männer decken sich mit noch mehr Arbeit ein und zu, trinken gegen die innere Leere oft einen über den Durst, stürzen sich fast süchtig in sexuelle Abenteuer, werden zu fanatischen Sportlern oder zu Autobahntyrannen, die ihren Problemen mittels Lichthupe Luft machen. Auf diese und andere Weise lassen sie ihren aufgestauten Druck ab, werden extrem reizbar, neigen vermehrt zu Wutanfällen und Zornausbrüchen, gehen wie in die Enge getriebene Tiere zum Angriff über, ja laufen manchmal sogar Amok. Rutz meint: »Wenn sich solche Verhaltensmuster zeigen, muss man fragen, ob sich dahinter nicht eine Depression verbirgt.«

Die Gründe für diese geschlechtsspezifischen Unterschiede dürften zum einen uralt sein. Über Jahrtausende hinweg haben Männer gelernt, durch Kampf zu bestehen, und Frauen, sich zu fügen. Zum anderen sind sie sicher auch gesellschaftlich bedingt. Es passt einfach nicht zum heutigen Bild von Männlichkeit, ein »typisches Frauenproblem« zu haben, ja eigentlich überhaupt Probleme zu haben, und deshalb werden diese Schwierigkeiten am liebsten unter den Teppich gekehrt. Folglich dürften es Männer den Hausärzten auch sehr leicht machen, falsch zu diagnostizieren, indem sie zum Beispiel jedwede körperliche Ursache vorschieben, um gar nicht erst in den Verdacht zu kommen, an seelischen Problemen zu leiden.

Die bipolare Störung: Manie im Wechsel mit Depression

Der als *bipolare Störung* bezeichnete Wechsel zwischen den Extremen – zwischen Himmel und Hölle, zwischen Hochgefühl und Niedergeschlagenheit – ist eine Art Lehrstück für die Polarität.

»Himmelhoch jauchzend – zu Tode betrübt«, das ist die Erfahrung, die Menschen machen, die unter Zyklothymie leiden, wie das Krankheitsbild früher auch genannt wurde. Eine noch ältere Bezeichnung ist manisch-depressives Irresein – viele Namen für eine wahrlich extreme Störung, bei der die Betroffenen in oft kurzer Zeit durch die ganze Bandbreite menschlicher Stimmungen geschleudert werden.

Bildlich stellt die Manie die Lebensphase der Flut und die Depression die der Ebbe dar. Dabei handelt es sich allerdings um eine Flut, die alles überschwemmt, und eine Ebbe, die alles vertrocknen lässt. Die Manie bringt das genaue Gegenteil dessen, was in der Depression den Betroffenen so leiden lässt. Doch genauso unerträglich wie die Traurigkeit erscheint, ist die Euphorie in der manischen Phase im wahrsten Sinn des Wortes zu viel des Guten.

Manische Menschen überdrehen so sehr, dass sie ans Wunderbare grenzende Leistungen vollbringen können. Ich erinnere mich an einen Patienten, der gegen mehrere Gegner simultan Schach spielte und jede Partie gewann, obwohl er nie eine Sekunde zögerte, sondern einfach von Brett zu Brett gehend seine Figuren scheinbar spontan setzte. In der anschließenden Depression konnte er sich jedoch nicht einmal auf ein einziges Spiel konzentrieren. Ein anderer entwickelte in der Manie ein fotografisches Gedächtnis, sodass er sämtliche Bände der psychiatrischen Universitätsbibliothek mit einem Blick geradezu abfotografierte und deren Inhalt anschließend tatsächlich wiedergeben konnte.

Die Manie ist für die Betroffenen wie eine Überschwemmung mit Energie und wundervollen Einfällen; sie bringt einen Überfluss an Ideen und eine Zeit der Begeisterung. Maniker haben Kräfte zum Bäumeausreißen und Wünsche und Gedanken für zehn. Ihrer sprühenden Energie scheint etwas Wunderbares und Faszinierendes anzuhaften – wenn man sie nicht durchschaut und das Überzogene hinter alldem erkennt. In solchen Phasen kommen sich Maniker nicht selten wie die Könige der Welt vor und verhalten sich entsprechend. Der Popstar Robbie Williams soll unter diesem Krankheitsbild leiden, was die Euphorie, die er von der Bühne herab verbreitet, mit erklären kann. Ein an Manie leidender Freund aus unserer damaligen Wohngemeinschaft hat es einmal geschafft, an einem einzigen unbeaufsichtigten Vormittag die gesamte Wohnungseinrichtung, soweit sie von Wert war, zu verkaufen. Mit dem Erlös wollte er auf die russische Halbinsel Kamtschatka fliegen, um dort ein für die ganze Welt beispielhaftes Projekt eines völlig neuen Lebensstils und -gefühls zu verwirklichen. Dagegen erschienen ihm so kleinliche Dinge wie Besitz und Eigentum einfach unwichtig.

Wenn man einen Maniker von seinem Trip herunterholen will, weil er sich und seine Umgebung sonst in kurzer Zeit ruinieren wird, ist das ein harter Kampf, denn kaum ein Betroffener will seine manische Phase freiwillig abbrechen. Ein Neuroleptikum wie Neurocil bringt zwar die Manie zum Abklingen, aber auch die Stimmung zum Einstürzen, und so versuchen einige durch verschiedene frühere Phasen gewiefte Maniker, die Einnahme mit allen möglichen Mitteln und Tricks zu hintertreiben.

Die Kunst der Behandlung von Menschen mit einer bipolaren Störung liegt darin, die Patienten in der Mitte zwischen den beiden Extremen zu halten, was ihnen aus eigener Kraft offenbar nicht gelingt. Der amerikanische Psychiater und Buddhist Edward Podvoll beschreibt in seinem Buch *Aus entrückten Welten** ganz wunderbar die Lebensgeschichte eines manischen Patienten, der lernt, mit seiner Manie zu leben. Großartig spielt Richard Gere in dem Film *Mr. Jones* einen manisch-depressiven Patienten in all seinen begeisternden Höhen und bestürzenden Tiefen.

Das Leben von bipolar Gestörten verläuft wie eine Achterbahn oder Sinuskurve. Sie lassen sich sozusagen »rädern«, statt die Mitte zu finden, jedenfalls wenn man nicht psychiatrisch eingreift. Ein solches Leben scheint der Aufgabe gewidmet zu sein, das Thema der zehnten Tarotkarte, des Lebensrades, in den Höhenflügen und Abstürzen der eigenen Seele zu durchleben, um das Dasein bis in alle Höhen und Tiefen zu verstehen. Dabei geht es um das größte und schwierigste Thema unseres Menschseins: die Polarität. Es geht um die Erkenntnis, dass alles in dieser Schöpfung zwei Seiten hat und so auch der Mensch.

Die Talfahrt, die bei den meisten bipolaren Störungen so unausweichlich auf die Hochphase folgt, ist dann im Sinne der Depression eine wirklich dunkle Reise. Hierbei verkehren

* Edward M. Podvoll: *Aus entrückten Welten. Psychosen verstehen und behandeln* (früher unter dem Titel: *Die Verlockung des Wahnsinns*). Hugendubel, Kreuzlingen/München 2004.

sich die Erfahrungen der Manie allmählich in ihr Gegenteil. Der Überfluss an Energie wandelt sich in Mangel, und die Begeisterung schlägt in die dunkle Missstimmung der Depression um. War man zuvor voller Lebensschwung, fehlt einem plötzlich der Antrieb. Hatte man gerade noch die Welt nicht gefürchtet und vor niemandem Angst, wird man nun nicht selten zu einem wahren Angstbündel.

Hier erlebt der Betroffene, was in der Reinkarnationstherapie von jedem erfahren werden kann: dass man, sobald man den Blickwinkel weit genug stellt und die Kette der Leben ins Auge fasst, immer auf einer entsprechenden Berg-und-Tal-Fahrt unterwegs ist. Man ist Opfer, wie man vorher Täter war und davor Opfer und so weiter und so fort. Offenbar geht es darum, dieses Wechselspiel zu durchschauen, um das Pendel des Lebens allmählich in der Mitte zur Ruhe zu bringen. Der an der bipolaren Störung leidende Patient durchlebt diese Erfahrungen immer wieder, wobei es einigen – manchmal sogar ohne psychiatrische Intervention – gelingt, die Ausschläge mehr und mehr zu reduzieren. Das ist dann nicht nur für die Betroffenen selbst, sondern vor allem auch für ihre Angehörigen ein Segen. Denn wenn der Depressive schon schwer auszuhalten ist, kann ein Maniker schier unerträglich sein und fast jeden überfordern. Es gibt – allerdings selten – auch Patienten, die ganz froh mit ihrer Störung sind, weil sie die Depression heute medikamentös gut behandeln lassen können und die Manie sehr genießen. Dies bezieht sich aber meist auf leichte Verlaufsformen, deren Spitzenausschläge nicht so extrem sind.

An den Augen lässt sich der Unterschied zwischen beiden extremen Stimmungsbildern am deutlichsten erkennen. In der Manie strahlen sie und drücken eine faszinierende Stimmung und Attraktivität aus, sodass man sich an Goethes Wort erinnert fühlt: »Wär nicht das Auge sonnenhaft, die Sonne könnt es nie erblicken.« In der Depression dagegen sind sie nicht einmal mehr Fenster der Seele, denn die meisten Depressiven lassen niemanden zu sich hereinschauen, sondern vermeiden Blickkontakt genauso wie allen anderen Kontakt. Sie sind insgesamt niedergeschlagen und neigen auch dazu, ihren Blick niederzuschlagen und sich abzuwenden – von anderen Augen, überhaupt vom Leben.

Letztlich ist die bipolare Störung ein Abbild der uns allen gemeinsamen Situation, weshalb sie uns wahrscheinlich auch so sehr auf die Nerven geht. Denn natürlich kennt jeder Phasen von schlechter Laune und dann auch wieder von Hochstimmung. Aber in unserer Leidenschaft, alles nach außen zu projizieren, machen wir unsere Stimmungen jeweils an der Außenwelt fest und schieben zumindest die negativen auf andere Personen. Wer aber ehrlich mit sich ist, wird feststellen, dass diese Stimmungen von innen, aus einem selbst, aufsteigen.

In der buddhistischen Tradition gibt es eine sehr einfache und erhellende Übung zu diesem Thema, die so genannte Uppekha-Meditation. Uppekha meint Gleichmut. Die Idee dabei ist, in Ruhe eine halbe Stunde im Sitzen und mit geschlossenen Augen nach innen zu horchen, um bewusst Zeuge jener Stimmungen zu werden, die von selbst und von innen heraus aufsteigen, ohne dass irgendwer außer wir selbst Verantwortung dafür trägt. Wenn man sich einige Wochen lang diese halbe Stunde täglich Zeit nimmt und übt, wird man erleben, dass man danach weniger dazu neigt, eigene

Stimmungen auf andere zu projizieren. Ließe sich diese Haltung auf den ganzen Tag ausdehnen, wäre das natürlich ideal. So ist die Uppekha-Meditation eine schöne Übung, um sich seiner selbst bewusster zu werden und das Spiel der eigenen Projektionen zu erkennen und zu durchschauen.

Wie erkenne ich, ob ich depressiv bin?

Eine Depression selbst zu erkennen mag schwierig sein. Es ist tatsächlich eine Herausforderung, zumal hierbei schon die Hausärzte zu versagen scheinen. Aber vom Standpunkt des eigenen Erlebens her ist es immerhin möglich. Die Schulmediziner sind viel zu sehr auf »objektive« Methoden aus. Es gibt aber bis heute weder Labortests noch anders geartete sichere Nachweisverfahren, um die Diagnose zu stellen, obwohl die Schulmedizin diese Hoffnung weiter nährt. Dies ist letztlich der Grund dafür, dass die Hälfte der Depressiven lange Zeit falsch eingeschätzt oder – wenn überhaupt – erst viel zu spät mit der richtigen Diagnose konfrontiert wird. Doch was deutet auf Depression hin? Warnende Symptome können sein:

- Antriebslosigkeit
- Stimmungstiefs
- Mangel an Lebensfreude und emotionaler Energie
- Verlust von Begeisterungsfähigkeit und Elan
- Suizidgedanken
- Appetitmangel

- Libidoverlust
- Schlafstörungen
- unerklärliche Angstzustände, etwa die Angst, einfachste Dinge nicht mehr zu bewältigen, was sich dann in der Realität auch bewahrheiten kann
- weitgehender Verlust des Selbstwertgefühls
- die Neigung, alle Schuld immer bei sich zu sehen und keine Differenzierung zwischen Schuld und Verantwortung vorzunehmen

Durch die »larvierten« Depressionen sind aber auch so unspezifische Symptome wie Rückenschmerzen, Kopfschmerzen, Schwindel oder Übelkeit verdächtig. Noch schwieriger wird die korrekte Diagnose, weil einige Patienten – wie erwähnt – dazu neigen, ihre seelischen Ausfälle ebenfalls zu maskieren und zum Beispiel Niedergeschlagenheit mit aufgesetzter Heiterkeit und gezwungener Fröhlichkeit im Sinne der Sisi-Depression zu überspielen. Also darf man bei der Selbstdiagnose nicht das Verhalten zum Maßstab nehmen, sondern muss sich unbedingt am eigenen Erleben orientieren.

Am deutlichsten wird das Elend der Depression auch in sprachlichen Bildern und Aussagen wie:

- Ich fiel in ein dunkles Loch.
- Alles um mich herum wurde dunkel.
- Alle Gefühle verließen mich.
- Es ist ein Gefühl, als hätte ich kein Gefühl mehr.
- Meine Gefühle sind wie vereist.

- Ich fühle mich wie ein wandelnder Leichnam.
- Ich bin nur noch ein Zombie.
- Ich empfinde es als unerträglich, dass mein Körper lebt, während mein Geist tot ist.
- Es gibt absolut keine Hoffnung mehr, nicht einen Funken.

Wie schwer die Diagnosestellung ist, wird auch daran deutlich, dass das Krankhafte und das für den Entwicklungsweg Wichtige nahe beieinander liegen. Beispielsweise ist die Neigung, alle Schuld bei sich zu sehen und diese noch gnadenlos zu übertreiben, ein Thema der Depression. Aber alle Verantwortung für sich und seinen Weg selbst zu übernehmen ist auch eine Grundforderung auf dem spirituellen Weg. Insofern ist diese Haltung also fast als Korrektur der von der Gesellschaft so übertriebenen Projektion von Schuld nach außen zu sehen. Doch letztlich ist sie genauso weit von der Mitte entfernt, wie die inzwischen verbreitete Tendenz, jede Verantwortung und erst recht jede Schuld weit von sich zu weisen. Der Entwicklungsweg bleibt eine Gradwanderung zwischen den Extremen und auf *Messers Schneide*, wie es Somerset Maugham in seinem gleichnamigen Entwicklungsroman darstellt.

Über die Anwendung von Fragenkatalogen

In dem Maß, wie die Depression zu einem kollektiven Problem wird und auch die Ratgeberspalten von Illustrierten füllt, kommt es zunehmend zu recht fragwürdigen Versuchen von Selbstdiagnostik. Das mag am Beispiel des folgenden

Fragenkataloges klar werden. Auch die meisten Kliniken setzen entsprechende Fragenkataloge ein. Sie versuchen damit herauszufinden, welchen Schweregrad eine Depression hat, um sie differenzierter behandeln zu können. Bei leichten Depressionen würden heute viele Psychiater Psychotherapie empfehlen, wenn auch meist nur im Rahmen der kognitiven oder Verhaltenstherapie. Bei mittelschweren Depressionen käme unbedingt die Verordnung von Psychopharmaka hinzu, während bei schweren Depressionen hauptsächlich auf die Pharmakologie gesetzt würde. Dieses Vorgehen deckt sich weitestgehend mit den Wünschen der Patienten, die oft die Diagnose Depression als Entlastung erleben und geradezu froh sind, an einem definierten Krankheitsbild zu leiden. Psychiater ersparen ihnen meist die Definitionsprobleme, was für die Reduktion der oft mörderischen Schuldgefühle auch sinnvoll erscheint. Bereits die (unbewiesene) schulmedizinische Annahme, dass es sich bei der schweren Depression um eine Gehirnstoffwechselkrankheit handele, beinhaltet etwas Entlastendes für viele gequälte Patienten.

Fragen zur Selbsteinstufung

- Ist meine Lebensenergie in letzter Zeit drastisch zurückgegangen? (Eine zwei Wochen andauernde unübliche Antriebslosigkeit ist schon verdächtig.)
- Kann ich mich noch richtig am Leben freuen? Interessiere ich mich für die Themen meines Lebens? Ist mein Selbstwertgefühl in letzter Zeit drastisch gesunken oder sogar zusammengebrochen?

- Habe ich das Interesse an Dingen verloren, die mir früher sehr wichtig waren?
- Fällt es mir zunehmend schwer, Entscheidungen zu fällen?
- Habe ich immer häufiger im Hinblick auf mein Leben und meine Zukunft das Gefühl von Hoffnungslosigkeit?
- Neige ich vermehrt zum Grübeln, zu Selbstvorwürfen und Schuldgefühlen?
- Fühle ich mich häufig ohne vorausgehende Anstrengung extrem müde und erschöpft?
- Hat mein Appetit in letzter Zeit auffallend nachgelassen?
- Ist mein Schlaf, was das Einschlafen und Durchschlafen angeht, drastisch schlechter geworden und über einige Wochen so gestört geblieben?
- Erlebe ich ein Morgentief mit quälenden Gedanken?
- Sind neuerdings (auch wechselnde) Schmerzen etwa in Rücken oder Kopf, im Herz- oder im Verdauungsbereich aufgetreten?
- Leide ich seit neuestem unter Schweißausbrüchen auch ohne große Anstrengung?
- Ist meine Lust auf Sexualität in letzter Zeit deutlich zurückgegangen?
- Fühle ich mich unglücklich, und hält dieses Gefühl schon über mehrere Wochen an?
- Drohe ich die Kontrolle über mein Leben zu verlieren? Ist mein Leben schon außer Kontrolle?

- Hat mein Leben den Sinn verloren? Habe ich mein Lebensziel (aus den Augen) verloren? Sind meine Augen folglich leer und seit einiger Zeit ohne Ausstrahlung?
- Habe ich einen echten Lebensinhalt, der mich erfüllt und der mich ruft und mir Berufung ist?
- Habe ich eine Vision für meinen Lebensweg und die Energie, ihr auch zu folgen?

Zwar vermag man mit der Hilfe eines solchen Fragenkatalogs durchaus die Neigung zu Depressionen aufzudecken, aber es muss offen bleiben, ob damit eine zuverlässige Diagnose gestellt werden kann. Ginge es nur nach diesem Fragenkatalog, wären sicher noch viel mehr Menschen als depressiv zu bezeichnen, als es die offizielle Statistik wiedergibt. Deshalb ist er auch mit Vorsicht zu betrachten.

Die Hintergründe der Depression

Gesellschaftliche und soziale Ursachen

Die Biographien großer Künstler der Vergangenheit, die zeitlebens mit ihrer Depression gerungen haben, zeigen, dass es auch in anderen Jahrhunderten viele Gründe gegeben hat, am Leben zu verzweifeln. Die moderne Welt allerdings birgt sogar noch mehr Anlässe, in Depression zu verfallen. Die Statistiken besagen mit ihren nüchternen Zahlen, dass die nach 1956 Geborenen bereits ein doppelt so hohes Risiko haben, an einer Depression zu erkranken.

Wer bedenkt, dass die mit Abstand häufigsten Auslöser von Depression die Trennung vom Lebenspartner und der Verlust des Arbeitsplatzes sind, erkennt unschwer zwei wesentliche gesellschaftliche Ursachen der Depressionslawine. Beziehungstod und Jobverlust drohen heute immer mehr Menschen. So haben arbeitslose Singles das höchste Risiko, an einer Depression zu erkranken. Sie gehören jedoch zu der Bevölkerungsgruppe, die in unserer modernen Gesellschaft auf dem Boden von Globalisierung und Vereinzelung immer mehr anwächst – viel mehr, als uns allen lieb sein kann.

Doch was genau ist der Nährboden für jene Depressionswellen, die uns seit etwa dreißig Jahren mit immer noch wachsender Stärke heimsuchen? Erforschen wir also in einem ersten Schritt, in welcher Art von Welt sich Depressionen so rasch ausbreiten. Was ist das Typische unserer Gesellschaft und Epoche? Ein Verdacht wird generell auch auf die Lieblosigkeit moderner Zeiten sowie auf das ständig steigende Stressniveau fallen. In einem zweiten Schritt geht es dann darum, zu zeigen, bei welcher Art von Mensch sich daraus naturgemäß Probleme ergeben. Ziel ist herauszufinden, wie wir dem Trend zum Depressiven besser begegnen können.

Globalisierung und Konkurrenzkampf

Unter den großen Trends unserer Zeit fällt zuerst jener der Globalisierung auf. Die Welt wird immer mehr und immer rascher zu einem großen Dorf, in dem alle mit allen auf eine oberflächliche Art und Weise zusammenhängen. Das Internet ist das Netz, das alle verbindet, das aber unter Umständen auch zwischen allen steht. Wenn wir hier von »Welt« und »allen« sprechen, müssen wir bedenken, dass es eigentlich nur um unsere so genannte Erste Welt und ihre Bewohner geht. Es ist jene Welt, die wir für die wichtigste und oft auch einzige halten und über die 90 Prozent unserer Nachrichtensendungen berichten. Sie ist es auch, die die Fülle an Depressionen hervorbringt, somit ist diese Konzentration auf die Erste Welt in unserem Zusammenhang sogar legitim.

Was bedeutet die Globalisierung, der Wegfall der äußeren Grenzen, für die Menschen dieser Welt? Sie treten, kurz gesagt, in verstärktem Maß in Konkurrenz zueinander und werden zunehmend gegeneinander ausgespielt. Welche moderne Beratungsgesellschaft auch eine Firma unter die Lupe nimmt, das Ergebnis läuft immer auf das Gleiche hinaus: Reduzierung der Belegschaft um den Prozentsatz x bei gleichzeitiger Steigerung der Leistung der verbliebenen Mitarbeiter. Ziel ist in jedem Fall die Gewinnmaximierung durch höhere Effizienz, früher hätte man gesagt »auf dem Rücken der Mitarbeiter«. Das heißt für die Einzelnen, dass sie entweder aus dem Produktionsprozess herausfallen und sich in das wachsende Heer der Arbeitslosen einreihen, was sich als eine der zwei wichtigsten sozialen Ursachen der Depression erweist, oder sie müssen für gleich viel oder oft sogar für weniger Geld mehr arbeiten, und zwar bei steigendem Druck. Es versteht sich von selbst, dass all dies die Zufriedenheit nicht steigert, sondern Missmut fördert und das Stressniveau anhebt. Warum bei diesem Prozess nur sehr wenige wirklich gewinnen können und auf der seelischen Seite überhaupt alle zu Verlierern werden, ist in meinem Buch *Woran krankt die Welt?* (siehe Literaturverzeichnis) dargestellt.

Beim Betrachten der Entwicklungen, die mit der Globalisierung verbunden sind, ist festzustellen, dass die letzten Jahrzehnte einen durchgehenden Trend mit sich bringen, der uns sowohl im Berufs- als auch im Beziehungsleben die Vergangenheit und die Zukunft wegnimmt.

Wirtschaftliche Depression

Zu den genannten Faktoren kommt hinzu, dass wir in der so genannten Ersten Welt, insbesondere im deutschsprachigen Raum, in einer Phase der Enttäuschungen und der Depressionen angekommen sind. In der Dritten Welt mit ihren noch bestehenden und sogar eskalierenden äußeren Problemen haben sie eine deutlich geringere Rolle. In den Weltkriegen waren Depressionen übrigens auch bei uns kein Thema, obwohl es eigentlich viel Grund dafür gab. In der Wirtschaftswunderzeit nach dem Krieg waren Depressionen ebenfalls eher die Ausnahme. Man hatte gar keine Zeit dafür, weil es so viel zu tun gab, das Hoffnung machte. In der direkten Nachkriegszeit, bevor Ludwig Erhard das Wirtschaftswunder ankurbelte, waren zwar in der allgemeinen Hilflosigkeit wirtschaftliche und Blutdruck-Depressionen an der Tagesordnung, aber es gab kaum psychiatrische, da die Menschen damit beschäftigt waren, Lebensmittel und Kohle zu organisieren und zu überleben.

Auf die erste Aufbauzeit folgte mit kurzen Unterbrechungen ein Boom auf den anderen. Wie Dampfmaschine, Eisenbahn und Elektrifizierung einst in der Industriellen Revolution die Wirtschaft so wunderbar in Gang gebracht hatten, sorgte nach dem Krieg unter anderem die allgemeine Automobilisierung für Wirtschaftswachstum. Später begann die Computerindustrie ihren Siegeszug.

Danach wurde es jedoch stiller und ruhiger, und die Wirtschaft stagnierte weitgehend – jedenfalls in Ländern wie Deutschland und Frankreich. Waren die sechziger, siebziger und achtziger Jahre des letzten Jahrhunderts noch voller Hoffnung und Expansion, geht seit den neunziger Jahren nichts mehr von allein, im Gegenteil ist immer mehr Einsatz notwendig.

Die goldenen Zeiten seien vorbei, kann man heute landauf, landab hören. Zum einen sind die Menschen materiell übersättigt, zum anderen wird das Geld knapper. Die Arbeitslosigkeit steigt, die Stimmung sinkt, während die Ansprüche hoch bleiben und ein Ende der Misere nicht in Sicht ist. In Deutschland kommt hinzu, dass man langsam, aber sicher vom Klassenbesten abgestiegen ist und sich – ohne spürbare Gegenwehr – auf dem Weg des Niedergangs eingerichtet hat. Wo man hinhört, wird geklagt und oft auch erbärmlich gejammert. Jede Wirtschaftsstudie zeigt das eigene Land abgeschlagen; die Bildungsstudien sind peinlicher, als es das eigene Selbstwertgefühl verkraftet. In der EU steht man als Schuldenmacher da, ohne dass Abhilfe erkennbar wäre. Man schämt sich und findet keine Lösung. Die Menschen verfallen schnell in Nichtstun und Resignation, etwa im Angesicht von Arbeitslosigkeit. Sie verlassen sich auf Regierungen und Behörden, füllen Formulare aus und warten missmutig ab.

Nachdem im Übrigen auch die zweite Pisa-Studie deutlich gemacht hat, wie weit hinten man in Sachen Bildung rangiert, kam bezeichnenderweise als einziger Lösungsvorschlag, den Unterricht, der schon am Vormittag offensichtlich viel zu wenig bringt, auch noch auf den Nachmittag auszudehnen. Gegen diese aberwitzige Idee regte sich nicht einmal Widerstand. Man ist offenbar so sehr von sich und dem eigenen Weg überzeugt, dass überhaupt nicht mehr qualitativ gedacht, geschweige denn etwas in Frage gestellt wird. Es geht nur noch um Quantität. »Immer mehr vom selben« – diese Devise hat der österreichische Therapeut Paul Watzlawick schon vor Jahrzehnten als äußerst kontraproduktiv entlarvt.

Da auf alten Pfaden mit Sicherheit keine wesentliche Änderung oder gar Besserung zu bewirken ist, passt die allgemeine deprimierte Stimmung eigentlich gut zu der tatsächlich bestehenden Situation. Sie führt aber natürlich bei jenen, die eine Anlage dazu mitbringen, viel leichter zu Depressionen als eine schwungvolle Konjunktur mit entsprechender Aufbruchstimmung.

Objektiv geht es den meisten materiell zwar nicht einmal schlecht, aber die Stimmung ist erbärmlich, und Depression ist ganz wesentlich ein Stimmungsproblem. Dass wirtschaftliche Depression auch Depressionen im psychiatrischen Sinne fördert, ist inzwischen leider ein bekanntes Phänomen.

Hinzu kommt, dass es in Deutschland kaum noch Erfahrungen mit der Situation des Niedergangs gibt, da über viele Jahrzehnte hinweg alles immer nur bergauf strebte. Die neue Erfahrung ohne Präzedenzfall löst eine bisher unbekannte Hoffnungslosigkeit aus. Viele, darunter vor allem ältere Menschen, erleiden auf dieser Basis Depressionen, und nicht wenige von ihnen bringen sich auch um, weil sie keinen Ausweg mehr sehen.

Materielle Übersättigung

Selbst wenn die Konjunktur wieder anziehen sollte und uns die erneut wachsende Wirtschaft wider Erwarten einen neuen Aufschwung bescheren würde, bliebe es fraglich, ob dies die Menschen noch mitreißen könnte. Zum einen wird die Arbeitslosigkeit wohl so lange auf hohem Niveau bleiben, bis sich wieder ein qualitativer Sprung in eine neue Dimension ergibt, wonach es bei der herrschenden »Bunkermentalität« jedoch nicht aussieht. Zum anderen sind die materiellen Ziele weitgehend ausgereizt. Das heißt, einerseits sind in der westlichen Welt viele Menschen, die sich ausschließlich mit materiellen Zielen in einer Welt der Materie etabliert hatten, frustriert, dass ihre Träume von immer mehr materiellem Wohlstand zerplatzt sind. Andererseits ist bei einem großen Teil der Bevölkerung eine gewaltige Übersättigung erreicht.

Die Wohlstandsgesellschaft war eigentlich sehr erfolgreich, aber gerade das wird ihr nun zum Verhängnis, wie es der Club of Rome vorausgesagt hat. Es gibt keine lohnenden Ziele mehr, damit auch keine Motivation, etwas zu erreichen, weder für die Produzenten in der Wirtschaft noch für die Konsumenten.

Besitztümer wie das Auto werden zudem immer kontraproduktiver. Zwar werden immer schnellere und sicherere Automodelle auf den Markt gebracht, aber auf den verstopften Straßen kommen sie kaum noch voran. In der Londoner City fließt der Verkehr inzwischen langsamer als zur Zeit der Pferdekutschen. Außerdem verschmutzen Autoabgase die Luft und erschöpfen die für schnödes Verbrennen inzwischen viel zu kostbaren Erdölvorräte. Dadurch wird es immer teurer, im Stau zu stehen. Kurz gesagt, des Deutschen ehemals liebstes Kind, das Auto, ist längst zum Sorgenkind verkommen.

Ein wesentlicher Teil der wirtschaftlichen Probleme besteht im Grunde darin, dass die Leute alles haben, was sie brauchen – und dass sie das, was sie noch nicht haben, auch gar nicht brauchen. Aus diesem Stoff sind Konjunkturprobleme gemacht, und Deutschland ist ein typisches Beispiel dafür. »Exportweltmeister bei äußerst schwacher Binnennachfrage«, nennen das die Ökonomen. Wenn auf der materiellen Ebene kaum noch echte Anreize zu finden sind. Woher sollen materiell eingestellte Menschen dann aber ihre Motivation nehmen? So eröffnet sich auch hier ein weites Feld für depressive Entwicklungen, die auch immer mit der Gefahr verbunden sind, in eine Depression im psychiatrischen Sinn zu entgleisen.

Wer materiell alles hat, was er braucht, müsste eigentlich rundum zufrieden sein. Wenn er aber frustriert ist, wie wir es jetzt bei so vielen erleben, wird es daran liegen, dass er außerhalb seiner materiellen Vorstellungen und Wünsche kein Leben hat. Das Ergebnis sind Leere- und Sinnlosigkeitsgefühle wie bei einer Depression. So etwas fliegt in dem Moment auf, wenn die äußeren Träume verwirklicht oder zerplatzt sind. Der Zustand der Übersättigung auf hohem Frustrationsniveau, wie er in Deutschland, inzwischen Europas führendem Jammerland, erreicht ist, spricht für einen Mangel an Träumen und Visionen in Bezug auf innere Ziele und geistig-seelische Inhalte. Es scheint so, als sei die materielle Schlaraffenlandsituation ausgereizt und vorbei – und auch durch die so genannte Fun-Gesellschaft nicht zu halten. Es haben einfach zu viele gar keinen Spaß an ihr. Sobald äußerlich alles erreicht ist, wird besonders deutlich, was innerlich noch alles fehlt. So ließe sich folgern, dass die Befriedigung aller materiellen Wünsche ein gefährliches Konzept ist, denn es macht die geistig-seelische Bedürftigkeit erst so richtig deutlich und führt auf diesem Weg zu noch größerer Unzufriedenheit, zumal wenn sich hier keinerlei Perspektive bietet.

Die Frustration ist jedoch die kleine Schwester der Depression. Beide sind von weiblicher Energie bestimmt und betreffen auf der Gehirnebene die weiblichen Areale. Insofern sind sie auch als archetypisch weibliche Reaktionen auf eine überzogene Entwicklung zu sehen. Hier, in diesem zu lange vernachlässigten archetypisch weiblichen Terrain, liegt allein die Zukunft.

Wenn die äußeren Probleme gelöst und die Bedürfnisse abgedeckt sind, kommen die inneren hoch. Wenn wir sie nicht ins Bewusstsein lassen, werden sie sich außerhalb davon eine Bühne suchen. Dafür kommen der Körper und die Seele in Frage – ersterer im Sinne psychosomatischer Beschwerden, letztere im Sinne der klassischen Geisteskrankheiten, wozu ja auch die Depression von der Psychiatrie gerechnet wird. Im Augenblick wird die frustrierende Situation vor allem in jenen Symptomen deutlich, die bei Depressiven besonders nahe liegen. Dazu zählen Herzprobleme, Diabetes oder Osteoporose.*

Man könnte fast Hans Blüher Recht geben, der im *Traktat über die Heilkunde*** davon ausgeht, dass die Summe der Krankheit in der Welt immer gleich bleibt. Wo die Übersättigung um sich greift, kommt sozusagen als Regulativ die Depression ins Spiel. Wenn wir aber erkennen, dass wir ohne Wachstum nicht sein können und es wirtschaftlich nicht mehr zu realisieren ist, bliebe noch der Ausweg, es auf geistiger und seelischer Ebene zu versuchen. Dafür sprechen auch alle Erfahrungen aus dem Bereich der Krankheitsbilderdeutung. Ohne Wachstum kann kein Mensch leben, aber er hat die Wahl, auf welchen Ebenen er wachsen will. Wo das physische Wachstum *natürlich* endet, muss seelisches Wachstum

* Diese und andere Symptome werden in *Krankheit als Symbol* ausführlicher gedeutet.

** Hans Blüher: *Traktat über die Heilkunde – insbesondere die Neurosenlehre.* Klett, Stuttgart, 3., veränd. Aufl. 1950.

vermehrt einsetzen und schließlich durch geistiges und soziales Wachstum ergänzt werden. Wenn ein Mensch auf diesen Ebenen Wachstum boykottiert, wird es in unerlöster Form in den Körper rutschen und hier zuerst für harmlosere Auswüchse sorgen, um schließlich aber im Krebswachstum mit der vorzeitigen Beendigung dieser Inkarnation zu drohen.

Wahrscheinlich ist das beschriebene Muster auch auf die Gesellschaft zu übertragen. Sie muss ebenfalls wachsen und darin ihren Zusammenhalt finden. Das könnte durch Bevölkerungswachstum geschehen oder durch wirtschaftliches Wachstum, aber auch durch organisatorisches Wachstum. Auf all diesen Ebenen geschieht aber bei uns seit langem nichts mehr. Die Wirtschaft stagniert, und die Bevölkerung geht sogar zurück. Die Umorganisation der Gesellschaft löst enorme Ängste aus und wird von Interessenverwaltungsgemeinschaften wie Gewerkschaften oder Verbänden massiv be- und sogar verhindert. In dieser Situation von allgemeiner Stagnation ist guter Rat teuer. Wo könnten wir denn noch wachsen?

Im Sinne der Wirtschaftstheorie des Russen Nikolai Kondratieff wäre es denkbar, dass wir den nächsten großen Schritt, nach seiner Rechnung wäre es der sechste, auf einer inneren Ebene leisten müssen – auch kollektiv als Gesellschaft. Der fünfte Zyklus ist nach diesem Verständnis dem Informationsbedürfnis gewidmet, so wie sich frühere um Energie (Elektrifizierung) oder Mobilität (Autoboom) kümmerten. Der sechste sollte sich demnach der Themen Gesundheit des Einzelnen (Medizin), der Gesellschaft (Sozialsystem) und der Natur (Ökologie) annehmen.

Wir hätten tatsächlich noch riesige Produktivitätsreserven, wenn wir uns wirklich nachhaltig um ökologische Anliegen kümmern würden. Das ist das äußerlich noch am leichtesten fassbare Thema. Genauso wichtig wäre es, dass wir unsere Regenerationsreserven besser ausnutzten und zum Beispiel für gute, gesunde Schlafbedingungen sorgten, wozu kollektive Aufklärung und Bildung notwendig wären. Ähnliches gilt im Bereich der Gesundheit, in dem vieles allein durch gesunde Bewegung im Sauerstoffgleichgewicht, durch vollwertige und typgerechte Ernährung sowie durch nachhaltige Atemschulung zu erreichen wäre. Am wichtigsten aber ist: Wir könnten im Sinne von *Krankheit als Symbol* durch einen verständnisvollen Umgang mit vielen vor allem chronischen Krankheitsbildern, die längst Seuchencharakter angenommen haben – zum Beispiel Depressionen, Übergewicht, Typ-II-Diabetes und Rückenprobleme –, große Ressourcen freisetzen. Würde das Kollektiv die darin gebundene Energie zurückbekommen, ginge es nicht nur dem Einzelnen, sondern auch der Gesellschaft insgesamt sehr viel besser. Die Nation, die diese Zusammenhänge als Erste erkennt und ihr Wissen praktisch umsetzt, wird für einige Zeit einen inneren Vorsprung gewinnen und völlig konkurrenzlos sein. Wachstum ist also möglich, nur müssten wir uns wohl oder übel von den gewohnten äußeren Ebenen verabschieden und uns an neue innere heranwagen.

Beruf(ung) in der Krise

Während noch vor wenigen Jahrzehnten die Lebensarbeitsstelle mit Betriebsrente und sicherer Zukunft das Ziel junger Menschen war, geht heute der Trend zur Zeitarbeit ohne gemeinsame (Firmen-)Geschichte und Zukunftsgarantien. Dass man sich in der Vergangenheit verdient gemacht hat, zählt immer weniger; wenn überhaupt, wird nur noch die letzte Zeitspanne bewertet. Was zählt, ist die unmittelbare Gegenwart. Wer heute nichts bringt, bekommt schon morgen keine Chance mehr. Ein Ausruhen auf alten Verdiensten wird so immer schwieriger und ist manchmal schon völlig unmöglich.

»The winner takes it all«, damit ist gesagt, dass der *zweite Sieger*, wie man ihn früher unter dem Einfluss des alten olympischen Ideals noch nannte, heute bereits nicht mehr zählt. Der gnadenlose Konkurrenzkampf, der aus solchen Formulierungen spricht, ist ebenfalls keine angenehme Entwicklung für depressiv strukturierte Menschen. Ein zweiter Platz ist heute nichts mehr wert, er macht schon zum Verlierer. Ewige Zweite bekommen manchmal noch Mitleid, werden aber immer öfter mit Spott und Hohn bedacht. Als beispielsweise Jan Ullrich, das deutsche Ausnahmetalent im Radsport, zum wiederholten Mal beim bedeutendsten Radrennen der Welt »nur Zweiter« zu werden drohte, warf man ihm schlechtes Abschneiden vor. Interessant ist, dass seine Kritiker in der Radsportszene selbst nicht annähernd so viel zu leisten vermochten wie Ullrich. Aber die Zeiten haben sich geändert. Wer heute Zweiter wird, ist bestenfalls noch bemitleidenswert. Das Fatale daran ist, dass es auf diese Weise mit einer Ausnahme nur noch Verlierer gibt. Den Rest beißen im übertra-

genen Sinne die Hunde; im konkreten Leben wird er nicht selten depressiv.

Hinter dem Trend, nur noch den Augenblick zu akzeptieren, nur den Sieger zu bejubeln und die Verdienste der Vergangenheit zu ignorieren, steckt ein gewisser Egoismus. Der augenblicklich Stärkste hat das Sagen und die ganze Macht, und er kümmert sich wenig um die Machtfiguren von gestern. *Von gestern zu sein*, das ist so ziemlich das Schlimmste, das dem modernen Menschen passieren kann.

Die dadurch heraufbeschworene Unsicherheit und Angst um den eigenen Arbeitsplatz führt zu äußerst egoistischen Verhaltensweisen, die aus dem Tierreich hinlänglich bekannt sind, statt zu einer Solidarisierung unter den Betroffenen. Wenn es eng wird im Territorium der Ratten und das Futter knapp, werden die sonst friedlichen Tiere zu aggressiven Geschöpfen und fallen übereinander her. Im modernen Arbeitsleben nennt man das Phänomen Mobbing. Nach Schätzungen der deutschen Bundesanstalt für Arbeitsschutz und Arbeitsmedizin fühlt sich etwa eine Million Deutsche an ihrer Arbeitsstelle gemobbt. Mobbing ist für die Betroffenen heute jedoch ein weiterer wichtiger Auslöser, in die Krankheit und hier meist in die Depression auszuweichen.

Die Lieblingsfrage »Wer ist schuld daran?« drängt sich auf, und wer in dieser Weise sucht, findet auch die üblichen Schuldigen. Aber bringt uns das wirklich weiter? Betrachtet man die Welt mit dem linken Silberblick, rutschen die Arbeitgeber in die Sündenbockrolle, weil sie überall einsparen und Arbeitsplätze wegrationalisieren wollen. Betrachtet man die Welt dagegen mit dem konservativen Silberblick der Firmeneigner, zeigt sich, dass die Manager und ihre Vertreter, die modernen Kopf(geld)jäger oder Headhunter, mit dem schnöden Spiel, ihre eigenen Karriereambitionen weit über das Wohl der Firma zu stellen, begonnen haben. Mit dem Stellen der Schuldfrage erhält man also bei näherer Betrachtung keine wirklich verlässlichen Aufschlüsse. Aus seelischer Sicht werden sowieso alle zu Opfern.

So fällt es heute vielen leicht, die allgemeine Verunsicherung mit den Worten zu beklagen, dass früher alles besser gewesen sei. Aber war es das wirklich? Ist die moderne Entwicklung wirklich nur schlecht? Nach dem Polaritätsgesetz muss es stets noch eine andere Seite geben.

Wir könnten erkennen, dass die Arbeit ohne Zukunftsgarantien und Einbindung in eine Firmengeschichte auf ein Leben im Moment hinausläuft, die Grundforderung aller Meditationsrichtungen. Dies mag einigen angesichts so vieler Opfer zynisch erscheinen, vor allem wird es aber jene schockieren, die mit Angst in die Zukunft und ohne Stolz auf die Vergangenheit blicken. Und natürlich ist dies auch nur ein Versuch, in all den aus Egoismus geborenen modernen Trends den Gegenpol zu finden, sozusagen den lichten Schatten.

Wir haben das völlige Eintauchen in die Gegenwart lange verweigert, obwohl alle heiligen Schriften es so dringend empfehlen, und natürlich auch unsere Bibel: »Sehet die Vögel des Himmels, sie säen nicht, sie ernten nicht und sie leben doch.« Offenbar müssen wir jetzt dazu gezwungen werden – wohl aus dem Grund, weil wir uns so lange und so ungeschickt widersetzt haben.

Immerhin könnte man mit einem solchen neuen Verständnis von Zeitarbeit den Augenblick geradezu zelebrieren.

In jedem Moment sein Bestes zu geben kann Freude machen und geradezu berauschen. Wer auf diese Weise arbeitend im Augenblick aufgeht, braucht sich im wahrsten Sinne des Wortes um die Zukunft nicht zu sorgen, und die Vergangenheit kann ihm gleichgültig sein. Von der eigenen Arbeit wird dann so viel Faszination ausgehen, dass man selbst damit auch wie ein Magnet für positive Erfahrungen wirkt.

All jene modernen Krisenmanager oder Troubleshooter etwa in der IT-Welt, deren Selbstbewusstsein und Honorar davon abhängen, wie schnell sie die Computersysteme wieder zum Laufen bringen, sind nichts anderes als Zeitarbeiter. Der für mich faszinierendste frühe Zeitarbeiter auf höchstem Niveau war der Feuerwehrmann Red Adair. Wo immer es auf der Welt einen gefährlichen Großbrand gab, war er gefragt. Wie alle seine modernen Nachfahren, die Troubleshooter, war er ein Zeitarbeiter der Extraklasse, der sich gut zum Symbol und Vorbild für eine neue Arbeitsauffassung und -moral eignet.

Konflikte im Beziehungsleben

In der Partnerschaft findet sich wie im Beruf dasselbe Phänomen des Zwangs, in der Gegenwart zu leben, nur sind es andere Darsteller. Der flexible Lebensabschnittspartner hat längst den Ehepartner ersetzt und ist schon fast das höchste der Gefühle. Hieß es früher, »bis dass der Tod euch scheidet«, hat man heute allgemein dem Tod die Arbeit abgenommen und nimmt die Scheidung selbst in die Hand beziehungsweise lässt sie von Juristen durchziehen. Leider haben diese dabei nicht des Todes vergleichsweise glückliche Hand, sondern stiften eine Menge Unfrieden und können damit – schon allein wegen ihrer Beschränkung auf die Gesetzesbasis – natürlich nicht *fertig werden*.

Von der Großfamilie ging der Trend zur Kleinfamilie. Hatten die Eltern früher noch vier Kinder, haben die Kinder heute vier Eltern. Aus der Einkindfamilie wurden die »Dinks« (*double income, no kids* – doppeltes Einkommen, keine Kinder), kurz bevor sie gänzlich »versingelten«. Heute sollen in Großstädten wie Hamburg und München schon mehr Singles als Ehepaare leben. Der One-Night-Stand scheint das Feld zu beherrschen und zum Beziehungsmuster der Zukunft zu werden, sofern nicht alles beim absolut sicheren Cybersex endet, der gar keine menschliche Geborgenheit mehr bietet. Dass bei den letzten Varianten alle soziale Sicherheit und intensives gefühlvolles Einlassen auf der Strecke bleiben, ist klar. Auch noch so schöne One-Night-Stands relativieren sich in Zeiten der Not. Wer Hilfe sucht – »Wir hatten doch so eine wundervolle Nacht, jetzt bin ich krank, könntest du mich bitte pflegen?« –, wird wohl Enttäuschung ernten und wahrscheinlich die zum Zeitgeist passende Antwort erhalten: »Pflegen geht nicht, aber wenn du wieder fit bist, kannst du dich ja mal melden.«

Hinter den modernen Spielarten des Beziehungslebens steckt als primäre Triebfeder vor allem Egoismus. Wer nicht mehr teilen will, bleibt am besten allein, so das Credo der »versingelnden« Gesellschaft. Mit Egoismus aber kommt der Mensch mit depressiver Grundstruktur nicht zurecht. Er hat kaum Ego entwickelt und bleibt am liebsten auf das Du bezogen. In einer völlig vom Ego und von Egoisten dominierten

Gesellschaft wird der Depressive rasch zum Problem – für sich selbst und für die anderen.

Die zunehmende Abkehr von Großfamilie und lebenslangen Partnerbindungen ist aus Sicht der Sittenwächter, aber auch aus der etwaiger Kinder sicher schlecht. Aber ist sie nur schlecht?

Bei genauer Betrachtung stellen wir fest, dass wie die Trends im Arbeitsleben auch die Trends im Beziehungsleben eine andere Seite haben. Beide zwingen uns in die Gegenwart, in das Hier und Jetzt, das uns alle Religionen und Traditionen schon immer empfohlen haben. Wenn Vergangenheit und Zukunft wegfallen, bleibt nur die Gegenwart. Statt verkrampft im Wenn und Aber zu verharren, könnten wir entspannt im Hier und Jetzt ankommen. Es würde für uns eigentlich eine große Chance bedeuten, wenn wir ganz in der Gegenwart leben könnten. Allerdings würde es nur gelingen, wenn dabei wirklich Liebe den Moment bestimmt und damit auch der Mut zu Offenheit und Verbindlichkeit.

Man hüte sich jedoch davor, eine Mischung aus Beziehungsunfähigkeit und Fluchttendenzen mit dem Ideal des Hier und Jetzt zu verzieren und schönzudenken, also eine Mischung herzustellen, die mit dem Glück des erlösten Lebens im Augenblick nicht viel zu tun hat. Wer diese Gefahr durchschaut, könnte durchaus die Vorteile des alten und des neuen Beziehungsmodells verbinden. Wer oder was hindert uns eigentlich, Kontinuität, die sich aus dem beiderseitigen Wunsch zu Entwicklung ergibt, mit dem Charme des jeweiligen Augenblicks zu verbinden?

Auf der Beziehungsebene ist die Verpflichtung allein auf den Moment für nicht wenige zur Chance geworden, ganz im

Augenblick zu leben und ihn in Liebesfesten zu feiern, aber auch ganz in der Gegenwart gemeinsam Verantwortung zu tragen. Vorbei könnten die Zeiten sein, dass Ehefrauen sich um des lieben Friedens willen zur Verfügung stellen und einmal die Woche »herhalten«, ohne viel zu empfinden. Vorbei die Zeiten, dass *sie* etwas aushält, nur weil *sie* sich so lange hat aushalten lassen. Vorbei auch jene Zeiten, in denen falsche Rücksicht und feige Vorsicht das Leben in Vergangenheit und Zukunft erstarren ließ und die Gegenwart leblos blieb.

Die ständige Bereitschaft zum Leben – zum Auf und Ab, zum Rhythmus zwischen Liebe und Streit, zwischen gefühlter Gemeinsamkeit und bewusstem Alleinsein – klinkt uns ein in die Heilung des Lebens und erlöst aus der Aussichts- und Sinnlosigkeit bloßen Vegetierens, Hinhaltens und der Depression. Der depressiv Veranlagte allerdings neigt von seiner Grundstruktur wenig dazu, diese Chancen wahrzunehmen, wenn er sie überhaupt erkennt. Er wird leicht zum Opfer der beschriebenen Trends der Single-Gesellschaft, weil sie mit dem Ende der Sicherheit und Verlässlichkeit auch die Geborgenheit zerstören. Die Geborgenheit aber im Augenblick, die aus dem Annehmen desselben heraus das *Panta rhei* – dieses ewig Fließende im Rhythmus der Polarität des Lebens – ohne Angst ertragen und in seinem ganzen Ausmaß wahr- und wichtig nehmen kann, sie bleibt ihm wegen seiner noch zu besprechenden Grundstruktur meist verschlossen. Auch die anderen modernen Strömungen sind offenbar für Menschen mit depressiver Grundstruktur schwer erträglich. Sie machen jedoch ungefähr ein Viertel der Bevölkerung aus, worauf in dem Kapitel »Die seelische Basis der Depression« noch eingegangen wird.

Wir können an dem Zwang, ganz in der Gegenwart zu leben, wachsen oder zu Verlierern werden. Und große Teile der Bevölkerung werden das Leiden wählen, und es werden damit auch viele Kinder weiterhin zu den Verlierern zählen – infolge emotionaler Oberflächlichkeit, Lieblosigkeit und mangelndem mitmenschlichem Kontakt. Trotzdem werden einige dann doch wieder zu den Gewinnern gehören: Kinder, die sich plötzlich in einer neuen Art von Großfamilie wiederfinden und sehr früh sehr viel Flexibilität lernen. Es ermöglicht ihnen, geschickt mit den Patchworkmustern umzugehen und auf diese Weise viele verschiedene Bezugspersonen zu finden, von denen sie sehr verschiedene Dinge lernen können.

Individualismus statt Individuation

Während die Vergangenheit zum Auslaufmodell wird – die Jugend hat wenig Ahnung von Geschichte und bei Lage der Dinge naturgemäß auch kein Interesse daran –, hat die Zukunft immerhin noch etwas Verheißungsvolles. Doch sobald die Vergangenheit bedeutungslos wird, besteht die Gefahr, dass sich auch keine sinnvolle Zukunft mehr ergibt. Wer in und aus der Vergangenheit nichts gelernt hat, dem öffnet sich auch die Zukunft kaum vielversprechend – eine Erfahrung, die gerade ein Teil der deutschen Jugend durchmacht. Hier entsteht die Karikatur des erleuchteten Narren, der beim Entwicklungsweg des Tarot die zweiundzwanzigste Karte und damit höchste Ebene darstellt – dies gilt jedenfalls in dem Tarotsystem, das für mein Leben wichtig war. Man kann aber den Narren auch als unterste Stufe verstehen, wie es viele Tarotinterpreten tun, und es bietet sich bei den vielfältigen Narreteien der modernen Zeit vielleicht sogar an. Aus meiner Sicht jedoch hat der Narr die Welt überwunden und kann sich ganz dem Augenblick hingeben, nicht unähnlich dem Hans im Glück aus dem Märchen.

Die tumben Narren hingegen, die aus der Vergangenheit nichts gelernt und folglich auch nichts begriffen haben und die verschiedene Pisa-Studien zunehmend in Deutschland ausfindig machen, haben keine Zukunft und stehen sich und allen anderen im Weg. Sie können nichts und können folglich auch nichts mit sich anfangen, und sonst tut es auch niemand. Hier erübrigt sich die Spekulation auf eine glorreiche Zukunft.

Selbst zeitweilig von Fernsehprogrammen, die jeden Bildungsauftrag aufgegeben haben, angebotene Auswege funktionieren auf Dauer nicht. Kurzzeitig sah es so aus, als reiche es inzwischen in Deutschland, weder besonders gut singen noch tanzen zu können und einfach ungebildet und ein bisschen dreist zu sein, um Superstar zu werden. Wer obendrein noch zu blind ist, sich selbst zu sehen, und zu unbedarft, sich zu fürchten, schien eine gewisse Zukunft zu haben und als Sieger aus dem Container der Peinlichkeiten zu krabbeln. Immerhin wird heute derjenige, der seine eigene Peinlichkeit und Unfähigkeit eine gewisse Zeit auf der Bühne ertragen kann, dabei Geld verdienen. Es hängt nur davon ab, wie lange die offenbar ebenso tumbe Fernsehmehrheit ihn ertragen mag.

Diese böse Beschreibung hat natürlich ihren Gegenpol, denn in ihrer Einseitigkeit übersieht sie den neuen Typ, der sich jetzt herausbildet und offenbar viele positiv anspricht, der sogar schon auf ein gewisses Bewusstseinsfeld und vielleicht sogar auf eine Mehrheit bauen kann. Es ist inzwischen »in«, sich nicht mehr so viele Gedanken zu machen, sondern Mut zum eigenen Typ zu zeigen, wie schräg und ungehobelt er auch sein mag. Wo Individualismus weit vor Individuation rangiert, werden die Karten des Erfolgs völlig neu gemischt, und es bilden sich neue Muster heraus. Diese aber bieten depressiv Veranlagten besonders wenig Hoffnung, denn Bühnenauftritte kommen für sie überhaupt nicht in Frage, und die neue Frechheit und der Mut zur eigenen Peinlichkeit sind der depressiven Struktur völlig fremd.

Generell zeigt sich jedoch: Wer die Vergangenheit ignoriert und die Zukunft verschläft, macht sich zwar in der Gegenwart zum Narren, aber er hat keine Zukunft. Die Spekulation, einfach durch dreiste Plattheiten zum Star zu werden, trägt nicht besonders lange und kann depressiv Strukturierten keinerlei Hoffnung bieten.

Der Zeitgeist kommt Depressiven kaum entgegen, denn auch auf anderer Ebene ist Spekulation auf schnellen Gewinn zum modernen Volkssport geworden; man braucht nur das Geschehen an den Börsen zu betrachten. Börsenspekulation ist die Karikatur des Spiels und spielt natürlich immer mit der Zukunft – und verspielt sie ja auch recht häufig. Für Spekulation, die heute für viele zum Lebenselixier geworden ist, kann der Depressive nichts übrig haben. Er ist viel mehr auf die Vergangenheit als auf die Zukunft bezogen, und auch das macht ihn zum klassischen Verlierer im Rahmen moderner Trends.

Der moderne Ego-Trip

Der Versuch, sich als absolut einzigartig darzustellen, endet nicht selten in einer frustrierend schlechten Kopie. Die ausgeflippteste Mode ist natürlich nur das Schmücken mit fremden Federn von tatsächlich kreativen Menschen. An den Mitgliedern der Schickeria lässt sich das am besten ablesen: Ob sie ihre schweren Geländewagen mit Vierradantrieb und Wildgittern, die nie durch eine Savanne, geschweige denn durch eine Wüste gerollt sind, vor der Disco abstellen oder die ausgefallensten Dinge essen, trinken oder am Körper tragen – immer bleibt die krampfhafte Bemühung peinlich spürbar und das Gefühl von echter Einzigartigkeit will einfach nicht aufkommen.

Wer in der Disco zur individuell zusammengestellten Musik vom eigenen iPod tanzt statt zum allgemein angebotenen Sound, gibt die letzte Verbindlichkeit auf und treibt den Egoismus noch eine Stufe weiter. Er ist bestenfalls nicht mehr in Resonanz mit den anderen Tänzern, schlimmstenfalls nicht mehr in Resonanz mit dem Rest der Welt. Wer ganz aus der Resonanz aussteigt, schwingt nicht mehr mit. Wer aber mit niemandem mehr schwingt und die Resonanz zum eigenen innersten Sein und Wesen verloren hat, den lässt alles kalt, und er ist bereits der Depression sehr nahe. Deren Zusammenhang zum Phänomen der Resonanz wird noch zu untersuchen sein.

Der Schattenaspekt dieser Entwicklung ist bereits überall wahrzunehmen. Indem er beispielsweise die Ware von kreativen Modeschöpfern trägt, wird der Einzelne ja nicht einzigartig, sondern bleibt weiter in der Kopie stecken – gerade wenn er auf der Kleidung die Logos der Designer spazieren trägt, damit auch jeder sieht, dass er etwas Besonderes ist. Tatsächlich hat der massenhafte Wunsch nach Besonderheit und Einzigartigkeit zu seltsamen Auswüchsen vom Gegenpol geführt. Die Autos werden – fast schon auf früherem Ostblockniveau – immer ähnlicher gestaltet, weil ihre Karosserien nach denselben Forschungsergebnissen im Windkanal konstruiert werden, und sie rollen meist in den Einheitsfarben Silber oder Schwarz auf den Straßen. So geht die Vereinheitlichung viel öfter als vermutet Hand in Hand mit der Vermassung. Ersteres liegt daran, dass Autodesigner dieselben Schlüsse aus denselben Testergebnissen ziehen, und Letzteres daran, dass silberne und schwarze Modelle sich am besten zum Wiederverkauf eignen. Man denkt also beim Neuerwerb gar nicht mehr an sich, sondern schon an den Nächsten – aber auch das ist nur eine schlechte Karikatur christlicher Nächstenliebe.

Vereinheitlichung und Vermassung sind Gegenpole zum Individualismus. Der schwedische Ökonom Kjell Nordström spricht bereits von »Karaoke-Kapitalismus«, weil überall alles kopiert wird. Die eher weniger werdenden Kreativen können schon gar nicht mehr so schnell entdecken, erfinden und gestalten, wie ihre Resultate abgekupfert werden. Ganze Handelsmärkte leben vom Kopieren. In Shanghai oder Hongkong gibt es kaum noch Originale, aber jede Menge Kopien, die sich von den Originalen kaum unterscheiden lassen. Der Gegenpol lässt auch hier wieder grüßen; man freut sich über Designerware zum Wegwerfpreis für jedermann. Wenn jeder seine Rolex hat, muss sich der »Ich bin was Besseres«-Typ etwas überlegen und vielleicht doch ein wenig kreativ werden. Je schwerer es wird, in den eigenen Augen als einzigartiges

Individuum dazustehen, desto verzweifelter werden die Versuche, es doch noch zu schaffen.

Sowohl übertriebener Individualismus, der in seinen Auswirkungen von Eigenständigkeit und Unabhängigkeit bis zu Einsamkeit, Isolation und Kälte reicht, als auch das andere Extrem, das Untergehen in der Bedeutungslosigkeit der Masse, fördern leider gleichermaßen Depressionen. Vor allem gibt die Vermassung ihnen Vorschub, weil es in Massensituationen sehr eng wird, was Angst hervorbringt und hier besonders die Angst unterzugehen.

Dabei hat der Trend zum Ego eine lange Geschichte. Beispielsweise signieren bildende Künstler seit der Renaissance ihre Bilder oder Skulpturen. Zuvor traten sie ganz hinter dem Werk zurück, das sie zur höheren Ehre Gottes schufen. Folgende Anekdote erzählt von einem der Meilensteine auf dem Weg zur individuellen Künstlerpersönlichkeit, zum Ego-Bewusstsein: Michelangelo steht unerkannt in der bewundernden Menschenmenge vor seiner gerade enthüllten Pietà im Vatikan und hört, wie einer der Bewunderer sagt: »Dieser Leonardo ist ein Genie.« Gekränkt, weil seine Marmorplastik dem großen Konkurrenten zugeschrieben wird, lässt er sich daraufhin nachts in der Kirche einschließen, um sein Meisterwerk nachträglich zu signieren. Ob die Geschichte wahr ist oder nicht, auf alle Fälle kann man dort heute gut sichtbar in Marmor gemeißelt lesen: Michelangelo Buonarroti.

Inzwischen wimmelt es in der Kunstszene nur so von Stars und Superstars, die versuchen, den Sprung zum Megastar zu schaffen. Durch die Vergrößerung der Kluft zwischen oben und unten beziehungsweise Arm und Reich, die alle Bereiche unseres gesellschaftlichen Lebens erfasst, ist das Bedürfnis, an die Spitze zu kommen, sogar noch einmal beträchtlich gewachsen.

Jeder will und muss besonders sein und herausragen aus dem Meer der Bedeutungslosigkeit und sich so wenigstens einen kleinen Ego-Turm bauen. Ein geradezu lächerliches Beispiel ist das *Guinness-Buch der Rekorde*. Eine Fülle von abwegigen Disziplinen wird dort zu dem einen Zweck erwähnt, irgendeinem an sich völlig unbedeutenden Zeitgenossen einen »einzigartigen« Spitzenplatz zu bescheren. Überall finden sich heute Hitparaden, schon längst nicht mehr nur bezogen auf Musikhits. Selbst in die Medizin haben Illustrierte dieses lächerliche Spiel getragen, als sie anfingen, die besten Ärzte zu ermitteln und Ranglisten aufzustellen. Da es keine objektiven Kriterien gab, hat man unter anderem die Erwähnungen in der medizinischen Literatur als Kriterium für die Einstufung herangezogen. Als die Professoren davon Wind bekamen, haben einige besonders gewiefte Egomanen Zitierkartelle gegründet, Zusammenschlüsse unter Wissenschaftlern, die sich ständig gegenseitig zitieren, um ihr »Ranking«, wie es sich neudeutsch nennt, zu steigern. Solche Ego-Exzesse wären in der Medizin oder überhaupt im Wissenschaftsbetrieb noch vor wenigen Jahrzehnten undenkbar gewesen.

Zusammenfassend lässt sich feststellen, dass der Zerfall der alten Regeln und Gesetze am modernen Egoismus, an Individualismus und Konkurrenzdenken den Menschen mit melancholischer oder depressiver Struktur zu schaffen macht. Den hysterisch Strukturierten kommt dieser Zerfall in gewisser Weise entgegen, auch den Sanguinikern. Die depressiv Strukturierten aber bringt er an den Rand der Verzweiflung. Anders gesagt kann man erkennen, dass dieser

Trend zu Egoismus, Individualismus und Konkurrenzdenken die archetypisch weiblichen Elemente benachteiligt und den archetypisch männlichen Elementen entgegenkommt – eine Tendenz, die wir hinlänglich kennen.

Die Gefahren des Egotrips liegen in Einsamkeit, Isolation und Nicht-mehr- Mitschwingen, also in einer Art von gesellschaftlichem und individuellem Autismus. Abgesehen davon, dass auch der kindliche Autismus ein zunehmend ernster werdendes Problem darstellt, ist diese um sich greifende Vereinzelung vor allem dann bedrohlich, wenn sie mit Schweigsamkeit gekoppelt ist. Gerade in ländlichen Gegenden mit großem Anpassungsdruck in Richtung Konformismus kann man erleben, dass sich (auch junge) Menschen umbringen, ohne dass irgendjemand etwas dazu weiß oder sagen könnte.

Wie gefährlich diese zunehmende Tendenz ist, mag klar werden, wenn man sich die Volksweisheit vergegenwärtigt, dass Einsamkeit ein Gefängnis ist, dessen Tür man nur von innen öffnen kann. Die Mittel und Möglichkeiten, den Schlüssel zu finden, geben wir aber den jungen Menschen immer weniger mit. Sie haben in der Regel keinen Zugang zu jenem Gedanken an die Einheit, der den Zugang zur Einsamkeit über den einen Samen eröffnet, den es zu suchen und zu finden gilt.

Der Trend zur Individualität – wie so viele Moden aus den USA kommend – hat längst die ganze Welt erreicht. Was in der nordamerikanischen Verfassung so wunderbar niedergeschrieben steht, dass nämlich jedermann die Freiheit und das Recht habe, sein persönliches Glück *(pursuit of happiness)* auf seine Art und Weise zu suchen, wird nun schon fast zur

Pflicht. Von amerikanischen Pop- und Filmstars wird dieser Trend mehr noch als von den GIs in die Welt getragen. Er ist dort auf sehr fruchtbaren Boden gefallen und wie so vieles in sein Gegenteil umgeschlagen. Wahrscheinlich haben sich George Washington und Thomas Jefferson, die amerikanischen Gründerväter, die Umsetzung ihrer Verfassung anders vorgestellt und dabei auch tiefere Ebenen des Glücks im Auge gehabt. Sie haben vermutlich nicht damit gerechnet, dass in Zukunft eine Gesellschaft kollektiv Freude und Glück mit Spaß verwechseln und zur Fun-Gesellschaft verkommen könnte.

Aber selbst wo es primär um innere Entwicklung geht, ist diese Umkehr in den Gegenpol geschehen. Abraham Maslow hatte Mitte des letzten Jahrhunderts mit seinem im wahrsten Sinne des Wortes bahnbrechenden Buch *Psychologie des Seins** der Suche nach Selbstverwirklichung eine Tiefe und philosophische Dimension zu geben versucht und so die spätere New-Age-Bewegung möglich gemacht. Aber auch in diesem Umfeld, das sich allmählich zur Esoterikszene auswuchs, wurde aus Sinnsuche nicht selten ein gnadenloser Egotrip, der hier besonders makaber und lächerlich anmutet.

Trotzdem liegt in diesem, auch von C. G. Jung beschriebenen Streben einer der wenigen Lösungsansätze für die verfahrene Situation. Individuation im Sinne Jungs meint natürlich eine innere Entwicklung in Richtung *Selbst*-Verwirklichung. Ego verhält sich zu Selbst wie Schatten zu Licht. Statt innerlich individuell zu werden, geschieht es heute – wie so vieles andere auch – nur auf äußeren Ebenen, was gefährlich ist.

* Abraham Maslow: *Psychologie des Seins – ein Entwurf*. Kindler, München 1973.

Wir erkennen hier eine entscheidende Möglichkeit der Depressionsprophylaxe, denn es zeigt sich, dass ein weiterer wesentlicher Nährboden für Depressionen im Ignorieren der eigenen Lebensaufgabe liegt. Wer sein Leben als sinn- und ziellos erlebt, ist höchst gefährdet, in die Depression abzurutschen. Demgegenüber ist es ein positiver Anreiz, sich weiterzuentwickeln, wenn man eine Idee davon hat, warum man hier ist und immer wieder die gleichen Aufgaben bekommt. Man erkennt, wie spannend es werden kann, wenn man sich diesen Aufgaben offensiv stellt. Individuation statt Egotrip könnte das Zauberwort heißen, und es wäre eine, wenn nicht *die* Aufgabe der Esoterikszene, die Spiritualität zurück in den Jahrmarkt der überbordenden Aktivitäten zu bringen und so hier wieder für Richtung und Tiefe zu sorgen. Spirituelle Therapien wie die Reinkarnationstherapie bieten die Möglichkeit, seine wahre, ureigene Lebensaufgabe zu erkennen, und sind damit im tiefsten Sinne Depressionsprophylaxe.

Enttäuschungen, Verdrossenheit, Sinnverlust

Man denke nur an den Sportler, der nach langen Trainingsstrapazen endlich oben auf dem Podest steht, um die Goldmedaille entgegenzunehmen. Die Nationalhymne erklingt, und seine Tränen fließen. Während aber alle Welt darin ein Zeichen der Rührung angesichts des Erfolges zu erkennen glaubt, erlebt er den Zusammenbruch seiner Ideale. Er erkennt, dass er immer noch derselbe ist, dass sein Ideal ihn getäuscht hat und sein Ziel gar nicht das eigentliche war. Er steht plötzlich ganz allein mit sich wieder am Anfang. Der daraus unmittelbar folgende Zusammenbruch der Motivation wird von den Medien richtig und falsch zugleich interpretiert. Während nämlich alle glauben, er könne sich nicht mehr motivieren, nachdem die Spitze erreicht wurde, hat er erkannt, dass sein Motiv eine Illusion gewesen ist. Er hat tatsächlich geglaubt, dass die Goldmedaille ihn für alle Zeiten glücklich machen könne, und muss nun erkennen, dass sie gerade einmal für einen kleinen Moment der Freude und Zufriedenheit reicht und sonst nur Enttäuschung und Leere hinterlässt, der Stoff, aus dem Depressionen gemacht sind.

Ähnlich dürfte es vielen Menschen der postmodernen Industriegesellschaft gehen, die mit dem Erreichen ihrer materiellen Ziele merken, dass sie Illusionen nachgejagt sind und sich nun in der Leere ohne neue Ziele und vor allem ohne Hoffnungen sitzen gelassen fühlen. All das mündet in die Enttäuschung früherer Ideale. Denn jetzt wird sehr deutlich, dass sie eigentlich nie funktioniert haben.

Die Politiker erleben diese Situation als Politikverdrossenheit. Politik hat schon lange aufgehört, sich über materielle Dinge hinaus für geistige Werte zu interessieren, und nun wenig zu bieten, das Mut machen könnte. Man hofft auf das versprochene neuerliche Wirtschaftswachstum, aber was soll dabei herauskommen? Sinkende Arbeitslosigkeit hoffentlich, aber ob im Materiellen noch einmal neue große Illusionen zu erzeugen sind, die Millionen begeistern und bei der Stange halten können, bleibt mehr als fraglich.

Enttäuschung hat sich andererseits wohl auch aus abgeblockten emotionalen Wünschen entwickelt. Die einseitige materielle Ausrichtung großer Bevölkerungsteile hat deren Gefühlsleben behindert und verkümmern lassen. In den überall scheiternden Beziehungen wird die emotionale Wüste deutlich. Besonders Männer neigen dazu, ihr emotionales Problem erst wahrzunehmen, wenn die Frau mit den Kindern längst über alle Berge ist. Auch das kann eine Depression auslösen. Dass sich aus solchen Situationen Niedergeschlagenheit entwickelt, liegt nahe. Antriebsschwäche kommt hinzu, die sich aus der Frustration der eigenen nicht eingestandenen und jedenfalls enttäuschten emotionalen Wünsche und früheren Ideale ergibt. Beides zusammen führt nicht selten in Stimmungslöcher und Sinnlosigkeitsgefühle, womit die Grundlagen für sich entwickelnde Depressionen gelegt sind.

Dabei ist das Gefühl, dass die Grundlage falsch war, durchaus richtig. Keine einzige Religion oder Tradition speist die Illusion, dass ein materiell ausgerichtetes Leben zur Erfüllung oder gar Erlösung führen könne. Die Erkenntnis, einen Fehler gemacht zu haben, kann dann auch etwas Hilfreiches haben. Es wird deutlich, dass etwas gefehlt hat, und der Fehler könnte den Weg zum Fehlenden weisen.

Eine amerikanische Milliardärin hat eine Selbsthilfegruppe für depressive Milliardäre gegründet. Das mag zeigen, dass Geld die Probleme des Lebens vielfach nicht lösen kann, des weiteren aber auch, dass sehr viel Geld sogar Depressionen wahrscheinlicher macht, da die Illusion wegfällt, mit Geld lasse sich etwas Entscheidendes lösen. Aus der Perspektive der spirituellen Philosophie ist diese Entwicklung sehr stimmig, denn der Weg soll ja über die Ebene der Materie hinausführen. Insofern ist aus dieser Perspektive das Konzept der Enttäuschung durchaus angemessen.

Für diese Interpretation spricht einiges. Es handelt sich

möglicherweise um ein typisches gesellschaftliches Rückzugsgefecht, das in Depressionen mündet, sobald alle falschen Hoffnungen enttäuscht wurden, die falschen Propheten verstummt sind und die Frustration um sich greift. Wenn sich dann noch herausstellt, dass alle krampfhaft bemühten Ersatzgenüsse keine Freude mehr bringen, auch die ausgefallensten Kicks nicht mehr funktionieren, der verrückteste Thrill nur noch schal schmeckt, völlig Abgefahrenes, Ausgeflipptes zu nichts mehr führt, dann klopft nicht selten die Depression an. Die wildesten sexuellen, kulinarischen und sportlichen Exzesse, die exotischsten Reiseziele vermögen dann nicht mehr die Müdigkeit und Frustration zu durchdringen. Bei Überdruss und Übersättigung als bestimmendem Lebensgefühl finden Depressionen einen guten Boden – oder die bewusste Suche nach Sinn, Liebe und Verbindlichkeit beginnt. Solange Erfüllung aber auf Ebenen gesucht wird, wo sie nicht kommen kann, bleibt nur Hoffnungslosigkeit.

In den ärmeren Gesellschaften – etwa der Dritten Welt – haben die meisten Menschen für derlei weder Gelegenheit noch Zeit. Hier ist man mit Überleben und Sicherung von Grundbedürfnissen beschäftigt, das heißt in der Ausdrucksweise der spirituellen Traditionen, dass das Basis-Chakra gefordert und aktiv ist. Als Chakras werden die sieben Energiezentren entlang der Wirbelsäule bezeichnet, und einiges weist darauf hin, dass das unterste dieser Chakras bei Depressiven blockiert ist, was verschiedene Ursachen haben kann. Es mag einem Mangel an Erdung geschuldet sein, was für uns in der so genannten Ersten Welt die näher liegende Erklärung ist. Noch wahrscheinlicher ist, dass die Weigerung, dem eigenen Ruf zu folgen, für eine Blockade der Basis sorgt. Dadurch würde weder Libido noch Begeisterung fließen, sondern sich stattdessen Stagnation ausbreiten.

Denkbar wäre auch, dass materielle Illusionen, die wie Seifenblasen zerplatzen, Gefühle von Scham hervorrufen. Die sich daraus ergebende Aufgabe könnte lauten, hinunter zum Becken zu kommen, nach unten zu spüren, die Blockade des ersten Chakras wahrzunehmen, wo es auch um das Überleben im übertragenen Sinn geht. Hier könnten uns alle einfachen Erdungsübungen helfen, alles, was die Energetisierung fördert und dem Zusammenbruch des untersten Chakras entgegenwirken kann (weitere Hinweise zur Therapie ab Seite 463).

Parallel erleben wir in der äußeren Welt, dass auch die Basis des gesellschaftlichen Zusammenlebens gefährdet ist. Wenn sehr viele unbewusste Menschen, denen die eigene und die Vergangenheit ihres Landes ein Buch mit sieben Siegeln geblieben ist, alles nach außen projizieren, statt in die Eigenverantwortung zu gehen, wird die Sündenbocksuche bald wieder zu Opfern führen. Bereits heute haben wir in fast allen Industrienationen in den ungebildeten Bevölkerungsschichten eine erschreckende Ausländerfeindlichkeit, die stark an die Projektionen während der Zeit des Nationalsozialismus erinnert. Wer nicht verstehen konnte, dass die Juden seinerzeit keinerlei schuldhaften Anteil an der deutschen Misere trugen, mag sich auch heute schwer tun zu begreifen, dass Ausländer nicht unser Problem sind, sondern – was die soziale Situation angeht – wahrscheinlich schon bald unsere letzte Hoffnung darstellen.

Sicher besteht diesbezüglich die sinnvollste Lösung im Anstreben neuer Ziele und Werte. Würde wieder im großen

Stil nach dem Sinn des Lebens gefahndet, könnte das viele Energien in positiver Weise binden. Gefühle von Aussichts-, Hoffnungs- und Sinnlosigkeit sind jedenfalls ein idealer Nährboden für Missstimmungen und sich daraus entwickelnde Depressionen. Wenn wir ein Bewusstseinsfeld aufbauen könnten, in dem die Sinnsuche im Zentrum steht und die Motivation über die Seelenbilderwelten eine wesentliche Rolle spielt, hätten wir ungleich bessere Karten. Menschen, die nicht nur Sinn suchen, sondern auch finden, sind mit sich und ihrem Thema beschäftigt. Sie neigen nicht zum Projizieren und machen es so weder sich noch anderen schwer – nicht einmal den Politikern. Sie sind auch gar nicht politikverdrossen, sie interessieren sich einfach für Wichtigeres. Dazu aber müssten wir in all dem Treiben und Getriebensein wieder einmal innehalten, denn nur dann können wir inneren Halt gewinnen. Dieser erst erwirkt Inhalt, und dieser wiederum »erruht« das Leben. Wo all das nicht mehr geschieht, ist folglich kein Leben, sondern sind Absterben und Tod oder eben Depressionen zu erwarten.

Bequemlichkeit und fehlende Auseinandersetzung

In einer Gesellschaft, in der konstruktive Auseinandersetzungen weder gelernt noch geführt werden, finden Schwermut und Depressionen die idealen Ausbreitungsbedingungen vor. Ein krasses Beispiel dafür, wo Schweigsamkeit hinführen kann, liefern die Inuit, die Ureinwohner Grönlands. Als Gemeinschaft im Umbruch zwischen Tradition und Moderne sind sie – wie andere archaische Völker – besonders anfällig für die Krankheitsbilder der Neuzeit. Aber die Inuit hatten schon immer eine sehr hohe Depressionsrate. Heute kämpfen angeblich 80 Prozent von ihnen mit Schwermut, und die Suizidraten sind gespenstisch hoch. Untersuchungen haben ergeben, dass es nicht nur an der bedrückend langen Dunkelheit des Polarwinters liegt – der Selbstmordgipfel liegt im Mai –, sondern an der traditionellen Schweigsamkeit und dem grundsätzlichen Nichteinmischen in die Probleme anderer. Auch in vielen modernen Beziehungen im normalen Alltag, in denen nicht oder nicht mehr miteinander gesprochen wird, drohen die gleichen Gefahren, die bis zur Depression reichen können. So dringend wir in der modernen Gesellschaft einerseits eine gewisse Zurückhaltung und Nichteinmischung im Sinne der Verminderung von Klatsch und Geschwätzigkeit nötig hätten, kann Beziehungslosigkeit und die völlige Unfähigkeit von Bezogenheit zu schweren Depressionen führen. Als moderne engagierte Inuit-Frauen mit Erfolg das Tabu, über Persönliches zu reden, aufbrachen, zeigte sich sogleich die wohltuende Wirkung erster Gespräche, und viele Suizide konnten vermieden werden.

Vergleichbares erlebten Forscher in Deutschland. Als man in Nürnberg ein Programm zur Aufklärung der Bevölkerung über Depression und Selbstmorde und deren Verhütung begann, zeigte sich bereits von Anfang an ein dramatischer Rückgang der Selbstmordrate. Man muss also nur darüber sprechen – dort wie hier.

Wenn man bedenkt, dass laut Umfrage ein durchschnittlicher Schweizer Bürger nur noch zwölf Minuten pro Woche mit seiner Frau über persönliche Belange wie eigene Gefühle spricht, aber pro Tag mehr als zwei Stunden vor dem Fernseher sitzt, mag das Ausmaß des Problems deutlich werden. Diese Situation dürfte wohl leider in den anderen deutschsprachigen Ländern sowie in den übrigen Industrienationen ähnlich sein.

Was sind die Ursachen? Fehlt uns heute der Mut oder die Lust oder beides, um uns miteinander zu beschäftigen? Oder sind wir zum Beispiel durch das Fernsehen einfach zu bequem geworden, uns eigene Gedanken zu machen und diese dann auch noch zu formulieren? Wahrscheinlich ist es eine Mischung aus mehreren Ursachen, dadurch ergänzt, dass die Kinder es schon nicht mehr lernen, sich mit einem Gegenüber auseinander zu setzen, und dass zum Beispiel moderne Computertechnik die Vereinzelung fördert und direkte Teamarbeit ersetzt. Wer den größten Teil seines Tages auf den Bildschirm starrt und dabei nur auf die Tasten des Keyboards hämmert, wird einsam, ohne es zu merken. Verbunden über das Internet mit buchstäblich der ganzen Welt, mag er allerdings vom Gegenteil überzeugt sein. Die zwischenmenschliche Ebene kommt zu kurz, selbst wenn man stundenlang in den Chatrooms hängt und sich vorher schon an Gameboy und Playstation darauf vorbereitet hat. So wie ausschließlicher Cybersex zum Aussterben der menschlichen Art führen würde, wird ausschließliche Computerkommunikation in die Einsamkeit und vielleicht auch Depression führen, zumal man sich seine Isolation und emotionale Armut nicht eingesteht. Was den fehlenden Mut angeht, ist auch dies ein großes Thema geworden, wie ich in *Aggression als Chance* (siehe Literaturverzeichnis) ausführlich dargelegt habe.

Obwohl sie auf den ersten Blick eher harmlos erscheint, ist die Bequemlichkeit im modernen Leben zu einem negativen Faktor geworden. Allein die Epidemie von Übergewicht und Typ-II-Diabetes könnte uns das in drastischer Weise klar machen, sie hat sich ähnlich weltweit verbreitet wie die der Depressionen. Überall kann man dieselben von Fastfood geprägten Körperformen von Menschen beobachten, die neben der minderwertigen Industrienahrung auch unter Bewegungsmangel leiden, der ebenfalls der Bequemlichkeit geschuldet ist.

Dabei hat der Hang zu Bequemlichkeit sogar eine entwicklungsgeschichtliche Grundlage. Wir haben in der Evolution über Jahrtausende hinweg gelernt, uns die Nahrung so einfach und kraftsparend wie möglich zu besorgen, um dabei möglichst wenig der zu allen früheren Zeiten knappen und daher kostbaren Kalorien zu verbrauchen. Mit der Kargheit auszukommen haben wir gelernt, nicht aber mit dem Überfluss. Insofern stehen uns heute diesbezüglich völlig neue Lernerfahrungen ins Haus, für die es keinen Präzedenzfall gibt. Und wir tun uns schwer damit.

Unsere Bequemlichkeit hat also vor allem entwicklungsgeschichtliche Gründe, deshalb sollten wir sie deutlich weniger moralisch bewerten. Die Bequemlichkeit, lieber vor dem Fernseher zu sitzen, statt aktiv zu werden und sich auseinander zu setzen, begünstigt nur leider unter anderem die Zunahme von Schweigsamkeit in einer Beziehung und damit Depressionen.

Die Verdrängung von Sterben und Tod und die Abschaffung der Trauer

Die kollektive Verdrängung des Todes ist eine weitere große Strömung, die im Besonderen geeignet ist, die Welt depressiv strukturierter Menschen zu destabilisieren. Doch zunächst sei die moderne Tendenz beleuchtet, der Trauer immer weniger Raum zu geben und sie am liebsten ganz abzuschaffen. Trauer und Tod passen offenbar nicht mehr in eine Zeit, die nur noch auf Vernunft, Rationalität, Leistung und Fortschritt gepolt ist. Dabei führt all unser Fortschritt zum Tod, und jede Trauer wäre eine natürliche Vorbereitung darauf. Doch allein diese Tatsache wird in einer Gesellschaft, die einem absurden Jugendkult frönt und dabei zunehmend überaltert, weitgehend verdrängt.

Wenn alle alt werden wollen und niemand alt sein will, ist die Basis für Unzufriedenheit und Unglück gelegt. Wie sollen alte Menschen glücklich sein, wenn sie damit einen so weitgehend verachteten Zustand erreichen? Somit trägt diese absurde gesellschaftliche Orientierung oder besser Desorientierung schon den Samen der Depression in sich. Und tatsächlich haben wir es auch zunehmend mit Altersdepressionen zu tun, die wir allerdings nicht besonders wichtig nehmen, weil das ganze Thema Alter und Altern verdrängt wird. Da außerdem alte Menschen nicht mehr zum Bruttosozialprodukt beitragen und bei uns deshalb sowieso nicht mehr ernst genommen werden, führt dieses Thema im doppelten Sinne des Wortes ein Schattendasein.

Wir feiern jeden Geburtstag und besonders die runden, ohne uns wirklich klar zu machen, dass wir damit Schritt für

Schritt jenem Zustand näher rücken, der bei uns zu den am meisten verachteten und verkannten überhaupt gehört. Würden wir unsere Lebenszeit wirklich in dem Sinne nutzen, wie es die Traditionen und Religionen nahe legen, müssten wir die Trauer wiederentdecken, denn sie ist die beste Vorbereitung auf das Ziel des Lebens, den Tod. Und da jeder Lebensabschnitt mit einem Sterbe- und Loslassprozess zu Ende geht, wäre auch diesbezüglich die Trauer eine gute Vorbereitung.

Jeder Abschied von einem nahen Menschen nimmt ein Stück weit das eigene Ende vorweg, und Trauer ist die Möglichkeit, sich mit der eigenen Sterblichkeit auszusöhnen. Trauer gehört zum Leben. Jeder, der durch tiefe Trauer gegangen ist, wird verändert und reifer daraus hervorgehen, ein Stück ausgesöhnter mit seiner eigenen Zukunft. Traurigkeit, die ein wesentliches Element der Depression ist, ließe sich in idealer Weise im Abschiednehmen üben.

Wer einen nahen Angehörigen mitten in der so genannten Blüte des Lebens etwa durch einen Unfall verliert, wird jedoch nur zu leicht Opfer einer zwar gut gemeinten, aber extrem lebensfeindlichen Verdrängungsstrategie. Beispielsweise bekommt der Betroffene von gut meinenden Medizinern zum »Trost« drei Mal täglich eine Dosis des Mittels Lexotanil zur Stimmungsaufhellung und dazu noch den Ratschlag, den vom Unfallgeschehen entstellten Verstorbenen nicht mehr anzuschauen. Der Hinterbliebene wird, sobald man das Leben im Ganzen betrachtet, geradezu in eine Depression geschickt, wenn auch natürlich nicht absichtlich. Durch den innerhalb der Schulmedizin herrschenden Mangel an Wissen über Symbole, Archetypen und geistige Zusammenhänge ist solchen Medizinern in der Regel völlig unklar, was sie ihren Patienten antun.

Selbst sehr leicht zu deutende Forschungsergebnisse wie etwa jenes, das belegt, dass eine einzige Antibiotikakur während der ersten beiden Lebensjahre für das Kind die Wahrscheinlichkeit, später an Allergien zu erkranken, um über 50 Prozent erhöht, führt noch nicht dazu, dass sich Mediziner fragen, wo der Zusammenhang liegen könnte. Unschwer würde sich in der Tiefe das Aggressionsprinzip, das Mars zugeordnet wird, als gemeinsame Schiene zeigen.*

Das Urprinzip, dem die Themen Abschied und Tod und auch Depression unterstehen, ist hingegen das der Beschränkung auf das Wesentliche. In der spirituellen Philosophie wird es auch das saturnine Prinzip genannt, nach dem alten Gott der Zeit, Chronos oder Saturn. Die Archetypen- oder Urprinzipienlehre aber ist der Schulmedizin und sogar der Naturheilkunde noch immer ein Buch mit sieben Siegeln, und damit bleibt vieles von den Verordnungen und Behandlungen zwar gut gemeint, aber doch völlig kontraproduktiv.

Angenommen, jemand lässt sich von solchen und ähnlich gut gemeinten *Ratschlägen* wirklich sein Leben(-sglück) ruinieren, indem er sie befolgt, dann fällt unter der heute üblichen Medikation das Trauern weitgehend aus. Die Trauer wird von einer chemischen Stimmungsaufhellung überdeckt, die mit dem Erleben des Betroffenen nicht das Geringste zu tun hat. Er wird geradezu in eine Doublebind-Situation geschickt, obwohl wir seit Gregory Bateson wissen könnten, dass das die klassische Anbahnung von Geisteskrankheit ist.

* Zu diesem Prinzip siehe das Kapitel Allergie in dem Buch *Aggression als Chance*.

Während nämlich in ihm alles schmerzt, weil er einen geliebten Menschen verloren hat, wird ihm chemisch eine eher angenehme Lebenssituation vorgegaukelt. In diesem Zwiespalt kann er wesentliche Gefühle und Empfindungen, die jetzt offenbar vom Schicksal eingefordert werden, nicht erleben.

Die Frage ist, was aus diesen eigentlich anstehenden Lernerfahrungen wird. Lassen sie sich auf diese einfache Pillen schluckende Art und Weise wirklich aus der Welt schaffen, oder werden sie nur *beseitigt*? Letzteres ist leider der Fall: Die eigentlich anstehende Trauer wird nicht gelebt, sondern auf die Seite geschoben. Doch nichts kann aus der Welt geschafft werden, wie schon die Physik in ihren Erhaltungssätzen lehrt. Wir können Energien umwandeln, aber sicher nicht aus der Welt schaffen. Aus Holz kann Kohle werden, aus Kohle Erdöl, und aus all diesen Formen von gespeicherter Energie lässt sich Wärme gewinnen. Aber auch sie verschwindet nicht, wenn sie freigesetzt wird, sondern heizt unsere Atmosphäre auf.

Nichts kann einfach verschwinden, leider auch nicht die Energie der Trauer. Wird Trauer nicht gelebt, staut sie sich und wird irgendwann – und sei es sehr viel später – in gebündelter Form etwa als Depression wieder ins Bewusstsein drängen. Ein Beispiel für sehr späte Reaktionen bieten auch die Menschen der Kriegsgeneration mit ihren traumatischen Erlebnissen, die oft erst jetzt in psychotherapeutische Behandlung gelangen. Wie solche ungelebten Energien sich einmal ausdrücken werden, ist vorab nicht sicher zu bestimmen, weil Menschen sehr individuell reagieren. Aber der Rahmen ist mit dem jeweiligen Urprinzipienmuster abgesteckt, und im Fall von Tod, Verlust und Trauer passt die Depression genau in das Schema.

Moderne Strategien der Medizin übersehen diesen Zusammenhang generell, auch bei der Entstehung von Depressionen. In ähnlich gut gemeinter Weise wird auf schmerzliches Abschiednehmen verzichtet, einfach weil man keinen weiteren Schmerz erleben und fühlen will. Aber dass Schmerz Sinn macht, müsste selbst die Schulmedizin eigentlich verstehen können. Die wenigen Menschen, die gar keinen Schmerz empfinden können, werden in der Regel nicht alt, einfach weil ihnen der Schmerz als Warnsignal fehlt.

Wo Abschied nicht stattfindet, kommt es nicht selten und besonders bei Kindern zu späteren Legendenbildungen, und depressiven Einbrüchen wird Tür und Tor geöffnet. Ohne Abschied und Trauer wird das Trauma aus dem Bewusstsein verdrängt und kann nach Jahren bei entsprechenden Anlässen durch eine Stimmung, ein Bild oder ein Symbol wieder hochgeholt und innerlich aktiviert werden, weil die Seele die Chance ergreift, auf diesem Weg doch noch mit der Bewältigung weiterzukommen. Dann führt der zeitliche Abstand dazu, dass Schulmediziner keinen Zusammenhang mehr zur Auslösesituation, beispielsweise zu dem Verlust eines Angehörigen, sehen. Bis vor kurzem hat man solche Ignoranz mit Diagnosen wie »endogene Depression« bemäntelt.

Nun ist diese ärztliche Haltung aber nur der Ausdruck einer allgemeinen Tendenz, dem Tod, der Trauer und vielen anderen Repräsentanten des saturninen Archetyps jedes Daseinsrecht abzusprechen. In der Bevölkerung ist das kaum anders als bei den Ärzten, und somit ergänzen sich beide Seiten in ihrer Verkennung der Lebensnotwendigkeiten recht gut. Bald nach dem Verlust versucht die gut meinende Umgebung, möglichst alle Tränen zu trocknen und die Trauer zu verhindern. Wer weinen und trauern will, muss aber Partys absagen, Karten zu Musicals und Lustspielen verfallen lassen oder andere Ablenkungsangebote ausschlagen und sich aktiv eigene Räume für seine tabuisierten Empfindungen schaffen.

Wenn er sich allerdings nach monatelanger intensiver Trauerzeit neuerlich verlieben sollte, ist dieselbe gut meinende Umgebung wiederum indigniert. Jetzt heißt es sinngemäß, der Dahingegangene sei noch kaum erkaltet, und schon vergnüge man sich wieder. Dahinter verbirgt sich eine »gutbürgerliche« Lebensfeindlichkeit, die genau jene Krankheitsbilder fördert, die man am meisten vermeiden will, darunter vor allem die Depression. Verglichen damit muten die alten katholischen Bräuche vom Leichenschmaus bis zum Trauerjahr sehr menschlich und geradezu lebensbejahend an.

Wer den Tod verdrängt, wird des Lebens nicht froh. Dies zeigt jedenfalls die Erfahrung. Todesängste unterbinden zwar jede Lebensfreude, aber auch Ängste bezüglich des Todes verhindern den Lebensgenuss. Wer dagegen gelernt hat, zu trauern, sich zu verabschieden und das eigene Sterben auf diese Weise gedanklich vorwegzunehmen, indem er sich klar macht, dass die Gestorbenen immer nur vorausgegangen sind, leistet einen wesentlichen Schritt im Zuge seiner eigentlichen Menschwerdung. Er erkennt auf tiefster Sinnebene seine Bestimmung an, die allen noch so ausgefeilten Verdrängungsstrategien zum Trotz im Tod und in der Erlösung der Seele liegt. Dies zu erkennen und sogar zu durchleben empfehlen die meisten spirituellen Traditionen und auch christliche Mystiker wie Angelus Silesius, wenn er sagt: »Wer nicht stirbt, bevor er stirbt, verdirbt, wenn er stirbt.« Ebenso drückt es der Dichterfürst der Deutschen Johann Wolfgang von Goethe aus:

> Und so lang du das nicht hast,
> Dieses: Stirb und werde!
> Bist du nur ein trüber Gast
> Auf der dunklen Erde.

Die eigene Sterblichkeit zu verdrängen ist in unserer Leistungsgesellschaft so weit verbreitet, dass sich das Thema immer mehr auf anderen Wegen, sozusagen über den Schatten, Zugang zum modernen Leben verschafft. Dies geschieht etwa über Krankheit und speziell die Depression, die eine permanente Aufforderung zur Auseinandersetzung mit dem Sterben beziehungsweise mit dem Stirb-und-werde-Prinzip darstellt. Allein die bei schweren Formen auftretenden Selbstmordgedanken machen das deutlich. Das natürliche Ziel von schwer Depressiven ist der Selbstmord, und etwa 15 Prozent von ihnen erreichen es laut Statistik auch.

Selbstmordgedanken sind letztlich der Ausdruck dafür, dass etwas sterben muss, dass Neues entstehen und Altes losgelassen werden sollte. Die Verweigerung des Loslassens ist unnatürlich und würde einem Baum gleichen, der seine Früchte nicht hergibt, sondern sie an seinen Ästen verfaulen lässt und so den notwendigen Wachstumsprozess im nächsten Frühling verhindert. Depressive lassen aber nur schwer los und erleben dieses Thema stattdessen nicht selten in quälenden Selbstmordgedanken. Die Verzweiflung wird bei ihnen so stark, dass sie sogar die Todesangst, die letzte und tiefste Form der Angst, überwindet. Die Betroffenen fürchten den Tod dann weniger als das Leben.

Angst ist letztlich immer auch Todesangst. Wenn sie im Fall der schweren Depression so stark wird, dass die Betroffenen den Tod weniger fürchten als die Drohung des Weiterlebens im depressiven Zustand, kann man sich ein Bild von der Verzweiflung machen, die in solch einer Situation herrscht. Aber was sprachlich und logisch leicht nachvollziehbar sein mag, ist es im Erleben doch noch lange nicht. Das Leid einer schweren Depression kann nur wirklich ermessen, wer sie selbst erlebt hat. Vor allem der völlige Verlust der Hoffnung ist Nichtbetroffenen wohl gänzlich unvorstellbar.

Die Depression als Krankheitsbild hat wie alle Krankheitsbilder etwas Geniales, denn sie bringt den Betroffenen in Todesnähe, also zu seinem Thema. Sie verstellt ihm aber zugleich durch die Antriebsschwäche den Fluchtweg Selbstmord. Der Depressive erscheint wie ein Gelähmter im Angesicht seines großen Themas. Er kann nicht fliehen. Er kann sich dem Thema weder entziehen noch es durch Vorpreschen überwinden, indem er etwa selbstmörderisch in den Abgrund springt. Im Normalfall wird der Betroffene von der Krankheit also genau dort festgehalten, wo er lernen muss. Ob bei seiner Angst vor dem Tod oder seiner Sehnsucht nach dem Sterben – er ist immer direkt mit seinem Thema befasst.

Aus der Sicht des Betroffenen mag es wie ein besonders übler Trick wirken, dass er im Elend wie mit eiserner Faust festgehalten wird. Aus Schicksalsperspektive ist es dagegen ein kluger Schachzug, einem Menschen sein Thema so hautnah zu präsentieren und ihn doch zugleich abzusichern.

Depressive Menschen haben in gewisser Hinsicht aber auch etwas Heldenhaftes, denn sie werden in ihrer Verzweiflung so mutig, dass sie in Selbstmordversuchen sogar die größte vorstellbare Angst, die vor dem Tod, überwinden. Die Angst vor dem Leben meistern sie dagegen nicht. Will man ihnen helfen, müssen für sie erlöste Möglichkeiten gefunden werden, die Todesangst zu überwinden beziehungsweise in ihrem Angesicht zu leben. Die quälende Art der Auseinandersetzung mit der eigenen Sterblichkeit ist durch eine andere Ebene der Bearbeitung und Einlösung zu ersetzen. Konkret heißt das, sich mit Tod und Sterben auf der Ebene von Religion und Philosophie zu konfrontieren, statt sich damit auf der Ebene von »Strick oder Kugel« zu beschäftigen. Statt Selbstmordgedanken zu kultivieren und damit gestaute Aggressionen gegen die eigene Person zu richten, wäre es notwendig, sich mutig und offensiv dem Thema Tod zu stellen. Mut und Offensivkraft sind erlöste Varianten desselben Aggressionsprinzips.

Dass in dieser Richtung Vorteile liegen, zeigt uns ein Blick auf die tibetische Kultur. Im hier herrschenden Vajrayana-Buddhismus ist die Beschäftigung mit dem Sterben, wie sie im tibetischen Totenbuch dargelegt ist, integraler Bestandteil des Lebens und beginnt bereits vor der Lebensmitte. Wo diese Kultur noch lebendig ist, sind Depressionen praktisch unbekannt. Natürlich wird auch ein in der buddhistischen Tradition verwurzelter Tibeter traurig sein, wenn er einen Angehörigen in dieser Welt verliert. Aber seine Trauer findet in Ritualen Ausdruck, und da er die Hinübergegangenen immer nur als Vorausgegangene begreift und überdies in einer anderen Welt geborgen weiß, wird die Trauer überschaubar bleiben, und das Leid wird ihn weder überwältigen noch verschlingen. Fragt man Tibeter nach grundlosen Anfällen von größter Niedergeschlagenheit und Selbstmordabsichten aus heiterem Himmel, zucken sie mit den Achseln und wissen nicht, wovon die Rede ist.

Die Depression entwickelt sich lediglich bei uns zu einer Volkskrankheit, wenn wir das dahinter liegende Urprinzip des Saturn – den Sensenmann, der alles Überflüssige abschneidet – aus der Welt zu drängen suchen. Dabei können wir immer nur verschieben und be*seit*igen. Alles Verschobene landet dann aber auf der Seite oder im Schatten. Verschieben wir die Beschäftigung mit dem Tod auf eine unerlöste Ebene, ernten wir Depressionen. Nimmt eine ganze Gesellschaft an diesem Verdrängungsspiel teil, züchtet sie sich eine Volkskrankheit. Ausführlicher sind das Thema Tod und die modernen Strategien zu seiner Ignorierung, aber auch Abhilfemaßnahmen und Auswege in dem einschlägigen Kapitel des Buches *Lebenskrisen als Entwicklungschancen* (siehe Literaturverzeichnis) beschrieben.

Die Vernachlässigung von Inhalt und Qualität

In der heutigen Zeit richten wir unser Augenmerk vor allem auf die Quantität, was am deutlichsten beim Geld wird, das unsere Gesellschaft mehr als alles andere beherrscht. Nur sehr wenige, in der Regel alte Menschen, sind sich überhaupt bewusst, dass es selbst beim Geld nicht nur um die Quantität, sondern auch um Qualität geht. Ein Beispiel ist der Bauer, der in seiner Gemeinde als dummer Sonderling gilt, weil er sein Land lieber mit veralteten Maschinen weiter bebauen will, statt es brachliegen zu lassen, obwohl dies wegen der EU-Subventionen mehr Geld bringen würde. Er wehrte das EU-

Geld mit dem Argument ab, dass es kein »gutes« Geld sein könne. Und er hat damit Recht. Zumindest ist das Geld zweifelhaft, das er nur dafür bekommt, dass er die Arbeit, die er und seine Vorfahren ein Leben lang gemacht haben, ruhen lässt. Für den Bauern wäre es ein Verrat an seinem Leben, wenn er sich für so etwas hergeben und auch noch mit staatlichem Geld »bestechen« lassen würde. Mit dieser Haltung steht er aber allein da. Die anderen kassieren lieber, als sich überhaupt solche Gedanken zu machen. Sie wollen nur viel Geld einstreichen, egal wofür. All diejenigen, die heute vom Geldverschieben leben, kümmern sich natürlich nicht um die Qualität des Verschobenen, sondern nur um seine Quantität.

Früher gab es Regeln, die heute antiquiert wirken. Wer über 15 Prozent Zins nahm, war und ist nach deutschem Recht eigentlich ein Wucherer. Die Börsenschieber aber haben diese Grenzen längst – wie sie glauben problemlos – überschritten. An der Börse geht es heute nur noch um das schnelle Geld, und zwar ausschließlich in seinem quantitativen Aspekt. Wenn man ethisch vertretbare Anlagen von seinem Bankchef verlangt, schaut dieser einen etwas eigenartig an und möchte dann erklärt haben, was man darunter verstehe. Der alte Test, sich abends vor den Spiegel zu stellen und zu überlegen, ob man sich nach dem vergangenen Tag in die Augen schauen kann, ist nicht mehr gefragt.

Wo wir früher Bestechung sagten, heißt es heute Sponsoring. Manche Dinge lassen sich im Übrigen gar nicht mehr ohne Sponsoren durchführen, etwa Großveranstaltungen. Die Organisation eines Vortrags in einer europäischen Großstadt zum Beispiel ist so teuer geworden, dass dies praktisch nur noch über finanzkräftige Sponsoren funktioniert, die ihrerseits dabei wieder Werbung für ihre Interessen machen. Doch wenn wir uns und diesen Planeten retten wollen, müssen wir wieder Qualität in die Geldangelegenheiten, aber auch in so viele andere Bereiche des modernen Lebens hineinbringen.

Allmählich haben wir entdeckt, dass auch die Zeit neben ihrem Quantitätsaspekt, den der Gott Chronos regiert, einen Qualitätsaspekt hat, mythologisch in Gestalt des Kairos ausgedrückt. Die Astrologie arbeitet mit diesen Zeitqualitäten, und wir tun es auch, wenn wir davon ausgehen, dass ein Sonntag eine andere Stimmung mit sich bringt als der folgende Montag, Ferienzeit anders verläuft als Arbeitszeit und der Weihnachtsabend oder unser eigener Geburtstag etwas Besonderes ist.

Die Entdeckung der Qualität des Raumes erleben wir gerade über die Feng-Shui-Welle. Wir lernen wieder, auf die harmonische Gestaltung von Räumen zu achten und uns Gedanken zu machen, wie wir darin leben wollen, statt den Wohnwert nur über die Anzahl der Quadratmeter zu bemessen.

Letztlich haben nicht nur Geld, Zeit und Raum jeweils auch einen Qualitätsaspekt, sondern alles in dieser Schöpfung besitzt ihn, und so ist die Urprinzipienlehre mehr als sinnvoll. Sie hilft uns, den Qualitätsaspekt in allem zu erkennen und damit die Welt und uns selbst besser zu verstehen. Sobald das Leben völlig im Quantitätsdenken untergeht, verliert es seinen Sinn und Inhalt. Es entsteht eine innere Leere, die dann in den Depressionen in furchtbarer Weise gefühlt wird und die Karikatur jener Leere ist, die Buddhisten meinen, wenn sie von Nirwana sprechen. Da die modernen

Trends diese deprimierende Leere fördern, werden immer mehr Menschen sie auch auf dieser schrecklichen Ebene in Gestalt von Depressionen zu spüren bekommen.

Wer sein Leben ausschließlich auf Quantität ausrichtet, wird irgendwann schmerzlich erkennen müssen, dass er seine Rechnung ohne den Wirt in Gestalt der Seele gemacht hat. Die Seele ist alt, oft uralt und gehorcht ihren eigenen Gesetzen. Diese gehen vor allem von Qualität aus und stellen sie sogar noch über alles Quantitative.

Dieser Aspekt der Entstehung von Depressionen kann zu vielen anderen Gründen bei dem einzelnen Betroffenen hinzukommen, und mehrere Ursachen werden sich ergänzen, obwohl sie sich äußerlich betrachtet manchmal zu widersprechen scheinen. Oftmals wird aber auch schon einer dieser äußeren Anlässe ausreichen, um das Leben insgesamt stagnieren zu lassen. Einerseits können Probleme einer festgefahrenen Partnerschaft in eine Depression führen und die Berufsarbeit gleich mit in den Strudel aus Sinnlosigkeitsgefühlen ziehen. Andererseits können Beziehungen durch Frustrationen am Arbeitsplatz mit beschädigt werden. Kaum ein Arbeitsloser ist in der Lage zu sagen: »Wunderbar, jetzt habe ich endlich einmal Zeit für meine Partnerschaft.«

Äußerlich betrachtet neigen wir zum Entweder-oder. Wir fragen uns, ob der wirtschaftliche Niedergang und die neue Armut Ursache für Depressionen sind oder ob der Grund im »Katzenjammer des Ankommens« (Paul Watzlawick), also in der Übersättigung liegt. In der Praxis zeigt sich aber, dass sowohl derjenige, der nichts hat, als auch derjenige, der alles besitzt, depressiv werden kann, wenn es auf der falschen Ebene geschieht. Durch materielle Armut kann man sowohl unglücklich und depressiv werden als auch überglücklich und befreit, wie es das Beispiel der Bettelorden zeigt. Fehlendes Wachstum kann einen wirtschaftlich ruinieren und gleichzeitig seelisch fertig machen. Das Ausreizen des Wachstumsprinzips kann jedoch ebenfalls diese Folgen haben, wenn es sich nur auf die wirtschaftliche Ebene bezieht. Wo es auf die geistig-seelische Ebene zielt, liegt der Fall anders. So habe ich in meiner dreißigjährigen Praxis als Therapeut noch nicht einen einzigen Menschen erlebt, der wegen ständiger geistig-seelischer Bewegung und lebendiger Entwicklungsanstrengungen depressiv geworden wäre.

Körperliche Ursachen und persönliche Lebensweise

Stress

Eine sich schnell ausbreitende Theorie über die Entstehung der Depression beschuldigt den Stress als auslösenden Faktor. Dies ist kaum überraschend, da Stress inzwischen für so viele, um nicht zu sagen für fast alle Krankheitsbilder als Ursache herhalten muss. Auch der bereits erwähnte Psychiater David Servan-Schreiber, der den Zusammenhang zwischen zunehmenden Depressionen und Stress in seinem Buch *Die neue Medizin der Emotionen* betont, geht davon aus, dass im Stress der Hauptgrund liegt, warum Depressionen in den westlichen Industrienationen in den vergangenen dreißig Jahren kontinuierlich zugenommen haben und sich der Einsatz von Antidepressiva in den letzten zehn Jahren verdoppelt hat.

Das Wort Stress bedeutet in seinem ursprünglichen Sinn einfach Betonung. Hans Selye, der den Begriff eingeführt hat, verwechselte es mit dem englischen Wort *strain* (Spannung, Strapaze, Anstrengung) und versuchte dann mit den Vorsilben *eu* und *dis* eine eindeutigere Zuordnung zu erreichen. Schließlich wurde mit Disstress jenes Phänomen bezeichnet, das uns heute so zu schaffen macht. Da sich die Medizin aber gar nicht mehr für den Eustress interessiert, jenes Phänomen, das uns in positiver Weise fordert und damit auch fördert, blieb schließlich die Bezeichnung Stress wieder allein für das negative Phänomen der Überforderung und des Unterdrucksetzens übrig.

Die drastische Zunahme dieser Art von Stress im Sinne von Druck und Überforderung im modernen Leben ist unbestritten, ebenso die der Depressionen. Laut klinischen Untersuchungen ist Stress die Ursache von 75 Prozent aller Arztbesuche. Tatsächlich fällt bei genauerer Betrachtung von Krankengeschichten oft auf, dass Depression und Stress zusammenhängen wie die beiden Gesichter eines Januskopfes. Unbestritten ist auch, dass Stress alle Symptome der Depression verstärkt, weil dann kleinste Dinge als Überforderung erlebt werden und so ziemlich alles zu Stress, das heißt zur Überforderung, wird und Druck macht. Bei einer schweren Depression können sich schon banale Anforderungen wie etwa der Gang zur Toilette zu einer überfordernden Belastung auswachsen.

Der depressive Mensch lebt so in einem einzigen Dauerstress. Er gerät immer wieder in dieselben depressiven Löcher, weil sich seine Gedanken oft gebetsmühlenartig wiederholen. So mögen seine Reizbarkeit und Unlust, seine Appetitlosigkeit und Schlafstörungen auch Folgen des für Nichtbetroffene unvorstellbaren Stressprogramms sein, dem er durch seine eigenen Gedankenmuster ausgesetzt ist.

Fast alles deutet darauf hin, dass seelische und soziale Überforderungen auch als Auslöser von Depressionen in Frage kommen. Sehr häufig finden sich in der Vorgeschichte Hinweise auf ein aus dem Ruder gelaufenes Stressregulationssystem. Diese Störung kann durch den Verlust eines Partners oder Angehörigen hervorgerufen sein, durch eine akute oder auch lange schwelende Partnerkrise, aber auch durch Unfälle, schicksalhafte Verknüpfungen von mehreren Unglücken, durch Mobbing, durch den Verlust des Arbeitsplatzes und die darin verborgene Botschaft »Du wirst nicht gebraucht« und darin verborgen »Du bist zu nichts gut« und schließlich »Du bist überflüssig«. Aber auch das Aktualisieren eines schweren Kindheitstraumas – zum Beispiel sexueller Missbrauch, Verlassenwerden in dieser frühen Zeit oder chronische Unterversorgung – kann eine Depression auslösen. Europäische wissenschaftliche Untersuchungen haben als die beiden gravierendsten einschlägigen Traumata den Partnerverlust und den Verlust des Arbeitsplatzes identifiziert. Eine amerikanische Studie fand, dass Demütigungen den größten Stress verursachen, gefolgt von Verlusten. Das dürfte genau das Gleiche nur unter anderen Vorzeichen sein.

Auf der anderen Seite ist es wiederum so, dass die meisten Partnerschaften an Depressionen zerbrechen, zumal die Frustrationstoleranz der Menschen heute eher gering ist. Auch viele Arbeitsverhältnisse und Karrieren werden durch den Stress, den eine Depression praktisch immer für die Betroffenen selbst, aber auch für deren Umgebung darstellt, in

Mitleidenschaft gezogen. Depressionen sind nicht selten der Grund, dass gleichzeitig Arbeits- und Privatleben darniederliegen. So kann einem die Depression alles nehmen, wie es einmal ein Betroffener beklagte. Dahinter steht das Prinzip der Reduktion auf das Wesentliche, Saturn. Wenn Menschen diese Nachtmahrfahrt ihrer Seele durchlitten haben, stellen sie aber oft genug fest, dass sie stärker, abgeklärter und vor allem wesentlicher daraus hervorgegangen sind. Ersteres entspricht vollkommen dem Saturn-Prinzip, Letzteres dem Pluto-Prinzip, dem anderen Prinzip der Depression.

Schließlich sind Depressive, vor allem wenn sie sich ihrer Depression und ihrer Ängste noch gar nicht bewusst sind, die prädestinierten Mobbing-Opfer. Es geht sogar so weit, dass sie leichter krank werden und das Unglück geradezu anziehen. Auch auf einer wissenschaftlichen Basis kann die Psychoneuroimmunologie inzwischen belegen, dass weniges die Abwehr so sehr in Mitleidenschaft zieht wie Angst und überfordernder Stress, zwei zentrale Themen bei Depression. Die Schwächung des Immunsystems bei Schwermut lässt sich auch damit erklären, dass das Stresshormon Kortisol deutlich erhöht ist, von dem bekannt ist, dass es die Immunantwort des Organismus stört. Kaum überraschend belegen Untersuchungen, dass Depressive seltener Fieber bekommen als Gesunde, aber insgesamt deutlich mehr krank sind. Und wieder erkennen wir, dass ein negativer Aspekt den anderen ergibt und die Gefahr besteht, dass sich für den Betroffenen eine verheerende Abwärtsspirale entwickelt.

Hier bietet sich ein heute fast in Vergessenheit geratener Therapieansatz an, der in den sechziger Jahren des letzten Jahrhunderts vor dem Durchbruch der Antidepressiva oft benutzt wurde: Mittels Immunstimulierung wurde der Körper zum Fiebern gebracht, weil sich gezeigt hatte, dass eine kurzfristige Aktivierung der Abwehr durch eine derartige »Fiebertherapie« auch eine kurzfristige Besserung der Depression bewirkt. Man steigert sozusagen die Kampfkraft des Patienten, wenn auch nur auf der körperlichen Ebene, und das bringt naturgemäß etwas Bewegung in das System, das zu erstarren droht.

Möglicherweise handelt es sich bei diesen Erfahrungen um eine unbewusste Umsetzung des christlichen Auftrages »Sei heiß oder kalt, die Lauwarmen will ich ausspeien«. Sowohl die Erfahrung innerer Hitze als auch äußerer Kälte bringen die Betroffenen kurzfristig aus der Stagnation.

Die Forschungsergebnisse könnten andererseits auch ein Hinweis darauf sein, dass bei Depressionen eine entzündliche Komponente mit im Spiel ist. Deutsche Wissenschaftler haben sogar schon einen Virus im Auge, der an etwa 50 Prozent der Depressionen Anteil haben könnte. Dieser Verdacht wird durch eine amerikanische Studie untermauert, die bei schwer Depressiven tagsüber eine signifikant erhöhte Körpertemperatur feststellte. Dazu steht die in Polen gemachte Erfahrung nicht in Widerspruch, dass extreme Kälte (ein Aufenthalt von 160 Sekunden bei minus 150 Grad Celsius) Besserung bringen kann, denn es ist bekannt, dass Entzündungen durch Kälteanwendungen gelindert werden können. Da, wie noch gezeigt wird, Depression stark mit dem Archetyp des Plutonischen verbunden ist, kann alles, was Bewegung in das festgefahrene System bringt, gut tun. Pluto verlangt die große Metamorphose, und so können auch schon kleine Schritte in die Extreme kurzfristige Erleichterung verschaffen.

Sicher sind auch Abhärtung und damit verbunden eine Abwehrsteigerung förderlich. Letztlich geht es aber wohl vor allem darum, das seelische Abwehrsystem zu stärken. Offenbar hat auch jeder der von der spirituellen Philosophie angenommenen feinstofflichen Körper sein eigenes Abwehrsystem.

Die Depression zieht den ganzen Körper in Mitleidenschaft und kann schwerwiegenden Krankheitsbildern wie Herzinfarkt oder sogar Diabetes Vorschub leisten. Das Infarktrisiko ist für den Depressiven zwei- bis dreimal höher, auch die Wahrscheinlichkeit, an Osteoporose zu leiden, steigt erheblich. Selbst die Möglichkeit, noch als Erwachsener an Epilepsie zu erkranken, liegt bei Depressiven signifikant höher, ganz zu schweigen von der mit der Depression oft verbundenen Sucht, besonders der Alkoholsucht, wie sich am Beispiel Hermann Hesse gezeigt hat.

Auf der Deutungsebene ist dieses Zusammenspiel mit anderen Krankheitsbildern leicht nachvollziehbar. Das erhöhte Infarktrisiko spricht dafür, dass Depressive sich nicht ausreichend und nicht auf der angemessenen Ebene um ihre Herzensangelegenheiten und -themen kümmern. Die Diabetesneigung erzählt von ihren Schwierigkeiten, das Thema Sinnlichkeit und Liebe in den Griff zu bekommen und auf eine genussvolle Ebene zu bringen. Das hohe Suchtpotenzial spricht von den Schwierigkeiten auf der Suche nach Lebenssinn. Die spezifische Affinität zu Alkohol als der typischen Fluchtdroge besagt, dass für Depressive die Welt oft zu hart ist und sie, wenn sie die Welt schon nicht erweichen können, wenigstens ihren eigenen Blick Alkohol trinkend weicher machen wollen. Die erhöhte Neigung, an Osteoporose zu erkranken, deutet darauf hin, dass sie in der Lebensmitte nicht ausreichend Ballast abwerfen – damit ist gemeint, bereit sein, Dinge loszuwerden, die nicht mehr zur zweiten Lebenshälfte passen. Wir erkennen insgesamt einen Menschen, der Schwierigkeiten hat, loszulassen und Sinn zu finden, der der Welt nicht gewachsen ist und der sich in der Liebe nicht verwirklichen kann, wovon seine Beziehungsprobleme künden.

Aus wissenschaftlicher Sicht gibt es Hinweise, dass schwerer Stress wie nicht verarbeitete Traumata nicht nur ihre Spuren im emotionalen Gehirn hinterlassen, sondern auch im Abwehrsystem auf Dauer gespeichert werden. So zeigt sich, dass Frauen, die als junge Mädchen missbraucht worden sind, noch als Erwachsene bereits auf jede kleine Herausforderung ohne jeden Bezug zu Sexualität mit einer übertriebenen Ausschüttung des Stresshormons Kortisol reagieren. Hohe Kortisolspiegel fördern ihrerseits wiederum die Entwicklung von Angst und leisten somit einem anderen zentralen Symptom der Depression Vorschub, womit ein neuer Teufelskreis entsteht. Auf die beschriebene Weise können sich also die Trauma- und die Stressauslösung zu einer besonders unheiligen Allianz bei der Entstehung von Depressionen verbinden.

Da das Stresssyndrom inzwischen für unsere gesamte Gesellschaft typisch ist, ergeben sich daraus noch weitere Konsequenzen. Insgesamt fühlen sich immer mehr Menschen in der modernen Industriegesellschaft überfordert, wozu wesentlich die fortschreitende Globalisierung beiträgt mit ihrer Tendenz, immer weniger Menschen immer mehr Leistung abzufordern und den wachsenden Rest mit Arbeitslosigkeit zu bedrohen. Andererseits ist aber allgemein der weiter oben beschriebene Verlust an Sicherheit nicht nur in der Arbeits-, sondern auch in der Beziehungswelt mit verantwortlich für ein hohes Stressniveau. Ohne die gewohnte Sicherheit reichen bisherige Regenerationsmöglichkeiten nicht mehr aus, was den Stress noch gefährlicher macht. Wie eine schwache Batterie ist auch ein erschöpfter Organismus viel weniger in der Lage, mit neuen Belastungen fertig zu werden.

Stress lässt sich natürlich genauso gut für die andere große Volksseuche, das Übergewicht, als Ursache identifizieren. Unter Ernährungsspezialisten ist es ziemlich unbestritten, dass viel zu viele Menschen heute auf den allgegenwärtigen Stress mit Essen reagieren und sich so ein dickes Fell anfuttern. Wer mit Stress umgehen kann in dem Sinn, dass er gelernt hat, auf Herausforderungen und zeitweilige Überforderungen seelisch adäquat zu reagieren, wird auch viel seltener an Fettleibigkeit leiden.

Dass bei diesen Zusammenhängen zwischen Stress und Depression die Gabe von Antidepressiva keine wirkliche Therapie, sondern lediglich eine Unterdrückung der Symptome darstellt, dämmert inzwischen auch Vertretern der Schulmedizin, etwa wenn eine Studie der Universität Harvard belegt, dass die Hälfte dieser Patienten schon im ersten Jahr nach Absetzen der Medikamente einen Rückfall erleidet. Somit ist das Ergebnis einer anderen Harvard-Studie von 1997 verständlich, wonach die Mehrheit der US-Amerikaner inzwischen so genannte alternative und komplementäre Methoden zur Behandlung ihrer Depression bevorzugt und sich immer mehr von der klassischen Psychoanalyse und den Psychopharmaka distanziert.

Wenn wir uns den typischen modernen Menschen mit seinem Zeitdruck, seiner Arbeitsüberlastung und seinen bedrückenden sozialen Verhältnissen betrachten, wirkt er irgendwie ungebremst und fast hemmungslos. Er ist reizüberflutet und gar nicht mehr in der Lage, auf die einzelnen Reize adäquat zu reagieren, weil es einfach zu viele geworden sind. Vielfach wirkt er überfordert, wie ferngesteuert und fehlprogrammiert. Manche Frauen beschreiben dieses Syndrom bei ihren Männern mit Worten wie »Roboter« oder »Zombie«.

Die in der Managementtraining-Szene als Thema immerhin entdeckte Work-Life-Balance spricht dieses Problem einer immer größer werdenden Dysbalance an. David Servan-Schreiber sieht hinter den wachsenden Balanceschwierigkeiten vor allem ein Gehirnproblem, das eng mit unserer Entwicklungsgeschichte zusammenhängt. Wir seien dazu verdammt, mit einem Gehirn im Inneren unseres Gehirns zu leben, das dem von in der Evolutionslinie unter uns stehenden Tieren entspreche. Das heißt nichts anderes, als dass dieses Gehirn uralt ist und seine Prägung in den Jahrmillionen der Evolution erhalten hat. Wie soll es auf eine solche Fülle von Veränderungen, wie sie das moderne Leben von uns fordert, adäquat reagieren können?

Das depressive Gehirn

Beschäftigen wir uns etwas eingehender mit dem Gehirn als unserer Zentrale, um zu verstehen, wie es auf die so rapide gewachsenen Aufgaben dieser neuen Zeit reagiert. Tatsächlich macht uns unser Neocortex, das »neue Gehirn« oder Großhirn, zum Homo sapiens sapiens, dem bis heute so überaus erfolgreichen Spitzenprodukt der Evolution. Diese Entwicklung beruht auf uralten Grundlagen. Der Mensch ist – wie wir es später mit Industrieprodukten, von den Autos bis zu den Computern, nachvollzogen haben – nicht auf jeder Entwicklungsstufe immer wieder völlig neu konzipiert worden, sondern das alte Modell wurde durch Anpassung an neue Gegebenheiten stets weiterentwickelt.

Demnach besteht unser Gehirn aus drei verschiedenen Schichten, wobei sich jede neue über die alte Struktur hinausentwickelt hat, aber auf der alten fußt. Die oberste Schicht bildet das schon erwähnte »neue« Großhirn (Neocortex), das für unsere kognitiven Leistungen, also Sprechen und Denken, zuständig ist und dem wir all unsere intellektuellen Leistungen, damit auch unseren materiellen Fortschritt und alle wissenschaftlichen Entwicklungen verdanken. Unter diesem sozusagen intellektuellen Gehirn oder Denkhirn liegt das limbische Gehirn oder Fühlhirn, das wir auch als das emotionale Gehirn bezeichnen können. Es ist für unsere Gefühle und alle Überlebensreaktionen zuständig. Der in seiner Tiefe sitzende Mandelkern, die Amygdala, ist die Quelle unserer Ängste, aber auch zuständig für Wut und Ekel, jedenfalls auf Gehirnebene. Bei Depressiven ist dieser Bereich ständig übererregt. Das ist gehirnphysiologisch der Grund, warum sich Depressive immer nur das Negative aus ihrer Umwelt herausfiltern. Der Mandelkern erscheint nach mehreren Depressionsschüben im Computertomogramm (CT) verkleinert.

Der Hippocampus, ein anderer Teil dieses Gehirns, ist für die Aufnahme von Beziehungen und außerdem für die flexible Anpassung unseres Verhaltens an wechselnde Gegebenheiten zuständig. Er wird ebenfalls von Depressionen in Mitleidenschaft gezogen. Der Hippocampus hat sich als zentral wichtig erwiesen, um sein Leben positiv gestalten zu können, denn er verleiht auch allen Erinnerungen emotionale Bedeutung und erleichtert ihr Abspeichern. Bei Depressiven ist er verkleinert und wirkt wie geschrumpft.

In der Depression ist nun dieses untere emotionale Gehirn extrem übererregt, während der Neocortex wie stillgelegt oder unterfordert erscheint. Damit ist die Depression auf Gehirnebene auf alle Fälle eine Regression auf die frühere bewährte Ebene. Psychologisch entspricht dem ein Hängenbleiben in Kindheitsmustern.

Während uns der Neocortex aus der Evolution heraushebt und besonders macht, teilen wir das emotionale limbische Gehirn noch mit allen anderen Säugetieren und sogar mit den Vögeln. Erst die Reptilien unterscheiden sich hier. Dies ist übrigens auch der Grund, warum man von Säugetieren und auch von Vögeln, die man liebt, die entsprechende emotionale Antwort erhalten kann, kaum aber von Schlangen und Alligatoren.

Noch darunter, also an dritter Stelle, sitzt das Stammhirn in der Tiefe. Es steuert autonome Funktionen wie die Atmung oder die Verdauung. Ohne diese tiefste Ebene ist Leben unmöglich. Sobald das Atemzentrum geschädigt wird, stirbt der Mensch. Wenn aber alles Leben auf diese Ebene reduziert ist, sprechen wir von Hirntoten, Apallikern – oder wie die Amerikaner respektlos von *»human vegetables«* (»menschlichem Gemüse«). In diesem Fall sind die Oberfläche des Gehirns, also der Neocortex, und vielleicht noch Teile des emotionalen limbischen Gehirns tot, nicht aber das restliche Gehirn. Dieses archaische oder Stammhirn stellt die Verbindung zum Körper sicher, da es in Gestalt der so genannten Medulla oblongata in das Rückenmark übergeht.

Weil uns das intellektuelle Großhirn so großartig macht und uns so wesentlich unterscheidet, hat die Wissenschaft es in seiner Bedeutung lange überschätzt und das emotionale mittlere Gehirn unterschätzt. Doch bereits aus der persönlichen Erfahrung wissen viele, dass ein guter Intellekt längst nicht alles ist, sonst wären ja Autisten erfolgreiche, glückliche Menschen, verfügen sie doch oft über einen brillanten Intellekt. Die Probleme von Autisten liegen sozusagen genau ein Stockwerk tiefer, und niemand würde bestreiten, dass es sich hier um erhebliche Schwierigkeiten handelt.

Die absolute Intelligenzbestie, deren Intelligenzquotient (IQ) Spitzenwerte aufweist, wird gar nicht so selten im Leben scheitern – nicht nur im Privaten, sondern sogar im Beruf. Dagegen haben deutlich weniger intelligente Menschen beste Chancen, ihren Weg zu finden und erfolgreich zu sein. Inzwischen ist es auch wissenschaftlich untermauert: 80 Prozent des Erfolges im Leben gehen auf andere Ursachen als den Intellekt zurück. Anders ausgedrückt, der IQ ist nur mit 20 Prozent am Lebenserfolg beteiligt.

Im Übrigen belegen wissenschaftliche Studien, dass emotionaler Kontakt eine unabdingbare Voraussetzung für das Wachstum von Zellen ist. Man fand dies bezeichnenderweise an Ratten heraus. Wie wichtig Kontakt für menschliches Wachsen und Gedeihen ist, hatte sich schon viel früher in jenen unsäglichen Experimenten zur Erforschung der Ursprache gezeigt. Verweigerte man nämlich Kindern jeden sprachlichen und emotionalen Kontakt, um herauszufinden, welche

Sprache sie dann entwickeln würden, starben sie lange vor jedem Sprechenlernen.

Nach so vielen Hinweisen auf die Wichtigkeit von Emotionen für unser Leben und Überleben wurde erstmalig an der Universität Yale ein Quotient für die emotionale Intelligenz (EQ) definiert, der seit einigen Jahrzehnten immer wichtiger genommen wird, obwohl er seiner Natur gemäß deutlich schwerer zu bestimmen ist als der altbekannte IQ. Der EQ, der die Fähigkeiten des limbischen Gehirns misst, bezieht sich folglich nicht auf Intellektleistungen wie Abstraktionsfähigkeit, sondern darauf, inwieweit jemand in der Lage ist, seine eigene und die Gefühlssituation anderer zu erkennen, den Ablauf von Gefühlen zu verstehen und darüber nachzudenken sowie Gefühle zu bewerten und zu gewichten. Es geht also letztlich darum, mit Gefühlen verantwortlich umzugehen und so die notwendige Selbstbeherrschung zu erlangen, die erst gesellschaftlichen und persönlichen Erfolg möglich macht und damit auch Glück.

Die Betonung der rechten Gehirnhälfte

Man kann inzwischen davon ausgehen, dass notorische Optimisten eher linkshirnbetont sind, wohingegen schwermütige Menschen eine vorwiegende Aktivität des rechten Gehirns und hier besonders des Stirnlappens (Frontalhirn) aufweisen. In diese Richtung deuten auch Beobachtungen an Patienten hin, deren rechtes Vorderhirn durch einen Schlaganfall oder durch Operationen beschädigt wurde. Sie verhielten sich danach deutlich optimistischer und waren »besser drauf«, wie wir heute umgangssprachlich sagen. Diese Tendenz konnte mittels Hirnstrommessung sogar schon bei Babys bestätigt werden. Babys mit stark aktivem Rechtshirn reagierten auf Trennung von ihrer Mutter mit Weinen und Traurigkeit, wohingegen linkshirnbetonte problemlos darüber hinwegkamen. Linkshirnbetonte Babys haben erwiesenermaßen auch im späteren Leben die besseren Karten. Dem Psychologen Auke Tellegen von der Universität Minnesota zufolge sind sie zufriedener und geselliger. Auch mangele es ihnen nicht an Selbstvertrauen. Die rechtshirnbetonten Typen seien dagegen eher mit Weltschmerz geschlagen.

Betrachten diese beiden Menschentypen dieselben Filmsequenzen, reagieren sie völlig unterschiedlich. Die linkshirnbetonten Menschen amüsieren sich bei lustigen Szenen, während Ausschnitte aus Horrorfilmen sie kalt lassen. Genau umgekehrt ist es bei den rechtshirnbetonten Menschen, die sich alles Leid der Welt zu Herzen nehmen und sich dafür deutlich weniger gut amüsieren können. Wodurch diese frühe Einstimmung über das Gehirn zustande kommt, ist wissenschaftlich bisher ebenso unbeantwortet wie die Frage, ob sich im Laufe des Lebens daran etwas ändern lässt.

Aus der Sicht der spirituellen Philosophie muss es darum gehen, einen Ausgleich zu schaffen, selbst wenn Menschen über ihr Gehirn von Anfang an auf eine Dur- oder Mollschwingung gestimmt sein sollten, die ein Leben lang erhalten bliebe. Einiges spricht aber durchaus dafür, dass sich Menschen umstimmen lassen oder es ihnen selbstständig gelingt. Beide Extreme – die Rechtshirn- wie die Linkshirnbetonung – wären jedenfalls ungeeignet, um dem Leben gerecht zu werden. Wer nur lustig über alles Leid hinweggeht, ist ebenso *daneben* wie jener, der sich gar nicht freuen kann. Die

Fähigkeit zum Mitfreuen und Mitleiden wäre bei großer Achtsamkeit für die eigene Seele, die immer im Auge zu behalten ist, gleichermaßen zu entwickeln.

Menschen mit einem Helfersyndrom, die alles Leid der Welt zu ihrem machen, gehören demnach sicher zu den rechtshirnbetonten Typen. Sie neigen eher dazu, mit ihrem eigenen Leben nicht fertig zu werden und irgendwann ausgebrannt auf der Strecke zu bleiben. Die Frage, inwieweit sie davor in der Lage sind, anderen im Sinne der Hilfe zur Selbsthilfe wirklich wirksam beizustehen, muss offen bleiben. Nach dem Resonanzgesetz wäre dies eher zu bezweifeln. Diese Menschen werden in unserer Gesellschaft ausgenutzt, überfordert und für ihre Leistungen auch noch schlecht honoriert.

Auf der anderen Seite unterstützen und bevorzugen moderne Wohlstandsgesellschaften linkshirnbetonte Typen, die rasch über alles Negative hinwegsehen und sich mit Optimismus ihren Teil (vom Leben) (heraus-)nehmen. Die Fun- und Freizeitgesellschaft dürfte eine ihrer Schöpfungen sein.

Auf der Ebene der Krankheitsbilderdeutung lässt sich aus der Betonung der rechten Hirnaktivität bei Depressiven schließen, dass es für diese darum geht, mit den Schattenseiten und all der Schwere des Lebens fertig zu werden. Wenn es eine bereits in die Wiege gelegte Aufgabe ist, macht es diese nur noch dringlicher und wichtiger. Ob es sich um eine genetische Anlage, eine sehr frühe Prägung durch die Geburt oder gar um eine aus früheren Leben mitgebrachte Aufgabe handelt, ist im Hinblick auf die Be-Deutung völlig gleich-gültig.

Bei einer globalen Betrachtung könnte man vermuten, dass die rechtshirnbetonten Weltschmerztypen für die Balance der immer weiter in den hedonistischen Pol versinkenden

Spaßgesellschaft notwendig sind. Somit könnte man die stetig und beängstigend stark wachsende Gruppe von Depressiven als Ausgleich sehen, da sie eine immer weiter aus dem Lot geratene Gesellschaft noch halbwegs stabil hält. Wer ein Auge dafür hat, erkennt hier das Wirken des Polaritätsgesetzes. Während wir uns immer mehr bemühen, ausschließlich den optimistischen Pol der Wirklichkeit in den Vordergrund des Lebens zu stellen, indem wir uns nur noch Komödien gönnen und Tragödien strikt meiden, bekommen wir diese auf den Schattenseiten der Gesellschaft in Hülle und Fülle präsentiert – ob als Depressionen im persönlichen Erleben oder als Rückschläge und Katastrophen im Weltgeschehen. Dieser Betrachtung des Makrokosmos lässt sich die des Mikrokosmos hinzufügen. Während wir nur noch das Großhirn bedienen – und hier fast ausschließlich dessen linke archetypisch männliche Hemisphäre – und die rechte weibliche sowie mehr noch die tiefer gelegenen emotionalen Zentren ignorieren und vernachlässigen, bilden die Depressiven auch hier einen Gegenpol. Bei ihnen wirkt der Neocortex wie stillgelegt, wohingegen die tieferen Regionen überaktiv sind. Außerdem zeigen Depressive ein Überwiegen von Rechtshirnaktivität gegenüber der sonst überwiegenden Linkshirnbetonung.

Im Buddhismus erleben wir in mancher Hinsicht das Gegenteil. Getragen von der Äußerung des Buddha, dass alles Leben Leid ist, wird dieses in der buddhistischen Welt anerkannt und angenommen. Die Menschen leben dieses Wissen und kennen dafür kaum Depressionen. Das Leid hat seinen Platz im Leben der Gesellschaft – und nicht so sehr im Gemüt der Menschen. Wir dagegen, die alles Leid zu vermeiden suchen, ernten massenhaft Depressionen.

Eine nicht zu bestreitende Tatsache ist, dass im Rahmen der rasch fortschreitenden Globalisierung immer weniger Menschen von dem wachsenden Reichtum und Komfort profitieren. Die wenigen, die noch profitieren und immer reicher werden, gehen mit den auf dem Rücken der großen Mehrheit erworbenen Schätzen schon fast karikaturhaft um, sodass Zweifel aufkommen, ob sie wirklich genießen können oder nur etwas demonstrieren wollen. Das Gros der Menschen leidet jedenfalls an dieser Entwicklung, an dem zunehmenden Druck und der wachsenden Hektik. All das führt generell zu einer Zunahme verschiedener Krankheitsbilder, denn nicht nur Depressionen, sondern auch Allergien und alle so genannten stressbedingten Symptome von Schlafstörungen über Herzprobleme bis zu Rückenschmerzen nehmen rasant zu. Auch andere Krankheitsbilder sind in unserer Bevölkerung bereits weit verbreitet: Die Hälfte bekommt Krebs, die knappe Hälfte Allergien, ein Drittel eine Psychose. Viele sind von Übergewicht und Typ-II-Diabetes bedroht, um nur noch einmal die wichtigsten Krankheitsbilder zu nennen.

Es lässt sich folglich eine Tendenz ausmachen, nach der sich die moderne Gesellschaft immer mehr im Sinne einer bipolaren Störung entwickelt beziehungsweise sich polarisiert. Die hyperaktiven Leistungsträger, die hyperaktiven Kinder (in den USA soll schon fast die Hälfte der Jungen dazugehören) und eigentlich alle, die auf den Wogen der Leistungs- und Spaßgesellschaft noch oben schwimmen, tragen bei genauerer Betrachtung im Ansatz manische Züge: überarbeitet, überdreht, überlastet und ungebremst. Äußerlich ständig in Bewegung, bewegt sich bei ihnen innerlich fast nichts mehr.

Auf der anderen Seite spüren die empfindsamen Rechtshirntypen diese Entwicklung, und manche verkörpern sie sogar in ihrer Depression. Durch sie kehrt dann Bewusstsein für das abgestorbene Innenleben ein, wo alles erstarrt und wie eingefroren erlebt wird. Der gar nicht so selten auftretende abrupte Wechsel von einer Seite zur anderen zeigt dann einen deutlichen Aspekt von schicksalhafter Therapie. Ein Leistungsträger, der scheinbar aus heiterem Himmel in eine Depression stürzt, erlebt nun sehr direkt, wie wenig lebendig sein äußerlich so bewegtes Leben war. Die Depression zwingt ihn in genau jene Ruhe, für die er bisher überhaupt keine Zeit hatte.

Die Zunahme der stressbedingten Depressionen könnte an diesem Beispiel sehr leicht ihre Deutung finden. Wer sich nicht freiwillig um die inneren Ebenen seiner Seele kümmert, muss eben auf anderen Ebenen mit schicksalhaftem Nachdruck belehrt werden. In der Depression wird einem das eigene tote Innenleben in der drastischsten Form vorgeführt.

Aber auch das Gegenteil ist möglich, wenn man zum Beispiel mittels Magnetstimulation Depressive ruckartig in die Manie befördert. Wer sich so stark am Leid festgebissen und in den Tiefen der Seele festgekrallt hatte, muss nun die Höhen durchleben und erfahren, wie ungeheuer lebendig er selbst und diese Welt ist. Am Beispiel der bipolaren Störung lässt sich am deutlichsten erkennen, wie sehr wir letztlich auf die Mitte zwischen den Polen angewiesen sind und wie wenig Heil auf Dauer in den Extremen des Lebens liegt. Das schon zitierte christliche »Sei heiß oder kalt...« kann immer nur eine Durchgangsphase sein, die die Seele üben lässt.

Nach den bisherigen Untersuchungsergebnissen wäre es gut vorstellbar, dass rechtshirnbetonte Typen dieses heute sehr intensiv in der Luft liegende Leid aufspüren, es aufnehmen und sich darauf einschwingen, so wie schon die Babys dieses Typs zum Leiden tendieren und die rechtshirnlastigen Filmzuschauer sich besonders die negativen Horrorszenen zu Herzen nehmen. Möglicherweise liegt hier ein weiterer Grund für die Zunahme der Depressionen in unserer Gesellschaft.

Tatsächlich müssten wir heute – wie so viele Kirchenvertreter und sogar schon Politiker es anmahnen – viel mehr Mitgefühl entwickeln und in unser Leben einfließen lassen. Andernfalls laufen wir Gefahr, vollends in einer gefühllosen, nur an äußerem materiellem Erfolg orientierten Welt zu leben. Letztlich machen Depressive dies schon, nur eben auf einer unerlösten Ebene, indem sie sich völlig vom Außen abkehren und sich ausschließlich nach innen wenden.

Veränderungen im Stresszustand

Biochemisch ist das Gehirn in der Depression von Stresshormonen überschwemmt. Sowohl Kortisol als auch ACTH (adrenocorticotropes Hormon) sind fast immer erhöht. Hinzu kommt der Botenstoff CRF, der Gefühle von Angst auslöst. Insgesamt befindet sich das Gehirn in einem chronischen Stress- und Daueralarmzustand, wobei der Schulmedizin völlig unklar ist, ob dies eine Begleiterscheinung der Depression ist oder ihre Auslösung. Möglicherweise ist es etwas Drittes, nämlich die Mobilmachung des Organismus für die eigentlich anzupackenden Aufgaben. Es könnte sich hier aber auch um eine Abbildungs- oder Spiegelebene am ehesten der seelischen oder sozialen Welt handeln. Wenn ein Mensch unter dem maximalen Stress des Partner- oder Arbeitsplatzverlustes leidet, ist er oft seelisch überfordert, was sich in einer Ausschüttung von Stresshormonen (auch auf Gehirnebene) zeigen wird. Wenn diese Stressbelastung lange genug anhält, mag sich daraus eine Depression entwickeln.

Eine andere, nicht minder gängige schulmedizinische Theorie vermutet, dass die Ursache von Depressionen in einem stagnierenden Wachstum von Gehirnzellen begründet ist. Folglich sind Wissenschaftler bereits auf der Suche nach Mitteln, die das Nervenwachstum stimulieren könnten, um der Depression auf diesem Weg beizukommen. Das Gehirn, besonders das linke, wirkt in der Depression wie im Winterschlaf; das Wachstum ist ähnlich erstarrt wie der Mensch insgesamt. Aber selbst aus wissenschaftlicher Sicht ist umstritten, ob das Erlahmen – und bei schweren Depressionen dann der Stillstand – des Umbauprogramms im Gehirn die Ursache oder doch mehr die Begleiterscheinung der Depression ist.

Aus Sicht der spirituellen Philosophie ist es sicher nicht die Ursache, aber doch ein guter Spiegel der Situation. Das stagnierende Nervenwachstum könnte die innere Situation wiedergeben, dass kein seelisches Wachstum mehr stattfindet. So wie die Seele müsste sich der Mensch lebenslang entwickeln, und das spiegeln die ständig ablaufenden Umbauprozesse im Gehirn auf ihre körperliche Art wider.

Für die mit dem Krankheitsbild einsetzende Stagnation können wieder verschiedene Gründe – von nicht zu verarbeitenden Traumata bis zu überforderndem Stress oder chronischer Unterforderung – verantwortlich sein. Wenn das Gehirn in seinem Stillstand zeigt, dass auf dem bisher eingeschlagenen Weg nichts weitergehen kann, dürfte dies auch sehr genau der seelischen Situation entsprechen.

Es korrespondiert mit der Alltagserfahrung, dass eine Situation durch Reizüberflutung so stark überfordern kann, dass es zum Zusammenbruch kommt. Ebenso kann aber auch die chronische, die Seele beleidigende Erfahrung der Arbeitslosigkeit zu seelischen Zusammenbrüchen bis hin zu Depressionen führen. Wahrscheinlich ist sogar Arbeitslosigkeit oft die gravierendere Bedrohung, denn zu viel Tumult durch Kinder und Familie überfordert zwar, aber er führt selten zu Depressionen. In der Arbeitswelt dürften chronische Über- und Unterforderung gleichermaßen zu Depressionen führen.

Die Aufgabe liegt also darin, wie es die Depression schließlich erzwingt, das Bild des Winterschlafes positiv aufzunehmen. Statt draußen herumzutoben, gilt es, Ruhe zu geben, in sich zu gehen und lieber Bilanz zu ziehen, um das Leben erst dann neu aufzubauen und erste Schritte ins Neuland zu gehen, wenn wieder Sinn und Ziel gefunden sind.

Einige schulmedizinische Studien legen nahe, dass lange währende Depressionen sogar die physische Gehirnstruktur auf Dauer verändern. Es scheint also, als hinterließe die Seelenfinsternis bleibende Schäden in Gestalt von verkümmerten Neuronen vor allem im präfrontalen Bereich. Bei Selbstmordopfern, die unter Depressionen gelitten hatten, fand sich jedenfalls eine bis vierzigprozentige Reduktion des Nervengewebes der Amygdala und ebenfalls im Hippocampusbereich. Ob dieser Rückgang jedoch unwiderruflich ist, muss angesichts der enorm hohen Regenerationsfähigkeit des Organismus stark bezweifelt werden.

Aller Wahrscheinlichkeit nach gehorcht auch unser Gehirn wie der übrige Organismus dem Slogan »Wer rastet, der rostet«. Nicht benutzte Muskeln und Darmzellen werden demnach abgebaut. Vom Muskelaufbautraining weiß aber jeder, wie leicht dieser Effekt wieder umzukehren ist. Einiges deutet darauf hin, dass Menschen, die das depressive Tal erfolgreich durchwandert und die Nachtmahrfahrt der Seele bewältigt haben, sich ihres Gehirns dann in viel größerem Ausmaß erfreuen können. Man kann davon ausgehen, dass sich dies auch in einer wachsenden Gewebeaktivität niederschlägt, die sicher messbar wäre, wenn man es nur versuchen wollte. So wie wir Muskeln an Armen und Beinen bekommen, wenn wir uns trainierend darum bemühen, dürfte eine Anpassung auch im Gehirn möglich sein. Erfahrungen beim Gehirntraining – vom Jonglieren bis zur Bewusstseinsgymnastik – zeugen davon. Allerdings müssen wir uns klar machen, dass dies sowohl für das Denk- als auch für das Fühlhirn gilt.

Zusammenspiel und Rivalität von Fühl- und Denkhirn

Allein schon aus der zeitlichen Abfolge der Evolution ergibt sich eine gewisse Konkurrenz zwischen dem älteren Fühlhirn (limbisches Gehirn) und dem neueren Denkhirn (Neocortex): Das limbische Gehirn war zuerst da und bestimmte – wie bis heute bei den Tieren – das Verhältnis zur Welt. Der Neocortex, das Großhirn, ist im wahrsten Sinne des Wortes der Emporkömmling und hat sich allmählich immer wichtiger gemacht, um schließlich alle Macht an sich zu reißen und allein zu herrschen. Nun weist aber vieles darauf hin, dass uns diese Alleinherrschaft gesundheitlich nicht sehr gut bekommt. Vor allem weil das ältere Mittelhirn offenbar den Krieg irgendwann aufgibt und resignierend seine Mitarbeit aufkündigt oder in Verzweiflungsaktionen plötzlich mit all seinen geballten und gestauten Ansprüchen das Regiment übernimmt, was wir dann zum Beispiel Depression nennen.

Sowohl das völlige Überwiegen des Intellekts führt in Krisen, etwa wenn ein Mensch dieses Typs mit dem entsprechenden Wichtigkeitssyndrom hohen Blutdruck entwickelt und Hals über Kopf in den Herzinfarkt* hetzt. Aber auch das völlige Dominieren des emotionalen Gehirns kann sehr unangenehm werden, wie permanente Angstzustände und Panikattacken zeigen und eben auch die Depression. Man könnte die erste Situation als übertrieben erwachsen, die zweite als zu kindlich bezeichnen.

Auf der seelischen Ebene dürfte die Rivalität der Gehirne, die ins Ungleichgewicht führt, unserem Gefühl von Unglücklichsein entsprechen. Harmonieren die beiden und arbeiten sie in ihrer beider Sinn gut zusammen, geht es uns auch insgesamt gut, und wir fühlen diese Harmonie. Modern ausgedrückt sind wir dann im Fluss oder neudeutsch im Flow-Bereich. Wir können wohl davon ausgehen, dass unser Gehirn eine Art eingebaute oder mitgebrachte Neigung hat, in diesen Flow-Bereich einzutauchen.

Äußerlich zeigt sich das harmonische Fließen, der Flow-Zustand, in unserem Gesicht – in unserem Lächeln. Ein echtes Anzeichen dafür ist allerdings nur jenes Lächeln, das nicht nur den Mund, sondern vor allem auch die Augen er-

* Siehe dazu die ausführliche Darstellung und Deutung dieser Situation in dem Buch *Herz(ens)probleme*.

reicht. Bei geführten Meditationen ist es eine alte Erfahrung, dass ein Lächeln, das sich aus der Tiefe der Augen entwickelt, sehr schnell in einen angenehmen und rundum befriedigenden Entspannungszustand mündet. Andererseits weiß jeder, dass ein Lächeln schon zu Beginn des Lebens der Schlüssel des Kindes zum Herzen seiner Eltern ist, und spirituell Suchende träumen vom Lächeln des Buddha, das ebenfalls dieses Fließen im Sein ausdrückt.

Die Depression macht deutlich, wie weit der eigene Zustand von jenem Lächeln entfernt ist, das sich aus der Tiefe der Augen entwickelt und eigentlich aus dem Herzen kommt. Wenn Lächeln, wie David Servan-Schreiber vermutet, eine Harmonisierung der Zusammenarbeit unserer beiden Gehirne bewirkt, wird dieses ursprünglichste und einfachste mimische Muster nicht nur zu einem guten Heilmittel, sondern auch zu einem Prophylaktikum.

Wer mit einem Lächeln durch die Welt geht, durch die innere wie die äußere, wird mit ihr und mit sich ungleich schneller in Harmonie kommen. Wenn ein Mensch allerdings bereits im Sinne der Depression aus der Harmonie gefallen ist, kann ein Lächeln, das dann sowieso eher verkrampft und unecht wirken würde, wohl nicht mehr die notwendige Rettung bieten. Im Vorfeld allerdings ist häufiges Lächeln aus dem eigenen Herzen beziehungsweise aus der Tiefe der Augen heraus sicher eine wundervolle Möglichkeit, im Gleichgewicht und damit gesund zu bleiben – zumal wenn es gleichsam rituell in der Meditation kultiviert wird. Eigene Erfahrungen mit vielen geführten Meditationen sprechen dafür. Auch so bedeutende Meditationslehrer wie Thich Nhat Hanh und Mantak Chia verwenden das innere Lächeln häufig.

In der spirituellen Philosophie wird der Zusammenhang von Augen und Herz daran deutlich gemacht, dass beide dem Sonnen-Archetyp zugeordnet werden. Nun könnte es sich über das Studium unserer beiden konkurrierenden Gehirne auch wissenschaftlich erweisen. Gelänge es, depressiven Menschen dieses Lächeln von innen heraus beizubringen, müsste dies verblüffende Auswirkungen haben. Zumindest wäre es einen Versuch wert.

Die Aufgaben des emotionalen Gehirns

Das emotionale oder limbische Gehirn bringt sozusagen von unten Sinn und Richtung in unser Leben, und das intellektuelle Großhirn sorgt dafür, dass wir dem in möglichst vernünftiger und praktischer Weise folgen. Als »älterer Bruder« hat das emotionale Gehirn aber auch so etwas wie die Oberhoheit, zumal es ständig bestrebt ist, unser Überleben und das unserer Art zu sichern. In dieser Hinsicht steht es der Evolution beziehungsweise der Natur und ihren Zielen viel näher als das Großhirn.

Sobald das emotionale Gehirn eine Gefahr für das Leben wittert oder auch eine gute Chance, sich fortzupflanzen, übernimmt es handstreichartig die Situation und schaltet den Intellekt gleichsam ab. Man könnte beinahe vermuten, dass die Evolution ihrem jüngsten Kind, dem Neocortex oder Großhirn, die Sorge für das Überleben noch nicht ganz zugetraut hat.

Am besten bekannt ist diese Situation vom Zustand der Verliebtheit, den man spaßeshalber auch als eine Art Großhirnvergiftung beschreiben könnte. Wenn ein heißes Herz beziehungsweise das emotionale Gehirn die Kontrolle übernimmt, zählen vernünftige Argumente kaum noch, was den Charme der Verliebtheit ausmacht. Während der Intellekt ohnmächtig reagiert und die besten Argumente nicht mehr erfassen kann, hat das emotionale Gehirn nur noch die sich bietende Fortpflanzungschance im Auge und leitet (fast) alles in die Wege, um dieses Ziel zu erreichen. Ängstliche Menschen werden dann plötzlich mutig und risikobereit, ergreifen die Initiative, wie sie es zuvor nicht einmal zu träumen gewagt hatten, und so weiter. Das emotionale Gehirn zwingt auf diese Weise auch zu einem Leben in der Gegenwart. Nur noch das Jetzt und das Zusammensein mit dem geliebten Wesen zählt; alles andere wird unwichtig und bleibt nachgeordnet. Der gleiche Zwang in die Gegenwart tritt dann auch bei der Depression auf und fühlt sich – genau entgegengesetzt – entsetzlich an.

Intellektuell betrachtet ist Kinderkriegen tatsächlich der helle Wahnsinn und führt aus dieser einseitigen Sicht nur zu Nachteilen. In der Konsequenz bekommen intellektuell gesteuerte Menschen auch kaum noch Kinder. Akademikerinnen schließen sich in Deutschland bereits fast vollständig von der Fortpflanzung aus. Daher ist das zeitweilige Abschalten des Intellekts im Zustand der Verliebtheit wohl für unsere Art überlebenswichtig. Man könnte geradezu folgern, dass in Gefahr gerät, wer lange Zeit nicht mehr verliebt und damit nicht vom emotionalen Gehirn dominiert war. Das emotionale Gehirn könnte auf andere Weise, und sei es über die Depression, die Herrschaft übernehmen. Auf alle Fälle sind Verliebte völlig sicher vor Depressionen. Depressive können sich kaum verlieben. Es würde ihre sofortige Heilung bedeuten.

Diese Gedankenspiele lassen sich sogar noch ausweiten. Während die Erste Welt das Kinderbekommen geradezu vermeidet und immer mehr in Depressionen hineinschlittert, bekommt die Dritte Welt die Kinder und erspart sich viele Depressionen. Das ist natürlich sicher kein kausaler, aber doch ein analoger Zusammenhang, der sich vielleicht besser über die Betonung im Gehirn erklären lässt. Während wir unser Gehirn auf einem Niveau nutzen, auf dem ein Verlieben wenig Chancen hat und deshalb auch weniger Paare Kinder bekommen, ist in der Dritten Welt dieser Weg noch der üblichere.

Da Verliebtheit vom limbischen System einerseits als außergewöhnlicher Stress, andererseits aber auch als gute Chance zur Fortpflanzung interpretiert wird, berechtigt die Situation zum Abschalten der Großhirnfunktionen und in der Folge zur Machtübernahme und Herrschaft viel älterer Instinkte und Reflexe. Die Entmachtung des Großhirns geschieht in Situationen, in denen überwältigende Gefühle aufsteigen oder große Gefahren drohen, über verschiedene Mechanismen wie zum Beispiel den Ausstoß des Stresshormons Adrenalin. Dadurch werden die Betroffenen in die Lage versetzt, das Überleben unmittelbar zu sichern. Bleibt diese Gefühlslage jedoch längerfristig bestehen, verlieren sie die Kontrolle über ihr Denken. In kurzen Krisensituationen mag dies selbst heute noch für das Überleben das Beste sein; als Dauerzustand ist es dagegen ähnlich unerträglich wie die Alleinherrschaft des Intellekts. Möglicherweise ist das ein Grund, warum der Zustand der Verliebtheit auch immer nur relativ kurz aufrechtzuerhalten ist. Wahrscheinlich lässt sich ein Leben allein aus der Verliebtheit heraus nicht sinnvoll gestalten.

Sie muss, damit Kinder gut zur Welt gebracht und aufgezogen werden können, wieder abgeschaltet werden, sobald ihr Zweck, die erfolgreiche Paarung, erfüllt ist. Dem würde auch die Erfahrung entsprechen, dass eine Verliebtheit dadurch gleichsam künstlich zu verlängern ist, dass die beiden Verliebten nicht zusammenkommen. Dann kann sich solch ein Zustand sogar über Jahre hinziehen.

Beim so genannten posttraumatischen Syndrom, das heißt nach einer schrecklichen Erfahrung wie etwa einer Vergewaltigung, kann es passieren, dass das emotionale Gehirn, das beim Verhindern der Bedrohung offenbar versagt hat, anschließend in einen Daueralarmzustand verfällt oder jedenfalls viel zu oft viel zu viele Gefahren ausmacht.

Ähnlich dürfte es sich bei Panikattacken verhalten, bei denen ebenfalls das emotionale Gehirn übernimmt und den Organismus in ein Chaos von vegetativen Reaktionen stürzt, die von Herzrasen über Schweißausbrüche und Magenkrämpfe bis zu heftigem Zittern reichen. Zudem funktioniert das vernünftige Denken nicht mehr, weshalb die Betroffenen rationalen Argumenten kaum zugänglich sind. Oftmals beschreiben sie auch, dass sie sich wie leer im Kopf fühlten, keines klaren Gedankens mehr fähig waren und nur noch ans Sterben beziehungsweise Überleben denken konnten. Der hohe Adrenalinspiegel hat dann zu einer kompletten Umschaltung von einem Gehirnbereich auf den anderen geführt. Interessanterweise lassen sich heute mit Hilfe neuer bildgebender Verfahren wie dem PET (Positronenemissionstomographie) solche Erfahrungen im Gehirn sichtbar machen. Lässt man Menschen mit posttraumatischen Syndromen ihre unverarbeiteten Traumata nochmals in Gedanken durchleben, zeigt sich bei den Aufnahmen eine verstärkte Durchblutung im Mittelhirnbereich, bei Angst zum Beispiel im Mandelkern (Amygdala), während das Sprachzentrum im Großhirn sogar deaktiviert wird, was die Sprachlosigkeit erklären kann, die eine solche Situation kennzeichnet (»Ich brachte keinen Ton mehr heraus!«). Die körperlichen Zustände, die bei Depressionen und Angstzuständen das Gehirn und seine Aktivitäten kennzeichnen, haben also durchaus ihren Sinn.

Allerdings kommt es zum Chronischwerden eines Zustandes, der nur in der akuten Situation vernünftig ist. Wahrscheinlich interpretiert der Organismus irgendeine Spitzenbelastung in dem Dauerstress, den etwa ein Manager oder Unternehmer oder eine berufstätige Frau mit Familie hat, als akute Lebensbedrohung und schaltet um von Groß- auf Mittelhirn, das heißt von Vernunft- auf Gefühlshirn. Da der Stress nicht nachlässt, das eigentliche Thema also nicht bearbeitet wurde, verharrt der Betroffene anschließend in diesem Zustand, und es entsteht eine Depression oder Angststörung.

Man könnte demnach die schulmedizinischen Versuche der Radikalumstimmung – früher mittels Elektroschock, heute über Magnetstimulation – als grundsätzlich zielführend interpretieren, vorausgesetzt, dass danach eine Lebensumstellung erfolgt, die das Stressniveau definitiv und drastisch senkt. Dies kann allerdings eine so brutale Methode wie Elektroschock in keiner Weise entschuldigen, sondern nur das dahinter liegende Bemühen einordnen helfen. Immerhin braucht man ja im Zustand der schweren Depression eine Radikalumstimmung, die sonst wohl nur noch mittels Psychopharmaka zu erreichen wäre, um überhaupt eine Psychotherapie beginnen zu können.

Wie üblich liegt die Gefahr darin, in Extrempositionen zu verharren. Das Ideal hingegen ist der harmonische, ausgewogene Fluss zwischen zwei Polen und das Zusammenspiel beider Seiten. Wo bezogen auf das Gehirn der »vernünftige« Neocortex allein herrscht, droht die rationale Sinnlosigkeit des Lebens bis hin zum Krankheitsbild der Alexithymie, bei der die Betroffenen jeden emotionalen Bezug zur Welt verlieren und völlig vereinsamen. Allerdings spüren sie dabei kaum Leidensdruck, denn auch dazu würden sie ihr emotionales Gehirn brauchen. In milden Ausdrucksformen führt das Überwiegen des Intellekts zu einem ständigen »Zurechtrationalisieren« des eigenen Lebens. Statt die Warnzeichen des emotionalen Gehirns ernst zu nehmen, die uns recht frühzeitig darauf hinweisen, dass eine Beziehung oder eine Arbeit gar nicht mehr passend ist, kann ein gut trainierter Intellekt immer Gründe finden, auszuhalten und alles beim Alten zu lassen. Das kann so weit gehen, dass schließlich aller Sinn aus dem Leben verschwunden ist und die Betroffenen sich die Misere zurechtlügen – einer der bekanntesten Wege in den Herzinfarkt. Eine Studie der kalifornischen Universität Berkeley kommt zu dem Schluss, dass es nicht die Gefühle an sich sind, die Herz- und Gefäßsystem belasten, sondern die Versuche, sie zu unterdrücken.

Das andere Extrem, die Dominanz des emotionalen Gehirns, kam bei den Panikattacken schon zur Sprache und dürfte auch bei Depressionen eine wichtige, wenn nicht entscheidende Rolle spielen. Die schon erwähnten Studien mit Hilfe des PET, die bei 80 Prozent der Depressiven und chronisch trübsinnigen Menschen eine besonders aktive rechte Gehirnhälfte ergeben und im Gegensatz dazu linkshemisphärische Defizite aufweisen, legen eine Umkehrung der Dominanz auf Gehirnebene nahe.

Letztlich könnte man auch auf die alte, längst bekannte Polarität unseres Nervensystems zurückkommen. Betrachten wir also den parasympathischen und den sympathischen Anteil des vegetativen, vom Willen unabhängigen Systems. Der parasympathische Anteil lässt sich dem archetypisch weiblichen Teil der Wirklichkeit zuordnen, der sympathische dem männlichen. Parasympathisch wird demnach alles gesteuert, was mit Regeneration des Einzelnen und der Art zu tun hat; sympathisch alles, was mit Durchsetzung und Ausdruck in der Welt zusammenhängt.

In einer so weitgehend vom männlichen Pol bestimmten Zeit und Welt wie der unsrigen entstehen aus dieser Überbetonung des sympathischen Systems Probleme wie etwa Bluthochdruck, wenn ein Mensch ständig im Angriffs- oder Fluchtverhalten verharrt. Aus dem Defizit an weiblicher Regeneration des parasympathischen Systems entstehen ebenfalls Probleme, etwa in Gestalt des Erschöpfungs- oder Burnout-Syndroms. Als dritter Problembereich kann sich eine Überreaktion in parasympathischer Hinsicht ergeben, wenn die lange gestaute Energie kompensatorisch losbricht oder wie oben angedeutet chronisch wird.

Die Polarisierung in männlich und weiblich passt auch gut zusammen mit dem Bild der Gehirnhierarchie, bei der das frühe limbische oder emotionale Gehirn dem weiblichen Aspekt entspricht und das nachgekommene vernunftbetonte Großhirn dem männlichen. Tatsächlich beginnt das Leben auch biologisch gesehen weiblich, was sich bei der embryologischen Entwicklung darin zeigt, dass sich zuerst die weibliche Anlage bildet, bevor daraus in der Hälfte der Fälle durch Umwandlung später Männliches wird. Das männliche Y-Chromosom entsteht entwicklungsgeschichtlich ebenfalls erst später. In der Analogie ist ja auch zuerst das Matriarchat da, bevor sich das Patriarchat später darüber erhebt. Diese inzwischen auch von Geschichtsforschern zunehmend akzeptierte Reihenfolge wird durch verschiedene Mythen bestätigt und könnte in der Analogie einige scheinbar ganz moderne Reaktionen und Krankheitsbilder erklären helfen.

Im Mythos der griechischen Antike ist zuerst Hera als die große Göttin da, aus deren Brüsten die Milch für die Milchstraße und damit die Schöpfung stammt. Später erst kommt Zeus, ihr jüngerer Bruder, ins Spiel und wirbt um sie. Hera lehnt ihn aber als Partner ab, und erst als er sich in eine Taube – in manchen Darstellungen auch in einen Kuckuck – verwandelt und sich an ihren Busen schmiegt und damit an ihre mütterlichen Instinkte appelliert, gelingt ihm die Verführung. Das macht Zeus erst einmal zu Heras Mann, es wird aber schließlich zu seinem Sprungbrett in die Position des Göttervaters. Während Zeus zum Herrscher des Olymps avanciert, verkommt Hera unter seiner Regentschaft jedoch zu einer eifernden und eifersüchtigen Göttin des häuslichen Herdes. Die Entfernung von der Milchstraße zum eigenen Herd zeigt exemplarisch, wie groß die Spannweite des weiblichen Prinzips ist. Nur zu oft vergisst Zeus, wo er herkommt und wem er seine Macht verdankt, aber alle Versuche Heras, ihn diesbezüglich zu ermahnen, führen in der Regel nur zu beleidigter Missstimmung. Auch darin ist sie dem weiblichen

Gehirn ähnlich, das sich immer wieder in den besprochenen Verzweiflungsaktionen, die unser Thema sind, ins Spiel (des Lebens ein-)bringt.

In der germanischen Mythologie sind ebenfalls zuerst die weiblichen Wanen um Freija, die Liebesgöttin, und Njörd, die Nacht, bestimmend, bevor sie einen Kompromiss bezüglich der Macht mit den männlichen Asen um Odin und Thor schließen. Hier ist es allerdings ein gleichberechtigter Ausgleich zwischen beiden Seiten, was sich in vieler Hinsicht als sinnvoll erweist. Bis heute leben Völker, die von dieser Mythologie geprägt sind wie die Isländer, friedlicher und kompromissfähiger zusammen als die, die unter dem Einfluss des antiken oder des christlichen Mythos stehen.

In der Analogie und etwas vereinfacht ließen sich die beiden Pole des vegetativen Nervensystems im Hinblick auf unser Funktionieren in der Welt als Gaspedal und Bremse beschreiben. Das archetypisch männliche oder sympathische Nervensystem entspricht dem Gas und das archetypisch weibliche oder parasympathische der Bremse. Dieses Bild kann auch auf die beiden konkurrierenden Gehirnareale angewendet werden. Daraus folgt auch, dass weder das ungebremste Fahren oder Leben noch das mit angezogener Bremse anzuraten ist. Die Lösung kann nur in der Mitte liegen: so viel Gas und so oft Bremse wie *not*wendig. Der Hochdruckpatient, der ungebremst in seinen Herzinfarkt jagt, kommt unter die Räder, und der Depressive, der vor lauter Bremsen gar nicht mehr in die Gänge kommt, stagniert verzweifelnd.

Flexibilität und Anpassung

Um in den Fluss des Lebens zu gelangen, müssen beide Gehirne oder Nervensysteme in ein ausgewogenes Verhältnis zueinander finden und jederzeit in ihren Leistungen abrufbereit sein. In der Natur funktioniert dieses Zusammenspiel bei den Tieren in beeindruckender Weise; sie schalten ständig um. Man kann an einer Wasserstelle Antilopen in Sichtweite von Löwen grasen sehen, vorausgesetzt die Löwen sind satt. Kommt aber ein hungriges Raubtier hinzu, wird die Antilope sofort von Regeneration, das heißt ruhigem Fressen, auf Flucht umschalten. Diese Fähigkeit der raschen Anpassung ist ein wesentlicher Aspekt gesunden (Über-)Lebens. Sobald sie verloren geht, ist Gefahr im Verzug.

Sehr deutlich wird das am Herzrhythmus. Sobald er starr wird und seine Anpassungsfähigkeit verliert, deuten das inzwischen auch Kardiologen als gefährliches Zeichen. Erst einige Monate vor dem Tod fällt das Herz aus seinem lebendigen, anpassungsfähigen Rhythmus in einen regelmäßigen Takt, der das Ende ankündigt. So ist auch schon beim Embryo ein regelmäßiger Takt das lebensbedrohliche Anzeichen des nahen Endes, und so wird es für das ganze spätere Leben bleiben. Wer mittels Herzschrittmacher maschinell in solch einen Takt statt des lebendigen Rhythmus gezwungen wird, lebt zumindest symbolisch immer dann in der Nähe des Totenreiches, wenn der Herzschrittmacher aktiv wird. Rhythmus verhält sich zu Takt wie Leben zu Tod.

In der Naturheilkunde ist jede Form von Reaktionsstarre gefürchtet. Wer nicht mehr reagiert, hat schon fast verloren. Nicht das Fiebern ist das Problem, sondern gar kein Fieber mehr bekommen zu können. Es ist ein gefährliches Zeichen, das nicht selten in den Anamnesen von Krebspatienten auftaucht.

So wie man medizinisch feststellen kann, dass ein Mensch so alt ist wie seine Gefäße, lässt sich auch über seine Rhythmusfähigkeit bestimmen, wie alt beziehungsweise unflexibel er schon geworden ist. Zur Zeit der Geburt ist die Schwankungsbreite im Herzrhythmus am größten, und kurz vor dem Sterben hört sie auf und geht in eine Regulationsstarre über. Pro Jahr nimmt sie um durchschnittlich drei Prozent ab, das heißt, wir verlieren beim Altern nachweislich die Fähigkeit, uns an neue Situationen anzupassen. Anders ausgedrückt, werden wir starr auf der körperlichen und stur auf der seelischen Ebene.

Während das Leben also zu Beginn aus einem ständigen Wechsel zwischen Gasgeben und Bremsen besteht, gehen wir mit der Zeit in ein ruhigeres System über, das notgedrungen auch viele Möglichkeiten des Lebens auslässt und ignoriert. Beim Autofahren ergibt sich oft eine ähnliche Entwicklung im Laufe der Fahrpraxis. Anfangs ist es ein ständiges Gas-Bremse-Spiel. Mit den Jahren aber wird es ruhiger und gelassener, und man spart viel Gasgeben und viel Bremsen ein, einerseits durch Erfahrung, andererseits durch einen defensiven Fahrstil.

Auf der seelischen Ebene liegen die Parallelen auf der Hand. In der Jugend nehmen wir noch jeden Impuls auf und gehen ihm nach. Später geben wir früher auf, resignieren rascher oder fangen Neues erst gar nicht mehr an. Interessant und wichtig für uns ist in diesem Zusammenhang, dass das Nachlassen der Anpassungsbereitschaft am Aufgeben des

Bremssystems liegt, das sich – zeitlebens zu wenig gefordert – wie ein nicht genug gebrauchter Muskel zurückbildet. Das dagegen gut trainierte Gassystem, in unserer Analogie dem sympathischen Nervensystem und dem Großhirn entsprechend, bleibt in Hochform und beginnt durch sein Überwiegen und die so entstehende Einseitigkeit, den Organismus zu gefährden. Das Bild eines Zuges, der ungebremst bergab rast, drängt sich hier auf. Kurz vor Schluss des Lebens, wenn besagte Reaktionsstarre eintritt, kann das Herz fast gar nicht mehr reagieren, und der betroffene Mensch wird dies auf der seelischen Ebene widerspiegeln und kaum noch auf Gefühle ansprechen.

Zusammenfassend lässt sich feststellen: Bei Krankheitsbildern wie Hochdruck und Depression besteht ein zentrales Problem darin, dass keine Anpassung mehr geschieht. Das System ist jeweils eingerastet – beim Hochdruck im archetypisch männlichen Bereich, bei der Depression im archetypisch weiblichen. Anders ausgedrückt, bleibt der Hochdruckpatient in der sympathischen Innervationsfalle hängen, der Depressionspatient in der parasympathischen.

Traumata

Studien enthüllen, dass 45 Prozent aller Erwachsenen, die an chronischen Depressionen leiden, in ihrer Kindheit den Verlust ihrer Eltern, schwere Vernachlässigung oder Missbrauch erduldet hatten. Aber selbst kleine Verkehrsunfälle führen laut einer australischen Studie dazu, dass noch ein Jahr danach mehr als die Hälfte der Betroffenen unter psychiatrischen Symptomen litt, am meisten unter Depressionen und Angstsyndromen.

Häufig beginnt die Depression nach einem als sehr schwer erlebten Verlust entweder durch Tod oder Trennung oder durch einen widerwilligen Umzug in eine fremde Umgebung. Aber bereits eine Aneinanderreihung von immer wiederkehrenden alltäglichen Niederlagen kann eine depressive Erkrankung begünstigen, auch das jahrelange Ausharren in einer nicht mehr lebendigen Partnerschaft.

Die häufigsten gravierenden Einschnitte, aus denen sich später Depressionen entwickeln, sind – wie schon erwähnt – die unverarbeitete Trennung vom Partner und der Verlust des Arbeitsplatzes. In entsprechender Weise kann aber auch ein seelisch nicht verarbeiteter Verlust eines Elternteils oder vor allem eines Kindes zu einer Depression führen. Letzteres führt sogar häufig zu einem kaum lösbaren Problem, und wo es nicht zu einer Depression kommt, kann sich sogar Krebs entwickeln, der signifikant gehäuft nach dem Verlust von wichtigen Personen des eigenen Umfeldes auftritt. Die Entscheidung, in welche Richtung die nicht integrierbare Energie fließt, ob zur Depression oder zum Tumorwachstum, hat am ehesten mit der seelischen Grundstruktur zu tun, der wir uns später noch zuwenden.

Der Verlust eines Kindes ist sicher das schlimmste Trauma, das eine Mutter erleiden kann. Aber nicht das Ausmaß des Traumas scheint für die weitere Entwicklung entscheidend zu sein, sondern die seelischen Möglichkeiten der Verarbeitung auf dem Boden der erwähnten Seelenstruktur.

Andere Traumata, die später häufig zu Depressionen führen, sind Vergewaltigungen, vor allem zeitlich frühe im Sinne von sexuellem Missbrauch in Kindheit und Jugend. Doch ist immer entscheidend, ob überhaupt oder wie das Problem verarbeitet wurde. Ähnlich gravierend können auch Traumatisierungen durch Kriegsgeschehen sein oder durch Katastrophen, die man nur knapp überlebt hat, sowie durch schwere Unglücksfälle, besonders wenn diese andere Todesopfer gefordert haben.

Schließlich kann aber auch schon ein Karriereknick genügen, um eine Depression ausbrechen zu lassen. Wenn das Leben aus sonst nichts anderem bestanden hat als aus der Karriere, kann ihr Wegbrechen ein labiles Gleichgewicht empfindlich stören. So reicht manchmal die normale Pensionierung als Anstoß für eine depressive Entwicklung, wie der Ausdruck Pensionierungsschock andeutet, oder der Auszug des letzten Kindes (Leeres-Nest-Syndrom). Wenn kein anderer Lebensinhalt nachkommt, ist der Absturz in die Depression gleichsam angebahnt. Umso wichtiger ist, sich klar zu machen, dass Menschen Lebensziele und vor allem einen Lebensinhalt, der die Seele wirklich nährt, brauchen.

Letztlich kann jedes Ereignis, auch ein sehr schönes und freudiges wie eine Geburt, wenn es ein labiles seelisches System destabilisiert, eine Depression auslösen. Oft hat man den Eindruck, dass sich die unverarbeiteten Situationen ansammeln, und wenn das Fass voll ist, läuft es über, und die Depression kommt heraus. Inwieweit dies geschieht, hängt davon ab, wie stark einen zum Beispiel der eigene Glaube trägt und den Lebenssinn vermittelt, den man braucht, oder ob es irgendeine Philosophie gibt, die einen auffängt, ob es einen Sinn gibt, der einen so weit erfüllt, dass das eigene Leben so wichtig genommen wird, dass es weitergehen muss. Insofern ist es ein riesiger Unterschied, ob eines von vier Kindern stirbt oder das einzige. Im ersten Fall werden die anderen drei Kinder ein starkes Argument liefern, das Leben weitergehen zu lassen. Im letzten Fall kann die Depression auftauchen, vor allem wenn das Kind der einzige Lebensinhalt und damit auch Lebenssinn war. Ein sinnloses Leben führt leicht in die Depression, die ja auf ihre Art von Sinnlosigkeitsgefühlen geprägt ist. Selbstmordabsichten zeigen dann, wie wenig Wert das eigene Leben für die Betroffenen noch hat.

Aus dem Gesagten mag deutlich werden, dass ein Lebenssinn, der über Beruf und Familie hinausgeht – zum Beispiel religiöser Glaube oder eine Lebensphilosophie, die versucht, Sinn in die Existenz zu bringen –, nicht nur unabdingbare Voraussetzung für ein erfülltes Leben darstellt, sondern auch die beste vorstellbare Depressionsprophylaxe ist.

Verlust von Lebensinhalt und Lebenssinn

Weil wir die Frage nach dem Sinn des Lebens hintanstellen, schaffen wir heute eine breite Basis für Depressionen. Immer weniger Menschen sind religiös so eingebunden, dass sie eine Antwort darauf haben. Ein ständig größer werdender Teil fällt aus den angestammten religiösen Gemeinschaften heraus oder verabschiedet sich doch innerlich so weit, dass aus dieser Richtung weder Trost noch Wegweisung erwartet werden. Und wenn gar nicht mehr gefragt wird, kann sowieso keine Antwort erfolgen. Insgesamt werden in der modernen Gesellschaft in vielen Bereichen Inhalte immer niedriger gehängt, und wir merken es oft nicht einmal. Das schon beschriebene Fehlen eines Entrüstungssturmes als Reaktion auf die Antwort der deutschen Kultusbürokratie bezüglich der zweiten Pisa-Studie muss als deprimierender Beleg dafür gelten.

Die Schule ist seit dem Zweiten Weltkrieg immer weiter von dem Gedanken der Lebensschule abgerückt und auf möglichst effiziente Berufsvorbereitung ausgerichtet worden – und inzwischen fast zur Job-Anbahnung verkommen. So suchen die meisten Jugendlichen heute schon gar keinen Beruf mehr, sondern geben sich von vornherein mit Jobs zufrieden. Allein dafür könnte man die moderne deutsche Schule noch als effiziente Vorbereitung betrachten. Ein Job unterscheidet sich von einem Beruf dadurch, dass er die Seele eben nicht ruft und ihr so auch nicht zur Berufung wird. Da kaum noch jemand innehält und nach innen horcht, was ihn ruft und damit zum Beruf werden könnte, ist das auch nicht anders zu erwarten.

Schüler werden schon von Politikern ermahnt, irgendeinen freien Ausbildungsplatz zu akzeptieren, falls sie keinen ihrer Wahl bekommen. Das ist aber das beste Rezept, um Unzufriedenheit zu säen und Umschulungsprogramme notwendig zu machen. Wer solche kurzsichtigen Ratschläge gibt, nur um Jugendliche von der Straße zu bekommen, hat offensichtlich Sinn und Inhalt des Berufslebens aus den Augen verloren. Wer seiner Berufung nachgeht, findet naturgemäß Sinn in dieser Tätigkeit; wer einen Job ausfüllt, sucht lediglich sein finanzielles Auskommen. Dass Letzteres allein nicht glücklich machen kann, ist bekannt. Ohne inhaltliches Interesse wird man keinen Sinn finden, und wo der Sinn fehlt, erwartet einen über kurz oder lang das Gefühl von Sinnlosigkeit, das auf Dauer nicht erträglich ist und in Hoffnungslosigkeit mündet. Diese wiederum ist so unerträglich, dass Menschen, denen alle Hoffnung abhanden kommt, dazu tendieren, aus ihrem sinnlosen Leben zu fliehen. So werden Suizidgedanken oder sogar -versuche zur konsequenten Endstation dieses Weges, der eher ein Trip ist, allerdings ein heute viel gewählter. Wie der Trip zum Weg verhält sich der Job zum Beruf, zwar kann er noch den Körper, aber nicht mehr die Seele mit Nahrung versorgen.

Natürlich liegt der zunehmende Mangel an leicht erkennbarem Sinn auch in unserem System, das zunehmend handwerkliche Berufe verschwinden lässt, die schon auf den ersten Blick Sinn machten, und dafür Jobs kreiert, deren Sinn nur im Geldverdienen liegt. Wer Dinge verkaufen muss, die er nicht mag und deren Sinn er nicht erkennen kann, wird einerseits ein frustrierter, weil schlechter Verkäufer, andererseits über kurz oder lang ein Opfer um sich greifender Sinnlosigkeitsgefühle. Dieses Schicksal trifft immer mehr Menschen.

Selbst im Bereich differenziertester Ausbildungen, also an den Universitäten, muss der Inhalt immer weiter in den Hintergrund treten und gerät der Sinn nicht selten ganz aus dem Blickfeld. Die Spezialisierung schreitet in allen Bereichen so rasch voran, dass der Zusammenhang zum Ganzen oft verloren geht. Wie krass das Ergebnis aus dieser Entwicklung schließlich sein kann, zeigt die Medizin. Der Allgemeinarzt, der noch die ganze Medizin und im Idealfall den ganzen Menschen im Blick hat, kommt immer mehr aus der Mode, einfach weil er relativ wenig Anerkennung bekommt und inzwischen sogar in vielen Fällen erstaunlich schlecht verdient. Der Spezialist kann sich dagegen kaum beklagen. Hinzu kommt, dass in der Medizin wie in wenigen anderen Bereichen der Inhalt völlig unberücksichtigt bleibt. Das ist der Punkt, an dem meine Krankheitsbilderdeutung ansetzt. Wer würde etwa ein Gemälde oder ein Theaterstück nur nach formalen Aspekten beurteilen? In der Schulmedizin geschieht es aber pausenlos. Obwohl wir auf der ganzen Welt keinen Gegenstand, kein Ding finden, das Form und Gestalt hat und eines Inhaltes entbehrt, wird genau dies für Krankheitsbilder wie Magengeschwüre oder Tumore behauptet. Eine absurde Position, die zum Glück unter den Patienten immer mehr Anhänger verliert, wohingegen die Bedeutungssuche unter den Patienten zunehmend Befürworter und Anwender findet. Erst allmählich bilden sich auch Ärzte diesbezüglich weiter, wohingegen sehr viele Heilpraktiker es schon seit Jahren tun.

Wo der Zusammenhang zum Ganzen verloren geht, kommt es auch zu einem Sinnverlust. Wer den Sinn seiner Arbeit anderen kaum noch erklären kann, ist nicht selten in Gefahr, ihn auch selbst aus den Augen zu verlieren. Eigentlich kann man Menschen in der modernen Geldwirtschaft nicht einmal raten, über den Sinn ihrer Tätigkeit nachzudenken, denn das müsste bei vielen relativ rasch Schuldgefühle erzeugen und auf lange Sicht unter Umständen auch Depressionen auslösen.

Das Geldverdienen an sich entbehrt jeden tieferen Inhalts. Aber diesbezüglich gibt es heute immer mehr Beschäftigungen, die zwar gut bezahlt, dem Ganzen aber sogar eher schaden als nutzen, wenn man nur an die gewaltigen Ausmaße der modernen Rüstungsindustrie denkt.

Sinnlosigkeits- oder Schuldgefühle im Arbeitsbereich sind aber, da dieser einen immer breiteren Einfluss auf das

Leben und vor allem den Lebensstatus hat, von oft entscheidender Bedeutung für das seelische Befinden. Wenn heute die EU-Kommission zu dem Schluss kommt, dass ein Viertel der EU-Bevölkerung behandlungsbedürftig seelisch krank ist und 80 Prozent davon an Depression leidet, kann man sich das Ausmaß dieses Elends klar machen. Der zunehmende Verlust von Inhalt in allen Lebensbereichen, der mit einem Ignorieren der Qualität zugunsten der Quantität einhergeht, wird die weitere Zunahme von Depressionen fördern.

So ist vom Kindergarten über die Schule bis zur Universität die Sinnsuche zunehmend unter den Tisch gefallen. Von Familien, die sich sogar einfachsten Erziehungsaufgaben nicht mehr gewachsen zeigen, sind diesbezüglich auch kaum Impulse zu erwarten. Welcher Vater ginge noch auf Visionssuche mit seinem Sohn, welche Mutter mit ihrer Tochter? Obwohl alle möglichen Institutionen die Sinnsuche aus dem Programm genommen haben, ist sie doch von zentraler Bedeutung für das Lebensglück eines Menschen.

So bleiben nur die individuelle Suche und Sinnfindung. Als man merkte, dass die staatliche Altersversorgung wohl nicht reichen würde, hat man die Menschen immerhin informiert, dass ihnen in Zukunft etwas Wichtiges fehlen wird, wenn sie nicht selbst Vorsorge treffen. Bei dem ungleich wichtigeren Aspekt der Sinnsuche, der weit über den materiellen Aspekt des Lebens hinausreicht, unterblieb es. Vielleicht hat niemand von den Verantwortlichen realisiert, dass aus dieser Ecke in der Zukunft massive Probleme kommen werden.

Ob es sich dabei um Suche nach religiösen oder nach philosophischen Inhalten und Zielen handelt, ist wohl weniger wichtig als die Tatsache, dass überhaupt wieder eine Erfolg versprechende Suche stattfindet. Allerdings scheinen zu vordergründige Ziele nicht ausreichend sinnstiftend zu wirken. Wer sich als vorrangiges oder gar alleiniges Lebensziel den Bau und die Abzahlung eines Eigenheims gewählt hat, ist dadurch keineswegs vor Depressionen sicher. Im Gegenteil gibt es geradezu so etwas wie eine Häuslebauer-Depression, die einsetzt, wenn das Haus fertig ist und das Leben schlagartig leer wird. Ähnlich wäre das schon erwähnte Leere-Nest-Syndrom und die entsprechende Depression zu bewerten. Selbst die Versorgung einer Familie ist also kein Schutz vor Depressionen, jedenfalls nicht mehr in einer Lebensphase, in der diese Rolle natürlicherweise zu Ende gegangen sein müsste, wenn die Kinder also flügge sind oder es jedenfalls werden sollten.

Wenn so zentrale Institutionen wie Schule und Universität keinen tieferen Sinn mehr vermitteln und Eltern die Erziehung ihrer Kinder im Hinblick auf Werte und Sinnfragen zunehmend weniger ernst nehmen, wird sich hier ein Defizit aufbauen, an dem der Einzelne und die Gesellschaft als Ganzes zu leiden haben. Sicher werden einzelne Menschen immer von sich aus nach dem Sinn des Lebens fragen, aber wo eine immer breiter werdende Mehrheit das unterlässt, müssen Depressionen schon auf dieser Schiene zur Volksseuche werden.

Mangelnde Selbstverwirklichung

Wer die eigenen Möglichkeiten nicht ausschöpfen kann, obwohl er das möchte, wird auf Dauer immer frustrierter und gerät in Gefahr, krank zu werden. Offensichtlich gehört die eigene Entwicklung mit zu den Lebensaufgaben. Eigentlich ist es sogar gesund und ein gutes Zeichen, wenn ein Mensch in einer enttäuschenden Lebenssituation anfängt, unzufrieden zu werden. Es bedeutet, dass er noch lebendig genug ist, um zu reagieren. Genau aus solcher Unzufriedenheit kann dann auch die Kraft wachsen, doch etwas in Richtung Selbstverwirklichung zu unternehmen. Wo noch Lebendigkeit im Sinne von Beseeltheit ist, kann auch Heilung geschehen. Wenn dagegen nur mehr Resignation und Tod herrschen, ist zwar in Form von Krebs weiterhin Wachstum möglich – und in dieser Form sogar wahrscheinlich –, aber Heilung kann sich nur noch schwer und nur durch völlige Umstimmung ergeben. Wenn aber selbst das verhindert wird, etwa durch einen Partner oder durch widrige Lebensumstände, kann es zu Verzweiflung und Lebensverdruss kommen. Bis zum Ausbruch einer Depression ist es dann nicht mehr weit. Wenn die Chance, den eigenen Weg zu gehen, blockiert ist und die Individuation in immer weitere Ferne rückt, ist Verzweiflung eigentlich die gesündeste Reaktion.

Manche Patienten gehen zum Beispiel im Hinblick auf einen blockierenden Partner die ersten Schritte in die Depression sogar halb bewusst, nach dem Motto: »Wenn du mich schon nicht leben lässt, kannst du dich jetzt wenigstens an meinem Dahinsiechen schuldig fühlen.« Sie empfinden sich dann gleichsam als Märtyrer, die in einer für sie völlig ungeeigneten Situation ausharren – gleichsam unter Hingabe ihres Lebens, damit den Kindern die Familie erhalten bleibt oder der andere nicht in die Verzweiflung stürzt oder damit alte Eltern bei Stimmung bleiben oder wie die Gründe auch lauten mögen. Auf diese Weise können sie sich in die Depression immer mehr hineinsteigern, bis eine Art Obsession eintritt. Das kann so weit gehen, dass es einer wirklichen Besessenheit sehr nahe kommt und irgendwann gar nicht mehr davon zu unterscheiden ist. Tatsächlich sind sie besessen von ihrer Sicht der Dinge. Wer aber lange genug etwas spielt, zum Beispiel einen Orgasmus, kann nicht selten am Ende erleben, dass etwas Echtes daraus wird, zum Beispiel ein wirklicher Orgasmus. In dem Fall müsste man nur sehr oft, sehr gut und ausgesprochen hingebungsvoll spielen. Dies gilt leider auch für die Depression, zumal sie schon von sich aus etwas Ansteckendes und Ausuferndes hat. Sie kann nicht nur andere anstecken – in manchen Jahrhunderten hat sie ganze Bevölkerungsschichten durch den morbiden Charme ihrer melancholischen Stimmungen infiziert –, sondern sie kann auch im selben Organismus ansteckend wirken, sodass eine Episode die nächste infiziert und ein krebsartiges Wachstum in Gang kommt, das, wie schon erwähnt, sogar bleibende Spuren im Gehirn hinterlässt. So könnte man die Depression auch als den Krebs der Seele verstehen, der sich langsam weiterfrisst mit der Tendenz, die ganze Persönlichkeit auszuhöhlen und eine Schalheit und Leere zu hinterlassen.

Letztlich steckt hinter solcher Art von Märtyrertum jedoch immer Selbstbetrug in Gestalt einer Lebenslüge. Würden sich die Betroffenen wirklich auf die Hintergründe einlassen, fänden sie nur eine eigene Angst oder Hemmung, die die Befreiung verhindert. Sie trauen sich in der Regel einfach nicht an die nächsten Entwicklungsschritte heran. Sie wollen sie den anderen nicht zumuten, vor allem aber sich selbst ersparen. Und bequemer ist es natürlich allemal, sich hängen zu lassen und damit das Problem den anderen oder der Gesellschaft zu-

zuschieben nach dem Motto: »Kümmert ihr euch doch, wenn ihr wollt, dass aus mir noch einmal etwas wird.«

Die Verdrängungsstrategien bei solchen Mechanismen sind vielfältig. Da ist die Flucht in den Schlaf – oder nur ins Bett, denn schlafen kann man meist nicht, selbst wenn man sich *sterbensmüde* fühlt oder sogar *lebensmüde* ist. Eine andere Fluchtstrategie führt in den Alkohol, der einem die Härten der eigenen Welt weicher erscheinen lässt, was sich zwar jedes Mal in der Katerstimmung wieder als Illusion entlarvt, dann aber dazu führt, dass alles noch öfter und konsequenter weich- oder schöngetrunken werden muss.

Andere Drogen, einschließlich der auf Rezept des Facharztes, können ebenfalls zur Flucht missbraucht werden. Und letztlich sind natürlich auch Selbstmordversuche nichts anderes als dramatisch verpackte Fluchtversuche. Im Stadium des Märtyrerbewusstseins haben sie meist appellierenden Charakter und wollen die Umwelt für die eigene Misere wachrütteln. Selbst wenn der fordernde Aspekt anfangs sehr leicht durchschaut werden kann, sollte jeder Selbstmordversuch doch sehr ernst genommen werden, denn sie haben etwas schrecklich Ansteckendes an sich. Die Ansteckungsgefahr besteht offenbar auch nicht nur zwischen den Individuen einer Bevölkerung, sondern auch innerhalb der Person selbst, indem sich eine punktuelle Verzweiflung auf andere Erfahrungen überträgt. Und wer es oft genug versucht, sich umzubringen, wird es irgendwann tatsächlich vollbringen. Die Einschätzung jedenfalls, die ich in der Psychiatrie erlebt habe, dass »die schon wieder mit ihrem x-ten Suizidversuch« es doch nie schaffen werde, ist unangemessen.

Die fortschreitende Depression könnte den betroffenen

Menschen dann sehr deutlich machen, wie tot sie sich in der bestehenden Misere fühlen und dass sie unter diesen Umständen gar nicht weiterleben wollen. Hier wird die Depression zur Botschaft, die auf die mangelnde Individuation hinweist. In dieser Situation ist die sowieso schon drängende Selbstverwirklichung der einzige sinnvolle Ausweg. Unterdrückte man die Depression in diesem Stadium dauerhaft mit schweren Psychopharmaka, würden auch die Entwicklungsimpulse erstickt und die Betreffenden weit hinter ihren Möglichkeiten bleiben.

Wir sollten davon ausgehen, dass bewusstes wie unbewusstes längerfristiges Ignorieren von Individuationsimpulsen sich in Krankheitssymptomen und vor allem als Depression niederschlägt. Nachdem schon die Sinnfindung in ihrer Wichtigkeit immer niedriger bewertet wird und das Leben zunehmend in Materialismus versinkt, hat Selbstverwirklichung bei den meisten modernen Menschen keinerlei Priorität. Wie in dem einschlägigen Kapitel schon angesprochen, haben immer mehr Berufe heute von Anfang an nur Jobcharakter und damit gar keine Chance, irgendetwas zur eigenen Entwicklung oder gar Selbstverwirklichung beizutragen. Auf Regierungsebene werden überhaupt nur noch Jobs gesucht, und man erfindet absurde Dinge wie 1-Euro-Jobs, die an sich schon eine Beleidigung derjenigen darstellen, die sich das antun müssen. All die so genannten Billigjobs, die momentan überall wie Pilze aus dem Boden schießen, können in der Regel gar nichts zur Entwicklung oder gar Individuation beitragen. Wer es sich leisten kann, gibt sich damit auch nicht zufrieden.

Wenn darüber hinaus keine Partnerbeziehung existiert

oder nur eine, deren Sinn im Wohlfühlen liegt statt im Heilwerden, wie es heute bei vielen Beziehungen die Regel ist, dann steht es schlecht um den eigenen Weg. Die Chancen der Selbstverwirklichung sind jetzt nur noch gering, zumal engagierte religiöse Suche für die Mehrheit keine Option mehr ist – und die spirituelle Suche es jedenfalls noch nicht ist. Letztlich wäre die einzig passende Antwort auf die geschilderten Probleme, die Suche nach dem eigenen Lebenssinn und -weg wieder aufzunehmen. In Bewegung zu kommen ist besser, als zu verharren, denn es kann Hoffnung bringen. Als wichtiger Wegweiser bei Ratlosigkeit und Perspektivlosigkeit könnte die bereits zitierte Weisheit meines alten Lehrers dienen: »Wo die Freude nicht ist, ist auch der Weg nicht.«

Arbeitssucht

Wer Effizienz und Leistung, diese beiden in der modernen Welt so hoch gehandelten Eigenschaften, weit in den Vordergrund seines Lebens stellt und dabei Freude an der Arbeit und Kreativität verliert, läuft ebenfalls verstärkt Gefahr, an Depressionen zu erkranken. Jene Workaholics, die außer ihrer Arbeit nicht viel im Leben haben, kompensieren in der Regel damit ihr schlechtes Selbst-Bewusstsein oder lenken von Ängsten in Bezug auf Intimität und Gefühle ab. Oft verlangt und bekommt solch ein Arbeitstier wegen seiner Arbeitswut noch Rücksicht und Respekt vom Partner und der Familie, denn die Botschaft lautet: »Ich tue ja alles nur für euch!« So kann sich ein echter Teufelskreis ergeben, denn durch die ertrotzte Rücksichtnahme wird der Kontakt noch geringer, und die Kommunikation versiegt immer mehr. Oft unmerklich für den Betroffenen bahnt sich so nicht selten eine Depression an. Auch der Partner oder die Familie wird unter Umständen lange nichts bemerken, denn Papa existierte sowieso nur noch als Objekt der Rücksichtnahme.

Aus solchen schöngeredeten Situationen ergeben sich besonders gern »larvierte« Depressionen mit Anfangssymptomen wie Kopf- und Nackenschmerzen, Rückenproblemen und Schweißausbrüchen.

Überlastung und Erschöpfung

Die Erschöpfungsdepression ist im Wesentlichen aus der Stresstheorie heraus zu verstehen. Wenn ein Mensch Raubbau an seinen Kräften begeht und sich vollkommen erschöpft, verursacht dies einen enormen Stress für den Organismus. Diese Erschöpfung kann ihn ausreichend aus dem Gleichgewicht bringen, sodass eine Depression entsteht. Möglichkeiten, seine Kräfte und Energiereserven über jedes vertretbare Maß hinaus zu erschöpfen, bieten sich heute viele: von der Überarbeitung des typischen Workaholic bis zur Doppel- und Vielfachbelastung von Hausfrauen oder der Mehrfachbelastung berufstätiger Mütter oder Alleinerziehender.

Unsere Gesellschaft kennt und fördert sowohl Stress durch Unterforderung, wie er am krassesten bei den Arbeitslosen zu beobachten ist, als auch Stress durch Überforderung, wie er sich im Rahmen der Globalisierung fast schon zwingend aus der Forderung ergibt, dass immer mehr Arbeitskräfte eingespart werden und die verbleibenden immer mehr arbeiten sollen.

Darüber hinaus beschwört der private Alltag eine Fülle von Situationen der Überlastung wie auch der chronischen Unterforderung herauf. Beides lässt Menschen aus dem Flow-Bereich herausfallen. Oberhalb der Flow-Zone, in der Überlastung, wird ebenso Stress empfunden wie unterhalb, in der Unterforderung. Da aber Dauerstress Krankheit nach sich zieht, an erster Stelle Depressionen, haben wir hier eine weitere und wesentliche Unheilquelle. Zum Beispiel ein Manager, der an seiner Karriere bastelt, wird Leistungsträger genannt und schuftet in der Regel im Überforderungsbereich, aber immerhin noch halbwegs in eigener Regie. Hier entstehen Überlastungsdepressionen etwa nach folgendem Modell: Erst kam die Fusion der Firma mit einem bisherigen Konkurrenzbetrieb, die er noch durch Mehrarbeit bewältigen konnte, dann kam die Depression, die schließlich in den Dauerkrankenstand führte. Interessant ist, dass 80 Prozent der Fusionen wirtschaftlich scheitern. Sie entstehen offensichtlich auf dem Boden der Shareholder-value-Mentalität und vielleicht auch auf Grund eines gewissen Größenwahns der obersten Manager, die ihren Einfluss und ihre Gehälter bei solchen Gelegenheiten mächtig erweitern. Letztlich sitzen sie einem Übersetzungsfehler der Darwinschen Evolutionstheorie auf. Bei Darwin heißt es nämlich *»survival of the fittest«*. Also nicht die Stärksten *(the strongest)* oder die Größten *(the biggest)* werden überleben, sondern die am besten Angepassten *(the fittest)*.

Schlimmer noch ergeht es den nach zahllosen Ausmusterungsprozessen übrig gebliebenen Angestellten und Arbeitern, die Aufgaben ihrer eingesparten Kolleg(inn)en mit erledigen müssen. Sie machen fast ausschließlich fremdbestimmt in einer überfordernden Situation gute Miene zu einem bösen Spiel, das ihren Organismus in großen Stress versetzt.

Ein noch schlechteres Los haben die ausgemusterten Kolleg(inn)en, denn nichts überfordert die Seele so sehr wie die chronische Unterforderung der Arbeitslosigkeit und die (jahrelange) Botschaft »Du wirst nicht gebraucht«. Diese Situation ist so schlimm, dass selbst die Seelenbeleidigung mittels 1-Euro-Jobs scheinbar noch besser zu verkraften wäre, obwohl darin eindeutig die Botschaft liegt: »Deine Arbeit ist fast nichts wert.« Ein Betroffener schilderte es so: »Du läufst gegen die Wand. Hoffnungen werden enttäuscht. Dann kommt Frustration, und du willst dich verkriechen. Du schämst dich und magst einfach nicht mehr, und dann schleppst du dich doch weiter zum nächsten Tag.«

Es ist verständlich, dass solche Lebenssituationen von Sinnlosigkeitsgefühlen geprägt sind. Wer schon staatlicherseits bescheinigt bekommt, dass er praktisch nutzlos ist, wird dazu tendieren, sich selbst nicht nur nutzlos, sondern auch wertlos zu fühlen. So entsteht ein idealer Nährboden für Depressionen. Bereits 1933 in einer der ersten sozialpsychologischen Studien zur Arbeitslosigkeit* konnte gezeigt werden, dass Arbeitsverlust Depressionen fördert.

Überlastungsdepressionen können sich aber auch aus nicht bewältigten Lebenskrisen entwickeln, in denen wir re-

* Marie Jahoda, Paul Felix Lazarsfeld, Hans Zeisel: *Die Arbeitslosen von Marienthal. Ein soziographischer Versuch über die Wirkungen langandauernder Arbeitslosigkeit.* Suhrkamp, Frankfurt 1975.

signieren, weil einerseits alle Grundlagen für den Schritt auf die nächste Stufe fehlen und man andererseits weiß, dass es so wie bisher nicht weitergehen kann.

Aussichtslose Beziehungen, die sich über Jahre hinwegschleppen, weil Probleme aus Angst, Harmoniesucht oder Blindheit nicht aktiv und konfliktfreudig angegangen werden, sind ebenfalls depressionsverdächtig. Es erweist sich dann als Illusion, dass sich alle Probleme von selbst lösen oder die Zeit alle Wunden heilt. Die Probleme werden eher zu chronischen Konflikten, die so viel Energie binden, dass diese an anderen Stellen zu fehlen beginnt. Energiemangel und Resignation bereiten aber schnell das sumpfige Terrain für Depressionen vor.

Schließlich kommt es auch aus rein äußeren Gründen zu unerträglichen Überlastungen. Etwa wenn dem Häuslebauer steigende Zinsen den Strick immer enger um den Hals ziehen und schließlich das Leben in wirtschaftlicher Hinsicht unmöglich machen. Wenn er dann sein Haus meist zu erbärmlichen Konditionen verkaufen muss – in dem Wissen, dass er die letzten Jahre völlig umsonst beziehungsweise nur für die anonymen Aktionäre einer Bank gearbeitet hat –, kann das zu viel sein und einer Depression Vorschub leisten.

Eine andere Quelle seelischer Überforderung besteht darin, dass eigener innerer Anspruch und äußere Wirklichkeit zu weit auseinander geraten. Wer sich für ein begnadetes, lediglich unentdecktes Musikgenie hält und dann nur in einer Unterhaltungsband spielt, kann darunter zu leiden beginnen. Wer einen großen Literaten in sich fühlt, aber für ein Boulevardblatt schreiben muss, kommt in eine Spannung, die irgendwann zur Überspannung werden kann. Auch in dem

Fall, dass der Anspruch ein spiritueller ist und die Kluft zwischen eingebildeter Entwicklungsstufe und Wirklichkeit zu groß wird, kann sich eine Flucht in die Depression als scheinbarer Ausweg ergeben. Wenn das Ego Druck macht und der Alltag keine entsprechende Umsetzung erlaubt, ist Gefahr im Verzug und bei entsprechenden weiteren Rahmenbedingungen die Entwicklung einer Depression möglich.

Wenn wir die sich aus solchen Situationen ergebenden Depressionen deuten, könnte man sie – wie schon erwähnt – für Verwandte des Winterschlafes halten oder sie als Analogie zum künstlichen Koma der Schulmedizin sehen. Wenn ein System von einer Situation restlos überfordert ist, schaltet es sich gleichsam vorübergehend ab. Die Betroffenen gehen sozusagen auf Tauchstation und nehmen an einem Leben, das ihnen keine Chancen bietet, einfach nicht mehr teil. So verstanden ist die Depression der notwendige Winterschlaf, bei dem die Betroffenen sich vom täglichen äußeren Wahnsinn abmelden müssen. Das System ruht im Wesentlichen. Das fühlt sich zwar wie tot an, aber es verbraucht kaum Energie – man spürt auch, dass keine vorhanden ist. Jetzt kann aber möglicherweise so viel Regeneration erfolgen, dass man später wieder unbeschadet an dem Spiel weiter teilnehmen kann, das zeitweilig nicht mehr erträglich zu sein schien. Die Depression ist demnach einerseits ein sinnvoller Rückzug, um noch größeren Schaden abzuwenden. Andererseits ist sie natürlich ein Boykott von allem, was der Gesellschaft heilig ist, und wird wohl immer mit der entsprechend negativen Wertung verfolgt. Die bereits sehr hohe und immer noch steigende Zahl von Depressiven zeigt, wie konsequent sich diese Gesellschaft auf einem Niveau bewegt, das immer mehr Menschen zu Auszeiten und unbewussten Boykottmaßnahmen auf Kosten der eigenen Gesundheit und des gesellschaftlichen Lebens und Fortschritts nötigt.

Das Familiensystem

Kausale Erklärungsversuche für die Entstehung von Depressionen liefert auch die Untersuchung des Familiensystems. Beim so genannten Familienstellen wird ein Hilfesuchender im Rahmen eines Spontanrituals ermutigt, die Personen der eigenen Familie mittels Stellvertretern zueinander in Beziehung zu bringen und sie dieser entsprechend aufzustellen.

Nach Erfahrungen von Therapeuten, die mit dieser Methode arbeiten, haben Depressionen häufig ihre Ursache in der Verachtung der Eltern. Je wütender und zorniger jemand auf seine Eltern sei und je mehr er auf sie herabblicke, desto weniger könne er ihre elterliche Kraft annehmen und desto depressiver werde er. Die Depression verschwinde, wenn man den Eltern in Liebe so zustimme, wie sie seien, schreibt Thomas Schäfer.* Sicher ist, dass sich auch selbst erniedrigt, wer seine Eltern herabsetzt. Ihm fehlt etwas Entscheidendes im Leben, wie sich auch an der Lebensgeschichte Hermann Hesses und seinen problematischen Elternbezügen zeigt.

Das so genannte »Nehmen der Eltern« ist ein wichtiges Element des systemischen Familienstellens, es gehört aber zu jeder Psychotherapie. In der Analogie zum Bild eines Baumes ist es leicht verständlich. Ein Baum, der seine Wurzeln nicht

* Thomas Schäfer: *Was die Seele krank macht und was sie heilt. Die psychotherapeutische Arbeit Bert Hellingers.* Knaur, München 2004.

akzeptieren kann und folglich auch nicht nutzt, ist natürlich in Schwierigkeiten und wird weder wachsen noch erst recht blühen können. Somit ist das Akzeptieren genau jener Eltern, die man hatte – und genau so, wie sie tatsächlich waren –, ein wichtiger Schritt auf dem Weg jedes Erwachsen- und Selbstständigwerdens.

Der Therapeut Reinhard Lier sieht die Depression als Ausgleichsleiden im Sinne von Selbstbestrafung zum Beispiel für ein Fehlverhalten gegenüber den Eltern. Indem sie sich auf diese Weise selbst bestrafen, schneiden sich die Betroffenen von der Energie der Eltern ab. Sie können – in der Sprache Bert Hellingers, des Begründers des Familienstellens – die notwendige Lebenskraft von ihren Eltern nicht nehmen und versinken stattdessen in Depressionen.

Häufig zeige sich bei systemischen Aufstellungen die Depression als eine Art Selbstbestrafung für ein von der Seele als schwerwiegend empfundenes Vergehen, etwa für eine Abtreibung. Das Nichtbetrauern eines verstorbenen Angehörigen kann ebenfalls eine Rolle spielen. Ebenso wird Depression, wie schon in anderem Zusammenhang besprochen, oft als Reaktion auf schwere Traumatisierungen wie etwa Missbrauch, sexuelle Gewalt, Folter und lange Gefangenschaft deutlich, darüber hinaus auch als Reaktion auf große Umweltkatastrophen wie die von Tschernobyl oder auf den Verlust der Heimat etwa bei Vertreibung. Bei Kriegstraumata komme noch hinzu, dass das eigene Überleben im Angesicht toter Kameraden nicht angenommen werden könne. Die Betroffenen sind sozusagen lieber an Stelle des gefallenen Kameraden tot. Solches stellvertretendes Übernehmen von Leiden findet sich oft bei Aufstellungen, auch im Zusammenhang mit einem früh gestorbenen Geschwisterchen. Dieses »Totsein« wird dann gewissermaßen in der Depression gelebt.

Auch soll es vorkommen, dass Menschen für ihre Errettung aus großer Gefahr mit einer Depression »bezahlen«. Krankheitsbilder seien überhaupt immer wieder damit zu begründen, dass Errettete auf diese Weise heimlich für ihre Errettung »bezahlen« oder »büßen«. Dahinter steht die Idee, dass sie das Geschenk des Lebens nicht annehmen können. Als Ausweg wird zu entsprechendem Dank geraten. Wer aus höchster Gefahr gerettet wird, müsste demnach das Leben neu beginnen. Wer nach eigenem Ermessen nicht ausreichend gedankt hat, verhält sich dann so, als sei er gestorben, obwohl er natürlich lebt. Die einfachste und zugleich überzeugendste Form »lebendig tot« zu sein, ist dann logischerweise wieder die Depression. Die Lösung liegt demnach darin, die Rettung als Geschenk anzunehmen und als solches auch im Bewusstsein zu bewahren. Zu diesem Zweck müssten die Betroffenen gedanklich – wohl auf der inneren Bilderebene – noch einmal in die ursprüngliche Situation zurückgehen. Und manchmal würden sie dabei erleben, dass der Tod für sie der leichtere Weg gewesen sei.

Hin und wieder zeigt sich die Depression bei Aufstellungen auch als Ersatz für ein bestimmtes Handeln. Mit der Depression kann etwa eine überfällige Auseinandersetzung mit dem Partner umgangen oder eine anstehende Scheidung vermieden werden. Offensichtlich ist das Leiden für nicht wenige Menschen leichter als das Lösen und Handeln.

Im Wesentlichen stimmen diese Einschätzungen mit den gefundenen Ergebnissen etwa der Traumatheorie sowie mit den Erfahrungen unserer Psychotherapie überein. Das Familienstellen kommt überhaupt in vieler Hinsicht zu sehr ähnlichen Einschätzungen wie die Reinkarnationstherapie, obwohl es auf Grund seines spezifischen Rahmens auf einige Erklärungsebenen verzichtet. Wenn Bert Hellinger etwa davon ausgeht, dass jedes System auf Vollständigkeit zielt, entspricht das völlig der buddhistischen Ansicht oder auch der therapeutischen Erfahrung, dass alles zur Vollendung strebt. Dieser Sachverhalt ist im System der Kette der Leben nur ungleich leichter zu erklären und zu akzeptieren.

Mangelernährung und Umweltbelastung

Ernährungsfaktoren sind sowohl beim Auftreten eines Krankheitsgeschehens als auch für die Heilung von Bedeutung. Dass sie von den entsprechenden Spezialisten und Aposteln ganz in die erste Reihe der Verursacher gerückt werden, erscheint aus meiner Sicht jedoch übertrieben.

Der um sich greifende *Mangel an Omega-3-Fettsäuren* sollte allerdings in jedem Fall behoben werden, weil er vielen Menschen auf vielen Ebenen schadet. Die genaueren Zusammenhänge und die Rolle der Omega-3-Fettsäuren in unserer Ernährung finden sich in dem einschlägigen Kapitel über Fette in meinem Buch *Richtig essen* (siehe Literaturverzeichnis), konkrete Ernährungsvorschläge sind dort im Therapieteil nachzulesen.

Ob es außerdem einen über das Sprachspiel hinausgehenden Zusammenhang zwischen Schwermut und *Schwermetallbelastung* gibt, ist bisher unbewiesen, wobei der Verdacht schon lange existiert. Die Zunahme zum Beispiel der Bleiverseuchung unserer Umwelt geht tatsächlich Hand in Hand mit der Häufung von Depressionen. Allerdings sind solche »Zusammenhänge« mit Vorsicht zu genießen. Immerhin wurde auch lange Zeit der zunehmende Benzinverbrauch mit den steigenden Lungenkrebsraten in ursächliche Verbindung gebracht. Wenn am Bezug zwischen Blei und Depression über Ausdrücke wie *bleierne Müdigkeit* hinaus ein Zusammenhang bestehen sollte, müssten wir allmählich wieder einen Rückgang der Depressionen erleben, denn die Bleibelastung ist rückläufig, seit die Autos durch den Zwang zum Einbau von Katalysatoren nicht mehr mit verbleitem Benzin betrieben werden. Nach einem solchen Zusammenhang sieht es aber leider gar nicht aus, denn die Depressionen nehmen noch immer zu.

Aber es gibt natürlich weitere Metallbelastungen in unserer modernen Welt. Allein durch die Unzahl der Impfungen, bei denen das quecksilberhaltige Thiomersal als Konservierungsstoff zugesetzt war, ist es tatsächlich zu einer Verseuchung fast aller Kinder mit Quecksilber gekommen. Obwohl die Pharmaindustrie das Thema weiter herunterspielt, zeigt die momentan durchgeführte Umstellung der Impfstoffe, dass es offenbar doch Probleme gab.

In diesem Zusammenhang wäre auch an das schon so lange in die Kritik geratene Quecksilber in zahnmedizinischen Amalgamfüllungen zu denken, wobei es auch hierüber keine aussagekräftigen Studien gibt, sondern lediglich Verdachtsmomente. Eigentlich müsste nur erforscht werden, ob es unter Zahnärzten, die ja selbst die schlimmste Amalgamexposition erleiden, eine Häufung von Depressionen gibt.

Aus Sicht der klassischen Homöopathie erzeugen Blei, Quecksilber und andere Metalle syphilitische Symptome, das heißt, sie wirken in der Gewebetiefe destruktiv verändernd. Diese grundsätzlich zerstörerische Potenz könnte ebenfalls ihren Anteil am Auftreten von immer mehr Depressionen haben. Hinzu kommen bei den entsprechenden Vergiftungen Symptome, die eine enge Beziehung zu denjenigen der Depression haben.

Im Mittelpunkt des homöopathischen Arzneimittelbildes Aurum (Gold) steht der Wunsch nach dem Tod. Die entsprechenden Menschentypen sind oft sehr erfolgreich in dem Sinn, dass alles, was sie anpacken, wirklich zu Gold wird. Aurum ist ein archetypisch männliches Mittel, das auf seiner Lichtseite das Sonnenhafte hat, aber auch dessen Schatten kennt. Allerdings geht von Gold kaum eine materielle Vergiftungsgefahr aus. Es scheint sogar im Mund als Zahnersatz harmlos zu sein, jedenfalls im Vergleich zu Amalgam. Aber indem es zum bestimmenden seelischen Faktor einer Giergesellschaft wird, könnte es sich doch – im Sinne der Homöopathie – zum Problem entwickeln. Letztlich dreht sich fast alles um Gold und Geld. Wenn wir aber ein kollektives Goldproblem haben, kann sich das auch in einzelnen besonders disponierten Menschen als Symptombild niederschlagen. Tatsächlich gibt es häufig jenes archetypische Muster, bei dem das Leben idealistisch begonnen und materialistisch beendet wird. Gemessen am Anspruch der Heldenreise ist dies gerade die verkehrte Entwicklung und zeigt eigentlich eine Verwicklung an. In Goethes Faust als einem Menschen, der ursprünglich mit einem hohen spirituellen Anspruch angetreten ist, der sich aber im Laufe des Lebens verliert und von einer Lust nach Materie verdrängt wird, erkennen wir diesen Schattenaspekt.

Die seelische Basis der Depression

Typeneinteilung nach den vier Elementen

Offensichtlich kann ein Mensch in schwierigen Situationen auf verschiedene Art und Weise reagieren oder erkranken. Es hängt viel von dem ab, was er ins Leben mitgebracht hat, was er sich zu dessen Beginn erworben hat und wie seine seelische Grundausstattung geprägt wurde.

Den rundum gesunden, heilen Menschen wird es kaum geben, aber er ist immerhin denk- und deshalb auch beschreibbar. Da er ein guter Ausgangspunkt ist, um später die verschiedenen Abweichungen besser verstehen zu können, soll er als Ideal in einigen Sprachbildern skizziert werden.

Als vollkommen gesunder und entwickelter Mensch ist er ohne Schatten, weil vollständig bewusst. Er ist völlig im Gleichgewicht und ruht in seiner Mitte, die er jederzeit auch wieder verlassen kann, es aber nicht muss. Er kann allein sein, muss es aber nicht – genau wie er die Gesellschaft anderer genießen kann, ohne dies unbedingt zu brauchen. Er kann tiefe Beziehungen eingehen, muss es aber nicht. Voll Hingabe und ohne sich dabei zu verlieren, kann er lieben und arbeiten, aber er braucht beides nicht. Für sich selbst und andere kann er sich einsetzen, ohne am Helfersyndrom zu leiden. Er wird sich auseinander setzen, ohne dabei auseinander zu fallen, ohne von Emotionen überwältigt zu werden. Er kann sein Ziel in jedem Moment im Auge behalten und etwaige Gegner in jeder Situation als Mitmenschen erkennen. In der Liebe kann er sich aufgeben und eins werden mit sich und dem Partner. Er wird seinen Organismus wie auch seine Umwelt bewusst erleben und voll Freude in ihm und in ihr leben. Er kann den richtigen Moment erspüren und ihm fühlend und handelnd gerecht werden. Er wird ihm geben, was er ihm schuldet, und wird bekommen, was er braucht. So wird er zum Beispiel in den Wechseljahren seine Lebensrichtung umkehren und bewusst den Heimweg antreten, wissend, dass es sich um Jahre und nicht Monate des Wechsels handelt. Sein Altern wird ihn weise machen, und sein Wachsen wird weitergehen. Er kann die große Ordnung des Kosmos erkennen und sie annehmen. Er wird ihren Gesetzen entsprechen, sich voll Ehrfurcht und Respekt unterordnen und behaupten. Er erlebt zunehmende Glücksmomente, die ihn erheben, ohne ihn den Boden unter den Füßen verlieren zu lassen oder süchtig zu machen. Er wird voller Dankbarkeit spüren, wie diese Momente mehr werden und zu jenem stillen Glück ineinander fließen, das von innen herausscheint – und so wird er bewusst erfahren, wie die letzten Widerstände aufzugeben sind, um mit sich und seinem Weg und der Welt völlig eins zu werden.

Wenn man den spirituellen Traditionen und den Religionen Glauben schenkt, ist dieser ideale Mensch in jedem von uns angelegt. Allerdings ist es ein langer Weg, dies zu erkennen und vor allem zu verwirklichen. Auf diesem Weg zum Ideal werden verschiedene Probleme mehr oder weniger deutlich und von Medizinern und Psychiatern entsprechend deren jeweiligen Theorien und Hypothesen betreut und oft leider auch verwaltet. Mit Theorien versuchen wir, die Welt, in diesem Fall die der Probleme, zu ordnen und zu systematisieren, wozu Aus- und Abgrenzungen notwendig sind. Diese bringen an sich wenig und sind oft nur Ausdruck notdürftiger Angstbemäntelung. Vor allem ist bei der Anwendung von Theorien immer zu bedenken, dass die Übergänge von normalem zu neurotischem oder psychotischem Verhalten bei genauerer Betrachtung meist fließend sind. Bezüglich unseres Themas bedeutet es, dass jeder »normale« Mensch auch traurig ist und melancholische Stimmungen kennt.

Jeder einzelne Mensch lässt sich einer seelischen Grundstruktur zuordnen, die man zum Beispiel nach den vier klassischen Elementen – Wasser, Feuer, Luft und Erde – einteilen kann, aber ebenso nach der Temperamentelehre in Phlegmatiker, Choleriker, Sanguiniker und Melancholiker. Nach dem Neurosenmodell wiederum wird vom depressiven, hysterischen, schizoiden und zwanghaften Typ gesprochen. Letzteres Modell scheint eher etwas Krankes zu beschreiben; es ist aber gar nicht so gemeint, denn jeder hat etwas von diesen Typen in sich, und jeder ist auch einer oder zwei der anderen Kategorien besonders deutlich zuzuordnen.

Die Typeneinteilungen nach den genannten Kriterien haben den Vorteil, dass sie im Wesentlichen übereinstimmen und man Feuertyp, Choleriker und hysterischen Typ zwanglos verbinden kann, ebenso den Lufttyp, Sanguiniker und Schizoiden. Auch Wassertyp, Phlegmatiker und depressiver Typ gehen zusammen, ebenso Erdtyp, Melancholiker und Zwanghafter. Dass depressive Struktur und Melancholie verschiedenen Elementen, Wasser und Erde, zuzuordnen sind, mag auf den ersten Blick erstaunen, es passt aber auf den zweiten recht gut. Im Übrigen sind sie insofern wieder verbunden, als sie beide das weibliche Element – Wasser beim Depressiven und Erde beim Melancholiker – gemeinsam haben.

Bei allem Zweifel an solchen Ordnungssystemen müssen wir zugeben, dass wir uns ohne Ordnung nicht zurechtfinden, und so wollen wir hier ein Ordnungssystem übernehmen, das der deutsche Psychologe Fritz Riemann in seinem Buch *Grundformen der Angst** vorgeschlagen hat und das sich eine Parallele von Mikrokosmos Mensch und Makrokosmos Welt zunutze macht. Emanuel Kant sagte: »Zwei Dinge erfüllen mich immer mit tiefster Ehrfurcht: der gestirnte Himmel über uns und das moralische Gesetz in uns, so angewendet, dass das moralische Gesetz in uns die Spiegelung oder Entsprechung der kosmischen Ordnung sei, des gestirnten Himmels über uns.« In diesem Sinne und vor dem Hintergrund der ebenfalls schon von Paracelsus beschriebenen Analogie zwischen Mikrokosmos Mensch und Makrokosmos Welt schlug Riemann vor, die vier menschlichen Typen entsprechend den großen und für uns erkennbaren kosmischen Gesetzmäßigkeiten einzuteilen. Es ist ein System, das für Menschen, die im analogen Denken geschult sind, sehr viel Sinn und Ordnung ergibt.

* Fritz Riemann: *Grundformen der Angst. Eine tiefenpsychologische Studie.* Reinhardt, München, 36. Aufl. 2003.

Typeneinteilung nach kosmischen Gesetzmäßigkeiten

Revolution – um das Größere kreisen

Das Wort *Revolution* stammt vom Lateinischen *revolvere* (umwälzen) und bezeichnet hier nichts Aufrührerisches, sondern im Gegenteil die abhängige Bezogenheit der Erde auf die Sonne. Wie ein Kind um seine Mutter, so kreist die Erde als eines von vielen Planetenkindern um das strahlende Zentrum Sonne. Wäre dem nicht so, würde die Erde aus der Ekliptik, der Familienstruktur des Sonnensystems, ausbrechen und wegfliegen. Sie würde auskühlen und zum Kometen werden. Auf dieser Ebene geht es also darum, sich ein- und unterzuordnen und um ein größeres, außerhalb liegendes Zentrum zu kreisen. Eigenes Wollen und alle Eigengesetzlichkeit müssen zugunsten von Anpassung an übergeordnete Zusammenhänge zurückgestellt werden.

Psychologisch wird hier die *Bezogenheit des Kindes auf die Mutter* beschrieben. Auf der Ebene der Elemente entspricht dem das überaus anpassungs- und aufnahmefähige *Wasser*, das allen vorgegebenen Wegen willig folgt. Auf der Urprinzipienebene gehört das weibliche *Mond-Prinzip* hierher, das widerspiegelt, mitmacht und selbst nicht viel unternimmt. Zum Mond-Archetyp gehört aber auch das Kindliche, womit wir einen weiteren Hinweis auf das Hängenbleiben im Kindlichen bei der Depression haben. Die Charaktereinteilung sieht diese Prinzipien im *Phlegmatiker* ausgedrückt, der sich mit der Strömung passiv treiben lässt. Anpassungsfähig und -willig spielt er hingegeben überall mit, wo man ihn lässt.

Sonst lässt er es. C. G. Jung ordnet die *Funktion des Fühlens* (Wasser) diesem Typ zu.

Auf die Entwicklungsstufen der Menschheit bezogen wäre hier das *archaische Stammesleben* zuzuordnen, in dem der Einzelne nichts zählt und die Gemeinschaft noch alles ist. In der Neurosenlehre entspricht dem das *Depressive*. So strukturierte Menschen führen ein eher echohaft reagierendes, widerspiegelndes, angepasstes Leben. Sie bleiben passiv und unselbstständig. In der Gemeinschaft der Familie fühlen sie sich wohl, als Einzelkämpfer im modernen Großstadtdschungel dagegen verloren. Schon an der Zuordnung zum Archaischen lässt sich erkennen, dass diese Menschen es mit dem modernen Zeitgeist, der so gnadenlos auf das Ego setzt und die Bezogenheit auf das Du vernachlässigt, meist schwer haben.

Oft erweist es sich als Problem, dass das zugehörige psychiatrische Krankheitsbild mit demselben Wort arbeitet; man spricht auch in diesem Fall von *Depression*. Das kann für Verwirrung sorgen, denn all die zuvor genannten Begriffe sind nicht im Sinne von Krankheit gemeint, und so bietet es sich an, mit Fritz Riemann von *Revolution* zu sprechen, dem passiven Umkreisen von etwas Übergeordnetem. Dadurch kommt weniger Wertung ins Spiel.

Rotation – um sich selbst kreisen

Die anderen drei Typen nach Riemann seien der Vollständigkeit halber ebenfalls noch kurz beschrieben. Die *Rotation* meint die Drehung der Erde um sich selbst, um ihre eigene Achse oder Mitte. Ohne sie wäre die Erde ein Trabant ohne Eigenleben wie der Mond. Psychologisch entspricht diesem Prinzip die *Individuation* im Sinne von C. G. Jung. Hier geht es vor allem um Eigenentwicklung. Auf der Ebene der Elemente entspricht dies der *Luft*, die nicht einzufangen, nicht greifbar ist, und auf der Ebene des Charakters dem *Sanguiniker*, der sich selbst als Maß aller Dinge versteht und die Lösungen in sich sucht. C. G. Jung ordnet hier das *Denken* (Luft) ein. In der Menschheitsentwicklung kommt es der *Moderne* gleich, in der das Individuum über allem steht, die Vereinzelung in der Singlegesellschaft zum Ausdruck kommt und das Ich weit vor dem Du rangiert. Die Neurosenlehre spricht vom *Schizoiden*, der sich nur auf sich selbst verlässt und folglich viel allein ist. Für die Psychiatrie öffnet sich hier die Tür zur *Schizophrenie*.

An diesen beiden ersten Prinzipien wird schon deutlich, wie schwer es ist, den ganzen Weg der Selbstverwirklichung zu gehen. Denn einerseits müssen wir uns unterordnen, zum Beispiel in der Kindheit, andererseits müssen wir auch den eigenen Weg gehen und zu uns finden, etwa nach der Pubertät. Der depressiv strukturierte Mensch hat mit dem Einordnen in der Kindheit kein Problem, aber umso mehr mit der Selbstfindung danach.

Schwerkraft – auf dem Boden bleiben

Die *Zentripetal-* oder *Schwerkraft* hält unsere Welt zusammen, das heißt, ohne sie würde die Erde in alle Bestandteile zerfallen und auseinander fliegen. Die Gravitation ist auf die eigene Mitte (der Erde) gerichtet und erzeugt eine Art Sog nach innen. Psychologisch entspricht ihr die Tendenz zu *Beständigkeit und Dauer*. Nach der Elementelehre erkennen wir hier das Element *Erde* mit seiner Verlässlichkeit und Sicherheit. Nach C. G. Jung ist die Funktion des *Empfindens* (Erde) angesprochen. Im Rahmen der Menschheitsgeschichte ließe sich an die streng geordnete *Stände-* oder *Kastengesellschaft* denken oder auch an das sittenstrenge viktorianische England oder das China des Konfuzius. Der *Melancholiker* oder Schwarzgalliker ist der zugehörige Charaktertyp. Von der Neurosenstruktur wird das *Zwanghafte* zugeordnet, und für die Psychiatrie beginnt hier die Welt des Anankasmus, der *Zwangskrankheit*, die bis zur völligen Erstarrung der Persönlichkeit führen kann.

Bei diesem Prinzip wird eine enge Beziehung zum depressiven Thema deutlich. Die Melancholie ist der Depression verwandt, und tatsächlich unterstehen beide Bereiche den archetypisch weiblichen Elementen Erde und Wasser, die vor allem für Schwere, aber auch für Beständigkeit und Anpassungsfähigkeit an gegebene Umstände stehen.

Fliehkraft – die Welt erobern

Die *Zentrifugal- oder Fliehkraft* schließlich entspricht der durch die Eigendrehung entstehenden Tendenz, den Boden unter den Füßen zu verlieren, abzuheben und wegzufliegen. Psychologisch geht es darum, die Mitte zu verlassen, sich abzulösen, die Weite und die Welt zu erobern. Es entstehen Impulse zu *Wandlung und Veränderung*. Das Element ist *Feuer*, das sich nicht fangen und nur schwer beherrschen lässt, das lodert und nach oben tendiert. Der zugehörige Charaktertyp ist der *Choleriker* mit seinem aufbrausenden Temperament, der die Welt lieber gestern als morgen mit einem Federstrich verändern will. C. G. Jung ordnet diesem Bereich die *Intuition* (Feuer) zu. Die Neurosenlehre sieht hier den *Hysteriker*. Wenn dieser es zu weit und zu bunt treibt, wittert der Psychiater bereits die *Manie*, die im Rahmen der bipolaren Störung oder Zyklothymie, dem manisch-depressiven Syndrom, zum Gegenpol der Depression wird.

Die beiden Elemente Erde und Feuer beziehungsweise ihre kosmischen Bewegungstendenzen, die Zentripetal- und die Zentrifugalkraft (Gravitation und Fliehkraft), bringen uns wiederum in eine Ambivalenz, denn während wir einerseits nach Dauer und Beständigkeit streben müssen, brauchen wir offenbar auch Veränderung und Wandlung.

Typen der Depression

Überwiegen der weiblichen Elemente und Kräfte

Wer vollkommen zu den beiden archetypisch weiblichen Bewegungen – erstens Revolution oder Umkreisen und zweitens Schwerkraft oder Sog nach innen – beziehungsweise zu den Elementen Wasser und Erde neigt, wird auf Anpassung und Beständigkeit setzen und konservativ werden. Gefährdet ist er durch Stagnation und Entwicklungsmangel. In der Karikatur wäre es der überangepasste Spießer ohne Mut und Energie. Im Krankheitsfall droht hier vor allem die Depression, die in erster Linie dem Element Wasser zuzuordnen ist. Beim Element Erde würde man eher von Melancholie und einer zwanghaften Neurosenstruktur sprechen. Hier stehen dann Themen wie Trauer, aber auch Wut im Vordergrund sowie Konflikte, die sich aus dieser Mischung ergeben.

Wichtig zu verstehen ist, dass sich in der Depression vor allem archetypisch weibliche Energie in einer Schattenvariante verwirklicht. Dieser Schatten entsteht notwendigerweise aus dem Grund, dass wir den lichten Seiten der weiblichen Elemente zu wenig Aufmerksamkeit schenken. Hier eröffnet sich bereits ein therapeutischer Ansatz, denn wenn es gelingt, Verständnis für das Wesen des Wasser- und des Erdelementes zu wecken, wird es den Druck vom Depressionsthema nehmen. Die Aussöhnung mit dem Weiblichen in der Welt könnte so die Erlösung der immer depressiver werdenden Ersten Welt fördern. Das ist für dic schr vom archetypisch männlichen Pol geprägte moderne Welt nicht einfach zu akzeptieren, denn sie will ja bewusst all die Fröhlichkeit und Heiterkeit der männlichen Elemente, das Himmelsstürmende des Feuers und die Leichtigkeit des Luftigen. Das Tragische erleben wir modernen Menschen, wo wir es zuletzt wollen: im eigenen Leben und in der eigenen Seele als Schattenthema. Lediglich die Filmindustrie schlachtet über Krimis, Psychothriller und Katastrophenfilme diesen Schattenaspekt zunehmend aus und bringt so das Thema via Bildschirm doch noch in die Wohnzimmer, allerdings in einer Weise, die die Auseinandersetzung nur sehr bedingt anregt. Immerhin lässt sich an der Themenwahl das steigende Bedürfnis nach diesem Schatten ablesen. Taten es früher noch relativ harmlose Krimis, müssen die Horrorszenarien heute immer gruseliger und bedrohlicher werden. Mit der wachsenden Verdrängung wachsen auch die Kompensationsanstrengungen. Um diese Zusammenhänge um den Schatten bis in die Tiefe zu durchschauen, wäre eine grundlegende Auseinandersetzung mit dem Thema Polarität notwendig, die den Rahmen von Büchern sprengen würde.*

Überwiegen der männlichen Elemente und Kräfte

Bei überwiegender Neigung zu den archetypisch männlichen Bewegungen (Rotation und Fliehkraft) und männlichen Elementen (Luft und Feuer) sind die Individuation und der Fortschritt betont. Jedoch werden dabei die Lebensgrundlagen in Frage gestellt, und der Verlust der Wurzeln wird in Kauf genommen. Als Gefahr drohen hier energiereiche Neurosen oder Psychosen bis hin zu deren Chronischwerden in Schizophrenie und Manie.

Für die Depression des Luftelementes, das auch mit dem Sanguiniker und der schizoiden Persönlichkeit in Verbindung gebracht wird, ist das Trauern um die verlorenen Ideale charakteristisch, ebenso das Abgleiten in die Kommunikations- und Kontaktlosigkeit, die stärkste Form der Isolierung und Einsamkeit. Hier könnte man die Depression eines Heinrich Heine sehen, die weniger von Todessehnsucht als von Aggression geprägt ist, bei der sich scharfer Zynismus mit Zerstörungskraft mischt und bis in die Paranoia führen

* Dazu ist das Seminar *Archetypische Medizin I* zu empfehlen. Info-Adresse im Anhang.

kann – immer wieder unterbrochen von kürzeren Phasen der Klarheit und Möglichkeiten der Selbstbefreiung.

Die Depression des Feuerelementes, das mit dem cholerischen Charakter und der hysterischen Neurosenstruktur verbunden wird, wird anschaulich in dem Bild des erloschenen inneren Feuers, was den absoluten Mangel an Lebensenergie anzeigt. Diese Form einer Depression ist sehr selten und spielt in der Praxis kaum eine Rolle. Es scheint so, als seien die Feuertypen vor diesem Krankheitsbild weitgehend gefeit. Ihr Vorteil liegt in der Tatsache, dass sie meist von vornherein über einen (gesunden) Optimismus verfügen und die Fähigkeit besitzen, sich selbst immer wieder selbst an den Haaren aus dem Sumpf zu ziehen. Aber auch das Leiden am erloschenen Feuer ist nicht zu unterschätzen, da für diese Menschen Leben Begeisterung bedeutet hat. Wenn sie nicht mehr wissen, wohin mit ihrer Aktivität, kann die daraus resultierende Antriebslosigkeit doppelt hart empfunden werden. Auch ein Verlust von Bedeutung und Ansehen kann für einen Sonnen-/Feuertyp schwer zu ertragen sein. Der Verlust des Glaubens (an Gott) trifft ihn besonders tief.

Die Elementelehre verdeutlicht den Gegensatz zwischen Depression (Wasser) auf der einen und Hysterie oder Manie (Feuer) auf der anderen Seite. Antriebsmangel und Niedergeschlagenheit bei der Depression kontrastieren mit dem überschießenden Antrieb und der damit verbundenen Hochstimmung bei Hysterie und Manie. Doch die Hysterie ist als Neurose inzwischen völlig in den Hintergrund getreten. Als Studenten konnte man uns nicht einmal mehr deren große Krankheitsbilder wie den Arc de Cercle (starke Krampfanfälle) oder die hysterische Blindheit zeigen, die früher psychiatrische Kliniken füllten. Manien kommen natürlich noch vor, aber nicht annähernd in dem Ausmaß wie Depressionen.

Aus dieser ungleichen Verteilung in der modernen Welt lässt sich schließen, dass wir im seelischen Bereich mit den männlichen Elementen oder Mustern viel bewusster und besser umgehen und sie aus diesem Grund bei weitem nicht so häufig wie die weiblichen in den gesellschaftlichen Schatten sinken. Folglich müsste die Wiederentdeckung der weiblichen Grundthemen und archetypischen Muster eine zentrale Forderung der Psychiatrie werden, wollte man den steigenden Depressionszahlen erfolgreich begegnen. Wie wenig weit dieses Gebiet der Medizin jedoch entwickelt ist, lässt sich daran erkennen, dass dort bis heute noch nicht einmal die Existenz der Archetypen oder Urprinzipien zur Kenntnis genommen wird.

Die Symphonie der Kräfte

Aus dem Zusammenspiel der vier beschriebenen Kräfte ergibt sich die Dynamik unserer Welt, der kleinen eigenen und der großen. Die Ausgewogenheit der vier Kräfte garantiert den Kosmos, die große wie die kleine Ordnung. Das drastische Überwiegen einer der vier Bewegungen in einer Seele bringt Chaos in deren Kosmos in Form von Neurosen oder gar Psychosen. Aber auch das ergibt Sinn oder wie Nietzsche seinen Zarathustra sagen lässt: »Man muss noch Chaos in sich haben, um einen tanzenden Stern gebären zu können. Ich sage euch: ihr habt noch Chaos in euch.« Aus solchem

Chaos oder Ungleichgewicht erreichen uns tatsächlich die größten Herausforderungen oder Wachstumschancen. Nehmen wir sie an, können wir heil und ganz werden und uns dem Ideal des Menschseins nähern, wie es die Religionen beschreiben und wie ich es anfangs versucht habe zu skizzieren.

Jene Tendenz, die uns in diesem Buch vor allem beschäftigen muss, die *Revolution*, ist überaus wichtig, denn ohne sie würde die Erde über ihr Planetensein hinauswachsen und sich als Sonne aufführen, ohne jedoch die notwendige Größe und Strahlkraft zu besitzen. Nur ihrem eigenen Gesetz gehorchend würde sie mit ihrem Egotrip die Hierarchie verletzen, und menschliches Leben würde auf ihr unmöglich. Wer sich als Mensch überhaupt nicht ein- und unterordnet, wird ebenso wenig lebensfähig sein. Er wird von Gesellschaften wie den modernen der Ersten Welt sogleich isoliert und ausgesperrt, denn den eigenen Schatten will man sich dort keinesfalls tagtäglich vor Augen führen lassen. Einige Gesellschaften und Hochkulturen der Vergangenheit wie die indische besaßen dagegen die Toleranz, auch solche Extreme innerhalb ihrer Gemeinschaft zu akzeptieren. Eine Psychiatrie in unserem Sinne hatten sie nicht notwendig. Depression war für sie aber offensichtlich auch kein vergleichbar belastendes Thema, denn sie achteten die weiblichen Prinzipien noch mehr. Wobei die meisten früheren Hochkulturen mit dem, was wir heute Geisteskrankheiten nennen, auch ungleich respektvoller umgingen und darin zum Teil den Durchbruch göttlicher Kräfte sahen. Archaische Kulturen waren diesbezüglich – wenn man von dem erwähnten Extrem der Inuit absieht – weitgehend verschont und konnten in aller Regel mit

Hilfe ihrer schamanischen Tradition solche Phänomene in ihrem Stammessystem einordnen, ohne sie auszugrenzen.

Aber natürlich ginge es auch ohne *Rotation* nicht, und alles Leben müsste scheitern. Die Erde würde vom Planeten zum Trabanten werden und in ihrer größeren Abhängigkeit der Sonne immer dieselbe Seite zuwenden. In der Hierarchie würde sie absteigen. Ihre eine Hälfte wäre glühend heiß, die andere eiskalt, menschliches Leben wäre undenkbar wie auf dem Mond. Der Mensch ohne Individuation würde dementsprechend in Entwicklungsfeindlichkeit erstarren und sein Leben verschwenden.

In beiden Fällen würde die Erde ihren Planetencharakter aufgeben, das abhängige Sicheinfügen bei gleichzeitiger unabhängiger Eigenverantwortlichkeit. Der Mensch ohne Einfügung unter das Gesetz würde zum Größenwahnsinnigen. Der Mensch ohne Eigenentwicklung zum Zombie-Dasein, zur völligen Fremdbestimmung, tendieren. Auf der Ebene der Elemente heißt die Analogie: Ohne Wasser und Luft gibt es kein Leben. Und was wäre unser Leben ohne die Tiefe der Gefühle und die erhebende luftig-schwebende Leichtigkeit der Welt der Gedanken und Visionen?

Ohne *Zentripetal- oder Schwerkraft* wiederum würde die Erde im Chaos zerbersten und sich und ihre Bahn in der Weite des Alls verlieren – ähnlich wie der Mensch ohne jede Beständigkeit verrückt werden und seelisch auseinander fallen müsste. Und schließlich würde die Erde ohne *Zentrifugal- oder Fliehkraft* zum starren Spielball anderer Kräfte. Diese würden sie anziehen und vereinnahmen, da die Erde ihnen nichts entgegensetzen könnte – ähnlich einem Menschen ohne inneres Feuer, der sich sklavisch fremdem Willen beugt.

Ohne Erd- und Feuerelement könnte also ein Planet wie die Erde nicht sein, ebenso wenig ein Mensch auf ihr. Wo die Beständigkeit fehlen würde, ginge die Fortpflanzung zu Ende, und ohne das Feuer der Begeisterung wäre es nicht möglich, sich im ständig verändernden Fluss des Lebens zu behaupten.

Der depressiv strukturierte Mensch

Seine Ausgangssituation

Ungefähr ein Viertel der Menschheit dürfte von der depressiven Struktur (Element Wasser) betroffen sein, wenn man davon ausgeht, dass die vier Elemente ausgeglichen verteilt sind. Darüber gibt es aber keine Untersuchungen, da die herrschende Naturwissenschaft diesen Ansatz der Elementelehre gar nicht für verfolgenswert erachtet. Auf alle Fälle ist eine sehr große Zahl der modernen Menschen in Gefahr, aus ihrer mitgebrachten Seelenstruktur in eine Depression zu rutschen, besonders in Zeiten wie heute, in denen fast alles zusammenbricht, was diesen Menschen wichtig ist. Hinzu kommt die gesamtgesellschaftliche Geringschätzung der archetypisch weiblichen Qualitäten, die immer weniger im erlösten Sinn gefragt sind und sich aus dem Schatten heraus (Be-)Achtung verschaffen müssen zum Beispiel in Depressionen.

Die Mutter-Kind-Beziehung ist das Urbild der Revolution. Das Leben des Kindes dreht sich – auch in den ersten Monaten nach der Geburt – ganz selbstverständlich um die Mutter. Alles kindliche Bestreben kreist um sie. Jeder Mensch durchlebt eine solche Phase zumindest im Mutterleib und wird sich in den hier angesprochenen seelischen Mustern auch mehr oder weniger wiederfinden.

Die dazu korrespondierende Grundangst wäre der Verlust der Mutter und damit des Zentrums aller Bestrebungen und Empfindungen. Wenn die Erde die Sonne verlöre, wäre es um sie geschehen. So empfindet auch das Kind zu Beginn des Lebens. Der Gedanke an Eigenständigkeit muss in dieser Phase als äußerst bedrohlich erscheinen.

Das äußere Zentrum ist selbstverständlich von höchstem Wert, wenn (noch) jede Zentrierung auf die eigene Mitte fehlt. So ist die Suche nach größter Nähe und engster Bindung in dieser Situation etwas völlig Natürliches, ähnlich wie auf dem schizoiden Gegenpol bei der Rotation die Suche nach Distanz und Unabhängigkeit im Vordergrund stehen muss. Distanz, die Schizoiden Sicherheit gibt, bedeutet für depressiv Strukturierte Verlassenwerden, Alleingelassensein und folglich Bedrohung. Sie werden geradezu panisch alles meiden, was auch nur in diese Richtung tendiert.

Daraus kann sich ein Bestreben ergeben, die als bedrohlich erlebte Eigendrehung immer mehr aufzugeben. Depressiv strukturierte Menschen werden so unter Umständen gar keine Zentrierung auf sich und ihr Leben anstreben, da dies von ihnen sogleich als gefährlich eingestuft würde. Es liegt für sie nahe, auch anderen die Eigendrehung zu vermiesen oder sie ihnen sogar zu nehmen, damit sie selbst an dieses beängstigende Thema gar nicht erst erinnert werden. Sie haben dann auch die Möglichkeit, eine Ko-Abhängigkeit zu schaffen, die subjektiv zunächst eine höhere Illusion von Sicherheit vermittelt. Diesem Muster folgend entwickeln sie sich zu Trabanten, zu Anhängseln von anderen, und versuchen, diese ebenfalls dazu zu degradieren. Sie können wie der Mond auch immer nur ihre eine Seite zeigen, da die andere und jede Abwechslung sofort Angst auslösen würden. Auf diese Weise entwickelt sich ein im wahrsten Sinne des Wortes einseitiges Leben voller Angst, das sich in Passivität und Reagieren erschöpft.

In der Konsequenz wird die Ich-Werdung vermieden. Statt Individuation findet eine Flucht in die abhängige Hingabe statt, und das Du wird vordergründig weit wichtiger als das Ich. Diese Art von Hingabe hat nichts von einer Tugend an sich. Und während man die christliche Grundforderung, den Nächsten wie sich selbst zu lieben, scheinbar übererfüllt, wird man ihr in Wirklichkeit nicht gerecht. Da man sich selbst nicht liebt, kann man auch den Nächsten nicht lieben. So wird Verlustangst zum bestimmenden Element und regiert folglich das Leben.

Daraus muss sich eine Lebensstrategie entwickeln, die die Hauptbeziehungsperson wie etwa den Partner gnadenlos überbewertet und die Betroffenen selbst in wachsende Abhängigkeit bringt. Sätze wie »Ich brauche dich so sehr«, »Ich kann ohne dich nicht leben« oder »Ich liebe dich mehr als mein eigenes Leben« mögen auf den ersten Blick wie Komplimente erscheinen, auf den zweiten sind es aber eher Zeugnisse der eigenen Einseitigkeit und Lebensunfähigkeit. Erich Fromm formulierte es folgendermaßen: »Ich brauche dich, weil ich dich liebe, ich liebe dich, weil ich dich brauche.« Wer andere so dringend zum Leben braucht, wird freiwillig versuchen, auf alle Distanz zu verzichten und mit dem gleichermaßen gebrauchten und geliebten Anderen zu verschmelzen. Je weniger Eigendrehung vorhanden ist, je weniger Eigenleben gelebt wird, desto gefährlicher erscheint Distanz. Wird sie durch den leidenden Partner oder die (rettenden) Umstände des Schicksals erzwungen, kann es zum Ausbruch der Depression kommen. Hier wird wieder einmal deutlich, dass natürlich auch eine Depression wie jedes andere Krankheitsbild eine rettende, das Leben vervollständigende Botschaft hat, die integriert werden will. Selbst wenn der Einbruch der Depression schicksalhaft erlebt wird und auf den ersten Blick nicht zu verstehen ist, enthüllt hier das Wort noch den tieferen Sinn. Schicksal wird zum geschickten Heil.

Da ein Mensch einerseits Sicherheit braucht, andererseits seine Angst abwehren will und Depressive hier keine Ausnahme machen, neigen sie dazu, ihre Form von Sicherheit in der Abhängigkeit zu suchen. Entweder machen sie sich abhängig von anderen oder andere von sich. Sie wissen aus Erfahrung, dass ein Gebrauchtwerden eine gewisse Sicherheit bietet, nicht verlassen zu werden – hätten sie selbst doch die so sehr gebrauchte Mutter niemals verlassen können.

Um andere an sich zu binden, gibt es verschiedene Möglichkeiten. Man kann sich zum einen hilflos wie ein Kind geben, dann müsste jemand schon ein schlechter Mensch sein, um ein so hilfloses Wesen zu verlassen. Zum anderen kann man aber auch so viel für den Anderen tun, dass dieser die sichere Quelle von Hilfe und Wohlbefinden nicht mehr missen möchte. Wer sich unentbehrlich macht, braucht Menschen um sich, die etwas oder jemanden entbehren, und sie finden sich natürlich zuhauf.

Um den anderen zum Kind zu machen, bieten sich wiederum verschiedene Strategien. Man kann ihm zum Beispiel so lange alles abnehmen, bis er selbst gar nichts mehr kann und verlernt hat, sein Leben zu meistern. Oder man macht es ihm so angenehm, dass er – dem Weg der eigenen Bequemlichkeit folgend – nicht mehr loskommt. Schließlich könnte man ihm auch so wundervolle Zeiten bereiten, dass er es nirgendwo anders vergleichbar schön hat. Das wäre noch die am weitesten entwickelte und damit eleganteste Taktik. Aber mag es noch so unbewusst geschehen, es bleibt doch eine aus innerer Not geborene Strategie, die es irgendwann zu durchschauen und zu erlösen gilt.

Wo solche unbewussten Lebensstrategien über lange Zeit bestehen, werden sie sich verfestigen. Das Aufgeben der Individuation, das Aufgeben eines eigenen Lebensweges, macht die Betroffenen zu halben Menschen, die nur eine Seite von sich zeigen und leben, und diese irgendwann auch nur noch haben. Entwicklung ist in diesem unbewussten Lebenskonzept so gut wie ausgeschlossen. Denn sie führt wie alles Eigenständigwerden zur Unterscheidung und dadurch in gewissem Maß auch zur Isolation voneinander, was sofort wieder Angst auslöst.

Unsere in Sippen lebenden frühen Vorfahren kannten dieses Problem noch nicht. Das Kollektiv stand über allem. Abgrenzung und Eigenentwicklung waren ebenso unbeabsichtigt wie unbekannt. Der moderne Mensch aber ist ständig zur Eigenverantwortung aufgefordert und dazu, auf eigenen Beinen für sich (ein-)zu stehen. In Zeiten wie diesen, in denen die letzten kollektiven Sicherheitssysteme, wie eingangs geschildert, unter dem Trend zur Egozentrik zusammenbrechen, läuft der depressiv strukturierte Mensch Gefahr, jeden äußeren Halt zu verlieren. Da er aber keinen inneren Halt hat, weil er keine Mitte, kein Ego und schon gar kein Selbst entwickelt hat, bleibt er halt- und ratlos zurück und flüchtet nicht selten in die Depression, die dann ihrerseits enthüllt, wie sinnlos ihm alles geworden ist.

Entwicklung als Problem

Nun ist die Menschheit aber nicht auf der Sippenstufe stehen geblieben, wo sie sich Depressionen wohl erspart hätte, sondern in eine Depression fördernde Phase übergetreten. Tatsächlich gibt es dergleichen bei archaischen Völkern nicht, wo alle gemeinsam beschäftigt sind, genug Nahrung herbeizuschaffen. In unserer Zeit ist aber die Tendenz zur individuellen Eigenentwicklung unübersehbar geworden, und es führt – außer jener der Depression – kaum noch ein Weg an ihr vorbei. Depression ist in der Tat eine Methode, beim inzwischen globalisierten gesellschaftlichen Monopoly nicht mitzumachen, wo jede(r) der oder die Erste, Größte, Schönste, Beste und vor allem Erfolgreichste sein will. Depression bietet sich als (Aus-)Weg an; sie ist bei näherer Betrachtung aber doch nur ein Ab- oder Umweg. Wie in der alten Stammesgesellschaft überlässt der Depressive alle Verantwortung dem Großen und Ganzen und lässt sich in eine völlige Abhängigkeit fallen. Diese wird in dieser Form zur traurigen Karikatur der Hingabe. Auf Dauer lässt sich Entwicklung nicht vermeiden, selbst wenn einzelne Depressive ein Leben lang in dieser Boykottphase bleiben mögen. Wer gelernt hat, die Kette der Leben zu betrachten, kann sich hier sowieso keine Illusionen machen.

So gut wie alle Traditionen, Religionen und Philosophien

gehen davon aus, dass Entwicklung notwendig ist. Alle Schöpfungsgeschichten wissen es und berichten davon. »Alles fließt« *(Panta rhei)* – der Depressive kann dieses Urgesetz nicht aufheben, sondern lediglich eine Zeit lang boykottieren.

Der Sufigelehrte Gurdjieff, den sein Schüler Ouspensky unsterblich machte, interpretierte den Stab des Magiers auf der ersten Tarotkarte als jene Waffe, mit der der aufbrechende Held den Automaten in sich, das angepasste Gewohnheitstier, den Menschen des Kollektivs, der Herde und der Tradition, erschlagen müsse. Der Entwicklungsweg beginnt im Schoß des Kollektivs wie in dem der Mutter und führt über das Erwachen für das Eigene zum Wachsen des Ego, bevor dieses dann wieder im spirituellen Sinn aufgegeben werden und als Tropfen ins Meer zurückkehren kann.

Wer aber wie der depressiv strukturierte Mensch gar kein Ego entwickelt, kann auch keines aufgeben und erlebt folglich auch keine nennenswerte Entwicklung. Wer andererseits sein Ego auflöst, bevor es sich wirklich entwickeln und wesentliche Erfahrungen machen konnte, läuft Gefahr, von seinen inneren Bildern überschwemmt und ihr nicht Herr zu werden und in eine Psychose zu geraten.

Falls sich kein ausreichendes Ich entwickelt hat und sich Betroffene nur auf ein geliehenes Du stützen können, werden sie in dem Moment alles verlieren, wenn ihnen dieses Du abhanden kommt. Sie müssen folglich Verlustängste entwickeln. Diese werden damit zur notwendigen Kehrseite der Ich-Schwäche. Dass daraus ein Teufelskreis entsteht, liegt auf der Hand. Depressive suchen geradezu Abhängigkeit, um vermeintliche Sicherheit zu bekommen, was letztlich aber nicht gelingt, weil das Schicksal, dem es um Entwicklung geht, nicht mitspielt. Daraus ziehen sie nach dem Motto »Immer mehr vom selben« den fatalen Schluss, dass ihre Bemühungen noch nicht ausreichen und sie sich um noch mehr Anhänglichkeit bemühen müssen. Also suchen sie noch mehr Abhängigkeit; sie machen sich noch unfreier und unselbstständiger. Durch Verzicht auf letzte Reste von Eigenständigkeit soll die Verlustangst gebannt werden. In der Konsequenz wächst aber nur die Verlustangst, während das Gefühl von Sicherheit nicht wirklich zunimmt. So wird die Lage ständig schlimmer und eskaliert nicht selten in jenen Zustand, den Psychiater Depression nennen.

Der naheliegendste Ausweg wäre die Entdeckung des fehlenden und damit ergänzenden Prinzips der Rotation oder Ich-Werdung. Die Entwicklung der eigenen Mitte, jener Lebensachse, um die sich alles dreht, könnte der depressiv strukturierte Mensch vom Schizoiden lernen, so wie dieser vom Depressiven Bezogenheit zu lernen hätte. Möglicherweise gibt es auch den bewussten Weg der völligen Ich-Aufgabe etwa im Sinne eines Klosterweges, der völligen Selbstaufopferung für eine Idee, ein Ideal. Das würde allerdings ein Durchschauen und bewusstes Annehmen der eigenen Situation voraussetzen. Als Flucht ist auch der Klosterweg keine Lösung, sondern ein Fiasko, denn das Kloster wird so nur zu einer anderen Form des Mutterschoßes.

Damit sich der depressiv strukturierte Mensch gar nicht erst abgrenzen muss, was zu viel Angst mobilisieren würde, neigt er dazu, andere zu idealisieren. Für diese mag es durchaus angenehm sein, sich jedes Verhalten leisten zu können und scheinbar über jeden Zweifel erhaben zu sein. Auf diese

Weise kommen oft sich selbst stabilisierende Systeme zustande, die einen Ausstieg noch schwerer machen, denn immer wenn einer der Betroffenen die Kraft zur Befreiung spürt, wird der andere ihn nur umso mehr umgarnen, um ihn und seinen vermeintlichen Vorteil nicht zu verlieren.

Aufkommende Zweifel und Kritik ignoriert der Depressive meist; echte Auseinandersetzungen meidet er. Aggression wird sofort unterdrückt und meldet sich oft erst sehr viel später nach Ausbruch der Depression zurück – etwa in Selbstmordgedanken, einer krassen Form der Autoaggression.

All diese dem Betroffenen unbewussten Strategien bergen die Gefahr in sich, in kindlicher Naivität zu leben und ausgenutzt zu werden. Hinzu kommt nicht selten eine eigenartige Vogel-Strauß-Politik nach dem Motto »Was ich nicht weiß, macht mich nicht heiß«. Also will er lieber gar nichts wissen; es könnte nur das System in Gefahr bringen. Solche Vermeidungsstrategie kann aber gegen die Lernaufforderungen des Schicksals langfristig nicht ankommen, und so bleibt das Eis dünn, auf dem der Depressive wandelt.

Um des lieben Friedens und der Harmonie willen können depressive Menschen ihre eigene Bescheidenheit, Selbstlosigkeit, Verzichtbereitschaft, Überanpassung, Unterordnung und ihr Mitgefühl bis zur völligen Selbstaufgabe und zu fast masochistischem Verhalten treiben. Hier droht allerdings die Gefahr aufkommender Verzweiflung bezüglich der Überforderung durch die eigenen hohen Tugendansprüche. Solche Verzweiflung kann in echte Depression umschlagen. Allerdings kann sich auf dieser Basis auch Krebs entwickeln, wobei dann das boykottierte Wachstum auf die körperliche Ebene sinkt. Tatsächlich hat die Depression selbst viel Krebsartiges an sich, wenn sie sich langsam, aber sicher in ein Leben frisst.

Trotz ihrer Bescheidenheit und ihrer Verzichtsstrategien haben aber auch depressiv strukturierte Menschen Wünsche. Sie können sie im Gegensatz zu den anderen allerdings kaum äußern. Wer nicht fordern, nicht zugreifen und nicht aggressiv werden kann, ist aber auf andere angewiesen. Statt berechtigter Forderungen kommt es so zu weiterer Anpassung an die widrigsten Umstände. Auf Grund des geringen Selbstwertgefühls, da ja kein Selbst entwickelt wurde, werden die anderen genauso sehr überschätzt, wie man sich selbst unterschätzt. Wer aber seine eigenen berechtigten Forderungen gar nicht mehr ernst nimmt, wird natürlich auch von anderen nicht ernst genommen, was einen weiteren Teufelskreis zur Folge hat.

So entsteht eine passive, meist unbewusste Erwartungshaltung, genährt von der Hoffnung, dass andere einem die nicht geäußerten Wünsche von den Augen ablesen und erfüllen werden. Hier liegt die Quelle einer großen Sehnsucht. Wenn diese Sehnsucht und die Erwartungshaltung aber dauerhaft enttäuscht werden, kann es zu Selbstmitleid und bei entsprechender Unbewusstheit auch zu Projektionen kommen. Die böse Welt wird dann zum Sündenbock, man selbst zum armen Opfer. Man redet von schweren Zeiten, um eigenes Versagen zu beschönigen. Auf der Bachblüten-Ebene spricht man von einem Willow-Zustand, doch dazu später.

Auch Neid auf all jene, die sich trauen zu sagen, was sie wollen und brauchen, kann nun aufkommen. Bei besonders schweren Enttäuschungen kann es ebenfalls zum Ausbruch von Depressionen kommen.

Eine andere Strategie tendiert dazu, das, was man wirklich will, gleich abzuwerten, um die drohende Enttäuschung in Grenzen zu halten, wenn die Wünsche doch wieder unerfüllt bleiben. Dadurch aber wird alles nur noch langweiliger und eintöniger in einer sowieso schon von wenig Abwechslung belebten Welt, die Stagnation zum Selbstschutzprogramm erhoben hat.

Bildung der depressiven Charakterstruktur

Die Entstehungszeit für einen depressiven Charakter ist die Phase der Symbiose mit der Mutter, jene früheste Zeit im Mutterleib, sowie die Phase danach, in der das Kind noch völlig im Wir-Gefühl lebt und sich eins mit der Mutter fühlt, so wie es das im Mutterleib erlebt und genossen hat. Zu dieser Zeit ist das echohafte Reagieren des Kindes völlig normal und in (der) Ordnung. Wenn die Mutter lächelt, antwortet das Kind mit seinem Lächeln und bezaubert sie und alle anderen damit. Heute wissen wir, dass auf der Gehirnebene die bereits erwähnten Spiegelneuronen dafür verantwortlich sind, eine Art Nervenzellen, deren alleinige Aufgabe es ist, alles Wahrgenommene zu kopieren. Zu Anfang des Lebens haben diese Zellen besonders viel zu tun, während die Konkurrenz im Gehirn noch schläft. Aber auch später bleiben die Spiegelzellen aktiv, etwa wenn wir Gähnen ansteckend finden oder unsere Beine übereinander schlagen, wie es gerade unser Gegenüber getan hat.

In der frühen Phase des Lebens ist alles auf dieses echohafte Leben eingestellt. Diese Tendenz sollte im Laufe des Lebens abnehmen. Ähnlich ist die Revolution – die Tatsache, dass sich alles um die Mutter dreht – zu Beginn des Lebens bestimmend und bleibt zeitlebens wichtig. Später müssen aber andere Bewegungsmuster wie Rotation, die Drehung um die eigene Mitte, hinzukommen. Im Leben des depressiv strukturierten Menschen unterbleibt dies weitgehend.

Prägung im Mutterleib und in der frühen Kindheit

In der frühen Prägungsphase erlebt sich das Kind ausschließlich durch die Mutter. Sie ist sein einziger Lebensraum, und das Kind ist im wahrsten Sinne in ihr und lebt durch sie. Wenn dieses Gefühl später bestehen bleibt, wird es zu jenem Problem, um das wir uns hier bemühen. Wie kann es dazu kommen?

In der intrauterinen Phase könnte bereits ein wichtiger Schlüssel liegen. Denn das Kind erlebt hier nicht nur die Symbiose, das Einssein mit der Mutter, von deren Versorgung via Nabelschnur alles abhängt, sondern es könnte und sollte auch jene frühe Phase ekstatischer Einheitsgefühle durchleben, die von Weite und Ungebundenheit geprägt ist. Im Rahmen der Reinkarnationstherapie wird auch die Intrauterinzeit von der Empfängnis bis zur Geburt durchlebt, und es zeigte sich immer wieder, dass in der frühen Zeit der Schwangerschaft der Schlüssel zum späteren Leben zu finden ist – entsprechend der Erkenntnis der spirituellen Philosophie, dass im Anfang schon alles liegt. Wenn das Ungeborene diese erste Zeit ungestört durchlebt, wird es Erfahrungen unbegrenzter Weite und Offenheit machen. Schwerelos schwebend im weiten Raum der Gebärmutter kann es bei gleicher Temperatur des Fruchtwassers und seines eigenen Organismus die Grenzen zwischen innen und außen nicht spüren, und so wird seine Wahrnehmung nicht an der Hautgrenze enden, sondern die Welt des Mutterleibes mit einschließen, die in dieser Zeit noch seine ganze Welt ist. Wahrnehmung ohne Grenzen aber ist Grenzenlosigkeit, Unendlichkeit und absolute Offenheit. Der Psychiater Stanislav Grof spricht in diesem Zusammenhang von »ozeanischen Gefühlen«. In der Reinkarnationstherapie erleben wir ekstatische Wahrnehmung in unbegrenzten Räumen seliger Weite. Das Kind fühlt sich eins mit der Mutter und mit allem, und in dieser Zeit bildet sich jenes Urvertrauen, das zur Basis allen Selbstvertrauens wird.

Alle gängigen späteren Versuche, Selbstvertrauen nachträglich zu erlangen, können nur funktionieren, wenn sie über Einheitserfahrungen geschehen. Selbstsicherheitstrainings, Rhetorikkurse, neueste Mode, die teuersten Frisuren, Farbtypberatung und selbst die besten Fachfortbildungen greifen dagegen zu kurz. So kann man vielleicht in einer vordergründigen Welt Erfolge erringen; Selbstsicherheit ist aber etwas anderes, ungleich Tieferes.

Wenn ein Kind Urvertrauen bekommen hat, weil es erwünscht war, die Eltern sich bei Geschlechtswünschen zurückhalten konnten oder mit ihren Wünschen zufällig richtig lagen und auch sonst keine gravierenden Störungen diese erste Lebensphase trafen, sind die Chancen gut, dass die Revolution, das Kreisen um ein größeres Zentrum in der Mitte des Lebens, zur selbstverständlichen Lebensgrundlage wird.

Von hier aus kann sich das Kind mutig und offensiv hinausentwickeln, ohne je diese sichere Basis in sich aufgeben zu müssen. Die Mutter als Weltachse wird später durch Gott oder eine entsprechende innere Instanz ersetzt werden, das Gefühl aber, von dieser Schöpfung gewollt und gemeint zu sein, wird bleiben und zum Dreh- und Angelpunkt eines selbst-ständigen Lebens.

Die wenigsten Kinder aber bekommen diese *wundervolle* Mitgift, mit der wir ihnen das Leben so sehr erleichtern können. Falls diese ideale Basis nicht gelegt wurde, kann sie zwar nachgeholt werden, aber eben nur auf der Ebene der schon erwähnten Einheitserfahrungen. Alle so genannten Gipfelerlebnisse *(peak experiences)* schenken kurze Momente von Einheitsgefühl, wie sie auch das Ziel der verschiedenen Meditationsversuche sind. Mehr zu dieser Chance, Depressionen auf der tiefsten denkbaren Ebene entgegenzuwirken, finden sich in dem Buch *Die Leichtigkeit des Schwebens* (siche Literaturverzeichnis).

Wo diese früheste und wichtigste Zeit dagegen gestört wurde, wie es heute fast üblich ist, fehlt mit dem Urvertrauen später in der Regel auch eine gute Portion Selbstvertrauen, und so sind diese Kinder auf eine zweite Chance angewiesen. Allein schon der Wunsch der Eltern, dass das erwartete Kind ein bestimmtes Geschlecht hat, kann die Entwicklung von Urvertrauen verhindern, weil er in 50 Prozent der Fälle nicht erfüllt wird. Obwohl moderne materialistisch eingestellte Menschen es sich kaum vorstellen können, wird das Ungeborene wahrnehmen, dass es falsch und damit in dieser Gestalt unerwünscht ist. Dass so etwas ekstatische Einheitserfahrungen verhindert, liegt auf der Hand.

Abtreibungsdiskussionen in dieser frühen Zeit lösen beim Ungeborenen Todesangst aus, die die Bildung von Urvertrauen verhindert. Scheiternde Abtreibungsversuche haben diesbezüglich noch schlimmere Auswirkungen. Wie nachhaltig solche Erfahrungen den Beginn des Lebens stören und damit auch seinen Fortgang belasten, zeigen Psychotherapien, die Jahrzehnte später die daraus erwachsene Kette von Problemen aufdecken.

Weniger problematisch sind bedrohliche äußere Umstände wie etwa Bombennächte in Luftschutzbunkern. Solange die Mutter zu ihrem Kind hält und ihm den ihr möglichen Schutz gewährt, fühlt sich das Kind relativ geborgen. Sobald die Mutter allerdings ihrerseits mit Todesangst reagiert, ist diese natürlich spürbar und damit auch beeinträchtigend. Aber selbst in Situationen, in denen Mütter massive Todesängste gerade auch bezüglich ihres Kindes auszustehen hatten, weil sie durch äußere Umstände oder Menschen bedroht wurden, kann sich bei einem innerlich angenommenen Kind noch Urvertrauen bilden.

Die Erweiterung unserer Freiheit und scheinbare Erleichterung des modernen Lebens durch die Freizügigkeit bezüglich Abtreibungen in den ersten drei Schwangerschaftsmonaten hat einen furchtbaren Schatten. Nicht selten nutzen moderne Eltern, animiert von modernen Gynäkologen, diese Frist, um sich Gedanken zu machen, ob sie das Kind überhaupt wollen. Das ist jedoch genau die Haltung, die Urvertrauen nachhaltig verhindert, denn das Kind bekommt all diese Zweifel, die über sein Leben entscheiden, insoweit mit, als sie die Lebensstimmung der Mutter beeinflussen.

Bedenkt man, wie diese abwartende Haltung gegenüber

den Kindern in den ersten entscheidenden drei Monaten zugenommen hat, könnte dies den eingangs beschriebenen rasanten Anstieg von Depressionen erklären. Menschen mit mangelndem Ur- und Selbstvertrauen neigen einfach viel mehr dazu, auf Probleme mit der Welt depressiv zu reagieren, besonders natürlich wenn diese Welt ihnen bei zentralen Lebensnotwendigkeiten auch später ständig Versagungssituationen beschert.

Eine zweite Chance, das notwendige Vertrauen zu erlangen und die Bewegung der Revolution als gesunde Basis für den späteren Aufbruch in ein eigenes Leben zu gewinnen, bietet sich in jener von der Psychoanalyse als *zweite Phase* bezeichneten Zeit. In der ersten Phase beginnt das Kind die Umwelt bewusst wahrzunehmen, in der zweiten erkennt es die Mutter als Quelle aller Bedürfnisse, wodurch ihre regelmäßige und konstante Anwesenheit oder wenigstens ihre verlässliche Rückkehr zwingend und lebensnotwendig wird. Es ist die Zeit, in der das Kind echoartig imitiert und jedes Lächeln mit einem Lächeln belohnt. Nach der ersten intrauterinen Paradieserfahrung ist es ein zweites mögliches Schlaraffenland, in dem das Kind alles bekommt, was es braucht, und nichts dafür zu leisten hat, ja es nicht einmal fordern muss. Der Traum von diesem Schlaraffenland, wo einem ohne jede Gegenleistung Bäche von Milch und Honig zufließen und gebratene Hühner in den Mund fliegen, treibt viele Menschen zeitlebens um, besonders wenn er nie in Erfüllung ging, weder im Mutterleib noch in der Symbiosephase zu Beginn des Lebens.

Jetzt wird das Bild der Mutter in jedem Fall zum Bild des Menschen schlechthin. Das Verhältnis zu sich selbst, zu anderen Menschen und zur Welt wird in diesen beiden Anfangszeiten gebilde(r)t. »Wie man in den Wald hineinruft, so schallt es heraus«, umschreibt der Volksmund diese Situation.

In der Symbiose des Anfangs, eingebettet in das Wir-Gefühl der Zweisamkeit, entsteht Angst, wenn sich die Mutter als einziger existierender Lebensmittelpunkt entfernt. Falls sich das Kind in dieser Phase eine liebende Mutter »einbilde(r)n« kann, wird es sich selbst jetzt und später liebenswert finden. Muss es sich aber eine harte, abweisende Mutter »einbilde(r)n«, wird es sich nicht als liebenswert empfinden können. Das hängt natürlich ganz entscheidend von der Mutter ab, aber wie die wissenschaftliche Forschung zeigt, spielt auch die mitgebrachte Grundeinstellung des Kindes eine entscheidende Rolle. Einige Kinder können die Abwesenheit der Mutter gut, andere gar nicht hinnehmen.

In dieser Situation besitzt die Revolution, das Kreisen um die Mutter, besondere Bedeutung, gerade wenn ein Kind nicht genug davon bekommt. Ähnliche Gefühle werden später auf Partner übertragen, die gar nicht so viel geben können, wie dem Betroffenen zu Anfang seines Lebens versagt geblieben ist. So wird das frühe und vor allem das früheste Mutterbild zum prägenden Symbol für ein ganzes Leben. Wo es misslungen ist und kein Vertrauen geben konnte, müssen später unendlich viele wieder gutmachende Erfahrungen zu einem Heilungsprozess zusammenkommen. Diese späten Wiedergutmachungsversuche werden umso wirksamer sein, je näher sie mit der Erfahrung von Einheit verbunden sind. Zu denken wäre an Gipfelerlebnisse in der Natur, bei Meditationen und in einer Beziehung, die ekstatische Liebesfeste ermöglicht.

Probleme in der Symbiosezeit

Lieblosigkeit, Versagung

Harte, lieblose Mütter, die selbst zu wenig Liebe ab- und mitbekommen haben, neigen dazu, aus Pflichtgefühl lieb zu ihrem Kind zu sein. Dieses spürt einerseits das Bemühen und andererseits die Ablehnung und Abwehr dahinter. In den so entstehenden kargen Liebesverhältnissen wird das Kind sich selbst als nicht liebenswert und als eine Zumutung für die Mutter empfinden. Wer sich aber schon am Anfang als Zumutung erleben muss, wird nicht das Gefühl entwickeln können, überhaupt Liebe zu verdienen.

Solche *versagenden* Mütter tun das – meist ohne es zu bemerken – in doppeltem Sinn. Wenn sie die für jedes Leben notwendige Liebe versagen, versagen sie auch insgesamt als Mutter. Die Gründe dahinter können vielfältig sein. Vor allem kann es daran liegen, dass die Schwangerschaft nicht geplant und das Kind unerwünscht war. Es kann an ungeschützten oder ungeklärten Verhältnissen liegen, weil keine stabile Beziehung vorhanden war. Es kann dem Kind aber auch eine Ablehnung entgegenschlagen, die eigentlich seinem ungeliebten Vater gilt. Außerdem sind auch die aus den Märchen bekannten Muster hier anzutreffen, zum Beispiel das ungeliebte Stiefkind zu sein. Selbst unerwartete Nachzügler können in eine solche Situation geraten. Die Mutter dachte, schon alles hinter sich zu haben, und fühlt sich nun von dem Kind gefangen und um »ihr Leben betrogen«. Kinder, die für die Verhinderung oder das Ende einer Berufskarriere verantwortlich gemacht werden, können ebenso mit Ablehnung konfrontiert werden, wie selbstverständlich solche, die in vergewaltigungsähnlichen Situationen entstanden sind.

Besondere Erwähnung verdienen hier sowohl die Kinder allein erziehender Mütter als auch die Kinder aus Patchworkfamilien. Die allein erziehende Mutter ist mit der Doppelrolle der berufstätigen Frau und Mutter oft überfordert. Oder wenn sie nicht arbeiten muss oder kann, ist ihr Kind in Gefahr, von ihr überfordert zu werden, da es nun nicht selten in die besondere Rolle des Partnerersatzes hineinrutscht. Entweder ist die allein erziehende Mutter verlassen worden, was sie dem Vater des Kindes in der Regel übel nehmen wird und schlimmstenfalls – bewusst oder unbewusst – am Kind auslässt. Oder sie hat den Vater verlassen, was sie sich selbst – jedenfalls im Hinblick auf das Kind, dem sie damit den Vater genommen hat – übel nehmen wird. In beiden Fällen gerät ihr Kind in eine besondere Situation. Im ersten Fall wird es möglicherweise Opfer einer Versagung, weil die Mutter unbewusst an ihm die Aversion gegen den Vater auslässt, der sie sitzen gelassen und ihr Leben so erschwert hat. Im zweiten Fall wird sie ihre Schuldgefühle unter Umständen durch eine übertriebene Fürsorge für das Kind kompensieren, dem sie nun Mutter und Vater sein will und muss. Aber sowohl Versagung als auch Überbehütung (Overprotection) sind Wege in eine depressive Struktur. Die Polarität lässt auf unerfreuliche Weise grüßen.

Bei der Patchworkfamilie ist die Situation viel unübersichtlicher. Auf den ersten Blick könnte es ein Vorteil sein, wenn die Kinder plötzlich mehr Eltern haben. Auf den zweiten Blick führt es aber häufig zu einer Zerrissenheit der Eltern und der Kinder zwischen allen möglichen Fronten. Ein Partner, der nicht der leibliche Vater des Kindes ist, kann Spannungen in eine Mutter-Kind-Beziehung bringen. Die Mutter muss sich zwischen den legitimen Ansprüchen ihres Kindes und ihres Partners entscheiden. Offensichtlich fällt es leiblichen Vätern dabei oft leichter zurückzustecken; Mütter erwarten das auch selbstverständlicher. Andererseits kann der neue Partner der Mutter in der Regel aus egoistischen Gründen auch eine Überbehütung des Kindes verhindern.

Bert Hellinger sagt – wie ich meine sehr zu Recht –, das Kind gehöre immer zu dem Partner, der weniger über den anderen schimpfe. Das würde jedoch bedeuten, dass Kinder heute sehr oft beim falschen Elternteil groß werden, nämlich bei der verlassenen Mutter. Diese müsste schon sehr bewusst sein, um dem Kind aus der eigenen Verletzung heraus nicht die Vaterfigur zu demontieren.

Äußere Zeichen der Versagung, die weniger wichtig sind als die vom Kind empfangenen seelischen Botschaften heimlicher Ablehnung, sind mangelhafte Zuwendung, zu geringer Hautkontakt (fehlendes Streicheln und Schmusen), hastiges und ungeduldiges Füttern, rasches Abstillen oder überhaupt die Verweigerung des Stillens. Hektische, von anderen Problemen (um-)getriebene Mütter legen solches Verhalten an den Tag, natürlich jeweils ohne böse Absicht. In einer Zeit, in der Hektik schon fast der Normalzustand ist und Zeit immer mehr mit Geld gleichgesetzt wird, steht es schlecht um besinnliche Stunden der Muße und des genussvollen körperlichen und seelischen Kontaktes, die Kinder so notwendig brauchen, um sich angenommen und geliebt zu fühlen.

Aus deren Fehlen und der Situation der Versagung entwickeln sich beim Kind Gefühle der Hoffnungs- und Aussichtslosigkeit. Es lernt ein Verzichten und Ertragen als erste Botschaft und wird diese Hypothek durch sein Leben schleppen. Stets das Schlimmste erwartend, wird das Kind zu einem typischen Pessimisten, der sein Glas immer nur halb voll erleben kann, nachdem es schon anfangs nie richtig gefüllt wurde. Wer die Welt durch diese Brille zu betrachten lernt, verleiht ihr einen unangemessenen Grauschleier und macht sie zu einem öden, freudlosen Platz.

Um dergleichen ertragen, ja überleben zu können, entwickeln sich rasch Strategien im Sinne der Enttäuschungsprophylaxe. Das Kind erwartet von vornherein nicht viel und schon gar nichts Schönes oder Liebevolles. Da es weder an sich noch an seinen Erfolg zu glauben gelernt hat, versucht es schlimmstenfalls später gar nicht mehr, selbst erfolgreich zu werden oder das Leben überhaupt zu wagen, sondern bestätigt sich – im Sinne sich selbst erfüllender Prophezeiungen – nur immer weitere Misserfolge. Solche Dauerfrustrationen können natürlich Depressionen fördern.

Sehr frühe Versagungen im Leben fördern also ein baldiges Resignieren aufseiten des Kindes. Im Fordern, Nehmen und Zugreifen ist es nicht selten gehemmt, da es sowieso nicht erwartet, etwas Wesentliches zu bekommen. Um mit solcher Aussichtslosigkeit überleben zu können, wird manchmal aus der Not eine Tugend gemacht. Bescheidenheit und Anspruchslosigkeit werden überhöht und zu einer Ideologie erhoben, aus der sich sogar noch eine moralische Überlegenheit ableiten lässt. Plötzlich werden alle, die sich nehmen, was sie brauchen, und die den Mut haben, Ansprüche und Forderungen anzumelden, schlechte Menschen, und man selbst steht nicht mehr frustriert, sondern geradezu erhaben da.

Daraus kann sich der Versuch entwickeln, diese Tugenden in helfende Berufe einzubringen, bevorzugt solche, die schlecht bezahlt werden – wo man also in seinem Muster bleiben kann, nichts zu bekommen, aber viel zu geben. Man opfert sich auf, weil dies das Einzige ist, was man gelernt hat. So kann auch das eigene Liebesdefizit ansatzweise kompensiert werden und sogar ein wenig Anerkennung dabei herausspringen. Dass unsere Gesellschaft sich die Peinlichkeit erlaubt, dieses als Helfersyndrom bekannte Muster auch noch schamlos auszunutzen, ist ein anderes Thema.

Das Muster fliegt in seiner neurotischen Begrenztheit meist erst auf, wenn die Anforderungen nicht mehr erfüllt werden können, entweder weil sie ins Maßlose steigen oder weil die Kräfte des Opfers erlahmen, das in der Regel viel zu wenig Subjekt und zu viel Objekt ist, als dass es sich angemessen und rechtzeitig wehren könnte. Das Ergebnis ist Erschöpfung, Aggression und nicht selten eine Erschöpfungsdepression mit entsprechender Resignation und Apathie, das so genannte Burn-out-Syndrom. Das mit der Erschöpfung einhergehende Versagen führt obendrein zu weiteren Schuldgefühlen, die ebenfalls eine Quelle der Depression sind, und wieder entwickelt sich ein Teufelskreis.

Neben Resignation sind Minderwertigkeitsgefühle die Folge frühzeitiger Versagung. Das Gefühl, nicht liebenswert zu sein, führt direkt zu Gefühlen von Wertlosigkeit. Das kleine Kind hat ja auch keinerlei Vergleich. Seine herbe, harte Umgebung muss es für die Welt schlechthin halten. Seine harten Eltern sind für das Kind das Abbild der Menschen. Auch in späteren Partnern wird es sie immer wieder sehen. Aus Minderwertigkeitsgefühlen folgt so etwas wie ein Gefühl eines geringeren oder sogar gänzlich fehlenden Lebensrechts. Wer sein Dasein als Schuld begreift, muss sich ständig entschuld(ig)en. Daraus können Wiedergutmachungsversuche folgen – bis zur Aufopferung des eigenen Lebens für die Mutter. Diese schuldhafte Fixierung lässt die Betroffenen oft ein ganzes Leben lang an den Verursachern ihrer Qual hängen bleiben. Wird die Schuld unerträglich, nicht mehr (er-)tragbar, bleibt der gequälten Seele manchmal nur noch der (Aus-)Weg in die Depression.

Verwöhnung, Überbehütung

Ein anderer Fall ist die Gluckenmutter, die ihr Kind am liebsten zeitlebens bemuttern würde, weshalb sie es kaum wachsen lassen, sondern in der Babyrolle festhalten will. So wird es unpassend lange mit lächerlicher Babysprache überzogen und mit einer Zärtlichkeit überschüttet, die das Atmen erschwert. Es geht so weit, dass manchen dieser überversorgenden Mütter ein krankes, auf sie angewiesenes Kind lieber ist als ein selbstständiges. Oft handelt es sich bei den Müttern selbst um äußerst bedürftige Persönlichkeiten, die der depressiven Struktur zuneigen. Nicht selten haben sie zuvor einen Partner verloren oder ein anderes Kind. Aus dem verständlichen Bestreben, dass so etwas nie wieder geschehen dürfe, wird das Kind zum einzigen Lebensinhalt gemacht und in Watte gepackt oder mit Liebesbezeugungen zugedeckt. Anders gesagt fängt nun die Sonne an, um die Erde zu kreisen.

Das Heranwachsen und Älterwerden des Kindes wird zur bedrohlichen Katastrophe. Es löst ein hilfloses Festhalten aus, das das Schlimmste verhindern soll und es so geradezu heraufbeschwört. Die Bachblüte Chicory beschreibt dieses Muster sehr treffend.

Die Mythologie kennt diese offenbar zeitlose Problematik. Wir erkennen sie in der Geschichte von Achill und seiner Mutter Thetis, aber auch in der von Parzival und seiner Mutter Herzeloide. Wie Herzeloides Name schon ausdrückt, hatte sie schweres Herzeleid, weil ihr Mann Gachmuret, Parzivals Vater, im Ritterkampf gefallen war. Solches wollte sie nun ihrem zweiten Liebling, dem kleinen Parzival, auf alle Fälle ersparen, weshalb sie ihn mit einer schon klassisch zu nennenden Overprotection-Erziehung überzog. Sie steckte ihn in Mädchenkleider, behielt ihn immer bei sich und den Frauen am Hof, verbot ihm, Erwachsenen Fragen zu stellen, und enthielt ihm alles zur damaligen Zeit wichtige und notwendige Wissen von der Welt vor. Mit diesem Verhalten erreichte sie natürlich genau das Gegenteil. Als Parzival eines Tages drei Ritter in ihren glänzenden Rüstungen vorbeireiten sah, hielt er sie für Götter, lief ihnen nach und von zu Hause weg. In der Welt war er nun mehr als hilflos. In die Gralsburg gestolpert konnte er dem leidenden Gralskönig Amfortas die rettende Frage nach dem Schatten nicht stellen, da er ja nicht wagte, Erwachsene um Auskunft zu bitten. Den größten Teil seines Lebens litt er an den Folgen der falschen Erziehung seiner überfürsorglichen Mutter sowie unter der Prägung durch die höfischen Sitten.

Im modernen Alltag läuft dies noch immer ähnlich ab. Es kann zum Beispiel die Form annehmen, dass ein Kind bei jedem Maunzen sofort aufgenommen und ihm die Brust aufgedrängt wird. Auf diese Weise wird schon früh jede Lebensäußerung mit Fütterung quittiert, ein Muster, das im Nebeneffekt und in enger Zusammenarbeit mit der Fastfood-Industrie zu einer erschreckend verbreiteten Verfettung schon junger Menschen führt. Wenn jede vitale Äußerung mit Zärtlichkeit zugedeckt wird, ist dies ebenfalls für eine gesunde Entwicklung schädlich. Solche Zuwendung hat mehr mit Not als mit Liebe zu tun. Das Bild vom Boxer, der in den Clinch flüchtet, drängt sich geradezu auf. Bei ihm geht die Suche nach Nähe eindeutig nicht auf Liebe zurück, sondern er schützt sich damit vor den Schlägen des Gegners, weil dieser nun schlaggehemmt ist. Im Boxjargon spricht man auch von »klammern«.

Wenn einem Kind alles abgenommen wird, beeinträchtigt dies ebenfalls seine Fortschritte. Wer immer nur vorgekaute Nahrung bekommt, wird nie zu kauen lernen. Die Mutter wird zum Puffer zwischen dem Kind und der Welt und filtert alles heraus, was es bedrohen, ihm aber auch Lernchancen eröffnen könnte. Es wird übermäßig beschützt und am wirklichen Leben gehindert. Solch einen Filter entwickeln depressiv strukturierte Menschen später nicht selten selbst zwischen sich und der Welt, um deren bedrohlichen, das neurotische System in Frage stellenden Anspruch herauszufiltern. Was dann noch übrig bleibt ist aber zum Leben zu wenig – und wird nicht selten zum Sprungbrett in eine Depression.

Überfürsorgliche Mütter, die oft selbst nichts fordern können, holen sich über indirekte Wege, etwa über Tränen oder demonstrative Traurigkeit, was sie brauchen. So entwickelt sich eine Erziehung über das Auslösen von Schuldgefühlen. Das Kind lebt mit dem ständigen Gefühl von Schuld, weil Mama immerzu weint und wortlos merken lässt, wer daran schuld ist. Aufzählungen all dessen, was solch eine überbeschützende Mutter alles für ihr Kind tut, tragen zur Auslösung von Schuldgefühlen ein Übriges bei. Ausdrücke wie »Du bringst mich noch ins Grab!« machen auf drastische Art und Weise deutlich, worum es geht, und jagen dem Kind obendrein Angst ein.

Erziehung durch Schuldgefühle ist nicht leicht zu durchschauen, weil sie im Gewand der Mutterliebe so erhaben und jedenfalls unverdächtig daherkommt. Sie gehört jedoch zum Unverzeihlichsten, denn es fällt erfahrungsgemäß selbst in späteren Psychotherapien schwer, Müttern, die sich dieses Konzeptes schuldig gemacht haben, zu verzeihen.

Viele Kinder entwickeln in solchen Situationen heimlich einen unheimlichen Hass gegenüber einer so übermächtigen Mutter, was in dieser Phase die Schuldgefühle nur noch verstärkt. Später kann sich dieser unterdrückte Hass gegen sie selbst wenden, etwa in Selbstmordgedanken bei einer ausgebrochenen Depression. Kinder, die diesem Programm unterworfen werden, geben in der Regel alle eigenen Wünsche auf, erwarten aber wie die Mütter, dass diese doch erraten werden. Bei Overprotection-Müttern klappt dies auch ganz gut. Wenn es später aber einmal nicht mehr funktioniert, öffnet sich hier ein breites Tor in die Depression.

Oft schildern solche Mütter die Welt als böse im Stil von Herzeloide, sodass für das Kind einzig die liebe Mama bleibt. Das Kind wird nicht selten eifersüchtig bewacht, niemand außer ihr selbst darf ihm nahe kommen. Auf die ersten zaghaften sowie auf alle späteren Freundschaften reagiert die Mutter eifersüchtig. Die Abwehr späterer Freunde und Partner läuft über ein ähnliches mit Sorge und Liebe bemänteltes

Programm. Keiner ist gut genug für das eigene Kind. Sätze wie »Der passt doch überhaupt nicht zu uns!« machen den Anspruch und zugleich den Übergriff deutlich, und sie zeigen in aller Deutlichkeit, dass es nie um das »Kind« allein, sondern immer noch um das »Wir«, um die Mutter-Kind-Symbiose geht. Hier läuft eine weiche, geradezu zärtliche Vergewaltigung des Kindes ab mit einem Programm, das als »Liebe« ausgegeben wird und sich nach außen auch so darstellt.

Mutterliebe ist für jeden Menschen die erste und oft einzige Erfahrung der bedingungslosen Liebe: »Ich werde geliebt, einfach weil ich ich bin.« Bekommen wir in Schwangerschaft und Kindheit nicht genügend davon, weil unser Anspruch zu hoch ist oder die Mutter diese Liebe nicht zu geben vermag, suchen wir sie später bei unserer näheren Umgebung und besonders beim Partner. Viele begreifen spät und manche nie, dass Verliebtsein nichts mit bedingungsloser Liebe zu tun hat und dass Partnerliebe erworben werden muss. Es geht darum, sich dem Fluss des Gebens und Nehmens hinzugeben. Mit einem ausschließlichen »Habenwollen« landen wir nur in der Mutter-Kind-Situation. Das mag ein weiterer Grund sein, warum es uns so auffallend schwer fällt, erwachsen zu werden.

Im späteren Leben spricht man vom Ödipuskonflikt. Dieser von Freud gewählte Ausdruck wird zwar der mythischen Ödipusgestalt überhaupt nicht gerecht, beschreibt aber doch eine archetypisch wichtige Situation. Der Witz bringt sie auf den Punkt:

Der dreißigjährige Junge kommt vom Psychiater. »Was hat er denn gesagt?«, fragt die besorgte Mutter.

»Ich hätte einen Ödipuskomplex.«

»Ach, macht nichts«, antwortet die Mutter, »Hauptsache, du hast deine Mama lieb!«

Die Opfer dieses Programms erleben und erlernen einerseits keine Selbstständigkeit, was sie für die Welt unvorbereitet lässt. Andererseits sind sie in einer so bequemen Rolle, dass es später einige Selbstüberwindung kostet, sich daraus wieder zu befreien. Zu viel Behütung ist in jeder Lebensphase schädlich, wie alle Eltern wissen müssten, denn sie verhindert die Ausbildung eigener Durchsetzungskraft. Einfacher ist es dann, in der passiven Erwartungshaltung zu verharren und bei entsprechender Frustration in die Depression oder manchmal auch in die Sucht zu flüchten. Es ist aber immer daran zu denken, dass all das unbewusst abläuft und bestenfalls in einer Psychotherapie klar und deutlich werden kann.

Die Betroffenen wirken auch im späteren Leben eigenartig ungeübt im Umgang mit der Welt. Sie bleiben darauf angewiesen, dass sich die Welt verwöhnend zeigt. Da sie nie wirklich aus dem Einflussbereich der Mutter entlassen wurden, lernen sie die Welt weder richtig kennen, noch erfahren sie deren und die eigenen Grenzen. Nicht selten zeigt sich das schon bei der Geburt in einer Übertragung, das heißt, sie lösen sich zu spät beziehungsweise bleiben zu lange im Mutterleib hängen. Das Ich aber lebt vom Anstoßen an Hindernisse und von der Abgrenzung. Fehlt beides, kann es sich kaum entwickeln. Eine sich auf solchen Wegen entwickelnde Ich-Schwäche aber macht das Leben in der modernen Welt extrem schwierig. Daraus resultieren wiederum Enttäuschungen, die zum Auslöser von Depressionen werden können.

Einzelkinder und für eine gewisse Zeit auch erstgeborene Kinder sowie Nachzügler sind solchen Einflüssen naturgemäß stärker ausgesetzt, da die mütterliche Liebe und ihr Einfluss ungeteilt über sie hereinbrechen. »Wenn meine Mutter ihre Liebe über mir ausschüttete, bekam ich schon fast blaue Flecken«, so die Worte eines Betroffenen. Auf Grund der eingangs geschilderten immer stärker dem Egoismus verpflichteten Gesellschaft bekommen wir aber immer mehr Einzelkinder, wenn wir überhaupt noch Nachwuchs bekommen. Hier könnte für die steigenden Zahlen von Depressionen gerade auch unter jungen Menschen eine weitere Erklärung liegen.

All das mag wie eine groß angelegte, aus der Psychoanalyse hinlänglich bekannte kontraproduktive Mutterschelte klingen. Doch so ist es nicht gemeint. Jede Mutter macht das Beste des ihr jeweils Möglichen aus der schwierigen Situation der Mutterschaft, die in modernen Zeiten sogar noch anspruchsvoller und schwieriger wird. So sind die Mütter – mit einigem Abstand betrachtet – ebenso Opfer wie die hier im Mittelpunkt stehenden Kinder. Letztlich ist die Mutterrolle eine der schwierigsten Rollen, wenn nicht die schwierigste überhaupt. Eine Mutter müsste völlig selbstlos lieben und damit zufrieden sein, dass das möglichst gesunde Aufwachsen und Gedeihen der Kinder ihre einzige Belohnung ist und bleibt. Das aber wäre die Kopie der göttlichen Liebe, mit der der Schöpfer seinen Geschöpfen begegnet. Himmlische Liebe, die auf Erden keinen Ausgleich sucht, ist aber in einer Zeit wie unserer, die alles auf materiellen Ebenen zu lösen und zu leben versucht, eine enorm hohe Forderung. Wenn sie immer seltener gelingt, wäre auch das ein Faktor, der die Ausbreitung von Depressionen fördert. Im Übrigen bekommt aus Sicht der spirituellen Philosophie sowieso jedes Kind die

Mutter, die es sich ausgesucht und nach dem Gesetz der Resonanz auch verdient hat. Aus dieser Sicht sind wir alle Opfer und Täter in einer Person; es ist immer nur Zeit, die uns von dieser Erkenntnis trennt. Entscheidend wichtig ist, diese Mechanismen zu durchschauen, um die entsprechenden Teufelskreise möglichst frühzeitig zu unterbrechen.

Zusammenfassend ist festzustellen, dass Versagung noch schneller in Depressionen führen kann als Verwöhnung. Letztere wird erst dann zur Gefahr, wenn die Welt nicht mehr verwöhnend erlebt wird. Im Fall von Mangel und Versagungen lernt das Kind früh, zu verzichten. Es wird anspruchslos, angepasst und schüchtern – um die positiv gewerteten Eigenschaften voranzustellen. Es wird aber auch bequem und richtet sich darauf ein, die Forderungen der anderen zu erfüllen. Oft hat es Schwierigkeiten, Nein zu sagen, denn es fürchtet, seine Sonne zu enttäuschen und von ihr verlassen zu werden.

Auf den ersten Blick mag es erstaunen, dass eine versagende Mutter ebenfalls als Sonne empfunden wird, die zu verlieren große Angst auslöst. Man sollte glauben, ein Kind sei froh, solch eine Mutter möglichst rasch loszuwerden. Aber das gegenteilige Phänomen ist hinlänglich bekannt. Je mehr ein Hund geschlagen wird, desto ergebener hängt er oft am prügelnden Herrchen. Auch Kinder, die im letzten Moment vom Jugendamt vor ihren sadistischen Eltern gerettet wurden, hängen nicht selten gerade an diesen Eltern mit einer Hingabe, die jeder Logik spottet.

Hinzu kommt, dass die Kinder von versagenden Eltern nichts anderes kennen. Wenn sie mit der Mutter ihren Mittelpunkt verlören, müssten sie fürchten, allein und verlassen im Leben herumzuirren, ohne Zentrum und ohne Lebenssinn.

Angst, Schuldgefühle und Flucht in die Religiosität

Die große Angst depressiv strukturierter Menschen rührt vor allem daher, dass sie sich als Opfer fühlen. Außerdem spüren sie die ständige Angst vor der insgeheim als notwendig geahnten Eigendrehung, vor der Verantwortung für das eigene Leben mit seiner Forderung nach Individuation. In der Trabanten- oder Kinderrolle verharrend müssen sie ständig vor den Wachstumsaufforderungen des Schicksals auf der Hut sein. Sie sind wie Kinder, die ahnen, dass es so nicht weitergehen kann, dass da so etwas wie Pubertät droht, das alles Bisherige zerstören wird. Da sie sich selbst obendrein abwerten und die anderen überbewerten, werden diese übermächtig und Angst einflößend. Wer sich selbst herabsetzt und andere in den Himmel hebt, muss immer von unten nach oben schauen, und ihm kann ständig so einiges von oben drohen.

Im christlichen Bereich üben die Möglichkeit der Vergebung der Schuld sowie der Gedanke an Erlösung aus dem diesseitigen Jammertal eine besondere Faszination auf Depressive aus. Mit der verordneten Demut haben sie weniger Probleme als andere, und Verzicht ist ihnen ein Leichtes. Dass Leiden etwas Läuterndes hat und zur Vergebung der Sünden beitragen kann, wollen sie sich gern vorstellen. Sünde als Absonderung verstanden – *hamartanein*, das griechische Wort für sündigen, kann mit »sich oder Gott verfehlen« und auch mit »sich absondern« übersetzt werden – ist ihnen, die in ständiger Bezogenheit auf ihre Sonne leben, von (ihrer) Natur aus ein Gräuel. Den Gedanken der mitgebrachten Erbsünde können sie gut nachvollziehen. Weltentsagung stellt für sie kein großes Opfer dar und könnte als bequemer Ausweg in christlichem Gewand verlockend sein. Wo immer Selbstvergessenheit und die Aufgabe des Ichs gefordert wird, fühlen sie sich ganz in ihrem Element. Auch das »Dein Wille geschehe« des Vaterunsers nachzuleben ist für einen Menschen, der gar kein Ich entwickeln konnte und folglich auch keinen Willen hat, scheinbar mühelos umzusetzen. In diesem Zusammenhang müssen sie aufpassen, nicht dem von Ken Wilber beschriebenen »prä/trans-Irrtum« aufzusitzen, der Verwechslung von prärationalen mit transrationalen Strukturen. Es ist ein großer Unterschied, ob man etwas aufgibt, das man unter Mühen entwickelt hat, oder auf etwas verzichtet, das einem sowieso unerreichbar war, das man sozusagen noch vor sich hätte. Wilber beschreibt diesen Irrtum insbesondere im Hinblick auf die Tendenz der Esoterikszene, archaische Völker wie die Indianer hochzustilisieren. Der krasseste »prä/trans-Irrtum« wäre, die Kuh auf der Alm für erleuchtet zu halten, weil sie offensichtlich im Hier und Jetzt lebt.

Der christliche Weg könnte also zur psychologischen Falle verkommen, weil er erlauben würde, die eigenen Schwächen hochzuloben und sich vor den eigentlichen Aufgaben zu drücken – und all das lässt sich auch noch nach außen hin erfolgreich bemänteln. Hier wäre eher die islamische Weisheit zu empfehlen: »Vertraue auf Allah, und binde dein Kamel an!«

Die buddhistische Weisheit, dass alles Leid aus Anhaftung erwächst, wäre für depressiv Strukturierte viel hilfreicher. Ihr extremes Anhaften an ihrer Mutter-Sonne, um die sich noch immer ihr ganzes Leben dreht, ist ja ihr eigentliches Problem. Diese übertriebene Bindung hinterfragend sich für den Weg der Selbsterkenntnis zu öffnen, das wäre eine für sie sinnvolle Forderung im Rahmen der buddhistischen Philosophie. Dass alles Leben Leid ist, jene andere Grunderkenntnis des Buddha, geht depressiv Strukturierten dagegen wieder sehr leicht ein, ist aber psychologisch gesehen nicht ihre Herausforderung.

Wo das Christliche als zu cleverer Ausweg gewählt wird, um den eigenen Aufgaben auszuweichen, droht mit der Gefahr des Schattens wieder die Symptomatik der Depression – oft erst nach einem langen Irrweg. Dabei könnten das Christentum und gelebter Glaube im Sinne der Bibel sehr wohl Wege aus dem Dilemma der Depression weisen. Man müsste sich jedoch genau an die Bibel halten und zuerst einmal beginnen, sich selbst zu lieben, damit man den Nächsten überhaupt lieben kann. Und es wäre notwendig, die Feinde zu lieben, die äußeren und die inneren in Form der Symptome, und nicht auf sie einzuschlagen. Wenn man diese innere Schuld abträgt oder durchlichtet und das erlöst, was man bisher dem Leben schuldig geblieben ist, gelangt man auf den Weg zu sich und zur Selbstverwirklichung. Dann kann man das Himmelreich Gottes in sich finden, wo bisher nur die Mutter-Sonne saß und den Lebensboykott nährte.

Wer in den Religionslehren seinen Weg sucht, muss also gut aufpassen. Wo christliche Theologie einiges unternimmt, um die Vorstellung von Schuld zu nähren, wird sie das Leid depressiv strukturierter Menschen eher vergrößern. Bei der Tabuisierung der Sexualität etwa werden vorsätzlich und absichtlich Schuldgefühle erzeugt. Man verbietet etwas so Natürliches wie Onanieren in dem Wissen, dass es doch geschieht, und nimmt sich dann die Freiheit, das selbst geschaffene Schuldgefühl mittels Beichte zu entlasten. Genauso gut hätte man das Atmen, Essen, Trinken oder Schlafen verbieten können. Wo immer Gebote und Verbote überbetont werden wie im Kirchenchristentum, liegt die Gefahr nahe, dass eine Askese, die nicht aus freien Stücken geübt wird, sondern aus innerer neurotischer Not besteht, die Gesamtlage der Betroffenen noch verschlechtert.

Positive Seiten der depressiven Struktur

Erinnern wir uns an die erste Einteilung nach kosmischen Bewegungen, Elementen und Grundcharakteren, die noch gar nichts Krankhaftes haben, so muss es auch für die vom Wasserelement und der Revolution geprägte Struktur, die wir mit der Depression in Verbindung bringen, eine erlöste Seite geben. Aus dieser lassen sich auch die Auswege aus dem Problemfeld der Depression am ehesten ableiten. Hier öffnet sich sozusagen das rettende Ufer der normalen und sogar auf Ganzheit zielenden Entwicklung jenseits der Depression.

Beim depressiv strukturierten Menschen steht dem geringen Selbstwertgefühl und Selbstverständnis ein hohes Fremdverständnis gegenüber. Es handelt sich um einfühlsame Persönlichkeiten voller Mitgefühl. Sie können sich selbst zurücknehmen und zuerst an andere denken. Verzeihen fällt ihnen leicht; verzichten ist für sie kein Problem. Dabei sind sie geduldig und manchmal sogar humorvoll nach dem Motto »Humor ist, wenn man trotzdem lacht«. Sie verfügen darüber hinaus über so wundervolle Tugenden wie Treue, Gefühlstiefe, Demut und Herzenswärme. Bescheidene, stille

Wasser, die andere achten, stellen eher ihr eigenes Licht unter den Scheffel, als andere zu erniedrigen. Allerdings haben sie auch oft etwas Herabziehendes für diejenigen, die mit ihnen in enge Resonanz gehen. Hinzu kommt oft noch eine Gläubigkeit, die um unsere Abhängigkeit und grundsätzliche Gefährdung weiß.

Innerhalb dieser großen Menschengruppe gibt es natürlich viele Übergänge bei den Charaktertypen: von stillen, nach innen gerichteten kontemplativen Typen mit altruistischer Einstellung, die bescheiden und ohne jeden Egoismus in dieser egoistischen Welt durch ihre ruhige, mitfühlende Gelassenheit und fließende Art auffallen, bis zu völlig apathischen Depressiven, die ohne Antrieb und Stimmung unter einer dunklen Wolke »leben«. Dazwischen gibt es den schüchternen, fast gehemmten Typ, dessen Bescheidenheit schon wieder Symptom ist, der sich weder durchsetzen noch behaupten kann und der ständig überhört wird. Im Restaurant beispielsweise übersieht ihn der Ober; lange muss er auf das Essen und dann auf die Rechnung warten, trotzdem würde er nie einfach so gehen.

Und es gibt die bequemen Typen, die sich mit ihrem Naturell eingerichtet haben. In ihrer rezeptiven Passivität pflegen sie gleichsam ihre ebenso passiven Erwartungshaltungen, lassen den lieben Gott einen guten Kerl sein und träumen gern von fernen Paradiesen und Schlaraffenländern. Wieder andere haben sich mit ihren Enttäuschungen und ihrer Hoffnungslosigkeit arrangiert und leben in einer gar nicht unangenehmen Melancholie. Schließlich gibt es noch diejenigen unter den depressiv strukturierten Menschen, die ihre Probleme auf religiösem Weg anzugehen suchen.

Berufe für depressiv strukturierte Menschen

Grundsätzlich sind zwei verschiedene, sogar gegensätzliche Wege denkbar, um mit den aus der Depression entstehenden Problemen umzugehen. Man kann entweder versuchen, die Problembereiche zu meiden, oder man geht sie offensiv an, etwa mittels Psychotherapie. Im ersten Fall wird man allmählich immer mehr zum Opfer seines Schicksals, denn dieses wird versuchen, einen über kleine Fehlleistungen, Träume, Symptome und, wenn das alles nicht hilft, auch über echte Schicksalsschläge auf den zweiten Weg zu bringen, den der mutigen Konfrontation der eigenen Probleme und Fehler, um daran Fehlendes zu lernen. Damit kommt den Berufen eine erhebliche Bedeutung zu, denn wenn man sich von ihnen wirklich rufen lässt im Sinne von Berufung, werden sie zu einer Art Eigentherapie.

In Frage kommen alle Beschäftigungen, die mütterliche, pflegende, dienende und helfende Qualitäten erfordern, bei denen man aufopferungsvoll, einfühlsam und geduldig mehr an seiner Berufung als an Erfolg und Prestige interessiert arbeiten kann wie häufig im sozialen und therapeutischen Bereich. An Berufe wie Krankenpfleger und Psychotherapeut wäre zu denken, aber auch Berufe wie Hotelier, Koch, Gärtner und Förster kämen in Frage. Künstlerische Berufe liegen ebenfalls nahe, sofern Künstler in den eigenen Seelentiefen graben und Wertvolles ans Licht des allgemeinen Bewusstseins bringen. Letztlich ist fast alles geeignet, das keine Extrovertiertheit verlangt, sowie Berufe, die in Mutter Natur auszuüben sind, aber auch handwerkliche Tätigkeiten.

Depression im Spiegel der Urprinzipien

> Tief im Meer liegen unermessliche Schätze verborgen. Sicherheit findest du am Ufer.
>
> *Scheich Schadie von Schiras*

In den Tiefen des Plutonischen – Wasser

Als wir die Depression bei der Revolution der Erde um die Sonne einordneten, haben wir sie schon einmal mit dem Wasserelement in Zusammenhang gebracht. Nun hat das Wasser aber wie jedes andere Element ganz verschiedene Qualitäten, die eine weitere Unterteilung erlauben. Die Depression hat offensichtlich weniger mit dem klaren Wasser eines Sees, mit dem strömenden eines Flusses oder den unendlich weiten Wasserwelten des Meeres zu tun, sondern am ehesten mit dem stehenden, brackigen Wasser des Sumpfes.

Es können jedoch auch Wassererfahrungen aus dem archetypischen Mondbereich einen Zusammenhang mit Depressionen aufweisen. Das Hängenbleiben in Kindheitsmustern und im Mütterlichen würde hierher gehören, aber auch die unstrukturierte Ursuppe des Kollektiven. Im Tarot entspricht der Mondkarte das Irrlichtern der Seele in den eigenen Seelenbilderwelten.

Das neptunische Urprinzip kann das Versinken im Meer der Seele bedeuten und die Apathie, wenn sich Betroffene kampf- und widerstandslos in zeitlose Seelenräume ohne Struktur und Halt abgleiten lassen, »bis das Meer sie wieder ans Ufer spült«. Eine Depressive beschrieb dies folgendermaßen: »Die Depression ist für mich wie das Gefühl, in einer Luftblase auf den Grund des Meeres zu sinken. Der Druck um mich herum wird immer größer, doch ich habe noch immer genug Luft zum Atmen. Ich kann nicht entweichen. Wenn ich entweiche, werde ich untergehen. Das Erkennen der Depression ist das Ankommen der Luftblase auf dem Grund des Meeres. Von dem Moment an steigt man wieder aufwärts. Man weiß, man steigt auf. Der Druck lässt nach, und man sieht wieder Licht durch die Wasseroberfläche dringen. Und ich weiß auch, wenn ich jetzt der Luftblase entweiche, werde ich von selbst an die Oberfläche zurückkommen.«

Das für unser Thema entscheidende Wasser ist das des plutonischen Prinzips. Wenn Wasser nicht fließt, sondern steht, stirbt es. Bei der dabei auftretenden Umwandlung sagt man, das Wasser kippe um und werde brackig und modrig. Wenn Materie ins fließende Wasser fällt, wird sie weggespült; wenn sie aber ins stagnierende, modrige Wasser fällt, entsteht Sumpf.

Gesundes Wasser muss also in Bewegung sein und sich im Austausch mit seiner Umgebung befinden, denn nur dadurch kann es sich regenerieren und frisch und lebendig bleiben. Stehendes Wasser gerät in Gefahr zu verschmutzen, sodass alles Leben in ihm stirbt, und entspricht auch in dieser

Hinsicht der Depression. Sie entwickelt sich in den stehenden Gewässern der Seele, wenn der Fluss des Lebens unterbrochen wird, wenn er sich an einem Lebenshindernis staut und für einige Zeit nicht weiterfließen kann.

An diesem Bild lässt sich auch sehr schön erkennen, dass die Depression immer nur eine Phase, eine Episode, sein kann, weil sich kein Fluss auf Dauer stauen lässt, auch nicht vom größten Hindernis. Irgendwann fließt das Wasser über jede Staumauer hinweg an jeder Barriere vorbei. Oder es verdunstet und macht sich in den Himmel davon. Oder es versickert und sucht sich seinen Weg in den Tiefen des ihm verwandten Erdreiches. Ob über den Himmel oder die Tiefenschichten der Erde – das Wasser geht letztlich immer seinen Weg, und dies gilt in der Analogie auch für den Lebensfluss und das Leben. Das Leben wird so oder so weiterfließen, da hilft auch kein Verweigern und nicht einmal Selbstmord. Das Wasser bleibt immer in seinem Kreislauf, und auch in dieser Hinsicht gleicht es dem Leben, das sich ebenfalls in sich wandelnden Kreisen und über die Kette der Leben weiterentwickelt. Fast alle großen Traditionen und Religionen gehen davon aus, dass die göttliche Gnade (oder wie immer das Göttliche in den jeweiligen Kulturen genannt werden mag: Allvater oder große Mutter, großer Gott oder große Göttin, Einheitsprinzip, Kether oder Krone der Schöpfung) zu groß ist, als dass auch nur eine einzige Seele aus der Schöpfung herausfallen und für immer den Weg verlieren könnte. Lediglich einige Sekten drohen – aus durchschaubaren Gründen – ihren Anhängern bei Ungehorsam mit ewiger Verdammnis.

So bringt uns das Wasserelement in seiner plutonischen Ausprägung zwar mit seinem verschlingenden Schrecken in

Berührung, aber auch mit seinem Trost spendenden Metamorphoseaspekt. So folgt jedem Tod die Auferstehung. Und tatsächlich kommt ja das Leben aus der Ursuppe, dem Ursumpf, und das ist ein plutonischer Bereich. Entsprechend kann auch aus der Depression neues Leben entstehen.

Zu Beginn seines Lebens besteht der Mensch zu über drei Viertel aus Wasser und gegen Ende, wenn er nicht nur hinter den Ohren trockener geworden ist, sondern insgesamt schon recht vertrocknet wirkt, noch zu über zwei Drittel. Daraus könnte man schließen, dass der Mensch, will er lebendig bleiben, auch in Fluss bleiben muss – ein Leben lang. Er sollte leben, bis er stirbt. Wer aber – wie so häufig in der bürgerlichen Gesellschaft – innerlich schon stirbt, lange bevor es äußerlich so weit ist, läuft Gefahr, eine Depression zu entwickeln und sein Dilemma auf diese Art und Weise *deut*lich zu machen. Hier ist dann jemand nicht mehr im Fluss; sein Lebenswasser stagniert, statt zu fließen. Es staut sich, es ist möglicherweise umgekippt, und er selbst ist in einen Sumpf geraten, in dem er zu versinken droht. Das Bild des Sumpfes ist auch symbolisch-mythologisch der Depressionssituation sehr angemessen.

In einem Sumpf kann man versinken und untergehen, haltlos werden, und je nach Tiefe des Sumpfes kann die Situation bodenlos sein. Wie tief der Sumpf ist, lässt sich schlecht beurteilen; man sieht es ihm von außen nie an. Ähnlich lassen sich die verschiedenen Tiefen oder Schweregrade der Depression von Nichtbetroffenen schlecht beurteilen. Allerdings gibt es ganz verschiedene Tiefen, wie aus dem Sumpf wieder aufgetauchte Betroffene immer wieder beschreiben.

Im Mythos vertritt die Geschichte von Jona und dem Wal diese symbolische Qualität der dunklen Wasserwelt, in deren tiefste Finsternis der Held hinabsteigt, um verwandelt wieder daraus hervorzugehen. In anderen Versionen dieses universellen Archetyps wird der Held vom Wal verschluckt, der die im Unbewussten eingeschlossene Lebenskraft verkörpert. Der verschlungene Held wird in die Tiefe gezogen und durchlebt im Bauch des großen Fisches eine Art Nachtmahr- und Nachtmeerfahrt. Der Archetyp von Tod und Auferstehung wird hier ebenso deutlich wie der Abgrund, in dem viele Depressive versinken.

In einer anderen Version der mythischen Begegnung mit dem dunklen Wasserreich kämpft der Held mit einem Drachen, wie es etwa Siegfried und dem heiligen Georg widerfährt. Durch das Bad im Drachenblut kommt es zur Verwandlung und letztlich Metamorphose, die das Leben auf eine neue Entwicklungsstufe hebt.

Das Wissen, dass die Depression stark vom plutonischen Prinzip beeinflusst ist, kann uns in mancher Hinsicht helfen, vor allem wenn es darum geht, geeignete Therapiemöglichkeiten zu finden. Diese müssten, um wirklich etwas zu verändern, unbedingt die Qualität des Plutonischen mit berücksichtigen, sonst greifen sie zu kurz.

Das Plutonische ist wie der Sumpf weiblich und verschlingend. Es ist bodenlos tief und undurchschaubar, gefährlich in jedem Moment und wundervoll zugleich, denn jeder Sumpf ist natürlich auch sehr fruchtbar. Seine Fruchtbarkeit entsteht durch das Absterben der alten Pflanzen, aus denen jener Humus wird, aus dem sich neues Leben gebiert. Insofern wäre auch der üppige Dschungel, der sich alles einverleibt, was er bekommt, und in seinem grünen dunklen Schoß etwas Neues daraus wachsen lässt, ein gutes Bild für dieses Prinzip.

Transformation von Grund auf gehört zum Plutonischen, wie etwa die Metamorphose, die völlige Wandlung vom Landtier Raupe zum Luftwesen Schmetterling. Diese Wandlung wäre ohne das todähnliche Übergangsstadium der Verpuppung nicht möglich. Eingeschlossen im engen Kokon kommt alles Fließen zum Stillstand, und somit ähnelt diese Zeit der Depression im Leben. Richard Bach, der Autor von *Die Möwe Jonathan*, drückt das plutonische Prinzip sehr anschaulich mit den Worten aus: »Was für die Raupe das Ende der Welt bedeutet, ist für den Meister ein Schmetterling.«

Auch der Phönix, der völlig erneuert aus der Asche aufsteigt, ist ein sehr stimmiges Bild für die Erlösung, die in diesem Prinzip enthalten ist. Ebenso wird das Plutonische in einem Lebenslauf wie dem des Christenmörders Saulus widergespiegelt, der sich in einem Bekehrungserlebnis völlig verwandelt und als heiliger Paulus zum Verkünder der christlichen Religion wird. Genauso hat die Wandlung des Playboys Francesco, des Sohnes reicher Leute, der es sich gut gehen lässt und nur seinen Spaß sucht, zum heiligen Franz von Assisi plutonischen Charakter. In unserer Zeit ließe sich die Wandlung des Fleischfabrikanten Karl Ludwig Schweisfurth (»Hertha-Wurst«) zum Begründer der gleichnamigen Stiftung erwähnen. Hatte er gerade noch im großen Stil Schlachttiere industriell »verwursten« lassen, bemüht sich seine Stiftung um den genauen Gegenpol, eine vollkommen artgerechte Haltung von Tieren, deren Schlachtung zum Ritual wird.

Derart dramatische Wendungen des Lebens mögen einen Eindruck von der Größe der Aufgabe vermitteln, die das Pluto-Prinzip darstellt. Kein anderer Archetyp verlangt so viel und so Radikales, das heißt an die Wurzeln Gehendes. Mit keinem haben wir deshalb auch so große Schwierigkeiten, ihn auf angemessene und gut erträgliche Weise ins Leben zu integrieren. Das ist auch der Grund, warum kein anderer Archetyp so häufig und in so unerlöster Form auftritt und unser Leben erschüttert. Folglich ist es kein Zufall, dass Pluto einen sehr starken Anteil am depressiven Geschehen hat und auch bei Krankheitsbildern wie Krebs und Aids die entscheidende Rolle spielt.

Es ist das Stirb-und-werde-Prinzip, der Schicksalszwang zu immer währender Wandlung, der zur Überwindung von Stagnation führen wird und die geforderte Antwort auf den Ruf der mythologischen Heldenreise liefern kann. In der Gewissheit möglicher Auferstehung beginnen wir diese Reise, die uns in die Hölle hinabsteigen lässt. Starker Wille und Entscheidungskraft werden uns dabei abverlangt. Dem mythologischen Gott der Unterwelt untersteht der Weg aus Verwicklung und Verstrickung zur Entwicklung, die schließlich in die Freiheit führt. So erzwingt Pluto immer wieder Wendungen der Lebensspirale.

Unendlich viel schöner drückt es Rainer Maria Rilke in poetischer Form aus:

> Ich lebe mein Leben in wachsenden Ringen,
> die sich über die Dinge ziehn.
> Ich werde den letzten vielleicht nicht vollbringen,
> aber versuchen will ich ihn.

Ich kreise um Gott, um den uralten Turm,
und ich kreise jahrtausendelang;
und ich weiß noch nicht: bin ich ein Falke, ein Sturm
oder ein großer Gesang.

Die Unterweltflüsse

Die Depression gehört also zum plutonischen Reich und ist damit der Seele und dem Wasserelement näher als allen anderen Bereichen der Wirklichkeit. Vor diesem Hintergrund ist es nicht verwunderlich, dass die Unterwelt der Antike, das Reich des Pluto (griechisch Hades) und seiner Gemahlin Persephone, von sechs Flüssen durchzogen wurde, die besondere seelische Zustände symbolisieren und Repräsentanten von möglichen Depressionszuständen sein können. Das Totenreich ist jene Sphäre, in die nach Auffassung der Antike die Seele nach ihrem Tod kommt, um Läuterung zu erfahren. Damit entspricht sie sehr weitgehend jenem Erfahrungsraum, den die Tibeter als Bardo bezeichnen und in dem nach ihrer Vorstellung die Seelen im Kreis ihrer eigenen Bilder wandeln und all das lernen dürfen, was sie zeit ihres Lebens versäumt haben, und in dem sie auch manches abbüßen und durchleiden müssen, um daran zu wachsen. Wie das Element Wasser allgemein haben die Flüsse der Unterwelt ebenfalls eine reinigende Wirkung auf die Seelen. Die Depression scheint ein Vorgeschmack auf diese Erfahrungsmöglichkeiten in den Bardo- oder Unterweltreichen zu sein, und wir können diese Muster nutzen, um ihnen freiwillig und schon zu Lebzeiten gerecht zu werden.

Der erste und bekannteste Unterweltfluss ist *Styx* oder *Der Gehasste*, dessen Wasser aus tödlichem Gift bestehen. Aber gleichzeitig verleihen sie auch Unsterblichkeit. Man denke nur an Achill, den seine Mutter Thetis an der Ferse in das Wasser des Styx tauchte, um ihn unverletzbar zu machen. Der Styx tat somit für Achill, was das Drachenblut dem ihm entsprechenden germanischen Helden Siegfried schenkte. Hier wird Gift zum Heilmittel gemäß der Erfahrung, dass das Schmerzhafte und Giftige die Lebensentwicklung oft sehr gut weiterbringt und sogar heilend wirkt. Obwohl die Leichen und Seelen der Gestorbenen in diesem giftigen Fluss leidend dahintreiben, werden sie dabei auch unsterblich.

Das zeitlich begrenzte Eintauchen in Hass oder das Gehasste kann uns sogar helfen, nach massiven Verletzungen zu überleben, die Traumata zu verarbeiten und beim Wiederverlassen dieses Flusses von Hass als neuer Mensch mit neuem Leben wiedergeboren zu werden. Das geschieht Ben Hur, dem Helden des gleichnamigen Filmklassikers, den nur sein Hass auf die Römer die Qualen der Galeere überstehen lässt und dessen Sehnsucht nach Rache und Vergeltung vorerst sein Leben rettet. Sein Hass muss später aber überwunden werden, was ihm ein neues Leben im Reich christlicher Nächstenliebe schenkt.

Ein weiterer Unterweltfluss ist *Acheron*, der auch *Seufzer der Verstorbenen* heißt. Er entspricht der Trauer und dem Leid, die empfunden werden, wenn Vertrautes stirbt, und er könnte uns die Wichtigkeit der Trauer und des Abschiednehmens in Erinnerung rufen. Wo sie im Leben zu kurz kommen, droht – wie sich gezeigt hat – Depression.

Der Fluss *Cocytus* wird mit der *Totenklage* in einem Atemzug genannt und steht für das Beklagen des Todes, für das Nicht-wahrhaben-Wollen und Sich-nicht-lösen-Können. Die Klage ist umso größer, je weniger wir den Tod angenommen und den Abschied vollzogen haben. In Cocytus begegnet uns also die Aufforderung zur Trauerarbeit. Generell gilt, dass ein Mensch umso mehr klagt, je weniger er verstanden hat. Menschen, die die Gesetze des Lebens nicht durchschauen, jammern und klagen, während diejenigen, denen diese Gesetze in Fleisch und Blut übergegangen sind, trauernd verstehen, was ihnen widerfährt. Sie können in der Regel damit auch wirklich wieder leben.

Der Fluss *Aornis* heißt so viel wie *Ohne Vögel*. Damit ist ein Mangel an himmlischen Wesen ausgedrückt. Das Fehlen von Licht und Liebe, die beide vom Himmel kommen, wird deutlich. Wie bedrückend eine Welt ohne Vögel ist, konnte man anlässlich der letzten großen Sonnenfinsternis erleben, als mit dem Verschatten der Sonne schlagartig alle Vögel verstummten und sich eine beklemmende Todesstimmung über das Land legte. Es schien, als verschwinde mit der Sonne auch die Zukunft. Bezogen auf die innere Gestimmtheit fehlt in solcher Zeit die Leichtigkeit und oft auch die »Vogelperspektive«, um das vergangene Leben zu überbrücken. Aornis macht dieses Manko deutlich. Überblick und Leichtigkeit kehren erst zurück, wenn die Höllenfahrt durchlebt ist.

Der Fluss *Phlegeton* oder *Der Brennende* steht für den brennenden Schmerz der Seele, wenn sie die innere Hölle durchqueren muss. Obwohl wir meinen, die Hölle abgeschafft zu haben, ist die entsprechende Situation doch noch immer aktuell. Nach dreißig Jahren Erfahrung mit Psychotherapie bleibt mir kein Zweifel, dass die moderne Hölle, die sich heutige Menschen schaffen, von ihrer archetypischen Mustergültigkeit den Beschreibungen der ursprünglichen Hölle recht ähnlich ist. *Der Brennende* entspricht der Phase der Reinigung von allen Schuldgefühlen und Lieblosigkeiten.

Lethe, der Fluss des *Vergessens*, bringt neben einer gewissen Apathie etwas von Plutos Gnade ins Spiel, denn auch der größte Schmerz fällt rasch dem Vergessen anheim. Im Stirb-und-werde-Prinzip liegt eine kaum vorstellbar große Regenerationsfähigkeit.

Saturn als Hüter der Schwelle – Erde

Saturn ist der zweite für unser Thema wichtige Archetyp. Das weibliche Erdelement wird mit ihm in Verbindung gebracht und nach der Lehre von den Temperamenten der Melancholiker. Das Saturn-Prinzip konfrontiert uns mit Qualitäten, die leicht als lebensfeindlich missverstanden werden können, weil sie häufiger unerlöst statt positiv ins Leben integriert vorkommen.

In der astrologischen Betrachtung der Urprinzipien herrschte der Planet Saturn vor der Entdeckung des Uranus auch im Tierkreiszeichen Wassermann, in dessen Zeitalter wir nach Auffassung der spirituellen Traditionen inzwischen leben. Das heißt, dass wir vermehrt mit Themen dieses Prinzips konfrontiert sind. Es wäre eine weitere Erklärungsebene für die gegenwärtige Zunahme von Depressionen. All die Ängste, die jetzt hochdrängen, sind ein typisches Saturnthema, ebenso die Vereinsamung in den Wohnsilos der großen Städte und sogar in den Krankenzimmern der Großkliniken sowie die hohe Arbeitslosigkeit und die vielen Trennungen. Eigentlich kann alles, was Saturn beinhaltet und auslöst, auch Depressionen erzeugen.

Beim Saturn-Prinzip geht es um die Reduktion auf das Wesentliche. Saturn schneidet als Sensenmann alles Überflüssige weg oder lässt als Hüter der Schwelle nur diejenigen passieren, die insgesamt *wesentlich* geworden sind. Unter das Saturn-Prinzip fällt auch Krankheit im Allgemeinen, weil sie uns auf uns selbst zurückwirft und uns – wenn sie schwer genug ist – schnell auf wesentliche Fragen reduziert wie »Woher komme ich?« oder, was genau so wichtig ist, »Wohin gehe ich?«.

Zu Saturn oder griechisch Chronos gehört auch die Zeit. Angelegenheiten, Situationen oder Entwicklungsprozesse, die unter sein Prinzip fallen, können folglich sehr langwierig sein wie leider oft Depressionen. Alle Einschränkungen sind hier zu finden, also auch der Tod als letzte Beschränkung und Reduktion, auf dessen Nähe zur Depression bereits vielfach hingewiesen wurde.

Die Leere ist ein Thema von Saturn, aber auch die Schwärze, weshalb wir Beerdigungen in dieser Farbe begehen. Die reduzierte Energie und generell alle Schwäche sowie Behinderungen, Hindernisse, Barrieren und die Not im Allgemeinen fallen in Saturns Reich. Das Alleinsein und folglich die Einsamkeit – sowohl als etwas Ungewolltes, Unangenehmes als auch als etwas Gewolltes und Erwünschtes etwa in Form einer Einsiedelei – haben saturninen Charakter.

Im positiven Sinne gehört natürlich das Fasten zum Saturn-Prinzip, am besten in der Abgeschlossenheit eines Klosters, genauso die Zen-Tradition und die Arbeitstherapie. Saturn einzulösen könnte zum Beispiel bedeuten: sich freiwillig beschränken, Isolation und Einsamkeit suchen, in sich gehen, Klarheit und zeitlose Wahrheit anstreben, sich rückbesinnen und immer wieder Bilanz ziehen – am Ende jeder Lebensphase, aber am besten auch am Ende jeder Arbeit und Beziehung und eigentlich am Ende jedes Tages.

Einfachheit ist ein weiteres Attribut von Chronos (Saturn), der auch große Härte kennt, wenn er zum Beispiel seinen Vater Uranos entmannt und dann dasselbe Schicksal erleidet. In dieser Tat symbolisiert sich ein weiterer Aspekt von Saturn, denn ihm untersteht auch das Gesetz von Ursache und Wirkung. Er ist der Hüter des Karma und repräsentiert die Konsequenzen, die wir für unsere Handlungen und Anschauungen zu tragen haben.

Während das Pluto-Prinzip verschlingend ist, zeigt sich im Saturn-Prinzip Strenge und Härte. Der Selbstmord als Akt der mutwilligen Selbstzerstörung gehört zu Pluto; der Tod als Ende des Lebens ist Saturn zuzuordnen. Während Saturn bei der Depression das normale Leben allmählich immer mehr einschränkt und Dunkelheit einziehen lässt, bedroht Pluto es durch Selbstmordgedanken. Aussichtslosigkeit und totale Stagnation gehören zu Saturn, während das Erleben der Hölle des Verschlungenwerdens im schwarzen Loch Pluto zuzuordnen ist.

Die zwölf Urprinzipien im Überblick

Wer Depressionen in ihrer Tiefe verstehen will, ist gut beraten, sich mit den übrigen Urprinzipien vertraut zu machen. Denn so wie es natürlich in unserem Zusammenhang neben dem der Revolution (passives Umkreisen einer »Sonne«) zugeordneten Typ auch Anteile von den drei anderen Riemannschen Typen – der Rotation sowie der Zentripetal- und der Zentrifugalkraft zugeordnet – gibt, sind neben dem plutonischen und saturninen noch weitere Urprinzipien im großen Feld der Depression wirksam. Die endogene Depression zum Beispiel, die – jedenfalls für schulmedizinische Psychiater – scheinbar unerklärlich und ohne Vorwarnung in ein Leben einbricht, um es von Grund auf zu verändern, hat etwas Plutonisches. Die reaktive Depression, die nachvollziehbare Reaktion auf verständliche Belastungssituationen, würde man eher zum Mars-Archetyp rechnen. In diesem Sinne lassen sich allen zwölf gängigen Urprinzipien typische Depressionsmuster zuordnen, was eine weitere Ordnung ergibt. Kursiv und teilweise in Klammern wird auch das jeweilige Tierkreiszeichen genannt, das dem Urprinzip entspricht.

1. Depressionen nach einem Trauma wie einem schweren Unfall und überhaupt depressive Phasen als Reaktion auf äußere Ereignisse gehören zum *Aggressions-* oder *Mars-Prinzip (Widder)*.

2. Depressionen im Zusammenhang mit Existenzsorgen und grundsätzlicher Revierunsicherheit, etwa dass einem der Boden unter den Füßen weggezogen oder man vertrieben wird, sind zum besitzorientierten *Venus-Prinzip* zu rechnen, in diesem Fall mit der Oberschwingung des *Stier-Archetyps*.

3. Falls der Mangel an Kommunikation und sozialen Kontakten Depressionen auslöst, also eine erzwungene Einsamkeit oder Isolation vorliegt, weist dies auf das kom-

munikative *Merkur-Prinzip* mit der Oberschwingung des *Zwillinge*-Archetyps hin.

4. Das »Leere-Nest-Syndrom« steht mit dem *Mond-Prinzip (Krebs)* in Verbindung, genauso jede Depression, die aus dem Gefühl der Ungeborgenheit und Ungemütlichkeit entsteht. Auch emotionale Einsamkeit führt hier, wenn auch aus anderen Gründen als beim Merkur-Prinzip, in die Depression.

5. Beim *Sonnen- oder Mittelpunktsprinzip (Löwe)* kann zum Beispiel eine Frühpensionierung und alles, was dem Betroffenen suggeriert, nicht mehr gebraucht zu werden, zu einer Depression führen. Wenn Anerkennung fehlt und echte Erfolge aus- oder versagt bleiben, wenn der Vertreter dieses Prinzips als Anführer kastriert oder in seinem Stolz verletzt wird, kann es eng und damit depressiv werden.

6. Wenn das Leben im Chaos zu versinken droht, wobei Angst meist sowieso schon den Hintergrund des Daseins bildet, gilt das im Zusammenhang mit der Entstehung von Depressionen als Hinweis auf den leicht angsterfüllten *Merkur-Archetyp* mit *Jungfrau*-Betonung.

7. Beim harmonieorientierten *Venus-Archetyp* mit der *Waage*-Betonung ist man besonders durch Partnerverlust oder den Verlust seiner Ideale bedroht oder dadurch, den Traum seiner heilen Welt zu verlieren, weil man einsehen muss, dass er sich nicht realisieren lässt. Wenn die Scheinharmonie in der Arbeitswelt oder Privatsphäre zusammenbricht, kann sich über den Betroffenen die Depression herabsenken.

8. Bei *Pluto (Skorpion)* befinden wir uns in einer der beiden eigentlichen Heimatdomänen der Depression und beim *Stirb-und-werde-Prinzip*, wo es dazugehört abzusteigen, um wieder aufzusteigen und in den Fluss des Lebens gezwungen zu werden. Im Zeichen von Pluto stürzen Menschen in die tiefsten und gefährlichsten Depressionen, denn hier liegt Selbstmord *prinzipiell* nahe. Die Betroffenen hassen jeden Kontrollverlust, und da Schicksalsschläge letztlich immer auch Kontrollverluste beinhalten, sind sie hier besonders tangiert, aber auch bei allen Situationen, die in die Ohnmacht führen. Gefährdet sind die Betroffenen aber auch, wenn sie eine der bei dem Pluto-Prinzip häufig geforderten Häutungsphasen verweigern.

9. Mit dem *Jupiter-Prinzip (Schütze)* kommen wir zur Auseinandersetzung mit dem Thema *Wachstum*. Bevorzugte Auslöser von Depressionen können hier nicht erfüllte, weil nicht erfüllbare, übertriebene Ansprüche sein. Es ist das Prinzip mit den höchsten Ansprüchen und dem Gefühl, vieles stehe einem zu, ohne dass man dafür viel zu tun habe. Wenn sich der Betroffene seiner Realität nicht mutig stellt, läuft er Gefahr, depressiv zu werden, und sein sonst großer Optimismus schlägt in Pessimismus um. Bei diesem Prinzip können vor allem Situationen, die den Lebenssinn nehmen und damit alle Ziele im Nichts verschwinden lassen, tiefe Depressionen auslösen.

10. Beim *Saturn-Archetyp (Steinbock)* befinden wir uns im zweiten Heimatterritorium der Depression. Wenn der Betrof-

fene im Übermaß *Verantwortung* auf sich lädt oder einer zu harten Disziplin unterworfen wird, kann es auch für einen genügsamen, pflichtbewussten Menschen zu eng und zu viel werden und sich eine Depression anbahnen.

11. Das *Uranus-Prinzip (Wassermann)* lebt von seinen *Idealen*, vor allem dem Ideal der Freiheit und einer lichten, sorgenfreien Welt für alle. Falls diese enttäuscht werden oder falls das Alter den Peter Pan, den ewigen Jüngling, einholt, falls die Zeichen des Verfalls unübersehbar geworden sind oder Maßnahmen zur Altersvorsorge notwendig werden, aber auf keiner Ebene existieren, dann kann auch dieser luftige Archetyp unter die schweren Räder einer Depression geraten. Depressionen sind auch dann dem Uranus-Prinzip zuzuordnen, wenn der Freiheitsdrang frustriert wird, weil Arbeit, Beziehung, Familie oder Gesellschaft den Betroffenen gefangen nehmen und scheinbar in einen Käfig sperren.

12. Zum *Neptun-Archetyp* passt besonders gut das Thema *Flucht*, auch die Flucht in die Depression. Wie seine Wappentiere, die *Fische*, hat der Betroffene keine Wahl bei der Frage: Flüchten oder standhalten? Sich zu stellen und Widerstand zu leisten ist hier keine sehr nahe liegende Reaktion. Es erscheint unter Neptun schon schwer genug, den normalen Anforderungen des Lebens gerecht zu werden und sich nicht von vornherein in eine Depression zu flüchten. Aber auch (Familien-)Geheimnisse, die man aus Feigheit mit sich herumschleppt, können hier im wahrsten Sinne des Wortes bedrückend werden.

In Anlehnung an die Astronomie unterscheidet die Urprinzipienlehre der Astrologie zwischen inneren Prinzipien, die schnell laufenden Planeten zugeordnet sind, und äußeren Prinzipien, die zu den langsam laufenden Planeten gehören. Die Grenze zwischen innen und außen bildet dabei Saturn, der Hüter auch dieser Schwelle.

In Bezug auf die Depression lässt sich daraus erkennen, dass die rasch beweglichen inneren Prinzipien eher für die individuelle Auslösung im Sinne reaktiver Depressionen verantwortlich sind, während die äußeren Prinzipien der langsam laufenden Planeten grundsätzliche Lebensthemen anstoßen – was sprachlich viel ursächlicher klingt, als es gemeint ist. Es geht eher darum, wie diese Prinzipien bestimmte Möglichkeiten auf ihrer Ebene widerspiegeln. Da sie im Hintergrund vieler schwierig zu durchschauender Depressionen vorzufinden sind, ist es sinnvoll, sie noch einmal unter diesem Aspekt zu betrachten.

- *Jupiter* lässt uns wissen, dass man mit den Dingen, denen man auf Erden nachläuft, nie satt werden kann – ja, dass es überhaupt kein dauerhaftes Glück auf Erden geben kann, lediglich Glücksmomente.
- *Saturn*, der »feste«, harte Tod, ermöglicht uns die Konfrontation mit der Endlichkeit auf seine unerbittlich strenge Art.
- *Uranus* führt uns in die Konfrontation mit Abhängigkeit und in die notwendige Befreiung davon.
- *Neptun* bewirkt in die Auseinandersetzung mit Einsamkeit nach dem Motto: »Du wirst allein geboren, stirbst al-

lein, und dazwischen bist du, wenn du ehrlich bist, auch allein.«

- *Pluto* bringt sozusagen den »flüssigen« Tod ins Spiel des Lebens und das Wissen, dass alles vergänglich ist. Das für die erste Lebenshälfte typische Unsterblichkeitsgefühl geht unwiderruflich verloren.

Verschiedene Formen von Depression und ihre Ursachen

Die Depressionen der Lebensalter und Lebensübergänge

Jeder Übergang im Leben erfordert eine Bilanz, das Durchlaufen eines Niemandslandes, bestimmte Opfer und das Loslassen von Vertrautem. All das erfordert Mut, der dem depressiv Strukturierten oft fehlt. Vor allem aber hat der depressive Mensch Schwierigkeiten mit dem Loslassen und bleibt so leicht an Altem und Überlebtem, weil vermeintlich Sicherem hängen. Oder er hat Angst vor einer neuen Lebensphase. Er scheut sich, Neuland zu betreten, und bleibt in dem von ihm so sehr gefürchteten Nichts hängen. Aus diesem Grund sind die Lebensübergänge für ihn nicht leicht zu bewältigen. So wird er auf jede Veränderung sensibel reagieren. Da er immer in der passiven Rolle verharrt, ist er das klassische Opfer, und diese Rolle scheint ganz auf ihn zugeschnitten zu sein.

Kindheit

Schon bei Kindern, sogar bereits bei Säuglingen ab dem dritten Monat, kann man heute Depressionen diagnostizieren, die wir dem *Mond-Prinzip* zuordnen. Sie sind besonders häufig bei Kindern depressiver Mütter zu beobachten. Man erkennt sie daran, dass die Babys nicht lächeln und sich von Gesichtern abwenden – sowohl von dem Gesicht ihrer Mutter als auch von anderen Kontaktpersonen –, statt sich dem Gegenüber zuzuwenden. Es tritt zwar sofort eine Besserung ein, wenn die Depression der Mutter erfolgreich behandelt wird. Aber noch ein Jahr, nachdem die Depression der Mutter erfolgreich behoben wurde, zeigten solche Kinder schwere Störungen. Untersuchungen ergaben, dass Kinder die Depressionen ihrer Eltern wie unter einem Vergrößerungsglas widerspiegeln. Sie sind insgesamt viel stärker gestört als zum Beispiel Kinder schizophrener Mütter. Abgesehen von den Möglichkeiten der klassischen Homöopathie ist depressiven Kindern letztlich am besten mit einer Therapie der Mutter zu helfen.

Sogar Selbstmorde von Kindern sind inzwischen nicht mehr so selten. Kinder sind zum Glück bei der Umsetzung ihrer Selbstmordpläne wenig erfolgreich, trotzdem hat sich in den neunziger Jahren die Zahl von Suiziden im Kindesalter bei der Gruppe der Zehn- bis Fünfzehnjährigen mehr als verdoppelt. Die Methoden sind – wahrscheinlich durch die Vorlagen aus Hollywood – wesentlich aggressiver geworden und reichen bei mehr als 80 Prozent von Erhängen bis zu Erschießen.

Ein Sonderfall der kindlichen Depression ist die so genannte anaklitische Form, die gegen Ende des ersten Lebensjahres auftreten kann, wenn Kinder zu lange von ihrer Mutter getrennt waren. Diese Anlehnungsdepression kann ab dem vierten Lebensjahr in eine Gedeihstörung übergehen, die sich in mangelnder Lebensfreude und einer schon so früh spürbaren Bindungsschwäche zeigt. Die Kinder werden reizbar und sonderlich; sie haben keine Freunde und leiden an Schlafstörungen und Essproblemen. Ihre Lebensangst kann sich in chronischem Bettnässen äußern. Da ihre Selbstachtung gering ist, bleiben sie beziehungsunfähig und können schon im frühen Alter überraschend destruktiv werden.

Zum Glück haben Sinnlosigkeitsgefühle für Kinder noch keine große Bedeutung, weil sie sich in der Regel keine Gedanken um den Sinn des Lebens machen. So bleiben ihnen zumindest in dieser Phase Gefühle von Hoffnungslosigkeit und Verzweiflung erspart. Allerdings haben sie alle Voraussetzungen, depressive Erwachsene mit »normalen« erwachsenen Depressionen zu werden. Wie eine Studie zeigt, behält ein um das Siebenfache gesteigertes Depressionsrisiko, wer als Kind schon Depressionsschübe erlebt hat. Siebzig Prozent dieser Menschen erleiden im Erwachsenenalter Rückfälle in die Depression.

Ähnlich wie depressive emotionale Vernachlässigung ein Kind im tiefsten Sinn schädigen kann, ist liebevolle Zuwendung die beste Therapie für depressive und bedrückte Zustände bei Kindern. Außerdem profitieren die Kinder sehr stark von der Schaffung einer zu ihrem deprimierenden Leben kontrastierenden Fantasiewelt, die einen sicheren Ort der Geborgenheit und des liebevollen Angenommenseins beinhaltet, der ihnen in der äußeren Welt fehlt. Anhand dieser Fantasiewelt ergibt sich auch eine gute Möglichkeit, die suizidale Gefährdung abzuschätzen, denn in ihren Bildern teilen Kinder meist bereitwillig und relativ offen mit, wenn sie einem Verstorbenen aus der Familie nachfolgen wollen oder wenn sie für immer einschlafen oder zu den Engeln und Geistwesen *hinübergehen* wollen.

Pubertät

Über die Hälfte aller Gymnasiasten hat laut Umfrage schon einmal daran gedacht, sich das Leben zu nehmen. Mindestens die Hälfte aller jugendlichen Straffälligen leidet an einer Depression. Das sind zwei statistische Aussagen, die bei aller wissenschaftlichen Distanz doch das ganze Elend der heutigen Jugend zum Ausdruck bringen. Sie leidet an einer Art modernem Weltschmerz, in dem wir das *Uranus-Prinzip* erkennen.

Schon wer allein eine goldene Kindheit nicht loslassen will, hat in der Pubertät ein Problem. Erwachsenwerden würde bedeuten, an Selbstständigkeit und an Unabhängigkeit von den Eltern zu gewinnen. Beides kann sich der Depressive auf Grund seiner Struktur und Ängste kaum leisten, denn dazu würde er jenes Ich brauchen, dessen Entwicklung bei ihm so weit zurückhängt.

So wichtig die Mutter in der Schwangerschaft und Kleinkindphase für die emotionale Stabilität des Nachwuchses ist, so sehr gewinnt der Vater in der Kinder- und Jugendphase an Bedeutung, wenn es für das Kind um Anerkennung und Bestätigung geht. Ein Vater, der so gut wie nie für sein Kind zu erreichen ist, weil entweder zu Hause nicht physisch anwesend oder zu Hause hinter Zeitung, Fernseher oder Computer verborgen, vermittelt seinem Kind: »Du bist nicht wichtig. Anderes wie Arbeit oder Fußball ist wichtiger.« Auf diese Weise entgeht dem Kind ein Stück gesunder Bezug zu sich selbst. Sehr oft versuchen diese Kinder, sich ein Leben lang die Vaterliebe zu erarbeiten – natürlich meist vergeblich, denn der so von sich selbst absorbierte Vater bemerkt es oft gar nicht. Da niemand etwas loslassen kann, das er nie hatte, wird es für die Betroffenen auch auf dem späteren Weg schwierig, ein Ego aufzugeben, das sie nie entfalten konnten.

Da in der heutigen Zeit viele Väter Schwierigkeiten haben, ihre Rolle in der Familie zu finden – wenn sie denn überhaupt anwesend sind –, liegt hier eine erhebliche Quelle für depressive Probleme. Bei den betroffenen Jugendlichen kann es zu einer echten Pubertätsdepression kommen mit all dem Weltschmerz, der sowieso leicht in dieser Zeit auftritt. Goethe hat das Thema in *Die Leiden des jungen Werther* unsterblich gemacht und gezeigt, wie weit auch diese oft nicht ganz so ernst genommene Depression gehen kann. Der Romanheld Werther hat die Pubertät zwar rein zeitlich schon hinter sich, aber seelisch steckt er noch mitten darin. Dies ist sicher einer der Gründe, warum er als Typ bis heute lebendig geblieben ist, geht es doch immer noch vielen Zwanzigjährigen ähnlich.

Inspiriert von einer eigenen unerwiderten Liebe und angeregt durch den Selbstmord eines verzweifelten abgewiesenen Verliebten in seiner Umgebung hatte Goethe dreiundzwanzigjährig in nur vier Wochen sein Buch verfasst, das die Jugend seiner Zeit ins Herz traf und ihn selbst aus depressiven Seelenqualen rettete. Im Jahr 1815 schrieb er dem Komponisten Carl Friedrich Zelter: »Dass alle Symptome dieser wunderlichen, so natürlichen als unnatürlichen Krankheit auch einmal mein Innerstes durchrast haben, daran lässt Werther wohl niemanden zweifeln. Ich weiß noch recht gut, was es mich damals für Anstrengungen kostete, den Wellen des Todes zu entkommen …«

Werther hat sich in Lotte verliebt, die nach den strengen Regeln der damaligen Zeit wegen einer bereits geschlossenen

Verlobung für ihn unerreichbar ist. Doch statt gegen die Konventionen und für seine Liebe zu kämpfen, steigert er sich immer tiefer in seinen Schmerz und seine Verzweiflung hinein. In Anbetracht der Aussichtslosigkeit seiner Liebe bringt er sich schließlich um, nicht ohne vorher noch den Selbstmord als Lösung gravierender Konflikte zu propagieren.

Der im Frühjahr 1774 erschienene Roman hatte sofort riesigen Erfolg, der den jungen Autor schlagartig berühmt machte. Nach der Buchveröffentlichung kam es zu einer sprunghaften Erhöhung der Selbstmordrate, was Goethe selbst für ein Missverständnis hielt. Wobei er durchaus erkannte, dass diesem Werk etwas Archetypisches innewohnt. 1821 äußerte er gegenüber seinem Sekretär Eckermann: »Es müsste schlimm sein, wenn nicht jeder einmal in seinem Leben eine Epoche haben sollte, wo ihm der Werther vorkäme, als wäre er bloß für ihn geschrieben.«

In Bayern, Österreich und Leipzig wurde der Roman wohl wegen seiner aufwiegelnden Tendenz und der Selbstmorde, zu denen er unfreiwillig anregte, sogar auf den Index gestellt. Das konnte bei einem archetypisch so bedeutsamen Text aber nicht verhindern, dass der Stoff für viele Nachbearbeitungen aufgegriffen wurde, bis hin zu Ulrich Plenzdorf, der in unserer Zeit *Die neuen Leiden des jungen W.* entdeckte und beschrieb.

Goethe notierte später in *Dichtung und Wahrheit* zum für ihn selbst unerwarteten Erfolg: »Die Wirkung des Büchleins war groß, ja ungeheuer ..., weil es genau die rechte Zeit traf.« Er führte die »Grille des Selbstmords«, wie er es nannte, die sich »in jenen herrlichen Friedenszeiten« bei einer »müßigen Jugend« und auch bei ihm selbst »eingeschlichen« habe, auf einen »Mangel an Taten« zurück.

Aber nicht nur damals sind viele junge Menschen dem Muster des *Werther* gefolgt, das Leben mit seinen Herausforderungen gleichsam heldenhaft und im Protest zu verweigern und vorzeitig aus ihm zu fliehen. Noch heute bringen sich auf *Werthers* Spuren und an den Todestagen seiner modernen Nachfahren wie James Dean oder Marilyn Monroe junge Amerikanerinnen und Amerikaner um. Die beiden Kultstars haben auf furchtbare Art den irrationalen, aus einem Popsong übernommenen Slogan moderner Fitness-Gurus *»Forever young«* wahr gemacht. So bleibt der spektakuläre frühe Tod leider auch die einzige Möglichkeit, um für immer jung zu bleiben. Idole wie Jim Morrison von den Doors, Brian Jones von den Rolling Stones, Jimi Hendrix oder Janis Joplin gingen Curt Cobain auf ihre jeweilige Art, aber alle sehr früh ins *Nirvana* voraus. Der Überdruss eines materiell übersättigten jungen Lebens hat sich in der Pop-Szene oft auf diese Art entladen und frustrierte, auf der Sinnebene enttäuschte Musiker in einen frühen Tod getrieben, der sie wenigstens für gewisse Zeit »unsterblich« macht, jedenfalls so lange, bis die Mehrheit der jeweiligen Generation die nächste Kurve im Lebensmuster nimmt.

Natürlich hat jede junge Generation ihre Schwierigkeiten auf ihre Art zu meistern. Gleich ist nur die hormonelle Umstellung, die schwer genug ist, und die Ausbildung sekundärer Geschlechtsmerkmale, die zu allen Zeiten Anlass etwa zur Entwicklung von Essstörungen wie Bulimie und Magersucht gab, die beide ihrerseits wieder depressive Entwicklungen fördern. Das bedeutet, dass es in dieser modernen Welt noch immer für viele Mädchen schwer ist, die eigene weibliche Rolle anzunehmen. Lieber verweigern sie diese, indem sie versuchen, ihre Formen wegzuhungern, was ihnen bei der Figur nur ansatzweise, dafür bei der Periode ganz gelingt. Oder sie »verdünnisieren« sich überhaupt aus dieser Welt, denn auch dieses Verhungern ist ja eine Art von Selbstmord, oder sie begraben sich lebendig in Unglück und Weltschmerz.

Heute kann der jugendliche Schmerz an dieser Welt wohl eher noch mehr Nahrung finden als zu früheren Zeiten. Steigende Zahlen von Essgestörten und Magersüchtigen sprechen dafür, wenn auch schon der Suppenkaspar daran litt, den der deutsche Nervenarzt Hoffmann im *Struwwelpeter* unsterblich machte. Immerhin sollen in Deutschland über 60 Prozent der Mädchen zwischen 12 und 18 Jahren an Essstörungen leiden.

Die Aufforderung in der Adoleszenz, sich nun endgültig von zu Hause abzunabeln und im wahrsten Sinne des Wortes künftig auf eigene Rechnung zu wirtschaften, sowie die Lockerung der sozialen und ökonomischen Bande, all dies birgt Anlass zu Depressionen. Das Erwachsenwerden wird von depressiv Veranlagten leicht als Zumutung empfunden, weil jeder neue Schritt immer mit dem Loslassen des alten Musters verbunden ist.

Zu all dem Unglück kommt hinzu, dass jugendliche Depressionen häufig vonseiten der Medizin übersehen werden und obendrein die Wirkungen der Medikamente bei Jugendlichen nicht gut erforscht sind. Es existiert lediglich der starke Verdacht, dass ausgerechnet die modernen Serotoninwiederaufnahme-Hemmer vom Schlage des Prozac bei ihnen weniger gut helfen als bei Erwachsenen und Kindern.

Jeder Schritt weiter hinaus ins Leben wird erschwert, wenn die vorige Phase nicht losgelassen wurde. Es kann für die Betroffenen dann sogar so aussehen, als würden sich unüberwindliche Hürden vor ihnen auftürmen. Vor diesem Hintergrund ist es interessant zu wissen, dass zum Beispiel Hochzeitsrituale in Anlehnung an Begräbnisrituale entstanden. Hier soll etwas abgeschlossen, also begraben und beendet werden, bevor etwas Neues beginnen kann. Sofern es nicht in der Pubertät bereits geschehen ist, müssen das Mädchen und der Junge spätestens jetzt sterben, damit die Frau und der Mann erwachsen leben können.

Es geht in der Ehe darum, Schwierigkeiten gemeinsam zu bewältigen und eherne (eiserne) Prüfungen zu bestehen. Ein Davonlaufen bei der erstbesten unerfreulichen Begebenheit käme einer Verweigerung einer Station der Heldenreise gleich, denn Beziehung gehört zum Weg des Menschen. Durch eine solche Flucht entstünde Leblosigkeit. Als vorherrschende Prinzipien erkennen wir hier das *Venus-* und das *Saturn-Prinzip*.

In einer Welt der Gegensätze gilt es, sich auf der Geschlechterebene auseinander zu setzen und den Mut zu haben, daraus etwas Neues entstehen zu lassen. C. G. Jung sagte: »Wenn zwischen zwei Menschen wirklich eine Beziehung zustande kommt, geschieht das Gleiche, wie wenn man zwei chemische Stoffe zusammenbringt. Es entsteht etwas Neues. Beide gehen daraus verwandelt hervor.«

Die Tatsache, dass so viele Beziehungen – symbolisch nichts anderes als die Begegnung von Anima und Animus –

scheitern, ist ein Zeichen dafür, dass in unserer modernen Fun-Gesellschaft Beziehungen oft unter fragwürdigen Voraussetzungen geschlossen werden. Sie sollen Spaß machen, ausschließlich harmonisch sein und zum Wohlbefinden beitragen.

Entwicklung im Sinne der Heldenreise ist jedoch nicht gefragt – schon deshalb nicht, weil sie nie einfach ist. Wesentlich ist aber, dass der Weg gegangen wird, und das heißt, dass die Beziehung in ständiger Bewegung und Entwicklung bleibt.

Die große Aufgabe besteht darin, Partnerschaft zur Entwicklung zu nutzen. Fliegende Partnerwechsel, wie sie heute üblich und häufig sind, können dazu führen, dass man immer wieder in dieselben Probleme gerät oder sogar deren Steigerung erfährt, getreu einem Vom-Regen-in-die-Traufe-Kommen. Dieses Ergebnis zeigt schon, dass das nicht der Weg sein kann.

Erwachsenwerden bedeutet immer auch Verzicht, zum Beispiel auf die fast grenzenlosen Möglichkeiten der Jugend. Verzicht kann zum Wesentlichen bringen. Aber zu viel Verzicht, etwa auf den eigenen Lebensweg, kann in die Sackgasse führen und so den Nährboden für Depressionen bereiten. Es gilt zu unterscheiden, wo zu viel Bewegung nur Flucht ist und wo zu wenig Bewegung aus Angst oder falsch verstandenem Pflicht- und Moralbewusstsein in die Starre führt.

Wenn eine Beziehung noch Früchte trägt, auf welcher Ebene auch immer, ist sie weiterhin lebendig. Bei auftretenden Schwierigkeiten würde man davon ausgehen, dass es sich um eine der Prüfungen auf dem Weg des Helden handelt, die bestanden werden muss. Es ist zum Beispiel nicht einzusehen, warum Beziehungen, die schon längst nicht mehr auf Erotik beruhten, ausgerechnet wegen dieser aufgekündigt werden, obwohl alles andere gut geht – obendrein oft in einem Alter, in dem Sexualität keine vorrangige Bedeutung für beide Teile mehr hatte. Sie ist wohl vor allem wegen ihrer *deut*lichen und meist nicht einmal sehr tief verstandenen Symbolik so beziehungsentscheidend – vielleicht auch wegen der großen Energie, die fast immer damit verbunden ist.

Partnerschaften sind ein wichtiger Teil des Individuationsweges und haben – wie alles auf diesem wundervollen Pfad – zwei Seiten. Doch gilt die alte Zen-Weisheit, dass der Mensch letztlich allein ist. Erst unter Einschluss dieser Erkenntnis ist wirkliche Partnerschaft im Sinne des Individuationsweges möglich. Jeder muss seinen Weg für sich und in eigener Verantwortung gehen im Sinne des weisen Spruches des jüdischen Mystikers Sushya: »Wenn ich in den Himmel komme, werden sie mich nicht fragen: ›Warum warst du nicht Moses?‹ Sondern sie werden fragen: ›Warum warst du nicht Sushya? Warum wurdest du nicht, was nur du werden konntest?‹«

In jedem Fall ist die Bewältigung von Partnerschaftsproblemen entwicklungs- und bewegungsfördernder als deren Vermeidung, die, wenn sie das ganze Leben lahm legt, häufig bis in Depressionen führt.

Irgendwann kommt es auf der Heldenreise zur Begegnung von Anima und Animus und zu deren Vereinigung. Der Mythos zeigt uns allerdings auch Beispiele für die Ablehnung der Anima oder des Animus, weil eine andere Begegnung mehr verspricht. Der Held des Nibelungenliedes, Siegfried von Xanten, verweigert die Verbindung mit seiner Anima in

Gestalt von Brunhilde, weil er sich – durch einen Zaubertrank *bezirzt* – in Kriemhild verliebt hat, eine Entscheidung, die letztlich sein Leben kostet.

Heute werden wohl kaum noch Ehen im Hinblick auf den Individuationsweg und zum Heil geschlossen, dabei wäre das ihre einzige wirkliche Berechtigung. Wenn sie aus Lust an Spaß und Wohlbefinden, aus sexuellem Verlangen oder Bequemlichkeit eingegangen werden, sind viele Voraussetzungen für ein Scheitern gegeben. Die einzige Alternative wäre, sie nicht mit der im ersten Fall üblichen Ausschließlichkeit zu belasten.

Denn wenn sie zwar vordergründig geschlossen, aber hintergründig interpretiert und jahrzehntelang durchgehalten werden, obwohl sie nichts zur Entwicklung beitragen, können sie die Grundlage für depressive Entwicklungen bilden. Entwickeln müssen wir uns also in jedem Fall.

Eine Ehe oder echte Beziehung ist damit immer und notwendig auch problematisch. Die meisten modernen Menschen müssen zuerst einmal das geliebt-verhasste »Single-Dasein« und damit ihre Freiheitsillusion und die Idee von einem Leben ohne Verantwortung (und Schuld) aufgeben. Andere kämpfen lange emotional damit, das Elternhaus zu verlassen. Gelingt es, den neuen Partner praktisch nahtlos in das bisherige Beziehungsmuster einzupassen, rutscht dieser nicht selten in eine Elternrolle, oder man selbst fängt an, ihn über Gebühr zu bemuttern oder väterlich zu bevormunden. In einer Zeit, in der kaum noch Kinder in der Pubertät erwachsen werden und auch nicht so viele in der Adoleszenz »die Kurve kriegen«, sind Kinder-Ehen schon fast üblich geworden. Daneben gibt es noch das Muster, dass ein Mädchen einen Papa heiratet, im Angelsächsischen *Sugar-Daddy* genannt, und der Junge eine Mama. Das geht allerdings nur so lange gut, bis einer der Beteiligten anfängt, sich zu entwickeln und den nächsten Lebensschritt ins Auge zu fassen. Schon in diesem Moment kann für den anderen das Gefühl aufkommen, verlassen oder zurückgelassen worden zu sein. Schwermut oder echte Depressionen können die Folge sein.

Der allgemeine Trend führt heute allerdings gar nicht mehr direkt in den Hafen der Ehe, sondern zielt daran vorbei in den Single(zu)stand. Eine feste Bindung wird so lange wie möglich aufgeschoben, gern auch für immer. Lediglich bei unaufschiebbaren Gründen oder wenn es Vorteile bringt, wird noch geheiratet.

Hinzu kommt, dass die Eheschließung heute wirklich eine zwingende Enttäuschung mit *einschließt*, nämlich die der Hoffnung, dass dadurch die Liebe sicherer oder haltbarer wird. Das mag früher durchaus öfter der Fall gewesen sein, als die Menschen noch bereit waren, im größeren Stil Verzicht zu leisten. Heute aber – bei der äußerst geringen Frustrationstoleranz der meisten modernen Menschen – wird immer rascher klar, was urprinzipiell hinter der Ehe steht, nämlich ein Vertrag. Wenn die beiden merken, dass die Ehe ein Vertrag ist, der die Liebe auf alle Fälle beschränkt, nämlich auf den einen Partner, ist es oft und im besten Fall schon recht spät – im besten Fall, weil die Liebe ja möglichst lange halten soll. Aber irgendwann ist sie heutzutage bei den meisten doch zu Ende. Erst dann dämmert ihnen, was sie da *abgeschlossen* haben. Sie erkennen jetzt, dass sie mit den innerhalb der Ehe liegenden Möglichkeiten innerlich abgeschlossen, aber alle außerhalb liegenden Möglichkeiten vertraglich ausgeschlossen haben. So wird der Ehevertrag, der immer einer ist, selbst wenn man diesen normalen Vertrag bürgerlichen Rechts nicht so nennt, zu einem *ausschließlichen* Machwerk von Menschen. Er hat nur noch wenig mit Gottes Segen zu tun, der ja auch konsequenterweise immer seltener dafür erbeten wird. In der katholischen Tradition ist die Ehe eines der Sakramente, das heißt, sie soll dazu dienen, heil(ig) zu werden. Das aber bezieht sich natürlich auf die alte Version der Ehe zum Heil, nicht mehr auf die moderne zum Wohl (fühlen).

Natürlich gibt es hierzu auch einen Gegenpol. Es könnte wie eingangs geschildert darum gehen, die innerhalb der Ehe liegenden Möglichkeiten zu leben und die ausgeschlossenen sehr bewusst auszuschließen, so wie es bei jeder Ent*scheidung* darum geht, etwas ein- und anderes damit zugleich auszuschließen. So könnte eine bewusste rechtzeitige Entscheidung einer späteren Scheidung vorbeugen. Allerdings ist das letzte Ziel von Beziehung Einschluss und nicht Ausschluss, denn es geht auf dem Heldenweg um das Erreichen der Einheit. Die Aufgabe wäre, aneinander und miteinander zu wachsen und auch Schwieriges zu integrieren, statt es auszuschließen. Die chymische Hochzeit, wie die himmlische Ehe im spirituellen Bereich genannt wird, die alles hereinnehmen und nichts draußen lassen will, kann offenbar nur im Himmel, das heißt in einem viel höheren Bewusstsein, eingegangen werden.

Wenn wir ehrlich sind, hat die bürgerliche Ehe nie funktioniert. Früher hatten die meisten Männer auch hierzulande mehrere Frauen, wenn nicht nebeneinander, so doch hintereinander, einfach weil die Frauen sehr häufig im Kindbett starben. Heute haben beide Seiten – nach meinen Beobachtungen im Zuge dreißigjähriger Beratungserfahrungen – ungefähr im gleichen Ausmaß Hobbys neben ihrem Beruf wie Verhältnisse neben ihrer Ehe. Mit Ersteren nehmen sie Energie aus dem Beruf, mit Letzteren aus der Ehe. Der Unterschied ist lediglich, dass sie zu den Hobbys positiv stehen, und so werden diese kaum je zum Ausgangspunkt für Depressionen. Außereheliche Affären führen jedoch rasch zu unlösbaren Problemen, wenn die Ehe von einem der Partner mit dem alten Ausschließlichkeitsanspruch versehen wird, während der andere sie auf dieser Ebene gar nicht mehr ernst nimmt. So wird das moderne Beziehungschaos zu einer Quelle von Problemen und könnte sehr wohl auch für die Häufung von Depressionen mitverantwortlich sein.

Das Ideal der Ehe geht davon aus, dass der ernüchternde Alltag, der irgendwann jeden Honigmond beendet, nur das Ende der Verliebtheit, aber keinesfalls der Liebe ist, sondern eigentlich sogar deren Anfang. Wenn man nämlich ehrlich und intensiv an sich und seiner Partnerschaft arbeiten und sich stets und verbindlich darauf einlassen würde, dann könnte daraus die wirkliche Liebe entstehen.

Die bürgerliche Wirklichkeit sieht jedoch meist anders aus. Der Alltag wird schon bald als deprimierend empfunden, sodass man sich lieber in das nächste Verliebtsein flüchtet, das heißt in eine Beziehung ohne Alltag, Leid und Krisen. Solche Fluchten haben genau so lange Chancen, wie sie diese Stresspunkte ausschließen, und sie enden in demselben Teufelskreis, wenn sie – legalisiert – mit dem Alltag und seinem Rattenschwanz an Leid und Krisen konfrontiert werden. Dieses Dilemma hat dazu geführt, dass die Menschen allmählich alle möglichen Beziehungsmuster in Erwägung gezogen und ausprobiert haben.

Tatsächlich leben wir schon längst in einer Gesellschaft, in der alle Formen von Beziehungen nebeneinander existieren, und entsprechen damit wahrscheinlich allmählich den Vorgaben der Natur, in der es ja auch verschiedene Beziehungsmuster gibt. Es gibt Tiere mit lebenslangen Partnerschaften, andere mit jährlich wechselnden. Es gibt Rudelverhältnisse, in denen ein Männchen viele Weibchen hat und auch die umgekehrte Variante. Am deutlichsten wird die Beziehungsvielfalt bei den Delfinen, die neben festen Zweierbeziehungen alle möglichen Arten von Wechsel- und Gruppenbeziehungen problemlos miteinander verbinden. Vielleicht klappt dies bei ihnen so gut, weil sie ein größeres und differenzierteres Gehirn haben als wir Menschen.

Zusammenfassend gesagt leiden moderne Menschen daran, dass das einzig offizielle Modell den Bedürfnissen nicht mehr entspricht. Die meisten schließen einen Vertrag ab, den sie gar nicht kennen und auch nicht meinen. Denn obwohl sie gar keine eherne Ehe zum Heil und zum Wachsen suchen, unterschreiben sie einen Vertrag über eine solche. Dem Zeitgeist entsprechend bevorzugen sie eher eine Beziehung zum Wohl, die ihnen im Ernstfall auch nicht so viel wert ist, dass sie sehr dafür kämpfen wollen. In der modernen Spaß- und Freizeitgesellschaft wird Beziehung ziemlich rasch hingeworfen, wenn sie kein Wohlfühlen mehr garantiert, sondern anfängt, Probleme zu machen, etwa in dem Sinn, dass sie einen mit den eigenen Besitzansprüchen und Eifersuchtsfantasien konfrontiert.

Dieses schnelle Aufgeben verhindert Entwicklung ebenso

wie ein sinnlos gewordenes Festhalten an einer Ehe nur aus Konvention. Beides kann in Depressionen münden. Im ersten Fall geschieht es, weil nach einem ursprünglich munteren Bäumchen-wechsel-dich-Spiel doch eher Beziehungslosigkeit und Vereinsamung übrig bleiben. Im letzteren, weil es in tiefe Frustration und vor allem Stagnation führt – zwei Grundbausteine der Depression.

Im Sinne der Heldenreise, deren Antreten Depressionen am sichersten vorbeugen würde, wäre die Auseinandersetzung zwischen Anima und Animus ein hartes Stück Arbeit an sich selbst mit Hilfe des Partners, der auf dem Weg zu Selbstverwirklichung und Vollkommenheit zum Spiegel wird.

Elternschaft

Wochenbettdepression

Die Geburt eines Kindes könnte sich bei depressiv strukturierten Frauen komplizieren in Form der Übertragung, das heißt eines übermäßig langen Zurückhaltens des Kindes, weil es nicht freiwillig hergegeben und losgelassen werden kann. Auch könnte die Geburt eines Kindes schwer fallen, da Loslassen an sich als so schwierig empfunden wird und eigene Anstrengung kaum geübt wurde. Andererseits können Frauen mit dieser Struktur sich leicht den Umständen anpassen und sich ganz in die Hände der Ärzte oder auch der Hebamme geben, die ihnen möglichst alles abnehmen sollen. Allerdings ist jede Frau in der entscheidenden Phase der Geburt dann doch sehr allein und weitgehend auf sich gestellt. Natürlich kann eine Übertragung aber auch an der Verweigerung des Kindes liegen, das den Sprung ins Leben hinauszögert.

An den Depressionen nach der Geburt eines Kindes wird deutlich, dass Gebären nicht in erster Linie ein Lebenschenken ist, dies entspricht eher der Zeugung, sondern ein großes Ritual des Loslassens. Die Mutter bringt mit dem Leben ihres Kindes auch gleichzeitig dessen Tod mit auf die Welt. So beginnt für sie – im tiefsten Sinne – mit der Geburt auch schon das Abschiednehmen von ihrem Kind, obwohl die Geburt in der Regel als Willkommenheißen erlebt wird. Falls das erste Abschiednehmen im Laufe des Mutterseins nicht klappt, können sich schon gleich Depressionen einstellen. Sie können später im Sinne des Leere-Nest-Syndroms auftreten oder auch zwischenzeitlich beim vorzeitigen Tod eines Kindes mit der größten Härte zuschlagen.

Anschließend an die Geburt kann es bei depressiv strukturierten Müttern zu einer *Wochenbettdepression* im Sinne des *Babyblues* kommen, weil die Hormonumstellung auf einen regelrechten Absturz der Östrogene hinausläuft, der leicht überfordern kann. Während sich der Hormonspiegel in der Schwangerschaft zehn Monde lang allmählich aufgebaut hat, kommt die Umstellung mit der Geburt sehr *abrupt*. Hier reißt in des Wortes eigentlichem Sinn wirklich etwas ab. Es gilt, die Schwangerschaft schlagartig loszulassen und sich fast übergangslos neuen Aufgaben zu stellen, und das kann sehr hart sein.

Außerdem stellt sich die Mutterliebe nicht einfach von selbst ein, wovon viele werdende Mütter allerdings ausgehen. Es bedarf der aktiven Zuwendung und liebenden Sorge um das Kind, am besten auch des Stillens, damit durch den Saugakt des Kindes Oxytocin, das Bindungshormon, ausgeschüttet wird. Außerdem ist alles selten so eitel Sonnenschein, wie es die Werbung suggeriert, und kaum misst sich *frau* daran, schneidet sie schlechter ab und ist enttäuscht von sich und der Welt.

Hinzu kommt beim Stillen die enorme Anforderung an die eigenen Kräfte, und nicht selten endet es in Überforderung. Wenn das Kind – wie heute fast schon üblich – bei jeder Gelegenheit gestillt wird, kann es außerdem passieren, dass die Mutter es nachts nicht mehr schafft, jene anderthalb Stunden am Stück zu schlafen, die notwendig sind, um in die Traum- oder REM-Phasen zu gelangen. Wer aber weniger als neunzig Minuten Schlaf zwischen den Stillphasen bekommt, wird auf diese Weise ganz nebenbei im ursprünglichen Sinn der Psychiatrie *verrückt*. In solchen Situationen ist weder eine Psychotherapie noch eine Medikamentengabe nötig, sondern es wird lediglich ein Partner oder eine Großmutter gebraucht, der oder die das kleine anspruchsvolle Geschöpf mittels Teefläschchen oder vorher abgepumpter Muttermilch über die Runden beziehungsweise über zwei, drei Nächte bringt. Dann ist der Spuk mit den Halluzinationen und anderen *Verrücktheiten* gleich wieder vorbei. Diese Bilder, die die Psychiatrie in ihrem Sinn als Halluzinationen einstuft, sind nichts anderes als Traumbilder, die – zu lange aufgestaut – in die Tageswelt einbrechen. Die Lösung besteht also darin, der Seelenbilderwelt nachts wieder Ventile zu schaffen, und dazu muss *frau* nur jeweils zwei Stunden lang am Stück schlafen können.

Vor allem wenn die familiären Umstände, wie heute immer häufiger, keine Sicherheit und wenig Geborgenheit vermitteln, liegt der *Babyblues* nahe. Sobald sich für die Mutter aus der neuen Situation kein Sinn ergibt und das Kind nicht gleich in die Rolle hineinwächst, der neue Lebensinhalt zu sein, kann diese Übergangszeit die typischen Kriterien des Niemandslandes aufweisen. Nicht mehr schwanger ist sie noch nicht wirklich in der Mutterrolle angekommen und hängt zwischen den Welten.

Alle Zwischenreichzustände haben aber rasch etwas Depressives. Die alten Regeln gelten schon nicht mehr, die neuen sind noch gar nicht bekannt. Die Pubertierenden beispielsweise sind – wie schon dargestellt – dann keine Kinder mehr, aber auch noch nicht erwachsen; der junge Mensch der Adoleszenz ist vielleicht schon von zu Hause ausgezogen, aber in seinem neuen Leben noch nicht wirklich eingerichtet. Und so braucht auch die junge Mutter nach der Geburt ihres Kindes Zeit, in ihre neue Rolle hineinzuwachsen.

Heute kommt belastend hinzu, dass die Rollenmuster für eine junge Mutter zunehmend schwer zu erfüllen sind. Wenn sie realistisch ist, kann sie sich nicht mehr darauf verlassen, dass der Vater ihres Kindes auch der Mann ist, mit dem sie einmal alt wird. Aus diesem Grund und weil es der Zeitgeist fordert, wird sie auch ihre eigenen beruflichen Ambitionen nicht ganz auf Eis legen, wie es früher jeder erwartet hätte. Durch solche Mehrfachbelastungen wird leicht ein Gefühl von Überforderung auftreten, das pessimistische bis hin zu depressiven Stimmungen auslösen und in einer Erschöpfungsdepression enden kann.

Früher gab es als bewährtes Hausmittel gegen Wochenbettdepression Hühnersuppe. Tatsächlich wird sie heute in einigen Kliniken wieder gekocht und bewährt sich – außer bei der durch (REM-)Schlafentzug verursachten Form – in ebenso beeindruckender wie unerklärlicher Weise. Aber wir verstehen so vieles noch nicht, das trotzdem gut hilft.

Das Leere-Nest-Syndrom

Wenn einer Mutter die Kinder im wahrsten Sinne des Wortes *ans Herz gewachsen* sind, kann deren Flüggewerden *herzzerreißend* erlebt werden. Jetzt droht jenen Müttern, die noch immer nicht loszulassen gelernt haben, die Gefahr, am Leere-Nest-Syndrom zu erkranken. Hierbei können die Kinder nicht freigegeben und ins Leben entlassen werden, was jedoch für alle Beteiligten notwendig wäre. Auf diese Weise geht das Elend in die nächste Runde. Wenn die Kinder vital genug sind und von sich aus den Absprung schaffen, kann bei der zurückbleibenden Mutter das Gefühl von Verlassenheit so stark werden, dass sie in eine große Leere fällt.

Falls die »Kinder« den ständigen und nicht selten auf die Nerven gehenden Kontaktversuchen der Mutter nun nicht entsprechen, werden bei ihr Verzweiflung und Aussichtslosigkeit hinzutreten. Daraus kann sich eine Depression entwickeln. Die Gefahr ist dann besonders groß, wenn die Kinder vorher ihr ganzer Lebensinhalt waren, der jetzt ersatzlos wegbricht.

Heute verfügen immer weniger Menschen über das notwendige Wissen und Verständnis für die Stationen des Lebensweges, und das Overprotection-Syndrom ist fast zum Normalfall geworden. Wir halten inzwischen Eltern, die ihren Kindern bei der notwendigen Abnabelung zu Hilfe kommen und ihnen einen kräftigen Schubs geben, das Nest der Kindheit zu verlassen, für hart, sogar für Rabeneltern. Dabei wären die Raben das ideale Vorbild, denn sie verhalten sich der Natur und ihrem Lebensrhythmus angemessen. Wenn ihre Küken flügge geworden sind und nur eines als Nesthocker sitzen geblieben ist, füttern sie es zwar weiter, aber sie versuchen, es zuerst sanft und dann nachdrücklicher ins Leben zu schieben. Wenn es dann weit über der Zeit immer noch nicht fliegen will, schieben sie es tatsächlich über die Nestkante. Dann hat es je nach Baumhöhe etwas mehr oder weniger Zeit, sich zu überlegen, ob es nicht doch noch ein Rabe werden will, und meist will es das und startet durch. Diese Chance brauchen auch moderne Kinder.

Damit aber eine Mutter zu diesem notwendigen Schritt in der Lage ist, müsste sie ein Leben nach den Kindern haben. In einer Welt, die wenig Zeit und Sinn für Fragen nach dem Sinn des Lebens hat, kann ihr jedoch eine eigenständige Perspektive fehlen. Dann ist die Gefahr groß, dass die Leere ihres Nestes sie in die Leere der Depression zieht. Die verlassenen und nicht mehr gebrauchten Räume werden ihr ständig die eigene Verlassenheit zeigen und außerdem, wie wenig sie noch gebraucht wird. Sie mag sich so überflüssig wie die verwaisten Kinderzimmer vorkommen und in ihrer Hoffnungslosigkeit eine leichte Beute der Depression werden. Verlangt wird von ihr vielmehr eine späte, sozusagen nachgeholte Geburt, bei der die Kinder nun nicht nur physisch, sondern auch im sozialen Sinn losgelassen werden.

Lebensmitte

Hinter der Depression der Lebensmitte steckt in der Regel eine Bilanzproblematik, nach dem Motto: »Die Faulheit der Jugend ist die Generalprobe für die Unfähigkeit des Alters.«

Es gilt in dieser Phase des Lebens, dessen erste Hälfte abzuschließen. Diesen Schlussstrich zu ziehen ist ein Loslassthema der ganz besonderen Art. Außerdem sind die Betroffenen dazu aufgerufen, auf dem Lebensweg umzukehren und bei sich statt draußen in der Welt einzukehren.

Diese Umkehr zur Halbzeit beinhaltet natürlich einen vollkommenen Wechsel der Lebensrichtung. Was in der ersten Halbzeit richtig war, mag in der zweiten nicht mehr zutreffen. Wenn der Richtungswechsel nicht klappt, erweist sich vieles, was bisher bejubelt wurde, plötzlich als Eigentor. Was sich in der Analogie zum Fußballspiel so banal anhört, ist im Leben der schwerste der Übergänge.

Die Schwierigkeiten können daher rühren, dass die erste Lebensphase nicht annähernd bewältigt wurde und vieles nicht fertig geworden ist. Außerdem wird mit dem Richtungswechsel nun der Tod zum Ziel des Lebens, ein für viele moderne Menschen fast unerträglicher Gedanke, der all die Probleme heraufbeschwören kann, die in dem Kapitel über die Verdrängung des Todes zur Sprache kamen. Würde die (Er-)Lösung als Ziel erkannt, wäre die Umkehr leichter, aber dazu fehlt vielen Menschen heute der Zugang.

In der Partnerschaft stünde ein Trikotwechsel an. Während es ganz richtig war, dass »er« die Hosen auf dem Hinweg anhatte, als es darum ging, sich die Erde untertan zu *machen*, etwas aufzubauen, geht es jetzt darum, davon loszulassen, sein inneres Leben in Angriff zu nehmen und die Heimkehr zu sich und seinem eigenen Sinn und Wesen anzugehen. Er müsste sich jetzt um seine Anima kümmern, die innere Frau in sich entdecken und entwickeln, und dabei können ihn die Hosen der äußeren Macht nur hindern. Außerdem braucht »sie« jetzt die Hosen. Sie muss sie anziehen, um die Führung im spirituellen Bereich des (gemeinsamen) Lebens zu übernehmen. Das aber kann sie nur, wenn er ihr die Hosen abtritt. Notfalls muss sie sie ihm auch ausziehen. Das sollte er wiederum besser vermeiden, denn es könnte ihn verletzen. Es ist immer besser, etwas freiwillig zu geben, als es sich gegen den eigenen Willen abnehmen zu lassen. Da das Schicksal aber beider Heil im Auge hat – gleichgültig, ob sie das wollen oder auch nur akzeptieren –, muss es ihn in jedem Fall in eine Lage bringen, in der er auf die Hosen verzichtet, und sie in eine, dass sie sie annimmt. Ein sehr unerlöster Ausweg besteht darin, dass er nun eine Depression entwickelt. Dann würde er die Hosen sowieso nicht mehr brauchen; sie müsste sie in jedem Fall übernehmen, da er in seiner depressiven Ziellosigkeit und mit seinen Sinnlosigkeitsgefühlen keine Ahnung mehr hätte, wo es im Leben langgeht. Hilfreich ist in diesem Fall, dass er nun auch keinerlei Lust und Kraft mehr hat, ihr die Führung streitig zu machen.

Den typischen modernen Mann aber interessiert solches Wissen kaum. Er will sich solche Gedanken eher ersparen. Das entsprechende Schicksal aber kann er sich damit in keinem Fall ersparen. Sein Versuch, das aktuelle Lebensmuster zu vergewaltigen, mag heroisch wirken, gelingen kann es nie, auch dann nicht, wenn er in dieser ignoranten Gesellschaft sogar Anerkennung für seine Verweigerung erhält. In einer Talkshow antwortete einmal solch ein Supermann auf die Frage der Moderatorin, wie er sich auf die Midlifecrisis einstelle: »Dafür hatte ich gar keine Zeit.« Das Publikum lachte und applaudierte in Verkennung der Problematik.

Das Materielle als archetypisch weibliches Heimatland will von den Männern erobert werden. Das Spirituelle als archetypisch männliche Domäne wartet darauf, unter weiblicher Führung in Besitz genommen zu werden. Insgesamt aber geht es darum, von den materiell orientierten Interessen des Hinweges loszulassen und abzudanken. Dem Gewesenen und den Verflossenen im wahrsten Sinne des Wortes Dank abzustatten wäre darüber hinaus eine wundervolle Übung für diese Zeit.

Depressionsträchtig in dieser Zeit ist vor allem für die Frau die raschere hormonelle Umstellung. Der Wechsel von »Bios« mit dem Thema Fruchtbarkeit zu »Spiritus« und entsprechenden Aufgaben der Selbstverwirklichung bricht rascher über sie herein als über den Mann. Hinzu kommt, dass Frauen – sowohl von Männern als auch von Frauen – viel mehr über das Aussehen definiert werden als über den Status, der bei Männern in dieser Zeit in der Regel noch wächst. Das macht Männer jetzt oft noch interessanter, wohingegen Frauen vor allem alt werden. Diese gesellschaftliche Wertung lässt sie dann auch alt aussehen. Hinzu kommt noch, dass auf der Gewebeebene Männer in dieser Zeit attraktiver altern, weil ihr festeres Bindegewebe nicht so rasch nachgibt wie vielfach das von Frauen. Diese Verschiebung der »Machtverhältnisse« beschwört zusätzliche Probleme für den Beziehungsbereich herauf.

Ausführlich sind die Aufgaben dieser Zeit, deren An- und

Übernahme einer Depression vorbeugen können, in dem einschlägigen Kapitel des Buches *Lebenskrisen als Entwicklungschancen* (siehe Literaturverzeichnis) nachzulesen.

Abdanken oder der Pensionsschock

Was den Müttern das Leere-Nest-Syndrom ist den Männern oft der Pensionsschock, der Ausdruck des Saturn-Prinzips ist. Er betrifft Männer, die ganz in ihrer Arbeit aufgegangen waren. Wenn diese nun abrupt wegfällt, können sich Gefühle von Nutz- und Sinnlosigkeit einstellen. Dies trifft natürlich vor allem zu, wenn die Arbeit vorher im Übermaß wichtig war und es kein Leben neben ihr gab. Solche Männer können dann versuchen, ihrer Frau in Haushalt und Garten in die Parade zu fahren, bis hin zur Entwicklung von bedrohlichen Beziehungsproblemen. Wo die Betroffenen mehr in stille Resignation versinken und sich gar nicht sinnvoll beschäftigen können, drohen Depressionen.

Die meisten verfallen in der heutigen Zeit in das Muster des »Immer mehr vom selben« und fangen wieder etwas an, das an ihre frühere Arbeit erinnert, oder studieren sogar wieder. Wenn es nun ohne Druck und mit Genuss passiert, kann es durchaus seinen Charme haben. Oft ist es aber einfach nur die Abwehr von Sinnlosigkeitsgefühlen und damit immerhin eine Art von – wenn auch nicht sehr nachhaltiger – Depressionsprophylaxe.

Eigentlich wäre es die Zeit der religiösen Suche und der inneren Einkehr. So kann die spirituelle Philosophie jetzt mit ihrem Angebot, das Leben neuerlich zu überdenken, es neu zu ordnen und den zeitlosen Lebensgesetzen zu unterstellen, die einzig sinnvolle Vorbeugung bieten. In unseren Seminaren zur *Archetypischen Medizin*, die sich dieser Aufgabe seit Jahren widmen, erlebe ich gar nicht selten, wie sich allein aus dem Verständnis universeller Gesetze eine Um- und Einstellung ergibt, die dieser entscheidenden Lebensphase entspricht.

Soziales Engagement oder die ehrenamtliche Arbeit für idealistische, das Herz bewegende Projekte, aber auch einfach Vereinsaktivitäten sind gute Auswege aus der depressionsverdächtigen Situation, auch wenn Letztere keine Lösung im obigen Sinn darstellen.

Wie der Feierabend des Tages eigentlich Anlass zum Feiern ist, könnte der Lebensabend ein langes, großes Fest werden, bei dem nicht nur ein Tag, sondern ein ganzes Leben gefeiert wird. Endlich könnte man(n) machen, wozu er schon immer Lust hatte, nun auch ganz ohne Rücksicht auf den finanziellen Lebensunterhalt, der ja im Idealfall durch die Rente oder Pension gesichert ist. Hier ergäbe sich ein weites Feld sinnvoller Aufgaben, die unsere Gesellschaft dringend nötig hätte. Sportvereine könnten hier neue Ressourcen erhalten, aber auch Institutionen wie Tierschutz- oder Alpenverein, Kinderinitiativen und Umweltschutzorganisationen und vieles andere mehr. Das Leben könnte Anwälte finden in Menschen, die ihrem Leben nach dem Wechsel Sinn geben wollen, statt in Sinnlosigkeit zu versinken und unter Depressionen zu leiden. Allerdings müssen die Weichen rechtzeitig gestellt werden, denn akute Depressionen machen den Einstieg in solche Aktivitäten sehr schwer und oft unmöglich.

Alter

Altersdepressionen sind heute ebenfalls im Zunehmen begriffen. Vordergründig dürfte es mit der Abwertung des Alters zu tun haben, aber auch mit all den anderen Wertungen innerhalb unserer Hochleistungsgesellschaft, die den Wert von Menschen vor allem über deren Beitrag zum Bruttosozialprodukt definiert. Solche Wertungen machen es dem Einzelnen so schwer, wirklich abzudanken und das Ruder – die Macht und den Status – aus der Hand und an einen Jüngeren zu übergeben.

Da alle alt werden wollen, aber niemand mehr alt sein will, tut sich hier eine breite Quelle für Frustrationen auf. Hinzu kommt, dass immer mehr Menschen immer älter werden und niemand etwas mit den Alten anzufangen weiß – und diese mit sich selbst oft auch nicht. Was für die alten Menschen archaischer Kulturen eine Zeit der Ehren war, ist heute ein Lebensabschnitt, in dem sich viele überflüssig vorkommen müssen oder gerade noch geduldet. Allein die Diskussion über die zukünftige Unbezahlbarkeit der Renten ist für viele alte Menschen eine unglaubliche Zumutung, etwa wenn es heißt: »Mal sehen, wie lange wir uns diese Renten noch leisten können.« Natürlich fühlt sich solch ein verachtetes, lieblos aufs Altenteil geschobenes Leben sinnlos an und kann nur zu leicht in eine Depression abgleiten. Wenn hier nicht religiöses oder spirituelles Suchen und Leben einsetzt, ist das entstehende Vakuum besonders schwer zu füllen.

Da das Alter insgesamt verdrängt wird, werden Altersdepressionen noch mehr übersehen als Depressionen in jüngeren Lebensphasen. Einer Gesellschaft, die das Alter generell als Elend betrachtet, erscheint das Leiden daran ganz natürlich, und so müssen heute viele ältere Menschen Symptome unbehandelt erdulden, die gut therapierbar wären. »Insassen« von Altenheimen erkranken mehr als doppelt so häufig an Depressionen wie alte Menschen in anderen Wohnsituationen. Ein Drittel der Heimbewohner gilt als manifest depressiv. Besonders fatal ist, dass jetzt Mittel wie die klassischen Antidepressiva zwar genauso häufig und gut anschlagen wie in jüngeren Jahren, aber dass sie viel länger brauchen, bis die Wirkung eintritt, nämlich mindestens drei Monate statt drei Wochen. Dies müssten die Patienten und ihre Ärzte jedoch wissen, um sich entsprechend in Geduld zu üben und nicht gleich aufzugeben. Nirgendwo ist eine resignierende Haltung aber so verbreitet wie in der geriatrischen Medizin. Psychotherapie wäre hier genauso sinnvoll und notwendig wie bei Depressionen in jüngeren Jahren, aber auch sie würde viel aufwändiger sein, da alte Menschen sich nicht mehr so rasch umstellen können. In der Praxis findet sie fast gar nicht statt. Die Gründe dürften vor allem in der gesamtgesellschaftlichen Einstellung liegen, dass es sich jetzt nicht mehr lohne. Wenn alte Menschen diesen Schritt aber von sich aus schaffen, kann ich aus der Erfahrung von dreißig Jahren Schattentherapie sagen, dass sich nichts im Alter mehr lohnen würde, als das eigene Leben aufzuräumen und die offen gebliebenen Aufgaben zu erkennen und zu bewältigen.

Offenbar tragen zusätzlich zu den sozialen Faktoren noch körperliche Prozesse zu Altersdepressionen bei. Durchblutungsstörungen werden im Alter häufiger und fördern Depressionen auf vielen Wegen. Auch wer nicht mehr so laufen kann, wie er will, fühlt sich leicht deprimiert. Wer aber nicht mehr so denken kann, wie er es gewohnt war, fühlt sich oft verzweifelt.

Häufig sind Depressionen im Alter auch mit anderen Krankheitsbildern »vergesellschaftet« und verstärken sich gegenseitig. Obendrein beschleunigen sie den vorzeitigen Verfall. Bei betagten Patienten, die an der Alzheimer-Krankheit leiden, sinkt der Serotoninspiegel deutlich rascher als bei anderen alten Menschen. Hinzu kommt, dass harmlose, aber extrem lästige Symptome wie Blaseninkontinenz den Menschen im Alter oft den Lebensmut und die Lebensfreude nehmen.

Die Spiegel der Neurotransmitter wie Serotonin sinken im Alter generell und sind bei Achtzigjährigen nur noch halb so hoch wie bei Sechzigjährigen. Es wäre zu klären, ob man diese Hormonquellen nicht ebenso trainieren könnte wie alles andere auch. Wahrscheinlich ist der Rückgang weniger natürlich als vielmehr hausgemacht. Er hat vor allem mit mangelnder Herausforderung zu tun und der auf den ganzen Organismus anwendbaren Devise, dass wer rastet, rostet. Wer seine Muskeln nicht übt, wird sie auch im Alter zunehmend einbüßen. Sicher muss man auch die gute, harmonische Stimmung und das Glücklichsein zeitlebens üben, um es im Alter genießen zu können.

Spirituelle Krisen

Spirituelle Krisen, dem Neptun-Prinzip zugeordnet, entwickeln sich heute nicht selten zu Depressionen. Das geschieht, weil sie erstens kaum stimmig eingeordnet werden und zweitens nicht selten in die Psychiatrie führen. Oft werden sie durch den Einbruch des Numinosen in eine durch und durch entzauberte, sinnentleerte Welt ausgelöst. Wenn in diese Sinnlosigkeit plötzlich eine Einheitserfahrung im Sinne eines Gipfelerlebnisses hineinbricht, kann dies »die Sicherungen durchbrennen« lassen. Wenn die Betroffenen dann wie besessen von dieser Erfahrung sind und sie um fast jeden Preis wiedererleben wollen, droht Gefahr für die geistige Gesundheit. Jetzt könnte ihnen nur die Einfädelung in einen spirituellen Entwicklungsweg helfen, und das ist wohl auch der tiefere Sinn dieses Einbruchs.

Falls dies jedoch missverstanden wird und stattdessen die Psychiatrie mit ihren die inneren Bilder unterdrückenden Medikamenten und zudeckenden Verfahren zum Zuge kommt, kann sich eine elende Situation ergeben. Jetzt verliert alles – einschließlich der an sich so wichtigen und weiterführenden Erfahrung – seinen Sinn, und die abschirmenden Mittel lassen die sinnlichen Wahrnehmungen langsam verkümmern und sogar absterben. Die Betroffenen spüren instinktiv, dass etwas mit ihnen grundsätzlich falsch läuft; sie können den Sinn der Maßnahmen oft nicht nachvollziehen. Gegenwehr verschlimmert jedoch nur die Situation. Die althergebrachte Psychiatrie interpretiert sie als Renitenz und typischen Widerstand, den es zu brechen gilt. So ergibt sich nicht selten eine Eskalation des Sinnverlustes, die die Betroffenen nur tiefer ins Dunkel stößt. Wer in solchen Situationen resigniert – und kein System einschließlich des Zuchthauses versetzt einen Menschen so rasch und tief in die Resignation wie das der Psychiatrie mit seiner Mischung aus äußerem Zwang und bewusstseinsverändernden Drogen –, kann sich eine Depression einhandeln, weil nirgendwo Sinn zu erkennen ist.

Wenn man wie der Psychiater Stanislav Grof davon ausgeht, dass über die Hälfte der Insassen einer normalen psychiatrischen Anstalt lediglich eine spirituelle Krise durchlebt und außer einem geschützten Raum und Hilfe bei der Einordnung der eigenen Erfahrungen wenig anderes braucht, könnte man leicht selbst in Trauer versinken und am System verzweifelnd depressiv werden. Die Betroffenen aber werden konsequent und umfassend daran gehindert, ihren Weg zu gehen. Auf diese Weise geraten sie immer tiefer in die Empfindung von Sinnlosigkeit.

Wer außergewöhnliche Erfahrungen jenseits des normalen psychologisch Verständlichen macht und nicht zuordnen kann, wird sie weder für sich verstehen noch mit Sinn füllen können. Wenn sie sich nicht mehr verdrängen und niederdrücken lassen, was sowieso bestenfalls nur einen Zeitgewinn bringt, wird sich eine Spaltung im Leben ergeben. Ein Teil des Lebens könnte weiterlaufen wie bisher, und ein anderer beginnt neu zu wachsen, der – von anderen Erfahrungen geprägt – auch nach einer neuen Interpretation des Lebens verlangt. Auch außerhalb der Anstaltspsychiatrie sind Empfindungen von Bedrohung und Ausweglosigkeit dann oft das Ergebnis. Schließlich können aus solchen Erlebnissen Sinnlosigkeitsgefühle entstehen, die sich zu Depressionen auswachsen.

Weibliche Hormone und der Umgang mit Aggression

Fast alle Statistiken besagen, dass Frauen fast doppelt so häufig von Depressionen betroffen sind wie Männer. Allerdings gilt das noch nicht für die Kindheit, in der beide Geschlechter gleich stark gefährdet sind. Erst mit der Pubertät entwickeln sich die Geschlechter auch in dieser Hinsicht auseinander. Ein weiterer Unterschied ist, dass Männer vier Mal so häufig Selbstmord begehen.

Diese Entwicklung dürfte viele Gründe haben. Die banalste Erklärung beruht auf der schon erwähnten Tatsache, dass Männer weniger leicht ihre seelischen Gebrechen eingestehen und deshalb mit fehlerhaften Angaben die Statistiken verfälschen. Doch gibt es sowohl einen biochemischen Verdacht als auch handfeste physiologische Gründe, warum Frauen häufiger von Depressionen betroffen sind. Immerhin kennen wir geschlechtsspezifische Depressionen, die mit Schwangerschaft, Periode und Menopause zu tun haben. Etwa 10 Prozent der Wöchnerinnen leiden nach dem Östrogenabsturz der Geburt unter Depressionen; sogar ein Drittel hat mit leichteren depressiven Schwankungen zu kämpfen. Außerdem kann der weibliche Organismus Serotonin nur halb so schnell regenerieren wie der männliche, was Frauen deutlich anfälliger für Depressionen machen könnte.

Zwischen solche scheinbar harten Fakten mischen sich auch soziale und Umweltfaktoren und modifizieren das Bild. Zum Beispiel lassen die Wochenbettdepressionen sofort nach, wenn sich der Partner engagiert um Mutter und Kind kümmert, und sie häufen sich bei ausgeprägtem Stress der

Mutter. Betrachtet man das Campusleben einer amerikanischen Universität, wo Frauen relativ emanzipierter leben und arbeiten, findet sich in Studien sogleich eine ausgeglichene Geschlechterbilanz im Hinblick auf Depressionen. Allerdings könnte man hier einwenden – und von feministischen Vertreterinnen wird es auch getan –, dass depressiv strukturierte Frauen es gar nicht erst bis auf die Universität schaffen.

Die Ursache für die Depressionshäufung bei Frauen sieht der amerikanische Sozialpsychologe George Brown in der Sorge um den Nachwuchs. Denn ließe man den durch Ängste und Sorgen bezüglich der Kinder verursachten Anteil an Depressionen weg, sei das Verhältnis wieder annähernd ausgeglichen.

Aus der Tatsache, dass Homosexuelle ebenfalls eine doppelt so hohe Depressionsrate aufweisen, ließe sich wiederum folgern, dass es an der gesellschaftlichen Diskriminierung liegt, der beide Gruppen, Frauen wie Homosexuelle, ausgesetzt sind. Andere Soziologen sehen die bei Mädchen deutlich höhere Missbrauchsquote als ursächlich an. Da auch Unterernährung depressive Symptome fördert und viel mehr Mädchen als Jungen an Pubertätsmagersucht leiden, könnte hier ein weiterer Grund liegen. Möglicherweise ist auch die traditionelle Ehe tatsächlich die »älteste Zwangsjacke« für Frauen, wie es ein amerikanischer Soziologe formulierte, die Depressionen mittels vielfältiger Einschränkungen und mangels Selbstverwirklichungsmöglichkeiten begünstigt. Tatsache ist jedenfalls, dass sich die Diskrepanz zwischen den Geschlechtern hinsichtlich der Häufigkeit von Depressionen durch Gleichberechtigung reduzieren lässt.

Eine interessante Theorie besagt, der Unterschied liege

daran, dass Männer viel mehr dazu neigten, ihre Aggressionen auszuleben. Aggression wird hier als pure, ursprüngliche Energie verstanden. Kommt sie in Fluss, gerät das ganze Leben wieder in Bewegung. Mehr dazu in meinem Buch *Aggression als Chance*. Orthodoxe jüdische Männer etwa, denen kulturell bedingt so gut wie kein Raum zugestanden wird, Aggressionen auszudrücken, haben tatsächlich eine viel höhere Depressionsrate. Sie liegt etwa so hoch wie die jüdischer Frauen.

Viele depressive Männer neigen im Gegensatz zu depressiven Frauen zu Aggressionsausbrüchen und berichten anschließend von Gefühlen der Befreiung, selbst wenn ihnen der jeweilige Ausbruch peinlich ist und sie ihn rückblickend als völlig unangemessen einschätzen. Da in den mit der Depression so nahe verbundenen Selbstmordabsichten ein hoher Autoaggressionsanteil steckt, liegt es auf der Hand, dass es entlastend wirkt, wenn Aggressionen beizeiten abgeleitet werden. Hier erklärt sich auch die Erleichterung, die durch sportliche Aggressionsabfuhr erreichbar ist und ebenfalls von Männern deutlich mehr in Anspruch genommen wird als von Frauen, deren klassische Sportarten weniger auf den Einsatz von Aggression zielen.

Herbst-, Winter- oder saisonale Depression

Obwohl wir uns von den Rhythmen der Natur weitgehend unabhängig gemacht haben, spüren wir besonders an ihren Schattenseiten noch deutlich unseren Bezug zu ihnen. Bei der Aussicht, mit dem Herbst wieder für drei bis vier Monate im nebeligen Grau zu versinken, wird vielen ganz anders, manchen schwer ums Herz, und einige erleben eine Verdüsterung bis in die Tiefen der Seele. Dass der Herbst mit Abschiednehmen und Loslassen zu tun hat, weiß jeder auch durch die einschlägigen Sprachbilder. Vor allem lässt die Natur, so weit wir sie auch weggeschoben haben, keinen Zweifel an dieser Erkenntnis. Der Tod liegt zur Herbstzeit überall in der Luft, aber er ist uns so zuwider, dass er zum immer größeren Problem wird.

Wir wollen mit dem Tod und mit allem, was uns daran erinnert wie dem Herbst mit seinem Abschiednehmen und erst recht dem Winter, der die Natur scheinbar sterben lässt, nichts mehr zu tun haben. Hier liegt unsere Ablehnung des Herbstes mit seinen melancholischen Farben und Stimmungen begründet. Das Laub färbt sich zwar bunt, aber jeder weiß, dass es das letzte Aufbäumen vor dem Ende ist, ein kurzer Farbenrausch, bevor das Grau, und mit ihm das Grauen, endgültig die Macht übernimmt und schließlich der Winter alles Leben mit seinem weißen Leichentuch zudeckt. Die Analogie zwischen Herbst und Alter und zwischen Winter und Tod teilt sich auch unromantischen Gemütern auf eine direkte sinnliche Art und Weise mit, und nicht wenige reagieren darauf mit einer Depression. Die Bezeichnung Herbst-Winter-Depression ist so schon zu einem stehenden Ausdruck geworden.

Die Schulmedizin versucht auf der Basis ihres allopathischen Denkens, die passive Niedergeschlagenheit mit chemischer Stimmungsaufhellung und Antriebssteigerung zu bekämpfen. Sie hat damit auch einen gewissen Erfolg, jedenfalls solange die entsprechenden Psychopharmaka eingenommen werden. Ergänzend wird heute die mildere Form der Lichttherapie eingesetzt, bei der Depressive vom Licht künstlicher Sonnen bestrahlt werden und mit einer Besserung ihrer Stimmung reagieren. Findige Gemüter flüchten in eigener Regie rechtzeitig in südliche Länder, wo die Macht des Todes ihnen wenigstens nicht so direkt vor Augen geführt wird. Rentner verlassen scharenweise die heimischen trüben Gefilde und bevölkern die von den Sommerurlaubern verlassenen Strände Mallorcas und anderer Sonneninseln, statt sich mit dem Abschied anzufreunden. Die Verlassenheit dieser sommerlichen Ferienparadiese und die Abwesenheit des bunten Lebens spiegeln allerdings die Thematik des Saturninen ebenfalls wider, um die es in dieser Lebensphase eigentlich geht, und so holt sie der Tod wenigstens in symbolischer Form auch hier ein. Ihm zu entkommen ist letztlich unmöglich, und nichts ist für moderne Menschen offenbar schwerer zu akzeptieren.

Die Tatsache, dass Depressionen gehäuft in der zweiten Lebenshälfte auftreten und auf das Jahr bezogen im Herbst und Winter, liegt an deren analoger Beziehung. Die Zeit nach der Lebensmitte ist der Herbst des Lebens und sollte davon erfüllt sein, sich mit der Heim- und Einkehr auszusöhnen. Ein erster Versuch der Aussöhnung könnte darin bestehen, sich auf Herbstspaziergängen an der Schönheit dieser Jahreszeit zu erfreuen und am Spätnachmittag und Abend angesichts eines Sonnenuntergangs den Zauber des Abschiednehmens zu entdecken. Da wir schon fast alle Sonnenaufgänge verschlafen, werden die Sonnenuntergänge umso wichtiger und symbolisieren auf ihre wundervolle Art, was wir sonst kaum ertragen können. Eine Stadt wie Wien und noch deutlicher Venedig wären im Herbst ideale Plätze, um sich mit dem Abschiednehmen auszusöhnen. Künstler wie André Heller oder Ludwig Hirsch mit ihrem guten Verhältnis zum Tod haben die ideale Musik dazu geschrieben. Ein Spaziergang über den Friedhof am Spätnachmittag eines nebeligen Herbsttages, beim Klang von Kirchenglocken, wäre in dieser Hinsicht Therapie, insbesondere wenn er dazu führt, sich auch in dieser Schwingung wohl zu fühlen. Wenn das äußere Licht abnimmt, gilt es, das innere Licht zu suchen und zu finden. Auch das gemeinsame Sitzen um ein Feuer oder das gemütliche Beisammensein in der warmen Stube, in der Besinnliches, Philosophisches oder Alltägliches ausgetauscht wird, bringt die Stimmung des Rückzugs auf angenehme Art näher.

Die Aufgabe liegt also darin, wie es die Depression dann auch erzwingt, das Bild des Winterschlafes positiv aufzunehmen, Ruhe zu geben und sich auf die kommende ruhige Zeit einzustellen, sich in sich selbst zurückzuziehen, statt draußen herumzutoben, und lieber Bilanz zu ziehen. Erst später, wenn wieder Sinn und Ziel gefunden ist, kann man sich daranmachen, das Leben neu aufzubauen und erste Schritte in Neuland zu wagen.

Vorgeschobene Depression

Bei diesem Leiden handelt es sich um eine Sonderform der Depression, die eigentlich keinen Krankheitswert hat, aber immer häufiger auftritt. Wer sich vor irgendetwas mittels Krankheit drücken will, glaubt sich gut beraten, ein Krankheitsbild zu wählen, das weder sicher diagnostiziert noch widerlegt werden kann. Hinzu kommt bei der wachsenden Häufigkeit der Depression, dass sie nichts Besonderes mehr ist und keinen Verdacht erregt. Wenn heutzutage praktisch jeder davon betroffen sein kann, empfinden das einige offenbar als Einladung. So wird die Durchsetzung einer Frührente zwar schwieriger, weil die Finanzminister vieler Länder bezüglich der zur Verfügung stehenden Mittel bereits mit dem Rücken zur Wand stehen, aber sie ist über den Weg einer vorgeschobenen Depression doch noch immer möglich. Allerdings sind solche Verdächtigungen von Missbrauch oder Vortäuschung einer Depression immer mit großer Vorsicht zu betrachten, denn zweifelsohne wird es fließende Übergänge zum Burn-out-Syndrom geben, die als Depression dargestellt werden. Tatsächlich sind sich beide Krankheitsbilder sehr nahe, und hinter mancher Diagnose eines Burn-out-Syndroms steckt in Wirklichkeit eine Depression – wobei hier etwas nicht einwandfrei Objektivierbares durch etwas nicht sicher Diagnostizierbares ersetzt wird.

Die Be-Deutung der Depression

Die Deutungen bei Krankheitsbildern aus dem Bereich der so genannten Geisteskrankheiten sind relativ einfach. Wer unter einer Phobie leidet, etwa in Bezug auf Schlangen, wird offensichtlich von diesem Symptom gezwungen, sich intensiv mit dem Thema Schlange zu beschäftigen. Mit der Zeit wird ihm so noch am ehesten deren Symbolik *deut*lich, und er mag den verführerischen Charakter der Paradiesschlange erkennen, die Eva, die erste Frau, dazu bringt, vom Baum der Erkenntnis des Guten und des Bösen, der Polarität also, zu essen. Wenn solch ein angstgeplagter Mensch im Rahmen seiner Phobie ständig mit Schlangen konfrontiert wird, bekommt er auf diesem Weg viele Möglichkeiten, sich mit ihnen beziehungsweise der Aufgabe, die sie für ihn darstellen, anzufreunden. Wer auf diesem Weg das Verführerische in seinem eigenen Wesen erkennt und sich damit aussöhnt, wird die Angst vor Schlangen allmählich aufgeben können und sie in jenen sinnvollen Respekt wandeln, den man vor Gift- oder Würgeschlangen haben sollte. Entsprechend können auch alle anderen Phobien in ihrem Wesen ihre Aufgabe enthüllen und zu ihrer Lösung verhelfen. Ängste tragen diesen Schlüssel noch direkter in sich als andere Krankheitsbilder.

Ein Mensch, der im Rahmen einer Psychose von Schattenbildern überschwemmt wird und sich geradezu davon überfallen fühlt, soll sich offensichtlich mit diesen Schattenthemen beschäftigen und sich schließlich mit ihnen aussöhnen. In der Vorgeschichte findet man in der Regel viele Anzeichen und Hinweise, die aber sehr oft übersehen wurden. Wer sich mit offensichtlichen Schattenthemen nicht einlässt, wird sie unter Umständen in einem ersten Schritt nachts in Gestalt von Albträumen präsentiert bekommen. Wenn er diese mit Schlaftabletten unterdrückt, verschwinden deswegen die Schattenthemen nicht, sondern geraten unter noch mehr Druck. Irgendwann drücken sie dann durch die Alltagsfassade hindurch und lassen sie zusammenbrechen, worauf man von einer Psychose spricht. Immerhin wird fast ein Drittel unserer Bevölkerung einmal im Leben davon betroffen. Wer sich dagegen freiwillig und bereitwillig mit seinen dunklen Seiten im Rahmen einer Schattentherapie beschäftigt und sich auf sie einlässt, ist vor solchen Überfällen weitgehend sicher.

Wer von Traurigkeit, Schwermut und Todessehnsucht überschwemmt wird, soll sich also offenbar mit diesen Themen einlassen und aussöhnen. Auch hier wäre es naheliegend, es rechtzeitig zu tun und nicht zu warten, bis die Zwangsbelehrungen des Schicksals einsetzen und auf ihre eigene Art ernst machen. Alles Verdrängen von Trauer gleicht einem Ansparen auf eine Depression. Mit all den vermiedenen Auseinandersetzungen mit der eigenen Sterblichkeit und dem Ignorieren des Todes zahlen wir auf dasselbe Depressionskonto ein. Wenn wir uns in eine frustrierende Lebenssituation hineinmanövrieren, aus der es kein Entkommen zu geben scheint, wenn wir ein wesentliches anstehendes Thema einfach nicht bearbeiten, eine Stufe auf dem Lebensweg nicht nehmen und auszulassen versuchen, machen wir uns reif für die Belehrung durch das Schicksal in der konzentrierten Form der Depression. Wenn wir schließlich unser ureigenes Lebensthema ignorieren und statt des eigenen Weges Fremdes – und seien es die wundervollsten Tugenden – leben, gehen wir unbewusst ein weiteres Stück auf die Depression zu.

Wo wir außerdem zulassen, dass der Stresspegel das für uns tolerierbare Maß übersteigt, lösen wir auf der materiellen Basis unseres Gehirns eine Situation aus, die einer depressiven Entwicklung gleichkommt. Wenn wir dann noch eine Veranlagung mitbringen – ob nun im Sinne der Genetik oder der angeborenen seelischen Grundausstattung (depressive Struktur) –, sind wir reif für die Nachtmahrfahrt der Seele.

Die Sprache der Symptome

Die einzelnen Symptome der Depression können im Sinne von *Krankheit als Symbol* gedeutet werden, um die darin verborgen liegenden Lebensaufgaben zu erkennen. Ähnlich wie viele große Themen des Menschseins heute auf körperlicher statt auf seelischer Ebene gelebt werden, enthüllt auch die Depression eine solche Verschiebung zwischen den Ebenen. So wie viele ältere Menschen heute das christliche »Wenn ihr nicht umkehret und werdet wie die Kinder« in Gestalt der Alzheimer-Krankheit erleben – oder Männer die Entwicklung der Anima in Form von weibischen Gesichtszügen und männlichen Brüsten und Frauen die Integration des Animus in Gestalt eines herrischen Gesichts und eines Damenbartes vollziehen –, erfahren immer mehr Menschen das Niedersteigen ins Reich der Toten als Depression.

An erster Stelle zeigen sich dabei Missstimmung, Antriebslosigkeit und Selbstmordneigung. Die Frage, was der Depressive tue, ist im Hinblick auf seine Antriebsstörung leicht zu beantworten: Nichts! Auf Grund seiner Sinnlosigkeitsgefühle fehlt ihm jede Motivation, jede Initiative. Sein Leben hat den Sinn verloren. In einer Zeit, die die Sinnfindung immer niedriger hängt und sie einigen, obendrein noch belächelten Esoterikern überlässt, ist es kein Wunder, dass große Teile der Bevölkerung keinen Sinn mehr in ihrem Leben finden. »Wer suchet, der findet«, weiß die Bibel. Aber das Gegenteil ist genauso wahr: Wer schon gar nicht mehr sucht, der wird auch sicher nicht fündig. Natürlich könnte auch jemand, der eigentlich gar nicht auf Pilzsuche aus ist, nebenbei und mehr zufällig ein paar Pilze entdecken. So wird jemand nach einem Schicksalsschlag, der ihn in die Nähe des Todes gebracht hat, etwa wenn er seinen Lebensfilm ablaufen sah, doch nach dem Sinn des Ganzen fragen. Eine große Mehrheit aber wird, solange die Suche nach Sinn keine Bedeutung bekommt und im Leben keinen Platz findet, glauben, ohne Sinn leben zu können.

Die Frage, was der depressive Mensch fühlt, beantwortet sich ähnlich: Nichts! Es ist ja genau dieser Mangel an Gefühlen, der ihn so verzweifelt macht. Er kann keinen Bezug mehr zu seiner Umgebung herstellen, weil er nichts mehr fühlt. Damit erfüllt er eine Grundforderung des spirituellen Weges auf eine unerlöste Art und Weise: Er ist nicht mehr von dieser Welt, obwohl er noch in der Welt ist. »Lebend tot« oder »wie ein Zombie« sind schreckliche Umschreibungen dieser Situation von Betroffenen. Die erlöste Variante – im Buddhismus so schön beschrieben in Gestalt jenes Menschen, der in völligem Gleichmut lebt und Uppekha verwirklicht hat, was bedeutet, unabhängig von Freud und Leid zu sein –, mag einem Depressiven allerdings wie ein Hohn vorkommen. Trotzdem zeigt sie das eigentliche Ziel des Weges, von dem der Betroffene abgekommen ist.

Wenn er schon nichts tut und nichts fühlt, wird der Depressive dafür umso mehr denken. Je nach Schwere der Depression zermartert er sich das Hirn mit Gedankenschleifen, die im schlimmsten Fall auf Selbstmordfantasien hinauslaufen. Im Sinne von *Krankheit als Symbol* ist dies letztlich die Beschäftigung mit dem Sterben, wenn auch auf äußerst unerlöster Ebene. »Strick oder Kugel?«, »Gift oder Gas?«, heißen die immer wiederkehrenden Fragen. Sowohl Philosophie als auch Religion empfehlen, diese Thematik auf anspruchsvollerem Niveau anzugehen. Doch bevor die Auseinandersetzung mit dem eigenen Sterben gar nicht mehr stattfindet, rutscht sie auf solche Ebenen ab. Wir haben also in Wirklichkeit gar nicht die Wahl, ob wir uns mit dem Sterben beschäftigen, sondern lediglich, auf welcher Ebene wir es tun. Die philosophisch-religiöse Ebene wäre natürlich unbedingt vorzuziehen. Wo das in die moderne Welt nicht mehr zu passen scheint, wäre an die therapeutische Ebene zu denken. Generell übernimmt die Psychotherapie schon jetzt immer mehr Aufgaben der Seelsorge, die früher in den Verantwortungsbereich der Kirche fielen.

Bei all dem ist aber zu bedenken, dass derlei Auseinandersetzung mit dem Sterben unbedingt stattfinden müsste, bevor einen die Depression ereilt. Denn nach ihrem Ausbruch ist es je nach Schweregrad oft zu spät für eine Auseinandersetzung in eigener Regie, und äußere Hilfe wird notwendig.

Der Gestalttherapeut Erving Polster befand schon vor Jahrzehnten, dass Psychotherapie viel zu schade sei, um Kranken vorbehalten zu bleiben. Man sollte sie deshalb lange vor dem etwaigen Ausbruch in der eigenen Geschichte oder Disposition angelegter Krankheitsbilder einsetzen. Es hat sich erwiesen, dass Menschen, die sozusagen zur Bewusstseinserweiterung zur Therapie kamen, sich damit vieles ersparten und erst anschließend erkannten, wie viele Symptome sie doch hatten und loslassen konnten. Wenn jemand nach solchen freiwilligen Ausflügen in die Schattenwelt seiner Seele später trotzdem noch einmal Probleme bekam, zeigte sich, dass er sich nun sehr viel leichter tat, seinen Problemen gerecht zu werden und den in ihnen zum Ausdruck kommenden Lernaufgaben zu entsprechen. Geschickterweise könnte man sich also diesen Ausflug in die eigenen Seelenbilderwelten gönnen, bevor einen das Schicksal gleich zu so drastischen Symptombildern wie anlässlich einer Depression zwingt, wobei deren schlimmste Form nicht einmal mehr über Bilder verfügt. Dann wird die Leere zum absoluten Horror und zur härtesten Karikatur jener buddhistischen Leere, die der Buddha seinen Anhängern auf dem Weg zum Gegenpol der Depression, der Erleuchtung, empfahl. Die Nähe dieser beiden Extreme wird auch durch die Tatsache illustriert, dass Mystiker vor ihren Durchbrüchen die »dunkle Nacht der Seele« kennen lernen mussten. Andererseits signalisiert leider nicht jede Depression Erleuchtungsnähe.

Antriebslosigkeit

Ein antriebsgebremster Mensch wird offenbar von dieser dem Mars-Prinzip zugeordneten Symptomatik gehindert, umtriebig und geschäftig an seiner eigentlichen Aufgabe vorbeizustürmen. Wer nie innegehalten hat und immer nur durchs Leben eilte, wird durch eine Antriebshemmung plötzlich abgebremst. Er wird verweilen und innehalten müssen, wenn auch auf einer wenig inspirierenden Ebene. Er wird sozusagen ruhig gestellt und kann nichts mehr dagegen unternehmen. Er wird vom sympathischen auf das parasympathische System umgeschaltet und hat sich nun erst einmal um Regeneration und Restauration zu kümmern. Alle Fluchtwege sind ihm verbaut, und er wird in den Augenblick gezwungen, der ihm unerträglich und bedrückend erscheint. Nur durch diese Symptomatik aber gelingt es, ihn mit sich und seiner Situation zu konfrontieren.

Das Leben im Augenblick bietet aber auch seine positiven Seiten. Viele streben es vorsätzlich und freiwillig an und versuchen zum Beispiel über Meditation oder andere Exerzitien, diese von allen spirituellen Traditionen propagierte und angestrebte Entwicklungsstufe zu erreichen. Wer auf eine traurige Weise, in Form der Depression, in den zeitlosen Augenblick des Hier und Jetzt gezwungen wird, muss ihn notgedrungen erleiden. Die Antriebshemmung ist dann lediglich das Hilfsmittel, um das Vermeiden dieser Lernerfahrung zu verhindern. Damit verhindert sie auch den Selbstmord. Der Patient fühlt sich so blockiert, dass er gebannt wie die Maus vor der Schlange im Angesicht seines eigenen Gefühls von Totsein verharrt und diese Erfahrung in aller Regel auch durchsteht.

Die Gefahr des erfolgreichen Selbstmordes wird erst durch unser (vor allem pharmakologisches) Eingreifen akut. So ergibt sich eine zwar unfreiwillige, aber eben doch eine Konfrontation mit der Endlichkeit des Lebens. Auch durch diese Erfahrung müsste dem Betroffenen schon deutlich werden, dass es so mit ihm und seinem Leben sowieso nicht weitergehen kann, weil eben alles endlich ist. Die Antriebshemmung hat also diesbezüglich lebenserhaltende Funktion.

Viele erfolgreiche, aber ohne Ziel und Inhalt durch ihr Leben stürmende moderne Menschen können offenbar nur durch eine Depression zum Einhalten gezwungen werden. Wer aber kaum noch innehält, findet oft auch keinen Inhalt im Leben, und dann werden Notmaßnahmen des Schicksals *notwendig*. Wer auf einem falschen Weg unterwegs ist, für den ist die Antriebshemmung eigentlich das Beste, das ihm widerfahren kann. Nur so besteht Hoffnung auf Innehalten und anschließende Umkehr und Korrektur des Weges.

Wer nur so dahinvegetiert und nichts Sinnvolles aus seinem Leben macht, es einfach nur verstreichen lässt, erfüllt den Auftrag des Lebens nicht, sein Dasein zu gestalten und aus sich herauszulassen, was in ihm an Entwicklungsmöglichkeiten angelegt ist. Wer dagegen ein Ziel im Leben hat, das ihn ausfüllt oder das sogar im religiösen Sinn über dieses Leben hinauszielt, und wer entsprechende Inhalte kultiviert, wird weniger zu Depressionen neigen. Ein Zeitgeist dagegen, der die Notwendigkeit zeitweiligen Innehaltens und Überdenkens von Situation und Lebensrichtung kollektiv ebenso zu übersehen droht wie den Inhalt und sich stattdessen an Äußerlichkeiten festklammert und in Materialismus ergeht, muss Depressionen geradezu provozieren.

Vorbeugung in dieser Hinsicht würde bedeuten, im positiven Sinn innezuhalten und sich der Suche nach Visionen und Inhalten zu widmen, bevor einen eine Depression bremst und zwangsweise vom eigenen Trip herunterholt. Freiwilliges Lernen ist vielleicht auch nicht immer angenehm, aber einer Zwangsbelehrung sicher vorzuziehen. Wer rechtzeitig und freiwillig innehält und so inneren Halt findet, der kann daraus Inhalt für sein Leben erwirken und wird erleben, wie dieser Inhalt Leben »erruht«. Er könnte durch sein Innehalten innere Ruhe finden und sich vieles ersparen.

Rechtzeitiges Innehalten – das ist die entscheidende Vorbeugung und die erlöste Form der Antriebshemmung. Wer sich selbst aus dem Willen und Wunsch, Einsicht und Inhalt zu finden, den Antrieb drosselt, braucht nicht zu erleben, wie das Schicksal diesen Zustand in Form einer Depression mit Antriebsschwäche erzwingt. Ob sich das Schicksal dabei der Biochemie bedient, was inzwischen als sehr wahrscheinlich angesehen wird, oder einen anderen Weg findet, ist nebensächlich.

Vorbeugung ist in unserer heutigen Situation eindeutig der Königsweg und nicht nur in Hinblick auf die ausufernden Depressionen von vorrangiger Bedeutung. Innehalten und Zeiten der Einkehr und Regeneration einzuplanen wäre für viele eine großes Leid ersparende Option. Das Problem ist nur, dass wir die Tendenz haben, zu glauben, uns selbst könne es nie treffen. Auf diesem Weg werden alle Statistiken zu Makulatur, denn jeder hofft zumindest insgeheim, dass er zu den wenigen Ausnahmen gehört. Aus langjähriger Erfahrung weiß ich jedoch: Das Schicksal meint jeden von uns persönlich.

Wer also freiwillig hin und wieder den überzogenen Antrieb aus seinem Lebenslauf nimmt und aus dem Laufen ins Verweilen überwechselt, betreibt Depressionsprophylaxe, insbesondere wenn er sich in diesen ruhigen Zeiten mit Fragen der inhaltlichen Gestaltung seines Lebens beschäftigt. Wenn daraus andererseits übertriebene Passivität wird, liegt auch darin die Gefahr der Depression.

Betrachtet man das Leben von aus der Bahn gerissenen erfolgsgewohnten Menschen, bekommt man eine wunderbare Illustration der alten Zen-Weisheit: »Wenn du es eilig hast, gehe langsam und mache einen Umweg.« Menschen, die sich gnadenlos die Peitsche und niemals ein Pardon geben, »verlieren« dann durch die ausführliche Nachtmahrfahrt der Depression in einem ganz anderen Ausmaß Zeit, als sie sich das zuvor vorstellen konnten. Freiwillig waren sie nicht einmal bereit, eine Woche lang auszuspannen; wegen der Depression müssen sie es dann nicht selten viele Monate lang. All die Argumente, die sie einst vorgebracht hatten und die ihrer eigenen Wichtigkeit und Unabkömmlichkeit Rechnung trugen, sind plötzlich nichts mehr wert. Wenn das Schicksal erst einmal in Form der Depression und speziell in Gestalt seiner Antriebshemmung durchgreift, wird alles andere unwichtig – von der Firma bis zur Familie. Und rückwirkend betrachtet geschieht all das eben nicht aus heiterem Himmel. Bevor das Schicksal seine Antriebshemmung dazwischenfahren lässt, hat es in der Regel sanftere Hinweise verwendet, die nur übersehen wurden – etwa in Gestalt einer Ehefrau, die schon lange von überfälligem Erholungsurlaub sprach, oder eines Arztes, der über das Argument von Risikofaktoren ein ähnliches Ziel verfolgte, oder von Kindern, die sich schon längst den Papa mehr für sich gewünscht hatten. Bei sorgfältiger Betrachtung werden sich viele Hinweise finden, die man unbeachtet gelassen hatte.

An einem Beispiel wie Weihnachten lässt sich deutlich ablesen, wie gehetzt wir insgesamt bereits leben. Aus der »stillen« Zeit zwischen den Jahren, den Raunächten, in denen die Menschen traditionell Ruhe gaben und zu Hause blieben, um in aller Stille die Wiederkehr des Lichtes zu feiern, ist eine hektische Zeit der Hochkonjunktur für den Handel geworden. Wir sind getrieben und treiben uns gegenseitig zu immer neuen Rekorden der Hektik und Umtriebigkeit. Die Weihnachtskonjunktur ist nicht mehr wegzudenken; Einkehr und Innenwendung finden immer weniger statt. Das innere Licht aber braucht Ruhe und Geborgenheit, um erkannt zu werden, und so ist es kein Wunder, dass zwar die äußeren Lichter der Werbung immer heller strahlen, aber das innere Licht immer weniger gefunden wird. Den Depressiven fehlt es dann komplett; sie sehen sogar die Hoffnung schwinden, je wieder Licht am Ende des Tunnels zu finden. Sie werden heute mit gewissen Erfolgen mit äußerlicher Lichttherapie behandelt (siehe auch Seite 487ff.), eigentlich fehlt ihnen aber das innere Licht.

Schuldgefühle

Schuldgefühle belasten, und das wollen wir nicht, fühlen wir uns doch ohnehin schon so belastet. Was könnte der Sinn hinter diesen Empfindungen sein? Die notwendigen Fragen wären:

- ♦ Was bin ich dem Leben bisher schuldig geblieben? Was ist eigentlich schon so überfällig, dass es solche Schuldgefühle in mir erzeugen kann? Welche Dinge habe ich offen gelassen, die abgeschlossen werden sollten, und zwar von meinem eigenen Anspruch her und vom Auftrag des Lebens aus betrachtet, der da heißt, der zu werden, der nur ich sein kann?

Nun haben wir in der christlichen Kultur eine unübertroffen große Sündenkrämerei entwickelt und reagieren auf alles Mögliche mit Schuldgefühlen. In der Lebensgeschichte von Hermann Hesse werden sie durch seine Eltern geradezu exemplarisch vermittelt. Beide Elternteile haben ihr Leben auf dem Boden eigener Schuldgefühle verfehlt und machen ihrem Sohn folglich vor allem Schuldgefühle. Sie argumentieren mit dem strengen alttestamentarischen Gott Jahwe, der mit seinem »Auge um Auge, Zahn um Zahn« das Gesetz von Ursache und Wirkung vertritt. Die christliche Lehre würde diese Auffassung eigentlich gar nicht stützen. Über die Jahrhunderte ist man aber zu dem alttestamentarischen Gottesbild zurückgekehrt, mit dem sich die Unterdrückung der Seelen scheinbar leicht rechtfertigen lässt. Die ursprüngliche christliche Religion der Liebe mit ihrem Gnadenaspekt ist dagegen nicht besonders geeignet, Menschen in Angst und Schrecken zu versetzen und vor der kirchlichen Autorität erzittern zu lassen. Das Evangelium ist eine frohe Botschaft, die Menschen einen Weg zur Befreiung weist. Wer dagegen das Gegenteil im Sinn hat, ist mit dem Alten Testament und einem strafenden Gott besser bedient.

Im Sinne des Neuen Testamentes können wir feststellen,

dass Christus die Gesetze verschärft, aber die Schuld gleichzeitig relativiert. In der Bergpredigt macht er – mitfühlend mit der menschlichen Schwäche – sehr deutlich, dass wir alle die Zehn Gebote ständig brechen. Wenn es heißt: »Moses sagte euch, ihr sollt nicht Ehe brechen, ich aber sage euch, wer nur schon seines Nächsten Weib begehrt, ist schuldig«, wird deutlich, dass alle ständig die Ehe (in Gedanken) brechen. Da er diese Gedankenebene nun bei allen Zehn Geboten einführt, bleiben zum Schluss nur Schuldige übrig. Er weiß es und geht auch ständig davon aus. So will er nicht, dass die Ehebrecherin gesteinigt wird, und fordert die Juden auf: »Wer von euch ohne Schuld ist, der werfe den ersten Stein«, wissend, dass sie alle dem siebten Gebot nicht gerecht werden können. Demnach umschreibt die Einhaltung der Zehn Gebote einen Idealzustand hoher Entwicklung, den es durch spirituelle Erfahrungen erst zu verwirklichen gilt.

Über die Analogie kann das Problem der Abtreibung zum Verständnis beitragen. Aus spiritueller Sicht und im Idealfall – hier sind sich eigentlich alle einig – verbietet sich Abtreibung von selbst. Wenn man sie dagegen staatlicherseits verbietet, beginnt ein Elend, das wir lange genug mit angesehen haben. Also müssten wir das Problem durch Bewusstseinsentwicklung lösen, nicht durch Gesetze. In diese Richtung tendiert auch die taoistische Tradition, die davon ausgeht, dass die Notwendigkeit von Gesetzen bereits ein Zeichen von Verfall ist. Hoch entwickelte Menschen würden gar keine staatlichen Gesetze brauchen, sondern dem eigenen inneren Gesetz folgen, das den kosmischen Gesetzen entspricht.

Christus selbst vergab bei vielen Gelegenheiten Schuld, zu

diesem Zweck sei er überhaupt auf die Erde gekommen. Warum sich dann seine beruflichen Vertreter in den Amtskirchen ausgerechnet auf das Gegenteil spezialisiert haben, hat sicher am wenigsten religiöse Gründe. Andererseits hatte er es selbst vorhergesagt, und so dürfte es auch wieder in Ordnung sein. Als er sich entschied, seine Kirche auf den Felsen Petrus zu bauen, stellte er selbst die Weichen in diese Richtung, denn Petrus war offensichtlich derjenige der Jünger, der ihn am wenigsten verstand und am häufigsten verleugnete. Als der Meister die Jünger im Garten Gethsemane auf die letzte Phase seines Auftrages einstimmte und ermahnte, keinen bewaffneten Widerstand gegen seine bevorstehende Festnahme zu leisten, hatte einzig Petrus seine Worte schon Minuten später vergessen und hieb dem ersten auftauchenden Römer auch schon ein Ohr ab. Als Christus ihm dann voraussagte, dass er ihn, bevor der Hahn dreimal krähen würde, schon ebenso oft verleugnet habe, wies Petrus das weit von sich. Aber immerhin merkte er dann beim dritten Hahnenschrei doch, dass der Meister wieder Recht gehabt hatte. Solche Einsichten vermisst man – von wenigen Ausnahmen wie Johannes XXIII. abgesehen – bis heute bei seinen Nachfolgern. Im Übrigen aber lässt sich wieder einmal feststellen, dass im Anfang alles liegt und dass alles auch so in Ordnung ist, da unter den Jüngern niemand die Unvollkommenheit dieser polaren Welt so gut repräsentiert wie Petrus.

Auf diesem kulturellen Nährboden tun wir uns, kurz gesagt, mit Schuld nicht eben leicht und bringen sie bei jeder passenden und unpassenden Gelegenheit ins Spiel unseres Lebens. Die Schuldgefühle im Fall der Depression müssten uns dagegen zu der Frage animieren, wo wir der Einheit oder

Ganzheit noch etwas schuldig geblieben sind, das heißt, wo wir wachsen und uns weiterentwickeln sollten, um dem Punkt der Mitte, dem Heilsein, näher zu kommen. Bei der Depression ist es offensichtlich, dass wir stecken geblieben sind und uns eben gar nicht mehr entwickeln. Das macht schon der depressive Zustand selbst deutlich, in dem sich nichts mehr bewegt und nichts mehr lebendig anfühlt. Diese Stagnation macht im beschriebenen Sinn der »Sünde« als »Absonderung von der Mitte« mit Recht Schuldgefühle – gegenüber unserem nicht gelebten Leben, unserer Ganzheit.

Die übersteigerten Schuldprojektionen, die heute die Medien beherrschen und die die Einzelnen auch schon in ihr eigenes Leben holen, sind wie eine Karikatur jener Schuld, um die es eigentlich geht. Heute ist nach jedem Unglück die erste Frage: »Wer ist schuld?« Diese Frage ersetzt inzwischen schon alles Nachdenken über Eigenverantwortung. Kaum ist jemand auf Eis und Schnee ausgerutscht, fragt er sich, wer da seine Streupflicht schuldig geblieben ist und an der erlittenen Misere die Schuld trägt. Das führt vielleicht vor Gericht zu finanziellen Vorteilen, ist aber im Wesentlichen entwicklungsfeindlich, weil der Griff an die eigene Nase – in Gestalt etwa der Frage, warum ich selbst so unachtsam war oder so ungeeignete Schuhe anhatte – immer seltener wird.

Statt Schuld zu projizieren, wären wir kollektiv besser beraten, wieder mehr zur Eigenverantwortung zurückzukommen und uns zu fragen, wie wir wachsen und reifen können. Bei der Depression ist dieses Thema in Gestalt der schweren Schuldgefühle sehr persönlich gemeint. Wobei der Depressive gegenüber den gesellschaftlichen Schuldprojektionen den Schritt in die Eigenverantwortung bereits übertrieben vollzieht und unter der Schuld fast zu ersticken droht. Er bezieht im Gegensatz zu früher auf einmal alles Schlechte und Negative dieser Welt auf sich selbst, und so nimmt er auch alle Schuld auf sich, allerdings ohne aktiv Konsequenzen daraus zu ziehen. Seine Übernahme der Verantwortung mag übertrieben sein, gemessen am vorherigen Ignorieren oft jeder Eigenverantwortung ist sie aber als Ausgleich zu sehen, sozusagen als übertriebene Korrektur. Wenn wir nicht wach werden und achtsam, besteht immer die Tendenz, von einem Extrem des Lebens ins andere geschleudert zu werden.

Zielführender ist auch hier, lieber rechtzeitig etwas mehr Eigenverantwortung zu zeigen, statt sich dann in der Depression so massiv und übertrieben damit zu belasten. Das Sprichwort sagt: »Wer nicht hören will, muss fühlen.« Rechtzeitig innezuhalten und zu hören, zu horchen und dann auch einmal der inneren Stimme zu gehorchen, das kann einem vieles auch im Hinblick auf Schuldgefühle ersparen.

Sinnlosigkeitsgefühle

Im Zusammenhang mit der Depression zeigt das Sinnlosigkeitsgefühl den Betroffenen, dass sie den Inhalt ihres Lebens aus den Augen verloren haben und dass das, was sie leben, eben keinen Sinn ergibt. So ist hier die Aufforderung enthalten, sich neuerlich auf die Sinnsuche zu machen und dem Leben wieder Inhalt zu geben. Das Jupiter- und das Saturn-Prinzip spiegeln dieses Thema wider.

Auf Dauer wird alles sinnlos, was keinen Inhalt besitzt. Konkret wäre zum Beispiel für das *Berufsleben* zu fragen:

- Wie viel Sinn hat meine Arbeit? Wie viel Berufung liegt in ihr? Ruft sie mich wirklich noch? Oder ist das, was ursprünglich rief, abgearbeitet, und ist nur noch Routine übrig geblieben?

In Bezug auf *Partnerschaft und Ehe* lauten mögliche Fragen:

- Wie viel Inhalt hat die Beziehung noch? Liegen noch Wachstumschancen in ihr? Oder ist auch hier Routine eingekehrt und hat Gewohnheit Liebe und Entwicklung ersetzt? Inwieweit ist es eine Beziehung zum Wohl und inwieweit zum Heil? Wie viel Wohlfühlen und wie viel Heil liegen noch in ihr? Gibt es überhaupt noch Themen zwischen uns beiden, oder sind die ursprünglichen abgearbeitet und bleibt nur das Nachvollziehen alter Muster?

Auch die Frage nach dem gesellschaftlichen Kontext des eigenen Lebens lässt sich stellen. Nach C. G. Jung ist das archetypisch Weibliche die *Bezogenheit*, und so ist dieses Thema für die weiblich bestimmten Wasser-/Erde-Typen (siehe ab Seite 263) besonders bedeutsam:

- Hat mein Leben einen Sinn für die Gemeinschaft, in der ich lebe? Ist es ein Sinn, zu dem ich heute noch aus vollem Herzen stehen kann? Oder hat er sich für die Gemeinschaft oder für mich eigentlich erfüllt?

Am wichtigsten im Zusammenhang der Sinnfindung ist schließlich die Klärung der *philosophischen oder religiösen Einbindung* des Lebens:

- Macht mein Leben einen Unterschied für mich und für die Welt? Gibt es ein größeres Ganzes, in das ich mich (frei-)

willig einfügen kann? Hat Religion für mich eine Bedeutung, die mich in der Seele berührt? Gibt mir mein Glaube oder meine Philosophie Antworten auf die zeitlosen Fragen: Woher komme ich, und wohin gehe ich? Erlebe ich *religio*, das heißt die Rückbindung zu meinen Wurzeln?

Wer keine dieser Fragen mit einem überzeugenden, das heißt von innen herauskommenden Ja beantworten kann, ist sicher depressionsgefährdet. Die besten Voraussetzungen, um die Falle des Sinnverlustes zu vermeiden, sind zum Beispiel ein das Leben (er-)füllendes Engagement, ein Beruf und eine Tätigkeit, die die eigene Seele ansprechen und den Geist anregen und die im heute immer seltener werdenden Idealfall den Körper einbeziehen, aber auch eine lebendige Beziehung, die noch wachsen will und kann, schließlich eine religiöse Orientierung oder doch eine Lebensphilosophie, die trägt und befriedigende Antworten auf die großen Fragen des Lebens gibt. Aber bereits die bewusste Einordnung in das Lebensmandala, das heißt in das archetypische Entwicklungsmodell des Lebens, kann als erster Schritt bei einer Orientierung im großen Muster des Entwicklungskreises hilfreich sein.* Daraus ergeben sich dann in aller Regel weitere Schritte zu Inhalt und Sinn fast von selbst. In dieser Hinsicht bietet sich hier eine wirksame und zielführende Depressionsvorbeugung.

Die Bedeutung der Leere liegt in unserem Zusammenhang in ihrem Doppelsinn. Einerseits ist sie für den Depressiven das deprimierende Nichts, andererseits ist sie für den Bud-

* Siehe dazu meine Bücher *Lebenskrisen als Entwicklungschancen* und *Mandalas der Welt*.

dhisten das Nirvana und damit das Ziel seines Weges und all seiner Ambitionen. Für unseren überanstrengten und oft auch überforderten Kopf ist Leere eine äußerst eindrucksvolle Erfahrung. Wer solch einen Moment der echten Stille in sich erleben durfte, wird ihn nie mehr vergessen. Im Gegenteil, solch ein Augenblick kann die Seele nähren und den ganzen Menschen verändern. Fast immer bleibt nach dieser Art Gipfelerlebnis, denn um nichts anderes handelt es sich, die Sehnsucht auf eine weitere ähnliche Erfahrung. Diese Sehnsucht nach Vollkommenheit ist die gesündeste aller »Süchte«. Allerdings hat auch sie wie alles ihre Schattenseite. Wenn sie nämlich übermächtig wird, kann sie genau verhindern, was sie eigentlich erstrebt, und sogar in die Depression führen. Die Sehnsucht nach Erfahrungen der Ruhe kann auf der Schattenseite zur Quelle von Selbstmordabsichten werden, die mit dem Wunsch verbunden sind, endlich endlos schlafen und träumen zu können, alles loszulassen und für nichts mehr verantwortlich zu sein.

Selbstmordgedanken

Bei der Depression stoßen wir auf verschiedene Symptome, bei denen es sich eigentlich um einzeln zu deutende Themen handelt wie Ängste und Schlafstörungen. Auch die Selbstmordgefährdung ist ein integraler Bestandteil zwar nicht aller, aber doch sehr vieler Depressionen. Sie und die aus ihr sprechende Todessehnsucht, deren Folge eigentlich die Selbstmordgedanken sind, bilden ein eigenes plutonisches Thema. Es muss aber zwingend hier abgehandelt werden, denn Selbstmord ist ein von der Depression nicht zu trennendes Problem. Hinter der überwiegenden Zahl der Suizide steckt eine tiefe Depression.

Wenn das natürliche Ziel der schweren Depression wirklich der Selbstmord ist, wie ein Patient es einmal formulierte, wäre das eine Fortschreibung der totalen Stagnation bis zum Ende. Die Betroffenen versuchen, das Leben zum Stillstand zu bringen, übersehen dabei aber, dass alles immer fließt – *Panta rhei*, wie schon Heraklit wusste. Selbst wenn der depressive Patient gar nichts mehr spürt und keinerlei Fluss mehr wahrnimmt, fließt das Leben trotzdem weiter, und das Wegwerfen des Körpers ist keine Lösung, weil es keine Unterbrechung des Flusses bewirkt. Er fließt unsichtbar, gleichsam unterirdisch weiter. Dies beinhaltet weniger Chancen, aber keineswegs weniger Schmerzen im Sinne der Depression, im Gegenteil.

Ein Suizid schafft auch kein Heraustreten aus dieser Schöpfung, wie atheistische Selbstmörder oft hoffen, sondern bringt den Betroffenen – mythologisch gesprochen – lediglich ins Niemandsland des unerlösten (tibetischen) Bardo-Zustandes, der in diesem Fall »verteufelte« Ähnlichkeit mit der christlichen Hölle hat. Dieser von der Kirche so sehr und bis zur Lächerlichkeit mit Bedeutung geladene Begriff will nur ausdrücken, dass es sich hier um einen Ort handelt, wo die Seele Qualen erleidet, eben Höllenqualen, und jede Kultur kennt solch einen Bereich, wie immer sie ihn nennen mag.

Im Versuch der Selbsttötung kommt zum Thema der Depression noch das Thema der Aggression beziehungsweise Autoaggression hinzu, das sich in den gegen einen selbst gerichteten Mordabsichten ausdrückt. Im Übrigen entsprechen ständige Suizidgedanken der intensiven Beschäftigung mit dem Tod, und diese ist an sich etwas sehr Sinnvolles. Wie überfällig solch eine Beschäftigung mit diesem zentralen Thema ist, wurde bereits ausführlich besprochen. Letztlich haben wir also gar nicht die Wahl, *ob* wir uns mit dem Sterben beschäftigen, sondern lediglich *auf welcher Ebene* wir es tun: bewusst oder später in Form von Depressionen. Und selbst bei deren Therapie haben wir weniger Wahlmöglichkeiten, als wir gemeinhin annehmen. Denn auch hier eröffnet sich nur die Möglichkeit, entweder schon frühzeitig und zu Lebzeiten über Psychotherapie in diesen Bereich einzusteigen oder nach dem Sterben im Kreise der eigenen Bilder die Nachtmahrfahrt der Seele zu unternehmen. Die Wahl zwischen dem freiwilligen Besuch in der Unterwelt und der Seelenreise nach dem Tod ist aber auch keine wirkliche, denn die Bilderreise nach dem Tod ist für jeden zwingend, sie kann lediglich durch solche Unternehmungen wie eine Reinkarnationstherapie gut vorbereitet werden.

Selbstmord ist in den meisten Religionen und Kulturen verboten oder mit einem Tabu belegt, wenn man einmal vom rituellen Suizid absieht, wie er etwa in Indien lange üblich war, wo die Witwe sich mit dem Leichnam ihres Mannes lebendig verbrennen lassen musste und dies manchmal auch selbst wollte. Obwohl das Ritual längst verboten ist, springen noch heute Witwen auf brennende Scheiterhaufen, um *Sati* (wörtlich: treue Gattin) zu werden.

Ähnliches gibt es in der insgesamt sehr vom plutonischen Archetyp bestimmten japanischen Kultur, die Harakiri als eine sehr ehrenvolle Methode kennt, bewusst aus dem Leben zu scheiden. Im Krieg wurde die US-Flotte von den japanischen Kamikaze-Piloten attackiert, die absichtlich ihre Maschinen in die amerikanischen Kriegsschiffe lenkten. Kamikaze heißt übersetzt »göttlicher Wind«. Die japanischen Piloten hatten ihre Totenfeiern im Kreise der Familien hinter sich und wurden mit allen Ehren verabschiedet, bevor sie sich vorsätzlich für ihren Gott-Kaiser in den Tod stürzten.

Was die modernen islamistischen Selbstmordattentäter angeht, sieht zwar der Koran nichts dergleichen vor, im Gegenteil wird hier jede Tötung von Menschen scharf verurteilt, aber unter dem hetzerischen Einfluss bestimmter Mullahs wird es ihnen doch als Ehre verkauft und vor allem als die Chance, auf einen Schlag in den siebten Himmel zu gelangen.

Sonst ist Selbstmord tabu, schon aus dem Gedanken heraus, dass der Mensch sich damit etwas anmaßt, das nur Gott zusteht. So gilt der Suizid als schwere Form der Hybris, der Auflehnung gegen die Götter und ihren Willen. Immerhin zerstört man mutwillig mit dem eigenen Körper etwas, das Gott – auch nach dem Verständnis unserer Bibel – selbst geschaffen und dem er seinen göttlichen Odem eingehaucht hat. Wenn der Mensch diesen nun auf Grund einer eigenmächtigen Entscheidung vorzeitig aushaucht, vergeht er sich damit nach dem Verständnis fast aller Religionen gegen den göttlichen Plan. Bei den Griechen der Antike und bei den Germanen, aber auch im Osten stand es nur den drei weiblichen Schicksalsgöttinnen zu, den Lebensfaden zu durchtrennen oder die Atemzüge zuzuteilen.

Selbstmörder nehmen sich etwas heraus, das sie nicht ein- und abschätzen können. Meist beruht ihre Tat auf der völlig irrigen Annahme, dass sie es danach besser haben werden. Mit dieser Art von Übergriff auf einen Bereich der Götterwelt nehmen sich die Betroffenen nur Chancen. Sie wollen ihr Leben verkürzen, aber ihr Entwicklungsweg wird durch die Tat sogar länger, denn die so beendete Inkarnation wird dadurch zum Umweg.

Psychologisch spiegelt sich im Suizid die Mutlosigkeit, sich den Aufgaben des Lebens zu stellen. Er stellt einen Akt der Verweigerung dar, und zwar den größten denkbaren: Man verweigert sich ja in allen Punkten allem – und damit dem Schicksal. Stattdessen drückt man sich, und somit ist es die größte vorstellbare Drückebergerei, wenn auch einer schrecklichen Aussichtslosigkeit und Verzweiflung geschuldet.

Selbstmorde sind obendrein sehr stark vom kollektiven Bewusstseinsfeld abhängig und haben einen starken Ansteckungsfaktor oder Nachahmungseffekt. So kann es gar zu Selbstmordwellen kommen, wenn sich eine charismatische Person umbringt. In einem Schweizer Kanton haben deshalb alle Anwohner sowie vor allem auch Fernsehen und Presse zugestimmt, ein ganzes Jahr lang Suizide mit keinem Wort zu erwähnen. In dem Kanton sank während dieser Zeit die Selbstmordrate auf knapp 10 Prozent der vorherigen Rate. Als man nach diesem Versuchsjahr wieder begann, »normal« zu berichten, stieg in dem Kanton die Zahl der Selbstmorde erneut auf die für die Schweiz üblichen Werte an.

Bereits in der Bezeichnung *Selbstmord* wird eine aggressive, genau genommen sogar eine autoaggressive Komponente deutlich. Und es handelt sich hier wirklich um Mord und nicht um Totschlag, denn es ist ja praktisch immer Vorsatz dabei. Obwohl die Bezeichnung Selbsttötung vielen milder und humaner erscheinen mag, trifft das Wort Mord jedoch sehr genau den Sachverhalt, jedenfalls was die kriminaltechnische Auslegung angeht.

Wenn wir davon ausgehen, dass Mord aggressiv ist, ist der Selbstmord autoaggressiv und fällt damit unter einen anderen Archetyp. Nach außen zielende Aggression ist dem archetypisch männlichen Aggressions- oder Mars-Prinzip zuzuordnen. Die gegen sich selbst gerichtete Aggression ist die archetypisch weibliche Form und untersteht dem Pluto-Prinzip. Als Brutus den Dolch gegen Cäsar führte, handelte es sich um die männliche marsische Aggression. Als Cäsars Freundin Kleopatra die Giftschlange mit ins Bett nahm, um sich irgendwann während der Nacht von ihr beißen zu lassen, zeigte die Aggression ihr weibliches plutonisches Gesicht.

In der Depression findet sich diese weibliche Form der Aggression, die Autoaggression. Wie bereits erwähnt, ist die Depression generell ein in den Schatten gesunkenes Thema des weiblichen Pols. Die Nachtmahrfahrt der Seele hat viel mehr mit weiblichen Symbolen und Themen zu tun als mit männlichen. Hierher gehören mythische Figuren wie die Hekate, die dunkle Göttin des Mondes, oder Persephone, die Herrin der Unterwelt. Selbst Pluto, der Heimatplanet von Pluto/Hades, des Gottes im Totenreich, ist weiblich, und Skorpion, sein Zeichen im Tierkreis, ist es ebenfalls.

Das Einlösen oder sogar Erlösen des Plutonischen geschieht durch die Metamorphose, die völlige Umwandlung. Bei einer schweren Depression mit starken Selbstmordabsichten ist dieser radikale Schritt vonnöten. Kommt es zur

Metamorphose in einem tiefen Sinn oder zur Metanoia, zur tiefen Reue, und führt sie zur Kehrtwendung des ganzen Lebensschiffes, kann einer Depression dadurch die Spitze genommen werden und sich nach der Schattenreise ein Wiederaufstieg in die lichte Welt ergeben.

Ängste

Angst zu haben ist etwas Urmenschliches und wird nicht nur im Rahmen von Depressionen erlebt – insgesamt sogar mehr noch außerhalb dieses Bereiches. Trotzdem ist kaum eine Depression frei von Angst. Dies mag auch daran liegen, dass eigentlich kein Mensch vollkommen angstfrei ist, außer vielleicht ein Verwirklichter, der endgültige Befreiung gefunden hat. Ein scheinbar angstfreier Mensch könnte beeindruckenden Mut haben oder auch nur an einem Mangel an Fantasie leiden.

George Brown, ein amerikanischer Angstforscher, sagt, Angst und Depression seien wie zweieiige Zwillinge, wobei Depressionen sich auf zurückliegende und Ängste sich auf bevorstehende Verluste beziehen würden. In der Depression fühlen sich die meisten Patienten völlig verängstigt, und Angstpatienten erscheinen meist auch tief deprimiert, sodass beides nach einiger Zeit kaum noch voneinander zu trennen ist. Den so genannten Angststörungen liegen obendrein ganz ähnliche Konflikte zugrunde wie Depressionen. Manfred Fichter, ein Psychiater, der sich auf Ängste spezialisiert hat, findet bei einem Drittel seiner Patienten im Hintergrund massive Trennungskonflikte.

Man braucht das Phänomen der Angst keinem Kind zu erklären, es weiß vielmehr von Anfang an darüber Bescheid. Doch hat selbst die Angst ihre zwei Seiten und damit auch eine positive. Ohne Angst oder zumindest ohne größten Respekt vor Autos kann ein Mensch in einer Großstadt kaum überleben. Insofern ist die Angst vor Autos genau wie beispielsweise die vor Feuer lebenserhaltend. Um diese sinnvolle Angst, für die wir auch das Wort Respekt gebrauchen und die wir unseren Kindern möglichst früh beizubringen suchen, soll es hier nicht gehen.

Dann gibt es noch jene Seite der Angst, die viele Menschen fasziniert. Sie führt dazu, dass Millionen allabendlich vor dem Fernsehschirm hängen wie früher an den Lippen von Geschichtenerzählern und sich an beängstigenden Szenarios von Action- oder Horrorfilmen ergötzen. Schon in der Ankündigung werben die Programmmacher mit der nackten Angst, die hier zum Zuge kommen soll. Hinter dieser (ver-) lockenden Angst steckt wohl das uralte Bedürfnis vor allem junger Menschen, auszuziehen und das Fürchten zu lernen, von dem das Märchen so anschaulich erzählt. In einer Gesellschaft, in der allmählich eine Mehrheit nicht mehr erwachsen wird, sich an Kindernahrung an den einschlägigen Schnellfutterstellen, Fastfood-Restaurants genannt, erfreut, in der Manager mit Pubertätsersatzritualen fit gemacht werden und in der bei jeder Gelegenheit junge »Männer« für Kriegsspiele zu gewinnen sind, ist diese Angst Ausdruck eines Defizits an Erwachsensein und den entsprechenden Pubertätsritualen. Ausführlich habe ich dies in dem Buch *Lebenskrisen als Entwicklungschancen* ausgeführt, und es soll hier deshalb nicht näher thematisiert werden.

Mit Angst im medizinisch-psychologischen Bereich ist die neurotische Angst gemeint, die einer aktuellen konkreten Situation gar nicht angemessen ist. Tatsächlich stammt sie meist aus früheren Situationen und Erlebnissen. Sie hat sich sozusagen in der Zeit verirrt.

Nach meiner Einschätzung ist eine frühe Basis unserer Angst das Erlebnis der Enge bei der eigenen Geburt. Möglicherweise hat ein Kind auch noch frühere traumatische Erfahrungen gemacht, etwa im Rahmen von gescheiterten Abtreibungsversuchen. Mit der Geburt kommen aber auf alle Fälle Angst und Enge ins Spiel. Das Kind muss die schlaraffenlandartige Situation der frühen und mittleren Schwangerschaftszeit aufgeben, in der es sich in gleichsam unendlicher Weite und wohliger Wärme um nichts zu kümmern hatte. Alles, was es brauchte, floss ihm über die Nabelschnur von selbst rechtzeitig und reichlich zu. Dann aber muss es mit dem Nahen der Geburt die Weite mit zunehmender Enge tauschen und vom frei schwebenden Zustand in extreme An- und Einspannung wechseln. Spätestens mit den Senkwehen sollte es sich auf den Kopfsprung in die polare Welt der Gegensätze einstellen. Der Kopf verliert nun jede Bewegungsfreiheit und wird im kleinen Becken der Mutter fast wie in einen Schraubstock gepresst. Stanislav Grof beschreibt diese Phase der Geburt als extreme Traumatisierung, und wir erleben in der Reinkarnationstherapie, bei der ja immer die eigene Geburt nochmals durchlebt wird, Ähnliches. Solange die mütterlichen Wehen nicht weiter produktiv sind und keinen Raumgewinn für das Kind bringen, sondern ihre ganze Kraft bei der Eröffnung des Gebärmuttermundes erschöpfen, bleibt das Kind in einer subjektiv als aussichtslos empfundenen Situation stecken. Es sieht im wahrsten und im Ursinn des Wortes kein Licht am Ende des Tunnels, und in dieser Situation entsteht natürlich Angst. Hinzu kommt das extreme Engegefühl, da das Köpfchen, von allen Seiten eingespannt, gegen ein Hindernis vorangepresst wird. Diese Enge ist gleichbedeutend mit der Urangst des Menschen, was bis in die Sprache hinein nachvollziehbar ist. Das lateinische Wort für »eng« oder »schmal« ist *angustus* und gilt als die Wurzel des Wortes Angst.

Wichtig ist zu erkennen, dass an dieser ersten, mit der Urenge verbundenen Angst niemand Schuld trägt. Sie gehört offenbar zum Leben, so wie es zum Leben gehört, Angst überwinden zu lernen. Auch jeder spätere Übergang im Leben verlangt den Mut und die Kraft, die Angst vor dem Neuen, vor dem noch völlig Unbekannten zu überwinden und wie das Kind bei der Geburt den Kopfsprung ins Leben beziehungsweise auf dessen nächste Stufe zu wagen.

Die größte Angst des Menschen und wahrscheinlich auch der Tiere ist die Todesangst, ähnlich wie der Überlebenstrieb der stärkste ist. In gewisser Weise hat die Angst bei der Geburt auch daran Anteil. Nicht nur kommt durch die Enge des Geburtskanals Todesangst ins Spiel, aus der Perspektive der jenseitigen Welt ist die Geburt geradezu ein Sterbeprozess.

In der Pubertät kann es ebenfalls im übertragenen Sinn sehr eng werden und eine schwere Geburt anstehen. Wohl aus diesem Grund inszenieren die Menschen archaischer Kulturen, die wir so fälschlich Primitive nennen, diese Engesituationen mit der dazugehörigen Angst absichtlich in ihren Ritualen nach. Jugendliche werden darin vorsätzlich in Angst und Schrecken versetzt. Erst wenn sie mit dieser *Panik* fertig geworden sind, das heißt, wenn sie dem Naturgott Pan standgehalten haben, können sie im Rahmen des rituellen Geschehens auf die andere Seite des Grabens in das Neuland der nächsten Entwicklungsstufe geholt werden. Auf für uns verblüffende Weise sind sie danach wirklich erwachsen, während wir unseren jungen Leuten solchen und möglichst auch jeden anderen Schrecken ersparen (wollen) und uns dann wundern, dass sie nicht erwachsen werden und auch nicht mit Angst umgehen können.

Wer die Engesituation der Geburt nicht bewusst verarbeiten konnte, meist weil alles zu schrecklich und unerträglich für ihn war, läuft immer wieder Gefahr, mit neuerlichen Engegefühlen konfrontiert zu werden. Man kann darin eine Bosheit des Schicksals sehen, das einem immer gerade die Aufgaben zuschiebt, mit denen man noch nicht zurechtkommt. Darin ließe sich aber auch gerade die Weisheit der Schicksalsmacht erkennen. Denn auch in der Schule konfrontieren wir Kinder ja immer wieder gezielt mit den Aufgaben, die sie noch nicht bewältigt haben, damit sie sie üben. So ähnlich kann man sich auch die Schule des Lebens vorstellen – mit einem großen Lehrer oder einer großen Lehrerin, die in Weitsicht und Weisheit darüber wacht, dass jeder immer wieder die Chance bekommt, wiederholend und übend das zu lernen, was der Lehrplan für ihn vorsieht. In der Lebensschule sind die Lehrpläne allerdings so individuell gestaltet, dass wir insgesamt leicht den Überblick über den Stoff verlieren und ins Werten und damit in die Ablehnung der anstehenden Aufgaben verfallen. Daraus resultieren dann Krankheitsbilder und Krisen. Und es gibt heute leider eine große Zahl von Menschen, die ihr Geburtstrauma nicht überwunden haben. Zum Glück wird diese Zahl in Zukunft abnehmen, weil moderne Geburten nach den Methoden von Frédéric Leboyer und Michel Odent von ganz anderer Stimmung getragen sind und Traumata vermeiden helfen.

Die Angst ist immer eine Art Wegweiser – wo sie auftritt, ist auch der nächste Schritt gefragt. Allerdings ist das Schicksal bei seinen Inszenierungen durchaus nicht nur auf die physische Ebene angewiesen, sondern wird sehr wohl auch auf seelische und soziale Engpässe setzen. Wer mit der unverarbeiteten Grundangst der Geburt durchs Leben geht, kann nicht nur in Straßentunnels und engen U-Bahnschächten, in Lifts und bei Drängeleien in engen Kaufhausgängen therapiert werden. Für ihn mag es auch partnerschaftlich oder beruflich immer wieder eng werden. Wer gelernt hat, die erste Enge des Geburtskanals auszuhalten und zu bewältigen, wird auch in diesen Situationen Ruhe bewahren und folglich eher zu den Siegern gehören. Wenn ein Abteilungsleiter seinen Mitarbeitern mitteilt, dass im Laufe des Jahres die Hälfte von ihnen »freigestellt« werden müsse, haben einige die innere Sicherheit, dass sie gewiss nicht dazugehören werden, während andere sich in ihrer immer lauernden Angst bezüglich Engesituationen sofort angesprochen fühlen. Das hat wider Erwarten oft gar nichts mit der Ausbildung oder den Fähigkeiten zu tun, die man in die bedrohte Arbeitssituation einbringen kann, sondern mit dem ins Leben mitgebrachten angeknacksten Urvertrauen. Ausgeprägtes Urvertrauen wird auch die Fähigkeit, im richtigen Augenblick das Richtige zu tun, deutlich erhöhen und schon aus diesem Grund die eigenen Chancen verbessern.

Das Thema Ur- und Selbstvertrauen spiegelt sich in der

Selbstsicherheit. Wer ein gutes Urvertrauen hat, wird für Enge und Angst weniger empfänglich sein als jemand, der auf geringe bis keine Selbstsicherheit zurückgreifen kann. Urvertrauen entsteht noch vor der Angst. In der schon angedeuteten Situation im Mutterleib, wo das Ungeborene in der weiten Freiheit der Fruchtblase schwerelos schwebt und automatisch alles bekommt, was es braucht, kann sich dieses Urgefühl von Vertrauen bilden, falls diese Situation nicht von außen gestört wird. Solche Störquellen können von so gravierenden Dingen wie Abtreibungsversuchen und -gedanken bis hin zu den nur scheinbar harmlosen Wünschen der Eltern nach einem bestimmten Geschlecht des Kindes reichen. Wenn beide Elternteile sich einen Stammhalter wünschen und ein kleines Mädchen weiß neun Monate lang, dass es bei der Geburt ihre große Enttäuschung sein wird, kann es kein oder kaum Urvertrauen entwickeln, es fühlt sich vielmehr falsch, zumindest am falschen Ort.

Während die Grundangst in einem bewussten neuerlichen Durchleben der Geburt noch recht gut angegangen werden kann, jedenfalls im Rahmen von Therapien, die diesem Thema Raum geben, ist es mit dem Nachbereiten von Urvertrauen nicht so einfach. Das Kind erlebt sich in den ersten Monaten seines Lebens noch eins mit der Mutter und macht auf dieser Basis Einheitserfahrungen. In der Reinkarnationstherapie erleben unsere Patienten in dieser Zeit oft ekstatische Empfindungen und rauschhafte Erlebnisse von Einssein mit allem. Später ist es zwar auch noch möglich, solche Erfahrungen zu sammeln, aber leider bei unserer Lebensform nicht sehr naheliegend. Alle Gipfelerlebnisse würden in diese Richtung gehen. Sie können, wie schon erwähnt, etwas zum

Urvertrauen beitragen. Aber auch jede andere Form von Einheitserfahrung, die sich im Rahmen von Meditationen oder Exerzitien ereignet oder beim Versinken in ekstatische Sport- oder Musikerlebnisse auftritt, kann nachträglich Urvertrauen schaffen.

Bei Menschen, die weder mit gesundem Urvertrauen gesegnet sind noch ihr Geburtstrauma bewusst verarbeiten konnten und deshalb bevorzugt Opfer von Angst geworden sind, kann sich mit der Zeit, gleichsam gespeist aus dem Energiereservoir der Grundenge, das Angstgefühl auf verschiedene Situationen ausdehnen. Die Psychiatrie spricht dann von generalisierten Angststörungen, und die Therapie wird umso schwieriger, je weiter sich die Angst schon ausgebreitet hat. Dass immer Enge mit im Spiel ist, kann man daran erkennen, dass sich der Atem verändert und es meist schwieriger wird, Luft zu bekommen, eben weil sich die Luftwege tendenziell verschließen. Angst ist eine Situation von Verschlossenheit. Besonders deutlich wird das bei Asthma bronchiale.

Man könnte Angst fast über die Atemstörung definieren. In der Angst *stockt einem der Atem*, oder *es verschlägt einem den Atem*, oder man muss (mühsam und bewusst) *tief durchatmen*, um mit etwas fertig zu werden. Wo man dagegen frei atmen kann, ist keine Angst. Der indische Mahatma, was zugleich große Seele und großer Atem heißt, hat im Allgemeinen keine neurotische Angst, sondern lebt eine beeindruckende Offenheit, die sich vor allem seelisch zeigt, aber eben auch in seinem großen und freien Atem. Das mag einer der Gründe sein, warum die indische Tradition die Wichtigkeit der Atemschulung für den Entwicklungsweg so sehr betont. Auf diesem Weg gilt es natürlich auch, die Ängste hinter sich zu lassen.

Eine im Westen heute beliebte Erfahrungsebene bietet dazu die Atemtherapie. Wir sprechen in diesem Zusammenhang vom verbundenen Atem. Ähnliche Ansätze verbergen sich hinter Namen wie Rebirthing und holotropes oder psychoenergetisches Atmen. Diese Form von Atemtherapie ist unter anderem die Kehrseite eines mit Angst verbundenen Krankheitsbildes, der Hyperventilationstetanie. Bei dieser Symptomatik beginnt ein Mensch in einer Situation, die ihm Angst macht, mehr zu atmen, als ihm auf den ersten Blick gut tut. Nach kurzer Zeit wird er auf Grund der sich ändernden Stoffwechsellage in Krämpfe geraten – so würde die schulmedizinische Interpretation lauten. Von außen betrachtet erkennt man oft sehr deutlich die Angst in den Augen der Betroffenen und eine eigenartige Körperhaltung, die an die Stellung des Embryos kurz vor der Geburt erinnert. Der erwachsene Körper nimmt diese lange zurückliegende Haltung bei dem Versuch ein, noch einmal und jetzt erfolgreicher die Urenge der Geburt zu durchleben.

Noch während meines Studiums, lange vor der Zeit, als ich mich mit deutender Medizin beschäftigte, habe ich einmal in einem Flugzeug solch eine Situation erlebt. Die einschlägigen schulmedizinischen Medikamente waren nicht an Bord, und den Versuch der Rückatmung in eine Plastiktüte machte der völlig verängstigte Fluggast in seiner Panik mit letzten Kräften zunichte. So blieb mir nichts anderes übrig, als neben ihm sitzend beruhigend auf sein Ausatmen einzuwirken. Mein »Patient«, ein großer, voluminöser Mann, hatte sich inzwischen völlig in der Embryohaltung verkrampft und atmete in seinen Krämpfen maximal. Nachdem meine Anstrengungen längere Zeit kaum Erfolg hatten, fielen plötzlich innerhalb von Sekunden alle Krämpfe von ihm ab, und er wechselte aus seiner Haltung der Enge und dem Gefühl des Unglücks in eine beeindruckende Entspannung. Auf seinem Gesicht spiegelte sich ein mir damals völlig unerklärliches Glücksgefühl. Ohne es noch zu verstehen, war ich Zeuge einer Atembefreiung geworden. Der Fluggast hatte sich selbst therapiert. Indem er durch das Engegefühl hindurch geatmet hatte, war sein Geburtstrauma ein gutes Stück gelöst worden. Hätte ich ihn mittels Kalzium- oder Valiumspritze aus dieser Situation »befreit«, wäre er zwar körperlich den Krämpfen entkommen, aber seelisch weiterhin stecken geblieben, und die Situation wäre bei jeder passenden Gelegenheit wieder aufgetreten. Das ist auch die Erfahrung der Schulmedizin bei ihren Behandlungen der Hyperventilationstetanie, die aus einer anderen Perspektive im Wesentlichen als Selbstbefreiungsversuch des Organismus aus Engesituationen wie der Geburt zu interpretieren ist.

Hätte der Fluggast seine Angst vor der Enge des Flugzeuges vor dem Start zum Beispiel gegenüber einer Stewardess geäußert, wäre ihm die Situation wahrscheinlich erspart geblieben. So aber hatte er versucht, sie zu überspielen, hatte einen Drink bestellt und an seinen mitgebrachten Akten zu arbeiten begonnen. Nun war das Schicksal aktiv geworden und hatte der unterdrückten Angst Raum verschafft. Nachdem er sich in die Krämpfe hineingeatmet hatte, bekam die jetzt unübersehbare Angst Anerkennung, was so weit ging, dass über Lautsprecher im Flugzeug nach einem Arzt gesucht wurde.

Die meisten Zahnärzte kennen diese Situation und gehen

mit ihr routiniert um. Während Psychotherapeuten oft Probleme haben, Angstpatienten in der Therapiesituation mit ihrer Angst zu konfrontieren, gelingt das den Zahnärzten meist nebenbei. Sie lassen den Patienten nun aber nicht bis in eine Tetanie hineinatmen, sondern sprechen die Angst an und geben dem Betroffenen so eine Möglichkeit, sie auszudrücken und damit von der Körperbühne fern zu halten. An solchen Beispielen lässt sich besonders gut zeigen, wie sehr der Körper zur Darstellungsebene für im Bewusstsein nicht akzeptierte Themen werden kann. *Krankheit* kann uns also *als Sprache der Seele* auch helfen, die Angst zu entschlüsseln.

Angstsymptome und insbesondere die bereits angesprochenen Phobien sind geradezu ein klassischer Beleg für die Symbolkraft der Symptome. Wer mitten in Deutschland Angst vor Spinnen hat, ist offensichtlich nicht gut informiert, denn es gibt hier keine gefährlichen Spinnen. Es ist vielmehr das Wesen der Spinne, das Angst hervorruft. Die Spinne erinnert in ihrer aus Menschensicht unguten, ja hinterhältigen Art des Fallenstellens an das eigene verdrängte Spinnenwesen, und das macht Angst, solange es einem nicht bewusst ist. Hier wird *Krankheit* direkt *als Symbol* erfahrbar, und der Lösungsweg zeichnet sich im Sinne der deutenden Medizin ab. Wo ängstliche Enge herrscht, müsste Weite und Offenheit einkehren. Wenn ich mich meinem eigenen Spinnenwesen oder welchem unterdrückten Thema auch immer öffne, kann ich die dazugehörige Angst loslassen. Sobald ich das Grundproblem der Enge, die Geburt, bewältige, kann ich meiner Grundangst die Basis entziehen.*

* Ausführlicher und um eine CD zur praktischen Bearbeitung der Ängste ergänzt, lässt sich das Thema in dem Buch *Angstfrei leben* nachlesen.

Was den therapeutischen Umgang mit Ängsten angeht, sind sich fast alle Fraktionen innerhalb der Medizin einig, dass es nicht darum gehen kann, die Angst auslösenden Situationen zu meiden. Im Gegenteil sollte man sich mit ihnen konfrontieren. »Da, wo die Angst ist, ist der Weg«, sagte der Gestalttherapeut Rollo May.

»Nur nichts vermeiden«, lautet auch die Devise von Professor Manfred Fichtner. Er rät, sich angsterfüllten Situationen schrittweise zu nähern und auch irrationalen Ängsten nicht auszuweichen. Die Patienten seiner Medizinisch-psychosomatischen Klinik Roseneck im oberbayrischen Prien werden dazu angehalten, sich in kleinen Schritten auch unangenehmen Situationen konkret zu stellen. Bei geführten Meditationen sind auf der Bilderebene diesbezüglich die verschiedenen Annäherungsschritte möglich, weil die Seelenbilderwelten ideale Rahmenbedingungen schaffen.

Die Ängste bei der Depression beziehen sich auf sehr unterschiedliche Themen, deren Irrationalität meist noch rascher zu durchschauen ist als bei Schlangen- oder Spinnenphobien. Ihre Quelle liegt neben der Enge der Geburt auch in jener der Niederdrückung durch die Depression selbst, in zu enger, erdrückender Mutterbindung im Sinne von Overprotection-Mustern oder in Existenzproblemen, die die Luft zum Atmen nehmen. Depressive leben in maximaler unerträglicher Enge und finden keinen Ausweg. Das beschriebene neuerliche Durchleben der Geburt kann hier oft bezüglich der Enge weiterhelfen. Auch Panikattacken können eine Rolle spielen und deuten dann an, dass die Aussöhnung mit dem Naturgott Pan offen geblieben ist, der die Aufgabe hat, die Polarität ins Leben zu bringen.

Enttäuschung

Schon im Wort selbst liegt die Lösung: Die Ent-Täuschung ist das Ende der Täuschung. Das Problem dabei ist lediglich die negative Einschätzung, die jede Enttäuschung bei uns erfährt. Wir wollen nicht enttäuscht werden. Würde es uns aber je gelingen, Enttäuschung zu vermeiden, wären wir am Ende unserer Tage völlig in Täuschungen verfangen. Für einen östlichen Menschen wäre es eine Schreckensvision.

Wir brauchen Enttäuschungen geradezu, um unsere Einschätzungsfehler, falschen Erwartungen und kindlichen Illusionen zu korrigieren. Zum Glück ist es sehr unwahrscheinlich, ohne Enttäuschung durchs Leben zu gehen, denn dann müssten wir ja immer alles richtig einschätzen und dürften keine einzige falsche Erwartung haben. In Wirklichkeit machen wir Fehler, werden dadurch enttäuscht und können über diesen Weg bisher Fehlendes in unser Leben integrieren, wodurch es vollständiger und heil wird. So sind Fehler und Enttäuschungen der Dünger auf dem Lebensweg, dessen Ziel – jedenfalls aus Sicht fast aller spirituellen Traditionen – es ist, diese Welt als eine der Täuschungen zu durchschauen. Nach indischer Auffassung heißt sie Maja und baut sich aus den beiden Täuschern Raum und Zeit auf. Nach den Vorstellungen der alten Ägypter wurde sie aus dem Schleier der Isis gewebt, den es durch ein mutig gelebtes Leben zu lüften galt.

So betrachtet sind Enttäuschungen das Beste, das uns widerfahren kann. Wir müssen nur lernen, mit ihnen umzugehen. Man kann sich Enttäuschungen übel nehmen, wie es Depressive tun, oder sich über sie als willkommene Wachstumschancen auf dem Entwicklungsweg freuen. Man kann sie als

Zeichen des Mutes und gelebten Lebens in einem positiven Licht sehen und bewerten.

Enttäuschung ist nur möglich, wenn wir uns vorher getäuscht haben. In diesem Sinne ist sie eine ebenso notwendige wie sinnvolle Korrektur. Bei Depressiven mit ihren oft fundamentalen Enttäuschungen wird an diesem Punkt deutlich, wie weit sie von dieser konstruktiven Haltung entfernt sind und wie lang folglich auch ihr Weg aus dem Schattenreich sein wird.

Appetitlosigkeit

Keinen Appetit zu haben bedeutet symbolisch, das Leben nicht integrieren und nicht verdauen zu wollen. Östliche Menschen sprechen ganz direkt davon, Bhoga (Weltessen, Genuss der Sinnesobjekte) zu üben, und sie verstehen es zeitlebens als Aufgabe. Selbst an sich verbotene Genüsse sind ihnen erlaubt, wenn sie dem spirituellen Wachstum dienen. Genau dies lehnen Depressive jedoch ab. Ihnen schmeckt das Leben nicht (mehr). So wird die Appetitlosigkeit zu einer weiteren Darstellung der bereits besprochenen Verweigerung.

Wer sich vor dem Leben drückt, hat natürlich auch keinen Appetit darauf. Er will nichts mehr zu sich hereinholen und in der Konsequenz auch nichts mehr herauslassen. Kurz gesagt will er an dem Austausch, dem Fließgleichgewicht, das sich Leben nennt, eigentlich nicht mehr teilnehmen. Genau das ist aber bei Depressiven der Fall, wie sich auch an ihren Fluchtversuchen in Gestalt der Selbstmordversuche zeigt.

Eine berechtigte Frage ist, ob hinter der Verweigerung letztlich Arroganz steckt. Sind sich Depressive zu gut für dieses Leben, oder ist das Leben zu schlecht für sie? Sind sie beleidigt und dem Leben gram, weil es nicht nach ihren Regeln abläuft? Der Depressive hat sich vom Leben so weitgehend zurückgezogen, wie dies möglich ist, ohne sich vollends davonzumachen. Die vordergründigen Argumente, die er dafür ins Feld führen wird, sind seine Ängste, seine Lust- und Appetitlosigkeit.

Letztlich geht sein Mangel an Appetit noch viel weiter. Es handelt sich um einen regelrechten Appetenzverlust, das heißt, auch die Lust auf Erotik und Sinnlichkeit bleibt auf der Strecke. Unbewusst inszenieren die Betroffenen eine Situation, in der sie sich schon zu Lebzeiten so verhalten, als seien sie tot. Wir entdecken hier gleichsam eine Karikatur der bürgerlichen Welt, in der sehr viele Menschen sehr lange weiterexistieren, obwohl sie innerlich schon gestorben sind. Nur wenige sind noch lebendig, wenn sie sterben. Anders gesagt sterben viele angepasste Menschen schon jung und werden erst viel später begraben. Dazwischen liegt etwas, das man nur schwer Leben nennen kann, denn dazu ist es zu wenig lebendig. Man erkennt hier eine Parallele zur Pubertät, die immer früher einsetzt, wobei die Betroffenen immer später erwachsen werden. In beiden Situationen kann man einen immer größer werdenden Zeitraum beobachten, in dem die Seele relativ orientierungslos im Niemandsland hängt und die Betroffenen sich entsprechend hängen lassen.

Depressive halten in ihrer Symptomatik unlebendigen Menschen einen Spiegel vor; sie karikieren sie. Aus diesem Grund sind Depressive auch in der bürgerlichen Welt unbeliebt und gefürchtet – wie es auch Karikaturen gern sind, da sie die Wahrheit übertrieben und in aller Schärfe darstellen.

Es ergibt sich also eine Eskalationskette vom lebendigen, mutigen Menschen, der stets Hunger auf mehr Leben hat, der Erfahrungen machen will und Enttäuschungen in Kauf nimmt und der, während er noch aus diesen lernt, bereits neue Erfahrungen sammelt und weitere Herausforderungen sucht, zum ängstlichen Menschen, der den einmal erreichten oder besser den ersessenen Status quo sichert und Enttäuschungen um fast jeden Preis vermeiden will. Hierunter fallen jene 42 Prozent der deutschen Angestellten, die laut Umfrage innerlich schon gekündigt haben, aber zu feige und zu bequem sind, es auch konkret im Außen zu tun. Vor lauter Lebensangst schädigen sie lieber sich selbst, dann die Firma und letztlich das Land, in dem sie leben, an dessen Herausforderungen sie aber gar nicht teilnehmen wollen.

Leider gibt es keine passende Umfrage, aber es könnte sein, dass im Hinblick auf Partnerschaft ganz ähnliche Verhältnisse herrschen und viele Menschen ihre Beziehung innerlich längst aufgegeben haben und nur äußerlich und der Form halber darin stecken bleiben.

Noch eine Stufe weiter gehen Depressive, wenn sie gar keine Verantwortung mehr für ihr eigenes Leben übernehmen – von dem Leben anderer ganz zu schweigen. Sie sind die Resignierten in Reinkultur und nehmen sich aus dem Kreis des Lebens völlig heraus. Meist ist es ja auch nur die Antriebsstörung, die sie hindert, sich vollends davonzumachen.

Diese Symptomatik verdeutlicht ein weiteres Mal, warum unsere moderne Gesellschaft so viele Depressive hervorbringt und warum diese auch so gut zu ihr passen und gleichzeitig so ungeliebt sind. Da niemand gern einen Spiegel vorgehalten bekommt, der den eigenen Schatten in aller Ehrlichkeit zeigt, schauen wir das Thema lieber nicht so genau an. Besser wäre, uns bewusst das Stück vom Kuchen des Lebens zu nehmen, das uns zusteht und das uns auch bekommt, und es anschließend mit Appetit zu essen und gut zu verdauen.

Die Erlösung der Appetitlosigkeit liegt in einem entspannten und befreiten Nicht-Essen, wovon bewusstes Fasten einen Vorgeschmack gibt. Die endgültige Form, sich wie Asketen nur von Lichtnahrung beziehungsweise Lebenskraft oder Prana zu ernähren können, findet gerade heute in der modernen Zeit Nachahmer etwa in Gestalt des Chemikers Michael Werner oder der Australierin Jasmuheen. Offensichtlich ist es möglich, auf grobstoffliche Nahrung zu verzichten, wie es die historisch verbürgten Fälle beweisen. Depressive sind aber davon weit entfernt, obwohl sie äußerlich oft Ähnliches tun.

Schlaflosigkeit

Schlafstörungen sind, wie ich in dem Buch *Schlaf – die bessere Hälfte des Lebens* (siehe Literaturverzeichnis) gezeigt habe, ein großes Thema dieser Gesellschaft. Sie gehen wie die Ängste weit über den Bereich der Depressionen hinaus. Andererseits gibt es kaum eine Depression ohne Schlafstörungen. Sie können nicht nur über unser Thema, sondern auch über die Gesellschaft, in der das alles geschieht, Aufschlüsse geben.

Hinter den vielfältigen Einschlafstörungen steht das Problem, mit dem Tag nicht fertig geworden zu sein. Der Depressive wird aber nicht nur mit dem Tag, sondern auch mit dem ganzen Leben nicht fertig. Entsprechend gravierend können seine Einschlafprobleme sein. Auch Durchschlafprobleme sind letztlich Einschlafprobleme, denn der Erwachte krankt daran, nicht neuerlich einschlafen zu können.

Der Aufforderungscharakter des Symptoms ist dabei eindeutig. Aufwachen ist die Botschaft, aufwachen für die Wirklichkeit. Das ist genau die Aufgabe des Depressiven, allerdings nicht nur seine. Letztlich geht es für uns alle um dieses Thema. So kann jeder an der Depression lernen, eigene Probleme in vieler Hinsicht ehrlicher zu sehen.

Die Aufforderung zum Aufwachen erging auch von dem historischen Gautama Buddha, den man unter anderem den Erwachten nennt, an seine Anhänger und Nachfolger. Die Depression zeigt hier eine weitere Schattenseite der Erleuchtung. Tatsächlich ist kaum jemand so weit entfernt vom inneren Licht wie der Depressive. Letztlich besteht das Ziel darin, immer wach zu bleiben, wie es der indische Yogaschlaf und das tibetische Traumyoga direkt anstreben. Es handelt sich dabei allerdings um erleuchtete Seinszustände. Für einen Depressiven, der sich mit seiner Schlaflosigkeit quält und sich müde und unausgeschlafen fühlt, liegen sie in weiter Ferne. Der Depressive ist geradezu der Prototyp des nicht ausgeschlafenen, verschlafenen Menschen, streng genommen des wenig wachen Menschen, der sein Leben nicht einmal verschläft, sondern eher nur verdämmert.

Die Depression wird so zum dunklen Wegweiser für diejenigen, die die Zeichen lesen können. Sie verdeutlicht die eigentliche Aufgabe. Sie besteht darin, für diese Nacht und ihre Schattenseiten aufzuwachen oder gleich wach zu bleiben, um mit diesem Tag und Leben doch noch fertig zu werden. Ob es der nächtliche Harndrang ist, der Männer um den Schlaf bringt, ob es das überlastete Herz ist, das tagsüber mit der Arbeit nicht mehr fertig werdend erst nachts aufholt und dadurch auf die Toilette treibt, ob es der Tag ist, mit dem die Betroffenen nicht fertig wurden, oder das ganze Leben – immer ist die Aufforderung klar, aufzuwachen und ein Erwachter im buddhistischen Sinn zu werden.

Die praktische Lösung besteht darin, jeden Tag wie das ganze Leben zu leben und ihn als ideales Übungsfeld zu nutzen, in überschaubaren und kleinsten Schritten wenigstens für einen kurzen Moment aufzuwachen und die wirkliche Wirklichkeit durch den Grauschleier durchblitzen zu sehen. Edward Podvoll, der Buddhist und Psychiater, spricht nicht umsonst von den Inseln der Klarheit in jeder Psychose.

Für den Depressiven – und eigentlich für jeden, der Befreiung sucht – gilt es solche Momente zu kultivieren und auszubauen, sodass sie schließlich zusammenrücken zu größeren Inseln, die allmählich Festland bilden, um schlussendlich zu Erdteilen zu werden, auf denen waches Leben möglich wird. Damit ist die Depression ein Abbild unser aller Lebenssituation, nur dass dem Depressiven das Unbefriedigende seiner Lage besonders deutlich gemacht wird. Letztlich leben nach spiritueller Auffassung alle Menschen in einem Meer von Täuschung und machen sich lediglich Illusionen darüber. Aber es gibt diese Momente, in denen uns die Wirklichkeit berührt und wir die Einheit spüren oder wenigstens ahnen. Diese kleinen Momente auszudehnen ist die Aufgabe, die das Leben meint.

Sobald Depressiven dieser weite und heroische Weg gelingt und sie wieder aus dem großen Sumpf oder Nebelmeer der Depression auftauchen, ist es oft eine vermehrte Wachheit, die sie auszeichnet und die sie sagen lässt, sie wollten um nichts auf der Welt diese Erfahrung der Nachtmeerfahrt missen. Oft gehen sie auch in ihrem Aufwachprozess gleich weiter in Richtung des großen und letzten Erwachens für jene Wirklichkeit, die sich hinter der Scheinwelt der Gegensätze auftut.

Unruhe

Unruhe zeigt zuerst einmal an, dass etwas nicht stimmt, dass etwas nicht in Ordnung ist. Sie zielt auf Aktivität, die die Ordnung wieder herstellt, sodass Ruhe einkehren kann. Bei sehr vielen Depressiven ist die Unruhe allerdings so ziellos wie ihr ganzes Leben. Sie sind mit Recht unruhig, denn es gibt ja einiges in Ordnung zu bringen. Allein ihnen fehlt es an Antrieb, Sinngefühl und Zielbewusstsein. Das Eigentümliche ihrer Unruhe ist, dass sie oft zu keinerlei Aktivität führt. Wenn es dennoch der Fall sein sollte, ist es ein zielloses Umherirren, ohne dabei vom Fleck zu kommen. Auch dies ist ein symbolisch sehr stimmiger Ausdruck des Auf-der-Stelle-Tretens, das für das Leben vieler Depressiver charakteristisch ist.

Der Aufforderungscharakter ist bei diesem Symbol wieder unübersehbar. Der Betroffene soll endlich in Bewegung kommen, und zwar innerlich. Für Äußerliches fehlt der Antrieb. Der Depressive ist aufgerufen, sich innerlich in Bewegung zu setzen und mit seinem Leben zu beginnen. Je heftiger die Unruhe ist, desto intensiver die Aufforderung.

Weitere Symptome

Die *Gedächtnisschwäche* vieler Depressiver weist darauf hin, dass sie in dieser Verfassung nichts Immaterielles in Besitz nehmen wollen und die Welt in Bausch und Bogen ablehnen oder sich ihr gegenüber verschließen. Hier ergibt sich eine Brücke zur Psychosomatik und eine Erklärung für das von Fritz Riemann bei Depressiven beobachtete häufige Auftreten von Störungen im Bereich des Nehmens und Sicheinverleibens einerseits – im Bereich Schlund, Speiseröhre und Magen –, bei großer, aber unausgedrückter Bedürftigkeit andererseits.

So wie die Gedächtnisschwäche darauf hinweist, dass Depressive nicht daran interessiert sind, etwas zu behalten, zeigen *Lernschwierigkeiten*, dass sie nichts an- und aufnehmen wollen. Ähnlich wie sie nichts mehr äußern, wollen sie auch nichts mehr annehmen, denn dazu müssten sie es hereinlassen. Sie verweigern sich jedem Austausch mit der Außenwelt.

Die *Teilnahmslosigkeit* unterstreicht noch beide Formen der Verweigerung: kein Verkehr an der Grenze, kein Austausch. Die Depression bildet eine Enklave des Todes inmitten des Lebensstromes.

Impotenz und *Frigidität* zeigen, dass auch auf der erotisch-sexuellen Ebene für die Betroffenen keinerlei Verkehr und Austausch mehr in Frage kommt. Es steht offenbar nur noch die Auseinandersetzung mit sich selbst und den eigenen Themen an. Letztlich ist es ein generelles Aufhören aller Appetenz. »Keine Lust mehr zu nichts«, das ist die alles überlagernde Devise. Es kommt einem Boykott des Lebens auf ganzer Linie gleich.

Auch hier schimmert wieder die erlöste Ebene durch, denn auch verwirklichte Menschen verlieren häufig die Lust am sexuellen Austausch oder überhaupt daran, an den vielfältigen Aktivitäten der Welt teilzunehmen. Sie leben häufig so sehr im Augenblick, dass sie auch keine Impulse mehr verspüren, für eine Zukunft zu lernen oder sich an eine Vergangenheit zu erinnern, die sie nicht mehr interessiert. Allerdings ist ihr Lebensgefühl im Gegensatz zu dem der Depressiven von betörender Ruhe und tiefer Glückseligkeit geprägt. Im Zen spricht man von der »donnernden Stille«, um klar zu machen, wie wenig rational zugänglich solche Erfahrungen für Menschen sind, die noch der Polarität verhaftet sind.

Depressive zeigen auf ihre Art, dass sie zwar noch in, aber nicht mehr von dieser Welt sind. Damit klingt ein wesentlicher Aspekt des christlichen Lebensauftrages an. Christen sollten zwar in dieser Welt leben und sogar dem Kaiser geben, was des Kaisers ist, aber sie sollten eigentlich ihr Leben auf das ewige Leben, das jenseits dieser Welt beginnt, ausrichten. So wie der Meister es vormacht, wenn er sagt, sein Reich sei nicht von dieser Welt.

Dieses »In der Welt, aber nicht von dieser Welt« findet in anderen Religionen direkte Entsprechungen, etwa wenn Buddhisten von *Phala varja* sprechen, dem Fruchtverzicht, was bedeutet, dass sie zwar die Früchte ihrer Arbeit ernten, aber nichts um dieser Früchte willen tun. Ein anderes Bild dafür ist, dass sie aufgefordert werden, das Rad zu drehen, weil es gedreht werden muss, ohne aber daran – an diesem Leben – zu hängen.

Die *Müdigkeit* zeigt, wie *lebensmüde* die Betroffenen sind. Nichts kommt an sie heran, das heißt, sie selbst lassen nichts an sich heran. Depressive haben oft zwischen sich und der Welt eine Art Filter aufgebaut, um starke Reize abzuschwächen, denn je stärker der Reiz, desto größer die Gefahr, etwas definitiv zu wollen. Es folglich schon vorher abzublocken ist eine besonders frühe und raffinierte Art der Resignation. So ist es nie das wirkliche Leben, sondern eine gefilterte Schmalspurfassung, die Depressive mitbekommen. Diese ist jedoch langweilig und macht folglich müde. Die Aufforderung lautet, sich zur Ruhe zu begeben, aber zu einer Ruhe im Sinne der »donnernden Stille« der Zen-Meister.

Es besteht nur scheinbar ein Widerspruch zwischen den Aufforderungen, zur Ruhe zu kommen und – vermittelt durch die Unruhe – sich in Bewegung zu setzen. Die Lösung liegt in einem Nacheinander. Zuerst gilt es, sich wieder zu bewegen, um mit den anstehenden Lebensaufgaben fertig zu werden. Dies geschieht nur, um dann tatsächlich Ruhe zu finden – womit nicht die letzte Ruhe des Todes, sondern die große Ruhe des wirklichen befreiten Lebens gemeint ist.

Bildhafte Zustandsbeschreibungen

Depressive sprechen von der *Leere*, dem *Nichts*, in das sie fallen, von dem absoluten *Mangel aller Gefühle*, der Gefühllosigkeit, und dann doch wieder von dem *Gefühl, lebendig tot* zu sein. Es macht ihnen Angst, keine Zukunft mehr zu sehen und sich sogar das Schöne der Vergangenheit nicht mehr zurückrufen und vorstellen zu können. So werden sie in ein Leben im Augenblick gezwungen. Allerdings ist das durch die Depression erzwungene Hier und Jetzt natürlich wieder nur die unerlöste Variante des in der spirituellen Philosophie gemeinten zeitlosen Augenblicks, so wie auch die Leere und das Nichts, in die Depressive versinken, nur Karikaturen der entsprechenden buddhistischen Begriffe sind. Von der Deutung aber kann hier die (Er-)Lösung der Depression aufscheinen, die durch das Dunkel ins Licht führt, wie es auch dem im christlichen Glaubensbekenntnis beschriebenen archetypischen Muster entspricht: »Hinabgestiegen in das Reich des Todes, am dritten Tage auferstanden von den Toten ...«

Das *schwarze Loch* und die *dunkle Wolke* werden ebenfalls von Betroffenen oft als Bilder benutzt, um den depressiven Zustand zu beschreiben. Mechthild Scheffer, die deutsche Bachblüten-Expertin, charakterisiert den negativen Mustard-Zustand (Mustard, Wilder Senf, ist in der Bachblüten-Therapie das hauptsächliche Depressionsmittel) als dunkle Wolke. In der Regel braut sich in dunklen Wolken etwas zusammen, vom Unheil bis zum Regen, der ja oft auch so empfunden wird – etwa im Urlaub – und dabei doch nur ein Segen ist. Im Idealfall ergießen sich auch bei der Depression aus der dunklen Wolke irgendwann heftige Regenfälle, die die Atmosphäre reinigen, daraufhin die Stimmung wieder heller werden lassen und die Erde befruchten. Nach einem großen Sommerregen verspürt man Entspannung und Belebung. Bildlich gesprochen bringt der Regen Wasser und damit symbolisch das weibliche Seelenelement herunter auf die Erde, wo es fruchtbringend wirken kann.

Auch bei den schwarzen Löchern, in die Depressive sich oft hineingezogen fühlen, lässt sich solch eine gute Lösung aus dem Bild selbst herleiten. Bedenkt man, dass schwarze Löcher nach Ansicht vieler Astrophysiker eine Art Rücknahme der Schöpfung darstellen, ergeben sich auf deren kosmischer Rückseite spannende neue Perspektiven. In das Loch wird nach Vorstellung der Physiker alle Energie hineingesogen, um auf der anderen Seite als energiespeiende Neuschöpfung wiedergeboren zu werden. Was von der einen Seite der Depression als ein gefährlicher, verschlingender schwarzer Schlund zu sehen ist, ist von der anderen betrachtet ein Quasar, eine riesige Energiequelle, aus der im selben Maß, wie das Alte eingesogen wird, eine neue Schöpfung hervorgeht.

In ähnlicher Weise könnte man sich auch die Reise durch das schwarze Loch der Depression vorstellen. Nachdem man auf der einen Seite von dem schwarzen Moloch völlig aufgesogen wurde, kann man auf der anderen Seite wiedergeboren und damit ganz neu werden. Man könnte es sich wie eine große Waschanlage für Galaxien vorstellen. Immerhin beschreiben einige mutige Reisende durch das Land der Depression genau dieses Gefühl, wenn sie auf der anderen Seite ihrer Depression angekommen sind.

Das Eingesogenwerden in die Dunkelheit scheint wie eine Rücknahme des bisherigen Lebens zu sein und entspricht damit einer Regression. Das Wiederauftauchen auf der anderen Seite, nachdem man durch den Höllenschlund ganz hindurchgegangen ist, kann auch bei einer Depression die positive Seite darstellen. Es entspricht dem archetypischen Muster aller großen mythologischen Lebensreisen wie der Odyssee oder der Argonautenfahrt. Die Helden werden in unzählige gefährliche Abenteuer hineingezogen, bis sie daraus schließlich gestählt und reicher an (Lebens-)Erfahrung hervorgehen und in ihr altes Leben zurückkehren, jetzt aber auf einem deutlich höheren Entwicklungsniveau. Genau hier liegt die Chance der Depression, aus dem schwarzen Loch gleichsam runderneuert hervorzugehen und sich auf der anderen Seite nun auf einem höheren Niveau der Bewusstheit des Lebens zu erfreuen.

Maskierung der Symptome

Bei einer psychisch larvierten Depression versucht jemand, den schönen Schein aufrechtzuerhalten und mit dem für die moderne Fun-Gesellschaft so typischen Überspielen und Schönfärben weiterzumachen. Demgegenüber führt die typische Depression immerhin zur Ehrlichkeit, wenn auch überzogen und völlig auf dem Schattenpol. In sie eingetaucht erscheint alles negativ, und es kommt zu einer zwanghaft pessimistischen Weltsicht. Was der Wirklichkeit besser entspricht, steht dahin. Angesichts der bedrohten Umwelt auf diesem Planeten ist der tägliche heitere Schwachsinn aus Fernsehen und Presse ungefähr genauso weit von der Realität entfernt wie der Trübsinn jener Menschen, die sich in schweren Depressionen quälen und alles nur noch grau in grau sehen können.

Mit der Flucht in körperliche Symptome wird hier versucht, sich vor der Erkenntnis zu drücken, dass etwas in der Seele nicht stimmt und das eigene Leben aus dem Ruder gelaufen ist. Würde ein Schiff aus dem Ruder laufen und würden die Seeleute diese Tatsache überspielen, kämen sie immer weiter vom Kurs ab. Genauso geht es den vor allem männlichen Patienten mit den larvierten Depressionen. Sie sind schon längst vom Kurs abgewichen, gestehen es sich aber nicht ein. Statt ihre verbliebene Energie in die überfällige Kurskorrektur zu stecken, verbrauchen sie sie sinnlos in dem Versuch, sich und der Welt vorzuspielen, dass alles noch in Ordnung sei. Die dann unbewusst vorgeschobenen Symptome dienen der Verschleierung. Sie zu behandeln, wie es wohl die meisten Hausärzte tun, ändert natürlich nichts am eigentlichen Problem in der Tiefe, der Depression. Die körperlichen Symptome zu deuten würde diesbezüglich auch nicht sehr viel bringen. Bei den Deutungen gibt es aber immerhin noch den Vorteil, dass sie – entsprechende Beharrlichkeit vorausgesetzt – letztlich doch auf die richtige Spur führen, nachdem der ganze Umweg mitgegangen und gedeutet wurde.

Wenn ein Patient seine Depression etwa mit Magenproblemen maskiert, lässt sich auch daraus schließen, dass er das Leben nicht verdauen kann. Wenn es Rückenschmerzen sind, die ihn vordergründig quälen, zeigen sie immerhin noch an, dass ihm die Last des Lebens zu schwer ist oder er sich bei dem Leben, das er führt, nicht mehr gerade machen kann. Was immer er für Symptome unbewusst produzieren mag, wenn man ihnen lange genug nachgeht, gelangt man zum eigentlichen Problem. Gefährlich wird es nur, wenn begonnen wird, körperlich zu behandeln, was leider die Regel sein dürfte. Es führt zu den 50 Prozent fälschlicherweise nicht als depressiv Diagnostizierten. Wenn dann solche Behandlungen nicht viel bringen – was nicht verwunderlich ist –, kann man hier das ganze Arsenal der schulmedizinischen Diagnostik und dann auch noch ihrer Therapie ausspielen. So werden in großem Ausmaß sinnlos Kosten produziert, die man sich in jeder Hinsicht sparen könnte und müsste. Vorrangig ist und bleibt bei diesen Patienten die richtige Diagnose.

Therapiemöglichkeiten

Lösungen im Sumpf des Lebens

In leichten Fällen von Depression scheint es möglich zu sein, sich ausnahmsweise wie der Baron Münchhausen am eigenen Schopf aus dem Sumpf zu ziehen. Doch auch bei leichten Depressionen ist es von Vorteil, wenn therapeutische Hilfe kommt. Am besten ist allerdings eine vorbeugende Auseinandersetzung mit der Thematik, wie ich es schon empfohlen und oft in Psychotherapien erlebt habe.

Vom homöopathischen Gesichtspunkt aus gesehen müssen auch im Sumpf, als der sich die Depression erweist, Lösungen liegen. Zu irgendetwas Nützlichem müssen selbst Sümpfe dienen. Warum sonst wünschen sich Ökologen Sumpfgebiete in unsere aufgeräumte und trockengelegte Welt zurück? Sümpfe sind ausgesprochen fruchtbare Landschaften, aus ihnen kann viel eher neues Leben hervorgehen als aus der Wüste.

Diese Analogie ist gut übertragbar auf das moderne Leben. Aus den trockengelegten Wüsten männlichen Macherwahns kommt schon lange kein neues Leben mehr. In den Bürokratien erstickt das Leben, und der Mut zu Neuem kann gar nicht erst wachsen. Formulare verhalten sich zu neuen

Ideen wie Wüsten zu fruchtbaren Sümpfen. Letztlich sind Depressionen in dieser Hinsicht fruchtbarer für das Gelingen eines Lebens, für unser Heilwerden, als Karrieren in Bürohochhäusern und Bürokratien moderner Macherwelten. Jeder, der die Nachtmahrfahrt der Seele hinter sich gebracht hat, weiß das. All die großen Helden des Mythos, die den Weg in die Unterwelt gegangen und wieder emporgestiegen sind, kamen gestärkt und wie neugeboren zurück. Dies zu vermitteln bleibt trotzdem schwierig in einer so diesseitig orientierten Welt wie unserer, die Depressionen geradezu braucht, um sich dem Schattenreich und seinen Schätzen zu nähern. Und in dem Maß, wie sie das immer weniger versteht, bekommt sie immer mehr davon.

So wie im Sumpf kann sich in den Tiefen des Schattenreiches neues Leben herausbilden, ist doch in der Mythologie der Unterweltgott Pluto/Hades auch Pluton, der Gott des Reichtums, des äußeren wie des inneren. Und so wie sich die wertvollsten Metalle und die prächtigsten Edelsteine auch nur mit viel Anstrengung in der tiefsten Dunkelheit der Erde finden lassen, gilt es im übertragenen Sinn auch für die inneren Reichtümer der Seele.

Eine Depression ist somit ebenso fruchtbar wie furchtbar. Oft unterbricht sie scheinbar aus heiterem Himmel eine Stagnation, die nicht mehr als solche erkannt wurde, und wirft ihr Opfer in einen Sumpf der Angst, der ihm erst die Enge seines bisherigen Lebens bewusst macht. Ein Sumpf hat immer auch etwas Verschlingendes und damit Beängstigendes. Wer die Tiefen der Unterwelt und der Depression durchwandert hat, kann in der Regel nicht so einfach in die trockene Wüstenwelt des Funktionierens zurückkehren, die in patriarchalischen Strukturen einen verblüffend guten Ruf hat, obwohl sie weder lebendig noch inspirierend ist, sondern lediglich ein geordnetes Auskommen ermöglicht. Aus solchen oft entwicklungsfeindlichen Sackgassen können Depressionen befreien, wenn man den Mut und die Kraft hat, sich ihnen in all ihrer Furchtbarkeit zu stellen, und die Weisheit, die sich bietende Hilfe anzunehmen.

Die schlimmsten Symptome der Nachtmahrfahrt wie die Leere und Sinnlosigkeit, die Abwesenheit jeden Fühlens und Spürens, werden so zu Illustrationen und Metaphern der eigenen furchtbaren Abwesenheit vom Leben mitten im Leben. Sie zeigen aber – jedenfalls für die nicht akut betroffenen Leser und Betrachter – auch bereits die Ebene der Erlösung. Es geht letztlich darum, die Leere im buddhistischen Sinn zu verwirklichen und zum stillen, unbewegten Zeugen des Lebens zu werden, der nicht mehr reagiert, sondern gleichsam aus der Tiefe des Ozeans seines Geistes die Wellen an der Oberfläche wohl noch wahrnimmt, aber sich nicht mehr damit identifiziert. Strömungen sind da, aber er lässt sich nicht mehr mitreißen. Nach einem oft mitreißenden Leben hat er in sich Ruhe gefunden und Leere verwirklicht.

Allerdings muss man vom Standpunkt selbst einer spirituellen Psychotherapie wie der Reinkarnationstherapie auch feststellen, dass der Körper oft unbedingt mitbehandelt werden muss, gerade weil Körper und Seele zusammengehören. Das kann je nach Schwere der Depression von naturheilkundlichen bis zu schulmedizinischen Medikamenten reichen. Weder eine Behandlung mit hochdosiertem Johanniskraut noch eine mit Prozac hindern eine Psychotherapie. Im Gegenteil, oft machen sie diese überhaupt erst möglich. Psychopharmaka sorgen dafür, dass ein Weiterleben denk- und vorstellbar wird, was für diejenigen, die im Sumpf stecken, bereits eine unglaubliche Erleichterung darstellt. Und dafür gebührt diesen Mitteln und der dahinter stehenden Medizin Anerkennung.

Erkundungen des Schattenreiches

Wer bei sich das Muster der depressiv strukturierten Persönlichkeit erkennt, dürfte sich aufgerufen fühlen, rechtzeitig und freiwillig den Sumpf zu erkunden und sich so weit damit auszusöhnen, dass die Gefahr gebannt ist. Auf alle Fälle hat es sich von unschätzbarem Vorteil erwiesen, das Land der Unterwelt schon einmal freiwillig bereist zu haben, selbst wenn es einen später noch einmal gewaltsam dort hinunterziehen sollte. Letzteres ist aber eher unwahrscheinlich.

Ähnlich ist es auch bei allen anderen Reisen. Wer schon einmal unter guten Bedingungen ein Land erkundet und dort Fuß gefasst hat, sich folglich dort auskennt und die Sprache spricht, wird die ungleich bessere Orientierung und damit auch die viel besseren Überlebenschancen haben, wenn er durch widrige Umstände dorthin verschlagen werden sollte. Alexander von Humboldt hat einmal gesagt, am gefährlichsten sei die Weltanschauung von Menschen, die die Welt gar nicht angeschaut hätten.

Wer allerdings – wie die meisten – unerwartet und deshalb unvorbereitet in das Schattenreich der Unterwelt gerät, das auch zu Recht Totenreich heißt, wird unter Umständen mit solchem Grauen darauf reagieren, dass gar keine Auseinandersetzung möglich ist. Dann ist es ein Segen, dass die Schulmedizin über entsprechende Mittel verfügt, die in vielen »Fällen« die Angst so weit lösen, dass ein Weiterleben möglich und sogar auch für die Betroffenen wünschenswert ist. Ein anschließendes Verarbeiten wird dann auf der seelischen Ebene wieder denkbar. Allerdings fehlt den meisten Patienten schlicht der Mut, in den eigenen Abgrund freiwillig auch nur einen einzigen Blick zu werfen.

Dass dieser Abgrund auf dem spirituellen Weg schon immer bekannt war, zeigt der Ausdruck Abyssos für diese Station. In ähnliche Richtung weist die Mythologie, wo nur die unbeschadet aus der Unterwelt wieder zurückkehren können, die freiwillig hinabgestiegen sind. Meist waren es besondere Helden, deren Lebensmuster uns bis heute als Landkarten für die Unterweltreise dienen können.

Herakles (lateinisch: Herkules), der größte Held der Antike und ein Sinnbild für Stärke, besiegt mit seinen Bärenkräften den Höllenhund Zerberus und damit seinen inneren Schweinehund. Er schafft sogar den Wiederaufstieg aus der Unterwelt aus eigener Kraft und springt gleichsam über seinen eigenen Schatten. Den inneren Schweinehund zu überwinden ist auch notwendig, wenn man unter Einsatz seiner ganzen Willenskraft Auswege aus dem apathischen Zustand der Depression finden will.

Orpheus, der göttliche Sänger, der doch Mensch ist, erleidet dagegen eine ganz andere Erfahrung. Als seine Seelenpartnerin Eurydike von einer Schlange gebissen wird (Pluto-Prinzip), an deren Gift stirbt und in die Unterwelt gehen muss, ist Orpheus untröstlich. Er rührt mit seiner Liebe und seinem Schmerz, vor allem aber mit seiner musikalischen

Umsetzung derselben sogar das Herz von Pluto/Hades, dem Herrscher der Unterwelt. Dieser erlaubt ihm, Eurydike aus der Unterwelt herauszuführen, allerdings nur unter der Bedingung, dass Orpheus sich dabei kein einziges Mal nach Eurydike umdreht. Orpheus' Vertrauen wird also auf die Probe gestellt. Er muss zeigen, dass er von der Vergangenheit frei ist und kein bisschen mehr an ihr hängt. Als er Eurydike, seine bessere Hälfte und Anima, schon fast aus dem Schattenreich geführt hat, wendet er sich doch nach ihr um – und verliert sie so für immer. Sein Vertrauen ist nicht groß genug; er hängt offensichtlich mit seinem weiblichen Teil noch in der Schattenwelt fest und kann ihn nicht retten. Vertrauen in die Sinnhaftigkeit des göttlichen (Lebens-)Planes in all seinen Facetten ist demnach ein weiterer Faktor, um den Zustand der Depression zu überwinden.

Odysseus will und muss Teiresias, den blinden Seher, in der Unterwelt wegen seiner Heimreise zu Penelope, seiner Frau und Anima, befragen. Auch von Odysseus wird ein Opfer verlangt, und er gibt es in Gestalt eines Widders, dessen Blut ihm den Zugang zur Schattenwelt öffnet. Nach allem, was er auf seiner langen Fahrt als Opfergaben bereits zurücklassen musste, opfert er damit ein weiteres Stück seines Ego in Gestalt des Blutes, das für Energie, Vitalität und Willenskraft steht. Blut ist ein »ganz besonderer Saft«. Es repräsentiert das Leben und auch Individualität. Um in Kontakt mit dem Lebendigen zu kommen, wird Lebenssaft gebraucht. Odysseus muss bereit sein, sein Leben und alles, was er darstellt, aufs Spiel zu setzen, um seine Anima zu finden. Auf seiner langen Reise, oder besser Irrfahrt, hat er sich den Namen *Niemand* verdient. In der Höhle des Zyklopen Polyphemos rettet die

Nennung dieses Namens ihm sogar das Leben. Mit seinem Blutopfer zeigt der Held, dass er ein Diener des Lebens und des Schicksals ist.

Aineias (lateinisch: Aeneas), der die griechische Kultur aus Troja nach Italien brachte, möchte mit seinem toten Vater sprechen, das heißt, er will mit seiner Vergangenheit und Geschichte in Kontakt treten. Er lässt sich dabei von einer Seherin, der Sibylle von Cumae, führen und nimmt außerdem einen goldenen Zweig mit, der das erlösende Licht des Bewusstseins repräsentiert. So ausgerüstet findet er sicher seinen Hin- und Rückweg. Er hat den Mut, Licht in die dunkelsten Bereiche seiner Geschichte zu bringen. Die weise Frau als Repräsentantin der Tiefen der Seele begleitet ihn. Sie hat – wie das Weibliche allgemein – direkten Zugang zum Urgrund und zum Kollektiv und lässt den Helden, dessen Anima sie darstellt, daran teilhaben.

Würde man den Mythos als Geschichte missverstehen, wäre das Argument, dass außer Eurydike und der Sibylle von Cumae keine Frau den Gang in die Unterwelt gewagt hätte, stichhaltig. Beide waren obendrein nur Begleiterinnen. Da man aber davon ausgehen kann und muss, dass es sich im antiken Mythos erstens um ein patriarchalisches und zweitens um ein innerseelisches Geschehen handelt, verliert dieses Argument an Bedeutung. Jeder Mensch muss auf seiner Lebensreise, die zielstrebig oder in Form einer Irrfahrt oder Odyssee verlaufen mag, »nur« vollständig werden. Dazu muss er seinen Schatten integrieren und das dunkle Reich seiner Seele kennen lernen, was er oft als Höllen- oder Nachtmahrfahrt erlebt. Ob *er* dabei seine Anima oder *sie* ihren Animus findet, das ist im wahrsten Sinn des Wortes gleich-gültig.

Der griechische Dichter Porphyrios sagt über den Abstieg ins Schattenreich: »... der Aufstieg zu Gott gelingt nicht den Menschen, die in Annehmlichkeiten gelebt haben, sondern denen, die gelernt haben, auch in den schwersten Zufällen des Lebens mutig auszuharren.« Und es ist auch heute noch Heldenmut verlangt, um diesen Weg in die Schattenreiche freiwillig auf sich zu nehmen und erfolgreich daraus hervorzugehen. So betrachten wir unsere Patienten, die zur vierwöchigen Schattentherapie aufbrechen, als Helden. Heute sind das im Übrigen überwiegend Frauen – ein weiteres Argument dafür, dass die Zeit des Weiblichen im Kommen ist.

Im Sinne der anfangs beschriebenen Heldenreise sind wir alle aufgerufen, diese dunkle Reise freiwillig zu unternehmen, oder wir werden durch die vielfältigen Wege des Schicksals irgendwann dazu gezwungen. Diejenigen hingegen, die sich vom Schicksal ins Schattenreich einweisen lassen, kommen in der Regel im selben Leben nur sehr schwer und manchmal auch gar nicht wieder zurück. Dem entspricht die Erfahrung, dass die Bewältigung der Nachtmahrfahrt der Seele nur aus eigener Kraft und aus freien Stücken wirklich gelingen kann, nicht aber zum Beispiel ausschließlich mit Tricks in Form der unterdrückenden Mittel der Schulmedizin. Erlaubt ist allerdings, sich Hilfe zu holen, wie es Aineias mit der Seherin Sibylle tut, und entsprechende Opfer zu bringen, wie wir es bei Odysseus erleben. Insofern ist therapeutische Hilfe meist sinnvoll und oft unerlässlich, und es kann auch die Unterstützung von Medikamenten notwendig sein. Letzteres darf nur nicht die einzige Maßnahme bleiben.

Eine Parallele ergibt sich noch im Hinblick auf die Psychiatrie. Auch hier bietet die freiwillige Einweisung in eine offene Station gegenüber der Zwangseinweisung in eine geschlossene Abteilung (zum Beispiel wegen akuter Selbstmordgefahr) die ungleich besseren Chancen, in absehbarer Zeit diese Station (des Weges) wieder verlassen zu können. Wer mit seinem Problem wirklich in einem tiefen Sinn fertig werden will, muss sich dagegen freiwillig in die Schattentherapie einweisen. Er braucht dafür – und bei uns im Heil-Kunde-Zentrum bekommt er ihn – einen geeigneten persönlichen Wegbegleiter und muss seine Opfer in Gestalt eines Mondzyklus seiner Zeit und entsprechendem materiellem Einsatz darbringen.

Da die Depression der Sumpf ist und das Aufhören des Fließens bedeutet, ist alles, was den Fluss des Lebens wieder in Gang bringt oder ihn in Bewegung hält, sinnvolle Depressionsprophylaxe. Dem entspricht wie bereits erwähnt auch die Erfahrung, dass kaum jemand im Zustand tiefer Liebe, wenn sein Leben so richtig in Fluss ist, in Depressionen versinkt. Es ist ebenfalls kaum denkbar, dass ein Bergsteiger in einer senkrechten Wand, wenn jede Faser seines Körpers angespannt ist und er das Leben in all seinen Zellen pulsieren fühlt, in Depressionen verfällt. Dafür hat er weder Zeit noch inneren Raum. Bei Expeditionen können die Strapazen noch so groß sein, solange die Herausforderung überwiegt, sind die Beteiligten vor Depressionen sicher. Wer für etwas Feuer und Flamme ist und für eine Aufgabe innerlich brennt, kann sich relativ sicher schätzen. Im Feuer der Begeisterung hat das Syndrom des stagnierenden Wassers wenig Chancen.

Sogar wenn der Fluss des Lebens sich in ruhigen Bahnen befindet – etwa auf dem Weg des Zazen, der Sitzmeditation –, ist Depression in der Regel keine Bedrohung. Im Gegenteil,

Depressive wurden in den östlichen Kulturen nicht selten in Zen-Klöster gebracht, um ihnen zu helfen, ihren Lebensfluss in der ruhigen Abgeschiedenheit und in einer Welt der Achtsamkeit für die kleinsten alltäglichen Schritte wieder in Gang zu bringen. Die Konzentration auf kleinste Aktionen ist überhaupt eine wundervolle Überlebensstrategie in akuten Krisen, wenn das Leben am Stillstand zu zerbrechen droht. Diese Taktik minimaler Schritte kann das Leben Mosaiksteinchen für Mosaiksteinchen wieder aufbauen helfen. Die Depression ist ebenfalls eher fern, wenn die Welt des Geistes und der leichte Flug der Gedanken uns in Schwung oder jedenfalls in Bewegung halten.

Wo die drei Elemente Wasser fließend, Feuer lodernd und Luft wehend lebendig sind, ist von Depression nichts zu spüren. Von diesen Elemente-Ebenen öffnen sich andere Türen in oft ebenfalls gefährliche Bereiche, aber Depression ist dort, wo Bewegung vorherrscht, die die Seele berührt, nicht gegeben. Idealerweise sollte man auch noch im Erdelement fest verwurzelt sein, um wiederum vor den Gefahren des Abhebens in psychotische Welten gefeit zu sein, die durch die beiden männlichen Elemente (Feuer und Luft) drohen könnten.

Bei all dem Erwähnten handelt es sich letztlich jedoch um allopathische Methoden und Wege, die vor allem vermeiden, an dem Dunkel in der Tiefe zu rühren. Die beste Depressionsprophylaxe besteht wie eingangs gesagt jedoch darin, sich freiwillig in die Unterwelt zu begeben, sie zu erkunden und wirklich kennen zu lernen. Es bietet eine unschätzbare Sicherheit, den Ausweg wieder zu finden, wann immer man ihn braucht. Hierfür kommt – im freiwilligen Bereich – vor allem die Schattentherapie in Frage.

Bezeichnenderweise kommt 2005 das Stern-Magazin *Gesund leben: Volkskrankheit Depression* angesichts der neuen Aspekte der Gehirnforschung zu dem Resümee, dass Medikamente allein nicht dauerhaft aus der Depression heraushelfen. Nur wer seine krank machenden Verhaltens- und Gefühlsmuster verändere, könne dem schweren Seelenleiden entkommen, und dazu bedürfe es einer speziell ausgerichteten Psychotherapie. Der Berner Psychotherapieforscher Klaus Grawe setzt noch eins drauf: »Depressive nur medikamentös zu behandeln ist streng genommen unverantwortlich.«

Allerdings zielen solche Äußerungen von Schulmedizinern in der Regel auf Verhaltenstherapien, die gar nicht erst die Absicht haben, das Schattenreich zu durchlichten und auch nicht in der Lage sind, entsprechende Reisen zu begleiten. Solche Möglichkeiten bieten neben der Schatten- oder Reinkarnationstherapie nur noch die Jungsche Analyse und einige Methoden aus dem Bereich der humanistischen Therapie.

Schatten- oder Reinkarnationstherapie

Wer sich freiwillig in sein eigenes Dunkel traut, muss damit rechnen, ganz neue Seiten von sich zu entdecken. Für viele ist erstaunlich, dass gerade im Schattenreich unsere größte Energie verborgen liegt. C. G. Jung sagte über das Selbst, unseren entwickeltsten Seelenzustand, es bestehe aus der Integration des Ich (all das, womit wir uns identifizieren) und des

Schattens (all das, was wir weit von uns weisen). Dieser Teil von uns wird zum Thema der Schatten- oder Reinkarnationstherapie.

In Bezug auf die Depression hat diese Therapieform den großen Vorteil, sich intensiv und gleichsam nebenbei mit dem Sterben zu beschäftigen, da der eigene Tod am Ende jedes der erinnerten Leben durchlaufen und als Durchgangsstation erfahrbar wird. Wenn angesichts der Kette der Leben der Tod als Selbstverständlichkeit erscheint, verliert er seinen Schrecken und kann auch später kaum mehr Angst auslösen. Ähnliches widerfährt den eigenen dunklen Seiten. Wenn man sich in den verschiedenen Inkarnationen wechselweise als Opfer und als Täter erlebt, relativieren sich Wertungen gegenüber anderen und sich selbst. Bisher dunkle Anteile der eigenen Seele werden durch die Bewusstmachung transformiert. Mögen sie auch auf den ersten Blick erschreckend wirken – sie sind in bewusster Weise leichter durchs Leben mitzunehmen als zuvor, als sie sich ständig über kleine und große Fehlleistungen in den Vordergrund spielen mussten, um überhaupt am Leben teilzuhaben.

Vor allem aber kann die intensive Erfahrung der Vergangenheit einen von dieser lösen, und so wird man automatisch freier für den Augenblick. Dies ist eine wundervolle Möglichkeit, zu wachsen und sich auch in Momenten der Bedrohung, wie in einer Nachtmahrfahrt der Seele, jederzeit wieder zu stabilisieren. Zudem macht diese Therapie wie keine andere klar, dass überall, wo das Licht (des Bewusstseins) hinfällt, jede Dunkelheit zwangsläufig verschwindet. Sei das Licht der Kerze auch noch so klein, es wird in jedem Fall selbst tiefste Dunkelheit besiegen.

Hinzu kommen die – jedenfalls in unserer Form von Reinkarnationstherapie – integrierten Atemerfahrungen, die neben der Betonung und Verankerung im Augenblick die Erfahrung des Fließens so intensiv und sinnlich vermitteln, dass Stagnierendes wieder in Bewegung kommt. Außerdem ergibt sich daraus ein Umgang mit dem Augenblick, der allem Festhalten entgegenwirkt, weil er von Spontaneität und Lebendigkeit geprägt ist.

Auch die Entdeckung des so genannten goldenen Schattens im Sinne von Lebendigkeit, Kreativität und Gefühlstiefe kann zu einem wichtigen Gegengewicht zu depressiven Elementen im eigenen Leben werden. Tatsächlich wird ja alles zu Schatten, was aus dem Leben gedrängt wurde. Meist handelt es sich hierbei um dunkle Elemente. Es können aber besonders in der bürgerlichen Welt auch so wundervolle Aspekte wie Lebenslust, Lebensmut und Lebensfreude oder Ekstase verdrängt werden.

In Bezug auf die Depression ist es außerdem erleichternd, Schwermut und Traurigkeit einordnen und im Lebenskontext verstehen zu können. Nicht gelebte Trauer kann so oft nachgeholt, etwas Unerledigtes nachträglich zum Abschluss gebracht werden. Wer etwa erkennt, dass hinter seiner ihm unerklärlichen Niedergeschlagenheit eine konkrete, in der Vergangenheit nicht bewältigte Aufgabe steht, kann auch mit einem sehr deprimierenden Gefühl besser umgehen und ihm standhalten. Dieser Zusammenhang zum eigenen Leben lässt sich selbst bei schweren Depressionen wahrnehmen und verstehen.

Besonders hilfreich und notwendig ist es auch bei Depressionen, die Therapie über einen ganzen Mondzyklus hinweg täglich durchzuführen, sodass sie wirklich zu einer (Helden-) Reise wird. Auch die Helden der Antike haben ihre Nachtmeerfahrt nicht dauernd unterbrochen, und keinesfalls sind sie nur zweimal in der Woche für eine Stunde angereist. Sehr wichtig ist, dass die Patienten für eine erfolgreiche Depressionstherapie ihr Zuhause verlassen und aus ihrer vertrauten Umgebung herausmüssen. Es gehört einfach zwingend zu einer Reise in Neuland dazu. Begleitendes Fasten schafft zudem den idealen Rahmen, um der Seele den Weg zu erleichtern und den Körper nebenbei auch. Die intensive Beschäftigung mit Mandalas, den kreisförmigen Mustern des Entwicklungspfades, fördert außerdem die Auseinandersetzung mit dem Lebensmuster und -weg und macht so ganz nebenbei Mut, ihn auch zu gehen.

Speziell bei Selbstmordabsichten ist die Reinkarnationstherapie eine sehr wirksame Therapieform. Sie sollte allerdings – wie die meisten Therapien – viel besser und chancenreicher im Vorfeld angewandt werden als nach einer bereits ausgebrochenen schweren Depression. In der Reinkarnationstherapie wird nämlich nicht nur das Sterben geübt, da es am Ende jedes der Leben erfahren werden muss, sondern man kann gezielt frühere Suizide bis in ihre Konsequenzen hinein nochmals betrachten. Das Ergebnis ist dabei immer dasselbe. Die Seele erkennt sogleich nach dem Tod ihren Fehler, dass sie nämlich ihr Leid nicht etwa erleichtert hat, sondern nur den Körper verlassen und damit die Chance aus der Hand gegeben hat, etwas an ihrem Elend zu ändern. Die Situation nach einem Selbstmord ist in der Regel viel hoffnungsloser als die zuvor mit einem funktionstüchtigen Körper. Eine einzige solche Erfahrung im Rahmen der Reinkarnationstherapie reicht in der Regel bereits aus, um sich diesen Irrtum ein weiteres Mal zu ersparen.

Sicher mag es auch Ausnahmen geben, etwa wenn der kürzlich heilig gesprochene Maximilian Kolbe für einen Familienvater in den Hungerbunker der Nazis ging. Solch ein Schritt hoher aufopferungsvoller Bewusstheit wird auch die Erfahrung des Selbstmordes verändern, allerdings dürften solche Märtyrer diesbezüglich die seltenen Ausnahmen darstellen. Wer sein Leben wegwirft, bereut es sonst sehr schnell und sehr bitter. Hier gilt viel eher die buddhistische Grundeinstellung, die besagt, dass es eine besondere Chance ist, einen menschlichen Körper bekommen zu haben. Ein solches Geschenk muss so lange wie vorgesehen bewahrt und in Ehren gehalten werden. Das wird jedem klar, der die Zeit nach dem Suizid in der noch schlimmeren Hoffnungslosigkeit der Desorientierung im Zwischenreich erleidet, denn darauf läuft ein Selbstmord fast immer hinaus. Wer glaubt, mit solch einem Schritt davonzukommen, hat praktisch nie die Vorstellung von dem Weiterleben der Seele nach dem Tod. Wo diese Einstellung fehlt, sind Hilflosigkeit und Desorientierung so gut wie sicher.

Das therapeutische Durchleben des Todes – auch des selbst gewählten – ist also in jedem Fall eine ideale Therapie bei Depressionen. Besonders die Konfrontation normalen Sterbens in der Reinkarnationstherapie kann sehr helfen, sich mit der eigenen Sterblichkeit auszusöhnen und eine andere, offenere Haltung zum eigenen Tod zu bekommen.

Schulmedizinisch anerkannte Verfahren

Im Rahmen einer *kognitiven Verhaltenstherapie* lernen die Patienten, sich im Alltag vor dem Einbruch ihres depressiven Schattens zu schützen. Indem sie die Mechanismen verstehen lernen, die sie immer wieder in dieselben Gedankenschleifen abgleiten lassen, können sie deren Einsetzen in Zukunft rechtzeitig durchschauen und so auch erfolgreich verhindern. Ein Beispiel für Therapievorschläge aus dieser Richtung ist: Der Patient wird angehalten, all jene Sätze, die ihm in der Depression das Leben zur Hölle machen, aufzuschreiben und dann sinngemäß umzudrehen. Statt: »Ich werde sicher morgen zugrunde gehen« heißt es dann: »Ich werde sicher den morgigen Tag überleben.« Sobald die belastenden Gedanken zu kreisen beginnen, sollen die Patienten die Umkehrsätze dagegenstellen und so der Verzweiflung Paroli bieten. In den psychiatrischen Kliniken werden solche Strategien gelehrt und durch Beschäftigungs-, Ergo- und Arbeitstherapie ergänzt.

Allerdings führt diese Methode natürlich nicht in vergleichbarer Weise wie eine aufdeckende Therapie zu einer Schattenintegration und zu innerem Wachstum. Sie verhilft im Grunde mehr zu einer relativ entschärften Koexistenz von bewusstem Ich und Schatten. Damit ist es eher eine allopathische und deshalb auch gut zur Schulmedizin passende Methode. Sie stellt jene Psychotherapie dar, die in Deutschland als Kassenleistung hauptsächlich durchgeführt wird. Daneben gibt es auf schulmedizinisch anerkannter Ebene nur noch die Psychoanalyse.

Die *Psychoanalyse* gehört heute zu den offiziell anerkannten und deshalb auch von den Kassen getragenen Psychotherapien, obwohl sich nach wie vor ihre Wirksamkeit nicht objektivieren lässt. Das wird und kann, wie auch bei der Homöopathie, gar nicht geschehen, da beide Verfahren viel zu individuell vorgehen, als dass ihre Wirksamkeit je mit Kriterien der Reproduzierbarkeit und in Doppelblindstudien nachgewiesen werden könnte.

Obwohl die Verhaltenstherapie heute schon aus Kostengründen bei weitem das Gros der Psychotherapien darstellt und von den meisten Schulmedizinern wohl wegen des übereinstimmenden mechanistischen Weltbildes bevorzugt wird, bleibt die Analyse doch die große alte Dame unter den Psychotherapien. Sie war zuerst da, hat sich ihren Platz unter den anerkannten Methoden praktisch über die Zeit ersessen und verteidigt diesen auch vehement über verschiedene, meist konservative Schulen. Andrew Solomon sagt über die Psychoanalyse sehr treffend, dass sie Dinge besser erklären als verändern könne. Das ist ihr Hauptproblem und dürfte damit zu tun haben, dass ihre Therapietechnik hoffnungslos veraltet ist und all die neuen Forschungen über die Funktion unseres Gehirns, seine verschiedenen Fraktionen und anderes mehr konsequent ignoriert. Allerdings gibt es diese alte Analyse in Reinkultur immer weniger, weil neue effizientere Verfahren unter der Hand Einzug in die Praxen halten.

Trotzdem muss sich die Psychoanalyse nach so vielen Jahrzehnten fragen lassen, inwieweit sie sich nicht und damit auch ihre Patienten durch das Verschließen vor modernen Verfahren wie der Hautwiderstandsmessung, um nur ein Beispiel zu nennen, großer Chancen beraubt. In der Reinkarnationstherapie sind solche Hilfen seit Jahrzehnten nicht mehr wegzudenken und längst selbstverständlich. Allein die Hautwiderstandsmessung, die erlaubt, nur geladene, das heißt wirklich wichtige Themen zu bearbeiten, spart in viel zu großem Ausmaß Psychotherapiezeit, um noch in Frage gestellt zu werden.

Medikamentöse Therapie

Schulmedizinische Wege

»Man soll sich mehr um die Seele als um den Körper kümmern, denn Vollkommenheit der Seele richtet die Schwächen des Körpers auf, aber geistlose Kraft des Körpers macht die Seele nicht besser.« Diese Erkenntnis des Vorsokratikers Demokrit ist uralt und wirkt doch sehr modern. Glücklicherweise schließt die Schulmedizin in ihren herausragenden Vertretern allmählich wieder zu Demokrit auf. »Eine schwere Depression erfordert immer die Kombination von Medikamenten und Psychotherapie«, meint Florian Holsboer, Spezialist für die Behandlung von Depressionen und Direktor des Münchener Max-Planck-Instituts für Psychiatrie. Dem ist nicht viel hinzuzufügen. Nur sieht in Deutschland die Praxis völlig anders aus: Überall wird Pharmakotherapie betrieben, ohne die Psychotherapie überhaupt nur ernsthaft zu erwägen. Dieses Spiel spielen Mediziner wider besseres Wissen seit Jahrzehnten im Doppelpassverfahren mit der Pharmaindustrie, und die Patienten sind wie üblich die Leidtragenden.

Auf dem Gegenpol ist es in naturheilkundlichen und spirituellen Kreisen schon fast üblich geworden, grundsätzlich gegen chemische Mittel zu wettern. Vor allem auch in Bezug auf die Depression ist dies eine gefährliche und gegenüber den extrem leidenden Patienten nicht zu vertretende Haltung. So wie sich wahrscheinlich – und hoffentlich – bei einer Infektion jeder kurz vor einem drohenden Ende doch mit einem Antibiotikum behandeln lassen würde, gilt das auch für die Antidepressiva bei schweren Depressionen. »Antidepressiva abzulehnen ist so lächerlich, als zöge man heutzutage hoch zu Ross in den Krieg«, meint der selbst von einer schweren Depression geschlagene Autor Solomon, obwohl auch er die Nebenwirkungen der Psychopharmaka von Kopfschmerzen über Schlappheit bis zu sexuellen Problemen am eigenen Leib zu spüren bekommen hat und keinesfalls dazu neigt, diese Mittel zu überschätzen. Er hat klar erkannt: »Wer sich selbst hilft, dem helfen auch Antidepressiva; doch wer sich zu stark unter Druck setzt, der macht alles nur schlimmer, wobei stets ein gewisser Druck erforderlich ist, um sich wieder freizuschaufeln. Medikation und Therapie können gleichermaßen notwendig sein, doch man sollte sich weder selbst beschuldigen noch bemitleiden.«* Er stellt klar, dass die Alternative Medikamente *oder* Psychotherapie einfach lächerlich sei.

Natürlich haben solche medikamentösen Therapien immer auch etwas von Make-up-Verfahren, indem sie etwas Angenehmeres über das eigentliche Thema malen. Aber einerseits das furchtbare Leiden der Patienten und andererseits die häufig festzustellende Unmöglichkeit, sie in der schweren Depression überhaupt noch psychotherapeutisch zu errei-

* Solomon, *Saturns Schatten*, S. 100.

chen, lassen hier eine flexiblere Einstellung dringend geboten erscheinen. Theoretisch vertritt auch die Schulmedizin diese Position.

Obwohl sich bei der medikamentösen Therapie, die mir bei schweren Depressionen als erster Schritt unverzichtbar erscheint, alle Experten von den Psychiatern über die Neurologen bis zu den Psychotherapeuten einig sind, dass sie einzig in Verbindung mit Psychotherapie Sinn macht, ist zu beklagen, dass dies zumindest in Deutschland nicht in die Tat umgesetzt wird. Es wäre wahrscheinlich auch weder möglich noch bezahlbar, wenn alle acht Millionen Depressive, die es in Deutschland im Augenblick schon geben soll, zum Psychotherapeuten gingen.

Das umgekehrte Problem, bei schweren Depressionen zugunsten von Psychotherapie auf notwendige Pharmaka zu verzichten, wird sich seltener ergeben, ist aber trotzdem im Auge zu behalten. Auf die Chancen, die diese Mittel bieten können, zum Schaden des Patienten zu verzichten wäre jedenfalls genauso falsch, wie die Möglichkeiten der Psychotherapie zu ignorieren. Meist ist es aber zumindest bei schweren Depressionen schon deshalb gar nicht möglich, auf die Mittel zu verzichten, weil sonst der für die Psychotherapie unerlässliche Kontakt zwischen Patient und Therapeut kaum herstellbar ist.

Wie die Mittel auf die Stimmung wirken, ist bis heute bei praktisch allen verschiedenen Klassen von Medikamenten unbekannt. Allerdings wissen wir einiges über ihre Wirkung auf die Botenstoffe im Gehirn, vor allem Serotonin und Noradrenalin, die beide bei Einnahme vermehrt zur Wirkung kommen. Unklar ist, ob manche Mittel auch die bei

Depressiven gehemmte Neubildung von Nervenzellen unterstützen.

Inwieweit die modernen Antidepressiva den alten vorzuziehen sind, muss noch offen bleiben. In der Schulmedizin gibt es eine breite Tendenz zu den neuen Mitteln aus der Klasse der Serotoninwiederaufnahme-Hemmer, weil sie nur geringe Nebenwirkungen wie Muskelversteifungen und Gesichtszuckungen haben sollen. Allerdings gibt es auch hier Studien, die auf eine erhöhte Selbstmordrate in der ersten Behandlungsphase hinweisen. Ob dies an der direkten Mittelwirkung liegt oder – wahrscheinlicher – über die Antriebssteigerung zustande kommt, ist unklar, aber für die Betroffenen gleichgültig, weil gleich gefährlich.

Es ist immer dieselbe Crux bei allen schulmedizinischen Medikamenten: Die Nebenwirkungen kommen immer erst spät und oft auch zu spät ans Licht der Wissenschaft; man braucht nur an den Contergan- und die anderen Skandale der letzten Zeit zu denken. Trotzdem lässt sich bei schweren Depressionen nicht auf eine Medikamentengabe verzichten.

Aus der Tatsache, dass die Mittel zwar leider bei weitem nicht immer, aber wenigstens doch bei der überwiegenden Zahl der Betroffenen anschlagen, hat sich – schulmedizinisch – die Meinung verfestigt, es handele sich bei schweren, früher als endogen bezeichneten Depressionen um Gehirnstoffwechselerkrankungen. Die Patienten fühlen sich durch diese Sichtweise seelisch entlastet, obwohl sie sich selbst meist nur schwer davon überzeugen können, denn mitten im Krankheitsgeschehen fühlen sich ihre Probleme vollkommen als seelisches Leiden an, und es sind natürlich auch seelische Probleme. Die Diagnose Gehirnstoffwechselprobleme läuft selbst schulmedizinisch gesehen bisher auf unbewiesene Behauptungen und Verdachtsmomente hinaus.

Daneben kennt die Schulmedizin noch die reaktive Depression, wenn Ereignisse und Erfahrungen nicht verarbeitet werden konnten. Bei neurotischen Depressionen liegt demnach das Problem in der eigenen Geschichte, bei so genannten Erschöpfungsdepressionen in seelischer und sozialer Überforderung.

Die verschiedenen Psychopharmaka

Die neuen Mittel hemmen die Wiederaufnahme der Botenstoffe Serotonin (SSRI) oder Noradrenalin (NARI) oder beider zusammen (SNRI). Die verbreitetsten sind die Mittel aus der SSRI-Gruppe, zu der auch die neue Lifestyle-Droge Prozac (Fluctin) gehört, weiterhin die Mittel Cipramil, Seroxat, Gladem oder Zoloft. Sie sind ähnlich wirksam wie die alten trizyklischen Mittel (siehe unten) – jedenfalls bei leichten und mittelschweren Depressionen. Sie haben aber nicht deren Nebenwirkungen. Dafür können sie die Patienten aggressiv machen und ihnen Schlaf, Appetit und auch die sexuelle Lust rauben. Allerdings ist Seroxat in den angelsächsischen Ländern in den begründeten Verdacht geraten, Jugendliche in den Selbstmord getrieben zu haben. Diese Gefahr besteht wohl grundsätzlich bei den Mitteln aus der SSRI-Gruppe, weil sie dazu tendieren, den Antrieb schneller zu heben, als die Missstimmung zu vertreiben. Das ist aber genau der Weg, wie man einem Depressiven, der sich umbringen will, dazu aber keinen Antrieb hat, doch noch zum Suizid verhilft. Besonders gut ist andererseits die angstlösende Wirkung der

Mittel dieser Klasse, was aber genau das Problem sein kann, denn so können sie unter Umständen auch die Angst vor dem Selbstmord auflösen.

Die Mittel der SNRI-Gruppe (wie Trevilor) sind für ihre gute stimmungsaufhellende und antriebssteigernde Wirkung bekannt. Bei den Mitteln aus der NARI-Gruppe (wie Vivalan, Edronax) fällt auf, dass sie auch die soziale Aktivität oft spürbar fördern, was sehr hilfreich sein kann, weil es den Lebensschwerpunkt in eine sinnvolle Richtung verlagert.

Die trizyklischen Antidepressiva (Mittel wie Imipramin) haben ihre Namen von ihrer chemischen Dreifachringstruktur. Sie gelten wegen der hinlänglich bekannten Nebenwirkungen als veraltet; sie machen die Patienten meist sehr müde und reduzieren die geistige und körperliche Aktivität. Neben ihrer stimmungsaufhellenden Wirkung bessern sie Unruhe und Angstzustände.

Monoaminooxidase-Hemmer (MAO-Hemmer, Mittel wie Jatrosom) wirken sehr stark antriebsfördernd. Sie werden heute auf Grund ihrer erheblichen Nebenwirkungen meist nur noch verschrieben, wenn alle anderen Mittel versagen.

Alpha-2-Antagonisten oder Noradrenalin-Serotonin-selektive Antidepressiva (NaSSA, Mittel wie Remergil), die vor allem bei Depressionen mit schwerer Unruhe und Schlafstörungen in Frage kommen, werden wegen erheblicher Nebenwirkungen wie Blutbildveränderungen zurückhaltend angewandt. Darüber hinaus machen sie oft hungrig und müde.

Bei aller Offenheit für die Gabe von Medikamenten bei Depression ist nicht zu übersehen, dass etwa 15 bis 20 Prozent der Betroffenen von keinem dieser Mittel Besserung erfahren. Auch die gängigen Antidepressiva aus dem Lifestyle-

Bereich wie Prozac schlagen bei einem guten Drittel der Patienten überhaupt nicht an.

Eine andere Gruppe von häufig verschriebenen Mitteln wie Tavor und Talcit wird in der Regel vor allem dazu benutzt, die Zeit bis zur einsetzenden Wirkung der oben beschriebenen Mittel zu überbrücken. Oft vergehen Wochen, bis sich deren Wirkung entfaltet. Mit zunehmendem Alter der Patienten wird diese Phase immer länger.

Die alte Streitfrage zwischen Allopathie und Homöopathie bleibt auch in der Psychiatrie bestehen, ob man nämlich gleich mittels Unterdrückung zum Gegenpol tendieren oder ob man zugunsten von Entwicklung und Heilung eine Erstverschlimmerung in Kauf nehmen soll. Bei einem so gravierenden Krankheitsbild wie der Depression, die man früher endogen nannte, liegt der allopathische Weg Medizinern und Patienten naturgemäß besonders nahe.

Für die Zukunft träumt eine Vertreterin der Schulmedizin, Professor Isabella Heuser, sogar von einer Pille gegen Stress, die Stresshormone wie vor allem Kortisol unterdrücken und so Depression von vornherein unmöglich machen soll. Die Wissenschaftlerin, die die Klinik für Psychiatrie und Psychotherapie an der Berliner Charité leitet, geht davon aus, dass die Depression durch ein vorübergehendes Ungleichgewicht der Hormone Serotonin, Noradrenalin, Adrenalin und Dopamin im Gehirn ausgelöst werde. Die Hormonsituation gleiche derjenigen von Frauen im Wechsel. Hier soll also nicht der Umgang mit dem Stress oder dessen Reduktion angegangen werden, sondern der Mensch dem modernen Stressniveau pharmakologisch angepasst werden. Die Antistresspille ist im klinischen Versuchsstadium und kommt frühestens in drei Jahren auf den Markt. In noch weiterer Ferne ist der Traum von der Impfung gegen Depression, der insofern etwas eigenartig wirkt, da bisher kein Erreger gefunden werden konnte.

Was nicht oft genug wiederholt werden kann

Es ist besonders wichtig, sich immer wieder klar zu machen, dass jeder Eingriff pharmakologischer Art schwer kalkulierbare Gefahren mit sich bringt, wenn er das raffinierte, aber sehr labile Gleichgewichtssystem der Seele beeinflusst. Die berichteten Selbstmorde unter dem Einfluss von Serotoninwiederaufnahme-Hemmern dürften hier ihre Ursache haben. Die Betroffenen geraten durch die Mittel in den Besitz sozusagen künstlicher Antriebskräfte, die einen Selbstmord überhaupt erst möglich machen. Generell besteht diese gefährliche Situation besonders dann, wenn alles gerade besser wird und das Gröbste überstanden zu sein scheint. Auch die Inuit in Grönland begehen die meisten Selbstmorde im »Wonnemonat« Mai, wenn die Erstarrung des Polarwinters von ihnen abfällt. Wenn die Säfte steigen und die Kraft zurückkommt, reicht sie auch zum Selbstmord; in der Tiefe der Depression und in der Kälte der Polarnacht fehlt dafür jede Energie.

Solche im wahrsten Sinne des Wortes fatalen Interventionen passierten früher nicht selten, wenn Unbefugte die antidepressive Medikation früherer Zeiten einfach absetzten. Falls die Wirkung des stimmungsaufhellenden Mittels nachließ, während die antriebssteigernde Potenz des anderen Mittels noch anhielt, kam es nicht selten zum Suizid. Dieser ging eindeutig auf das Konto der inkompetenten Behandler. Heute stellen uns leider die gebräuchlichsten Antidepressiva aus der Gruppe von Prozac (Fluctin) in ihrer ersten Phase wieder vor dasselbe Problem.

Bei der Betrachtung der Nebenwirkungen von Antidepressiva ist aber auch immer abzuwägen, wie schwer die Auswirkungen der Depression sind. Ständig sind wir aufgerufen, die Nebenwirkungen unserer Behandlungen im Verhältnis zu den Auswirkungen des Krankheitsbildes zu sehen. Bei der Depression sollten wir nicht zu leicht auf die Pharmaka verzichten und gleichzeitig die Nebenwirkungen sorgfältig im Auge behalten.

Zur Praxis der medikamentös-pharmakologischen Therapie

Fast alle Mittel brauchen Zeit – in der Regel zwei bis vier Wochen –, bevor sie ihre Wirkung entfalten. Lediglich der Antrieb kann recht schnell gefördert werden, was – wie mehrfach betont – nicht ungefährlich ist, denn bei Depressiven mit Suizidgedanken erhöht sich dadurch die Selbstmordgefahr.

Ein Problem bei allen Antidepressiva ist die Dosierung. Da die Wirkung ausschließlich vom erreichten Blutspiegel des Mittels abhängt und dieser bei jedem Menschen individuellen Regeln gehorcht, wird empfohlen, den Blutspiegel zu bestimmen, bevor man ein Mittel endgültig verwirft und zu einem anderen wechselt oder Lithiumsalze hinzunimmt. Allerdings ist das wieder einmal nur schöne Theorie, denn abgesehen von großen psychiatrischen Krankenhäusern geschieht diese Kontrolle in der Praxis weit weniger, als es gut wäre.

Wie wenig die genannten Medikamente an der Wurzel des Übels rühren, zeigt die Tatsache, dass nach ihrem Absetzen 80 Prozent der Betroffenen innerhalb von nur zwei Jahren einen Rückfall in die Depression erleiden, wie verschiedene Studien zeigen. Selbst bei den Patienten, die die Medikamente ständig weiter einnehmen, erleiden zwei Drittel einen Rückfall in die Depression. Die schulmedizinische Hoffnung ist, dass sie sich so wenigstens besonders starke Krankheitsschübe ersparen. Dies blieb bislang leider unbewiesen.

Die Angaben über die Dauer der Therapie mit Medikamenten schwanken sehr stark. Aber wegen der schon genannten hohen Rückfallquote werden sehr lange Einnahmezeiten empfohlen. Nach einer erreichten Symptombesserung wird auf alle Fälle zu einer vier- bis zwölfmonatigen Erhaltungstherapie für die so genannte Festigung des Therapieerfolges geraten. Lagen aber in der Vorgeschichte zwei oder mehr depressive Phasen vor oder kamen Selbstmordabsichten hinzu, geht man von mindestens fünf Jahren so genannter Rezidivprophylaxe, das heißt Weiterbehandlung, aus. Viele Psychiater empfehlen ihren Patienten aber unumwunden, die Medikamente zeitlebens weiterzunehmen, vorausgesetzt sie vertragen sie halbwegs. Das zeigt natürlich sehr deutlich, dass es hier gar nicht um Lösungen geht, sondern darum, von seiner Symptomatik in Ruhe gelassen zu werden und dies für die Zukunft sicherzustellen. Im Zusammenhang mit einer wirksamen Psychotherapie sind auf alle Fälle deutlich kürzere Einnahmezeiten zu erreichen.

Mittel aus der Natur

Wieso ein natürliches Salz wie Lithium Depressionen lindert oder ihr Wiederaufleben verhindern hilft, ist noch völlig unklar. Wir wissen lediglich, dass bei Angstzuständen und Depressionen tatsächlich oft ein Lithiummangel festgestellt werden kann. Bei Gesunden hat die Gabe des Salzes gar keinen Effekt, bei Depressiven und vor allem bei Menschen, die an bipolaren Störungen leiden (manisch-depressive Patienten), ist der Einsatz von Lithium inzwischen unbestritten, vor allem in der Rückfallvorbeugung. Dabei hatte es Lithium schwer, sich als Mittel durchzusetzen, wahrscheinlich weil es aus der Apotheke der Natur stammt und schon aus diesem Grund keine starke Lobby hat. An Nebenwirkungen ist vor allem eine Gewichtszunahme zu beklagen, an der etwa 20 Prozent der Patienten leiden.

Obwohl es aus natürlicher Quelle stammt, ist Lithium schwer einzustellen und kann sehr leicht überdosiert werden und zu Vergiftungserscheinungen führen. Die Spannbreite zwischen noch wirksamer und schon giftiger Blutkonzentration ist sehr eng bemessen. Schon eine kleine Änderung etwa in Folge von Kaffeekonsum kann erheblichen Schaden anrichten, weil Koffein (das auch in Schwarztee, Red Bull und anderen so genannten Powerdrinks enthalten ist) die Lithiumausscheidung verändert. Nebenwirkungen wie anfängliches Zittern der Hände und Verdauungsprobleme geben sich meist bald wieder. Die häufig auftretende Gewichtszunahme kann dagegen hartnäckig sein; der Wegfall der energiezehrenden manischen Überaktivität ist dafür mitverantwortlich.

Ebenfalls mit Erfolg wird bei Depressionen Hypericum (Johanniskraut), ein altes Mittel der Homöopathie und Naturheilkunde, eingesetzt. Unter Psychiatern war es lange sehr umstritten, wohl auch wegen seiner Herkunft aus der Naturapotheke, oder man hielt es höchstens bei leichten Depressionen für sinnvoll. Inzwischen gibt es aber eine Studie aus der Berliner Charité, die belegt, dass es auch bei mittelschweren bis schweren Depressionen ähnlich gut wirkt wie die Mittel aus der SSRI-Gruppe (Prozac/Fluctin). Ob der wirksame Stoff das Hypericin ist, wie lange Zeit angenommen, oder das Hyperforin, wie man heute meint, ist nur schulmedizinisch von Interesse. Wahrscheinlich ist es am besten, einfach die in der Natur, also im Johanniskraut, vorkommende geniale Mischung von Wirkstoffen zu verwenden.

Johanniskraut ist ein typisches Beispiel dafür, dass auch Heilkräuter Nebenwirkungen haben können, vor allem wenn sie hoch dosiert werden, was in diesem Fall zur Erzielung der antidepressiven Wirkung offenbar notwendig ist. Eine Dosis von 500 bis 1000 mg hat sich bewährt; sie kann aber auch Kopfschmerzen auslösen.

Eine andere Nebenwirkung des Johanniskrauts ist die schon aus der Naturheilkunde bekannte Erhöhung der Lichtempfindlichkeit des Patienten. Hier könnte auch sein Wirkmechanismus eine Erklärung finden. Johanniskraut beeinflusst offensichtlich die Aufnahme von Licht, das Depressiven auf allen Ebenen fehlt, weshalb sogar ganz banales Bestrahlen mit Licht hoher Intensität helfen kann. Wo Johanniskraut aber dafür sorgt, dass mehr Sonnenlicht (ins Leben) hineinkommen kann, mag es eine entsprechende Wirkung haben, wobei es letztlich vor allem um den Mangel an innerem Licht gehen dürfte. Auf der anderen Seite kennt fast jeder den Effekt, den das natürliche Sonnenlicht im Frühjahr auf die eigenen Lebenskräfte hat. Schon ein paar Sonnenstrahlen beleben, weil offenbar die äußere Sonne auch die innere wieder zum Strahlen bringt.

Weitere Nebenwirkungen von Johanniskraut beziehen sich auf Wechselwirkungen mit schulmedizinischen Medikamenten, die es empfindlich stören und beeinträchtigen kann, darunter so verbreitete wie die Antibabypille, aber auch das viel verschriebene Herzmittel Digoxin und einige Antibiotika. Das mag auch einer der Gründe sein, warum die Schulmedizin dem sonst sehr nebenwirkungsarmen und folglich gut verträglichen Mittel nach wie vor reserviert gegenübersteht.

Homöopathie

Nach dem Heilgesetz *»Similia similibus curentur«* (»Ähnliches möge Ähnliches heilen«) wird der Organismus mit Hilfe der homöopathischen Behandlung befähigt, seine Selbstheilungskräfte zu mobilisieren. Die klassische Homöopathie ist bei der Behandlung von Depressionen immer in Erwägung zu ziehen und kann – nach den Anweisungen Hahnemanns angewandt – auch als Begleitmaßnahme nach meinen Erfahrungen nicht schaden.

Homöopathen geben Arzneimittel vor allem auf der Informationsebene, also in einem immateriellen Bereich (oberhalb der Potenz D 23 geht es nur noch um Information). Die Mittel lösen Symptome aus, die denen des Krankheitsbildes möglichst ähnlich sein sollen. Dadurch wird noch eine andere Ebene der körperlichen Reaktionsfähigkeit angesprochen und der Organismus – angeregt durch den neuerlichen Reiz – dazu gebracht, mit dem Problem nun besser und nachhaltiger fertig zu werden.

Die Homöopathie ist theoretisch in der Lage, auch akute depressive Zustände zu behandeln. Es ist nur die Frage, ob sich jemand findet, der es sich zutraut und sein Metier so gut beherrscht, wie es von einigen Größen der Homöopathie, zum Beispiel von dem Franzosen Jean Pierre Gallavardin, beschrieben wird. Auf alle Fälle kann die Homöopathie die Konstitution des Menschen günstig beeinflussen, in dem Sinn, dass der Betreffende seiner eigenen Art und seinem Weg näher kommt. Es kann ihm die Kraft geben, zu ganz neuen Leistungen und Möglichkeiten der Selbstverwirklichung zu finden. Allerdings gilt für die klassische Homöopathie wie für die Reinkarnationstherapie, dass sie beide im Vorfeld der Erkrankung die größten Chancen bieten. Damit ist gemeint, dass sie überhaupt den Ausbruch von Depressionen verhindern, weil die Arbeit schon auf anderen Ebenen gemacht ist und Schattenthemen bereits integriert sind. Die klassische Homöopathie kann dazu einen wertvollen Beitrag leisten und wird von uns auch begleitend zur Psychotherapie empfohlen.

Bachblüten

Bachblüten sind wie homöopathische Mittel grundsätzlich individuell auszuwählen und werden in der Regel in einer Mischung von drei bis fünf Blüten verabreicht. Das im Fall von Depressionen naheliegende Mittel ist Mustard (Ackersenf).

Es wird gegeben, wenn die Betroffenen ein Gefühl haben, als senke sich eine dunkle Wolke über sie herab. Obwohl dieses Bild den Kernzustand vieler Depressionen trifft, ist Mustard kein Patentrezept für die Behandlung. Der Ackersenf wäre überfordert, wenn er die therapeutische Arbeit allein schaffen sollte.

Mustard ist gut geeignet, wenn es zur Unterstützung eingesetzt wird. Im vorbeugenden Bereich gegeben ist Mustard sogar sehr angezeigt. Der gewaltigen Macht einer ausgebrochenen Depression werden Bachblüten nach meiner Erfahrung allerdings nicht gerecht. Das gilt auch für das Mittel Willow (Weide). Mit ihm sind die Menschen angesprochen, die zum Projizieren neigen, die sich als Opfer der ganzen Welt sehen und Verantwortung und Schuld immer nur bei anderen finden. Auch Mittel wie Gorse (Stechginster) und Wild Rose (Heckenrose) kommen oft unterstützend in Frage, letztlich natürlich fast alle Mittel, denn es geht bei der Bachblüten-Therapie wie in der Homöopathie darum, den ganzen Menschen zu behandeln.

Ideal wäre, mit solcher Hilfe auf besonders schwierige Phasen der Therapie regulierend einzuwirken. Eine gute Unterstützung, wie sie die Bachblüten bieten, ist auf alle Fälle eine nicht zu unterschätzende Hilfe im Rahmen einer anderen Therapie. Die große Zeit der Bachblüten aber wäre die zwischen den Krankheitsschüben, um dem Patienten Zugang zu seinem erlösten Seelenpotenzial und den höheren Einlösungsmöglichkeiten seiner Anlagen zu vermitteln. Das nämlich war immer das Anliegen von Edward Bach, dem Begründer dieser Therapie.

Weitere Therapien der Schulmedizin

Elektroschock

Wohl auf dem Boden der unerträglichen Verzweiflung der Patienten und der unerträglichen Hilflosigkeit von Medizinern werden heute sogar so brutale, an mittelalterliche Teufelsaustreibung erinnernde »therapeutische« Methoden wie der Elektroschock wieder ins Gespräch gebracht. Dieses Verfahren erlebte Ende des zwanzigsten Jahrhunderts eine erstaunliche Renaissance, obwohl wissenschaftliche Studien ihm außer einigen anekdotischen Besserungen keine Legitimation zugestehen. Letzterer Ausdruck besagt, dass in Einzelfällen tatsächlich Verbesserungen beobachtet werden, diese sich aber bei einer breiten Untersuchung unter wissenschaftlichen Kriterien nicht bestätigen lassen. Das Einzige, was hier sicher und nachweislich eintritt, ist die massive Schädigung des Gehirns. Das Verfahren ist wegen seiner Art und Durchführung, die heute allerdings unter Narkose geschieht, veraltet und unbedingt durch vergleichsweise harmlose Verfahren wie die Magnetstimulation zu ersetzen.

Transkranielle Magnetstimulation

Im Gegensatz zum Elektroschock ist die Transkranielle Magnetstimulation (TMS) ein völlig schmerzfreies Verfahren, um das linke Gehirn oder überhaupt bestimmte Gehirnareale gezielt zu aktivieren. Bei einer Tagesdosis von 1000 Impulsen kann bei vielen Patienten eine spürbare Besserung erreicht werden, deren Effekt 20 bis 30 Prozent über der Placebowirkung liegt – so der Neurophysiologe Walter Paulus von der Universität Göttingen. Das ist unter dem Strich betrachtet ein sehr gutes Ergebnis, denn selbst bei gängigen Mitteln wie Prozac ist der Unterschied zur Placebowirkung deutlich geringer, was sie auch entsprechend ins Gerede gebracht hat. Es liegt allerdings wohl vor allem daran, dass die Placebowirkung bei Depressionen insgesamt so beeindruckend hoch ist. Der Glaube kann eben Berge versetzen und Endorphine, die körpereigenen Glückshormone, allemal in Gang setzen.

Durch die schmerzlose Stimulation über starke Magnetfelder werden die lethargischen Neuronen des linken Frontalhirns offenbar aus ihrem Winterschlaf gerissen und wieder aktiv, wodurch sich die Stimmung der Betroffenen rasch aufhellt. Allerdings ist auch hier die anfängliche Euphorie über die Erfolge der Methode einer nüchternen Realität gewichen, und so wird die Methode wohl vor allem zur Ergänzung anderer Möglichkeiten Einsatz finden, besonders weil sie auch schwierig zu dosieren ist. So gerieten einige der frühen Patienten gleich auf dem Gegenpol und damit in die Manie, was als deutliche »Verschlimmbesserung« zu betrachten wäre. Obwohl die Manie den Patienten meist wesentlich lieber ist, stellt sie insgesamt ein mindestens ebenso großes Problem wie die Depression dar.

Es ist zu hoffen, dass sich das Verfahren, das aus der Schulmedizin stammt und somit keinerlei Vorurteile auf sich ziehen sollte, rasch durchsetzt – allein schon aus dem Grund, dass damit Rückfälle in das medizinische Mittelalter in Gestalt der Elektroschocktherapie endgültig unterbleiben. Diese sind nicht nur für den Patienten nutzlos, sondern sind schlicht und einfach entsetzlich und beschädigen den sowieso schon angeschlagenen Ruf der Medizin weiter.

Elektrische Nervenstimulation

Professor Isabella Heuser von der Berliner Charité, die Depression für eine unheilbare chronische Krankheit hält, empfiehlt bei schwersten therapieresistenten Depressionen die direkte Nerven- beziehungsweise Vagusstimulation. Der Vagusnerv wird dabei in der Halsgrube operativ freigelegt und mit einem Draht umwickelt, der über eine unter den Brustmuskel implantierte Batterie stimuliert wird, ganz ähnlich wie bei einem Herzschrittmacher. So wird die Vagusbremse, deren allmählicher Ausfall laut Servan-Schreiber zu den Hauptursachen moderner Stressprobleme gehört, elektrisch statt medikamentös angeregt. Das Verfahren steckt aber noch in den Kinderschuhen; bisher sind gerade einmal zwanzig Patienten damit versorgt worden.

Noch offensiver geht ein bisher in Deutschland kaum erprobtes Verfahren vor, bei dem eine Elektrode durch den Schädel in ein Gehirnareal geschoben wird, um dort die Bildung von Botenstoffen anzuregen. In der Berliner Charité soll diese Maßnahme ab 2006 angeboten werden.

Alternative Ansätze, neue und altbewährte Heilungswege

Das EMDR-Verfahren

Heutige Forschungen legen nahe, dass jedes Trauma Narben im emotionalen Gehirn hinterlässt. Was Psychotherapeuten für die Seele schon immer wussten, kann nun auf Gehirnebene sogar sichtbar gemacht werden. Diese Narben bleiben erstaunlicherweise selbst dann erhalten und bedrohlich, wenn die Betroffenen im Zuge einer verhaltenstherapeutischen Desensibilisierung durch häufige Exposition gelernt haben, das Trauma in äußerer Ruhe und Gelassenheit zu konfrontieren. Durch solche Übungen wird offenbar nur das Großhirn, das natürlich weiß, dass das Trauma längst vorbei ist, so gestärkt, dass es die unvernünftigen Reaktionen des emotionalen Gehirns niederhalten kann. Das erklärt zum Beispiel, warum jede Schwächung der Kontrolle des Großhirns, wie sie etwa durch Alkohol oder andere Drogen, durch neuerliche Stressüberforderung oder extreme Müdigkeit, durch emotionale Einbrüche und so weiter zustande kommt, ausgesprochen gefährlich werden kann. Die alten unverarbeiteten Spuren zum Beispiel von Angst können so wieder die Oberhand gewinnen.

Aber auch jede neuerliche Aktivierung dieser alten Erfahrungen von Angst oder Trauma durch ähnliche Situationen, Bilder, Gerüche und alle anderen Wahrnehmungen kann zu einem Rückfall beziehungsweise zur Auslösung einer entsprechenden Angstreaktion führen, eben weil die Muster tief im emotionalen Gehirn gespeichert sind.

Nach Professor Klaus Grawe müssen die neuronalen

Grundlagen, die das Depressivwerden ermöglicht haben, verändert werden, um etwas an den Ursachen von Depressionen zu ändern. Das genau könnte der Weg sein, über den Therapien in Trance so viel besser und vor allem tiefer wirken als etwa analytische Therapien und Verhaltenstherapien. Wir wissen definitiv, dass wir in den REM-Phasen der Träume seelische Probleme verarbeiten. Die schnellen Augenbewegungen (Rapid Eye Movements), nach denen diese Traumphasen benannt sind, hielt man bisher für eine an sich unbedeutende Begleiterscheinung dieser Verarbeitung auf der Gehirnebene. Nun hat sich aber herausgestellt, dass ihre Rolle bei der Verarbeitung unter Umständen ungemein wichtig ist.

EMDR (Eye Movement Desensitization and Reprocessing) ist ein extrem einfaches Verfahren zur Überwindung von Traumata mittels Augenbewegungen, das die amerikanische Psychotherapeutin Francine Shapiro Ende der achtziger Jahre entwickelt hat. Dabei veranlasst man den Patienten, einfach nochmals an die das Trauma verursachende Erfahrung zu denken, und animiert ihn, gleichzeitig mit seinen Augen stetige Seitwärtsbewegungen durchzuführen – von links nach rechts und wieder nach links und nach rechts und so weiter. In Nachuntersuchungen, aber wichtiger noch in der Beobachtung der Betroffenen zeigte sich, dass allein durch diese einfache Methode die Traumaspuren gelöscht werden können. Der schon mehrfach zitierte Psychiater Servan-Schreiber, der die Methode ebenfalls empfiehlt, vermutet, dass EMDR über die Aktivierung des parasympathischen Nervensystems (die Vagusbremse) zum Ziel kommt, also über die Anregung des weiblichen Pols auf dieser Ebene. Besonders für traumatische Situationen, die einen *bis ins Mark erschüttert* haben, über die man nicht hinweggekommen ist, wo einem *der Schreck* noch nach Jahren *in den Knochen steckt* oder an denen man fast *zerbrochen* wäre und sich seitdem *gebrochen* fühlt, können sich hier rasche und trotzdem tief gehende Lösungen ergeben. Die Betroffenen *fühlen* sich dem Leben oft wieder *gewachsen* und können es wieder *in Angriff nehmen.*

Eine ähnliche Erfahrung haben wir schon von Anfang an in unseren Psychotherapien gemacht. Wir stellten immer wieder fest, wie wichtig es für ein definitives Verarbeiten von früheren Erlebnissen ist, dass es in ausreichend tiefer Trance geschieht. Bloßes Erzählen hat nicht annähernd dieselben Effekte. Das ist wahrscheinlich auch einer der wesentlichen Nachteile der herkömmlichen Psychoanalyse, die durch Verzicht auf den Trancezustand auf der Gesprächs- oder Erzählebene bleibt. Um eine genügend tiefe Trance herzustellen, muss der Patient wie in der Einschlafphase die Ebene der Beta-Wellen (oberhalb 13 Hz) in Richtung Alpha (12 bis 8 Hz) verlassen, zum Beispiel durch eine Entspannungseinleitung. Der Therapeut muss dann den Patienten auch noch durch diese Phase hindurch in die Theta-Phase (7 bis 4 Hz) begleiten. Von hier aus kann man anschließend schon wieder aufsteigen und durch entsprechende Fragen den Patienten zurück in den Alpha- und dann sogar in den Beta-Zustand bringen, der ja auch der Bereich der REM-Phasen ist.*

Eine weitere Idee ist, den Patienten innerhalb der Entspannung ähnlich wie bei EMDR direkt aufzufordern, seine Augen bei geschlossenen Lidern hin und her zu bewegen, und diese Aufforderung in für ihn schwierigen und wichtigen

* Genaueres über die Wellenmuster findet sich in meinem Buch *Schlaf – die bessere Hälfte des Lebens.*

Phasen der Psychotherapie zu wiederholen. Auf diese Weise scheint es grundsätzlich möglich zu sein, die Gehirnzellen definitiv umzuprogrammieren. Die Schaffung neuer positiver Erfahrungen kann dann ein Übriges bewirken.

Geführte Meditationen und schamanische Reisen

Genau genommen haben selbstmordgefährdete Patienten, die planen, sich das Leben zu nehmen, nur die Wahl, von welchem Ausgangspunkt sie die Reise durch die Seelenbilderwelten unternehmen wollen. Die schlechte Variante ist die Seelenreise durch die Bardo-Zustände nach einem erfolgten Selbstmord. Die ungleich bessere Möglichkeit ist eine inneren Reise im Rahmen einer geführten Meditation oder auch eine schamanische Reise. Jede innere Reise hat für die meisten auf das Sterben – zumindest im tibetischen Sinn – nicht vorbereiteten Menschen unbedingt den Vorteil, dass sie bewusster und deshalb auch kontrollierter ablaufen kann. Wer sicher geführt und auf die zu erwartende Situation eingestellt ist, hat schon so gut wie gewonnen, verglichen mit jemandem, der orientierungs- und ziellos umherirrt. Nach einem Selbstmord ist darüber hinaus die Situation für die Seele in der Regel sehr erschwert und extrem unangenehm. Allerdings ist die Krise einer Depression mit akuten Selbstmordabsichten kein idealer Einstieg in die Welt der inneren Reisen.* Viel besser ist, wenn man sich vorher diesbezüglich eine Basis schafft.

* Siehe dazu das Buch *Reisen nach innen*, zu dem es auch zwei Übungskassetten gibt.

Trotzdem propagiert der Schweizer Psychotherapeut Carlo Zumstein die schamanische Reise genau für diese Situation der Bedrängnis.* Er weist aber ausdrücklich darauf hin, dass seine Methode nur im Zusammenhang mit einer begleitenden Psychotherapie sinnvoll ist. Mittels rhythmischer Trommeln versetzt er die Suchenden in einen tranceartigen Bewusstseinszustand mit der Absicht, am Ende des Tunnels der Depression den Lichtschein eines neuen Anfangs zu finden.

Dieser Ansatz hat etwas Homöopathisches, denn man macht freiwillig und am besten natürlich rechtzeitig, was einem die Depression sonst aufzwingen würde. Damit bietet er eine sehr gute Vorbeugungsmöglichkeit weiterer Depressionserfahrungen, denn bevor man sich wieder – unbewusst – in den dunklen Schlund reißen lässt, könnte man selbst freiwillig reisen und sich so zwar auch nichts ersparen, aber durch die Bewusstheit und Eigenverantwortung sich doch alles wesentlich leichter und sogar gut erträglich machen.

Die Seelenreisen der Schamanen gleichen unseren geführten Meditationen. Allerdings sind bei den Seelenreisen die Betroffenen ständig in Begleitung des Schamanen, der als Wegweiser und Führer durch die dunkle Seelenbilderwelt fungiert. Bei geführten Meditationen macht sich der Patient allein auf die Reise. Es ist lediglich die Stimme des Sprechers der Meditations-CD, die ihn leitet, und es bleibt die Frage, ob ein Patient die Kraft und den Mut hat, sich bei einer schweren Depression dem Schattenreich und den Erfahrungen der Nachtmahrfahrt der Seele in eigener Regie zu stellen. Bei schweren Depressionen ist hier die Begleitung durch kompe-

* Carlo Zumstein: *Reise in die Finsternis. Aus der Depression zur eigenen Schamanenkraft.* Ullstein, Berlin 2005.

tente Helfer im Sinne von Psychotherapie unbedingt anzuraten. Für die Einstimmung im Vorfeld ist die eigens zu diesem Buch entwickelte CD *Depression – Wege aus der dunklen Nacht der Seele* (siehe Literaturverzeichnis) durchaus geeignet – und auch generell in weniger schwerwiegenden Situationen sowie zur Prophylaxe und hier besonders der von Rückfällen. CDs wie *Visionssuche* und *Mandala* sind gut geeignet, ein seelisches Terrain zu schaffen, auf dem Depressionen gar nicht erst gedeihen. Natürlich tut sich jemand im Ernstfall der akuten Depression auch wesentlich leichter, der schon lange im Vorfeld mit einer CD wie *Schattenarbeit* geübt hat. Darauf folgend würde gut das Thema *Selbstliebe* passen.

Bei den genannten CDs handelt es sich um geführte Meditationen, die das jeweilige Gebiet in Trance und einem offeneren Bewusstseinszustand behandeln, sodass man seine Probleme selbstverantwortlich bearbeiten kann. Allerdings hat die Methode auch Grenzen. Während die zum Buch gehörige CD *Depression – Wege aus der dunklen Nacht der Seele* bei einer leichten Depression allein helfen kann, bei einer mittelschweren noch gute Unterstützungsarbeit leistet, wird sie bei einer schweren Depression nachrangig.

Zen-Meditation

Als der Psychotherapeut Philip Martin selbst an einer Depression erkrankte, versuchte er, das Problem durch Zen-Meditation *loszuwerden*. Dabei bemerkte er, dass die Methode für diesen Zweck vollkommen ungeeignet ist, aber dass sie dabei hilft, die Depression *anzunehmen*. Er lernte, die Meditation dazu zu nutzen, die Tiefen der Depression zu erkunden. Er begann, die Depression als ein Angebot zu verstehen, einen anderen Blickwinkel einzunehmen. Philip Martin hat erfahren, dass er persönlich selbst die lähmendsten Ängste und Panikattacken durch regelmäßiges Meditieren »aussitzen« konnte, und er empfiehlt diese Methode nun auch anderen mit der kleinen Einschränkung, es nicht bis zum Fanatismus zu übertreiben.*

Betrachtet man die Erfahrungen aus Zen-Klöstern, steht er mit seinem Optimismus nicht allein. Menschen mit solchen und anderen seelischen Problemen bekommen in Zen-Klöstern traditionell eine für unsere Verhältnisse meist winzige Klosterzelle zugewiesen und den einzigen Auftrag, den ganzen Tag über immer wieder nur zu sitzen und den Atem zu beobachten. Damit werden sie dazu gebracht, sich dem Augenblick mit all seinen Konsequenzen, die von Langeweile bis zu Erleuchtungserlebnissen reichen, zu stellen. Das mag auf den ersten Blick gnadenlos wirken, es ist es aber für diejenigen, die freiwillig und ohne Zwang durch eine Depression hindurch Zazen üben, durchaus nicht. In der Stille und inneren Ruhe der Meditation ist es ungleich angenehmer zu verweilen als an den meisten Orten der äußeren Welt. Vor allem hat die Zen-Meditation als Gegenpol zur geführten Meditation für manche Menschen den Vorteil, dass sie sich nicht mit dem zutage geförderten Bildermaterial zu beschäftigen brauchen. Im Zazen gilt es alles anzuerkennen, was sich meldet, aber es nicht weiter zu beachten, sondern einfach zur Atembeobachtung oder Koan-Arbeit zurückzukehren. So kommt

* Philip Martin: *Der Zen-Weg aus der Depression. Therapeutisch-spirituelle Hilfe zur Selbsthilfe.* O. W. Barth, Bern u. a., 3. Aufl. 2000.

man rasch weiter und kann sich durch wahre Labyrinthe der Seelenbilderwelten bewegen und hier vor allem eben durch das Schattenreich. Traditionell hat diese Methode sich wahrscheinlich besser bewährt als viele Wege, die wir später in der Psychiatrie mit ihrer zum Teil unrühmlichen Geschichte eingeschlagen haben.

Meine eigenen jahrzehntelangen Erfahrungen gehen in eine ähnliche Richtung. Seitdem mich die Zen-Meditation begleitet, habe ich einige Patienten erlebt, die auf diesem Weg Entlastung und Erleichterung gefunden haben. An eine Patientin erinnere ich mich sehr genau, die zu jedem unserer Zen-Fasten-Kurse* kam, um sich mit ihrer Depression neuerlich auf die Reise zu machen. Anfangs war es eine sehr harte Zeit für sie, und mehr als einmal war sie knapp daran, das Seminar abzubrechen. Allerdings sah sie keine Alternative, und nur das ließ sie durchhalten. So hat sie die Depression schließlich »ausgesessen«. Nach einigen Jahren berichtete sie, dass sie außerhalb der Meditationen kaum mehr mit der Depression zu tun habe. Und weitere Jahre später genoss sie auch die Meditationen, die nun nicht mehr von depressiven Gedanken getrübt waren. Schließlich hatte sie mit Ende siebzig den Wunsch, in einem unserer Zen-Seminare auch sterben zu dürfen. Ich bat sie, mir zuliebe davon abzusehen, und so starb sie zwei Tage nach dem Seminar eines natürlichen Todes – nach einer lebenslangen im wahrsten Sinne des Wortes Auseinandersetzung mit dem Thema Depression und Selbstmord.

Ein Kurs wie *Fasten – Schweigen – Meditieren* ist von seiner ganzen Art dem Urprinzip des Saturn nachempfunden und

* Informationen zu den Fastenkursen unter www.dahlke.at

untersteht damit genau jenem Prinzip, mit dem Depressive sich auseinander zu setzen haben. Trotzdem wird nicht jeder Depressive, und schon gar nicht in einem akuten Schub, diesen harten Weg gehen können. Er wäre wie alle diese meditativen Wege und Vorschläge generell und im ursprünglichen Sinn des Wortes als Vorbeugung ungleich besser geeignet. Wie Zahnpflege die Entstehung von Karies, so kann regelmäßige Meditationspraxis den Ausbruch von Depression verhindern. Im akuten Fall wird aber die Meditation – wie die Zahnpflege – meist nicht mehr ausreichen.

Stärkung des Basis-Chakras

Chakras sind Energiezentren entlang der Wirbelsäule, die vielen altehrwürdigen Traditionen wie der indischen, tibetischen und nepalesischen, aber auch der theosophischen bekannt sind. Von hellsichtigen Menschen können sie als Räder aus farbigem Licht, die sich drehen, wahrgenommen werden. Sie speisen sich unter anderem aus jenem Licht, das wir über die pflanzliche Nahrung zu uns nehmen, denn über den Weg der Photosynthese ist ja in jeder Pflanze Licht gespeichert.

Wenn ein Chakra gestört ist, kann sich das durch einen Lichtmangel in diesem Bereich zeigen. Vom untersten Chakra, als Muladhara bezeichnet, an der Beckenbasis bis zum obersten Chakra, Sahasrara genannt, knapp oberhalb des Scheitels zählt man sieben Chakras, die den sieben Sprossen der christlichen Jakobsleiter entsprechen dürften. So wie es diese im Laufe des Lebens zu erklimmen gilt, soll nach östlicher Auffassung die Energie im Laufe des Lebens von ganz unten nach ganz oben aufsteigen. Hindus gehen davon aus, dass die Energie es in Gestalt der Kundalini-Schlange, die normalerweise in dreieinhalb Windungen im untersten Chakra aufgerollt liegt, von einem Zentrum zum nächsten entlang der Wirbelsäule tut. Beim verwirklichten Menschen reicht die Schlangenkraft bis ganz nach oben, was bei Buddha-Darstellungen oft durch eine Schlange wiedergegeben wird, die sich hinter dem Buddha erhebt und seinen Kopf überwölbt.

Beim ersten Chakra handelt es sich um die Basis des Menschen mit dem grundlegendsten aller Themen, dem Überleben. Da es bei der Depression um Leben und Tod geht, ergibt sich ein enger Bezug zum ersten Chakra. Bei vielen depressiven Patienten hat es den Anschein, als wäre ihnen die Lebensbasis an dem Punkt ihrer Geschichte weggekippt, an dem die Depression ausgebrochen ist. Symptome wie Aussichtslosigkeit, bleierne Müdigkeit, Nicht-mehr-weiter-Wollen und -Können, all das läuft auf ein Abschneiden der Basisenergie hinaus. Wo viel Energie ist, kann alles geschafft werden; ohne Energie ist man dagegen schnell geschafft. Der Depressive leidet unter Energiemangel, weil ihm nichts mehr zufließt, oder besser gesagt lässt er nichts mehr herein. Sein unterstes Chakra ist blockiert. Die physisch-animalische Lebensenergie müsste von unten kommen; sie kann dort jedoch nicht mehr hineinströmen. Die göttliche Energie könnte von oben kommen, aber sie braucht ebenfalls die intakte untere Basis, sonst könnte sie – ungeerdet – sogar gefährlich werden.

Selbst wenn das Problem seinen Ursprung in den höheren Chakra-Etagen hat, etwa weil die weltanschauliche Energie verloren geht oder die Arbeit keinen Sinn mehr macht, ist das Problem bei der Depression, dass die Energie nach unten ausläuft, das heißt, dass im unerlösten Sinn alles losgelassen wird. Auch eine von oben ausgehende Blockade würde sich nach unten fortsetzen. Aufgabe einer Therapie ist es, solche Muster zu erkennen und natürlich auch für konkrete Erdung zu sorgen.

Ein Patient hatte das innere Bild eines Kreuzritters, der nach langen und vergeblichen Kämpfen erkennt, dass sein so idealistisch begonnenes Lebenswerk von Anfang an zum Scheitern verurteilt war und dass alles, wofür er je gekämpft hatte, nicht nur verloren, sondern von Beginn an vergeblich gewesen ist. Auf sein Schwert gestützt spürt er, wie seine Knie nachgeben, und er sinkt vollkommen in sich zusammen. Dieses Bild hat von der Signatur her Bezug zum untersten Chakra. Auch inhaltlich steht das unterste Chakra im Mittelpunkt, denn für diesen Kämpfer zerbricht in einem einzigen Moment alles, was bisher Grundlage seines Lebens war. Daraus ergibt sich eine Störung des Basis-Chakras.

Zur Therapie dieses Problems kommen all die Übungen der Zen-Tradition in Frage, die im weitesten Sinn auf Verwurzelung zielen. Allein schon bewusstes Stehen kann sich anbieten, um neue Stabilität und Standfestigkeit ins Leben zu bringen. Aber auch die Sitzmeditation Zazen, bei der die Übenden den Blick vor sich ablegen und den Atem an den Bewegungen der Bauchdecken oder im Inneren der Nase beobachten, hat eine sehr gut erdende Wirkung. Das meditative Gehen in Bewusstheit, Kinhin, kommt ebenso in Frage. Letztlich sind all die auf Achtsamkeit gegenüber alltäglichen Dingen zielenden Übungen des Zen hier hilfreich, vom achtsamen Geschirrspülen über meditatives Blumenstecken (Kado oder Ikebana) zur Teezeremonie (Chado) oder zum Bogenschießen (Kyudo). Die schon erwähnten Übungen des Qi Gong und Tai Chi sind ebenfalls hilfreich. Auch eine Stehübung mit der Technik des verbundenen Atems kann die Verwurzelung und die Eigenständigkeit im Sinne einer gesunden Basis fördern.

Ausdauertraining

Ausdauertraining hat den nachweisbar günstigen Effekt, den ständigen Gedankenfluss, der beim Depressiven von düsteren Vorstellungen geprägt ist, zu unterbrechen. Es gibt Studien, die belegen, dass ein Bewegungstraining ähnlich gute antidepressive Wirkungen erzeugt wie die gängigen Antidepressiva. Außerdem führt Training im Sauerstoffgleichgewicht zur Ausschüttung von Endorphinen, die ebenfalls dem depressiven Geschehen entgegenarbeiten.* Das Training sollte am besten in einer depressionsfreien Phase begonnen werden, denn mitten in der Depression ist es in der Regel sehr schwer, die notwendige Motivation aufzubringen. Ist aber einmal das Feld eines stabilen Trainingsprogramms aufgebaut, kann man sich auch in schwierigen Zeiten darauf verlassen und hat eine gute Antwort auf die Herausforderung der ewig gleichen herunterziehenden Gedanken. Der gleichförmige Ablauf der Bewegungen führt den Betroffenen rasch in ein anderes Bewusstseinsfeld und kann so wie ein Bollwerk gegen die düstere Gedankenflut verwendet werden.

In Frage kommen Bewegungsabläufe, die sich monoton

* Eine ausführliche Darstellung des Trainings im Sauerstoffgleichgewicht ist in dem Buch *Das Gesundheitsprogramm* enthalten.

wiederholen und gerade nur so anstrengend sind, dass man noch genug Luft durch die Nase bekommt. Auf alle Fälle muss gewährleistet sein, dass man nicht mittels Mundatmung zu hecheln beginnt, denn das würde das Eingehen einer Sauerstoffschuld bedeuten und das ganze Projekt in Überanstrengung und damit ins Ungesunde abgleiten lassen. Aus diesem Grund eignen sich Bewegungsarten wie Jogging, (Nordic) Walking, Bergwandern, Rudern, Inline-Skating, Schwimmen und Tanzen. Letzteres wäre in Form des Paartanzes besonders geeignet, da hier die Bezogenheit auf einen Partner zur Lebensfreude hinzukommt, die mit Tanzen sowieso schon eng verbunden ist. Allerdings macht dieser an sich günstige Umstand das Tanzen auch zu einem schwierigen Einstieg für Depressive, da sie nur mühsam die entsprechende Energie aufbringen.

Nicht in Frage kommen all die Spiele und Wettkämpfe, kurz all das, was Männern besonders viel Spaß macht wie Fußball, Handball, Volleyball, Tennis, Squash und Golf.

Ausgleich der Gehirnhälften

Ausgehend von der Überbetonung des rechten Gehirns und besonders des Frontallappens bei Depressiven sind alle Therapieansätze zu empfehlen, die für Ausgleich im Sinne der Synchronisation der Gehirnwellen sorgen. Damit kommt eine breite Palette von Übungen aus verschiedenen Gebieten in Frage, denn sowohl eine CD wie *Tiefenentspannung* mit ihren verschiedenen Tonspuren für beide Gehirnhälften als auch der Einsatz von Mind-Machines zielen auf dieses Thema. Vor allem ist hier jedoch an Übungen gedacht, die am Körper ansetzen und das Gehirn meinen, zum Beispiel an die in meinem Buch *Das Gesundheitsprogramm* (siehe Literaturverzeichnis) beschriebenen Synchro-Übungen, aber auch an Jonglieren bis zu Bewusstseinsgymnastik.

Mit ausgestreckten Armen und in evangelischer Gebetshaltung verbundenen Händen vor dem Körper ausgeführte einfache Bewegungen in Form einer Acht, die mit den Augen verfolgt werden, haben bereits einen günstigen Einfluss auf die Synchronisation der Gehirnhälften. Das Ergebnis wird noch besser, wenn die vor einem in die Luft gezeichnete liegende Acht mit in der Mitte ansteigender Diagonale geformt wird. Aus diesem Bereich gibt es eine Reihe von Übungen, die in *Die Säulen der Gesundheit* (siehe Literaturverzeichnis) ausführlich beschrieben werden.

Aber auch das bewusste Gehen mit Stöcken (Nordic Walking), das Kraulen beim Schwimmen und andere asynchrone Bewegungen fördern die Synchronisation im Gehirn, was sich an besserer Konzentration, Leistung und Bewusstheit zeigen lässt. Allerdings ist darauf zu achten, dass diese Übungen korrekt ausgeführt werden, dass zum Beispiel beim Walking der Stockeinsatz hinter dem Körper erfolgt und die Rückenmuskeln mit angesprochen werden und dass keine synchrone Variante wie zum Beispiel das Brustschwimmen zum Einsatz kommt.

Diese einfachen Übungen liefern in Verbindung mit einer als Stop-Technik bekannten Methode verblüffend gute Resultate. Die Stop-Technik ist eine Möglichkeit zum sofortigen Ausstieg aus den Grübelschleifen einer beginnenden Depression. Sobald die sich gebetsmühlenartig wiederholenden Gedanken wieder einsetzen, beginnt man mit einem kleinen Übungsprogramm etwa aus dem Bereich Synchro-Übungen und wehrt so immer schon den Anfängen. Da man solche Übungen jederzeit machen und nicht »überdosieren« kann, bieten sie eine ideale Möglichkeit, die schon vielen trotz oder gerade wegen ihrer Einfachheit geholfen hat. Sie sind in allen Situationen zu empfehlen, die nicht die eigentliche Ursache der Depression sind, aber unweigerlich eine depressive Stimmung erzeugen wie etwa die Katastrophenfilme des Verstandes oder die plötzlich auftauchenden Ängste, nicht mehr geliebt zu werden, oder die immer gleiche Leier der Schuldgefühle oder die ebenso frustrierenden wie sinnlosen Vergleiche mit anderen und so weiter. Die Stop-Technik in Verbindung mit einer sofort einsetzenden Übung führt so sicher wie ein Erleuchtungserlebnis aus der Sackgasse namens Depression heraus. Mit der Zeit kann einem auf diese Weise eine kleine Erleuchtung nach der anderen zuteil werden.

Wenn man das Jonglieren lernt, ergeben sich ähnlich herausfordernde, aber noch intensivere Effekte auf die Gehirnhälften, die bis zu einer deutlich messbaren Steigerung der Intelligenz reichen. Allerdings besteht dieser Effekt nur, solange man im Lernstadium ist und sich noch voll konzentrieren muss. Sobald man das Jonglieren beherrscht, bringt es für die Synchronisation der Gehirnhälften keine Wirkung mehr hervor. Das heißt, nur solange wir uns im Bewegungsneuland befinden, das uns geistig noch herausfordert, werden wir entsprechend gefördert. Das dürfte in der Analogie für das ganze übrige Leben genauso gelten. In der Praxis gibt es hier aber kein Problem, da genügend Varianten des Jonglierens zur Auswahl stehen (siehe im Internet unter www.jonglieren.de). Nach einiger Zeit macht es außerdem sowieso mehr Freude, immer neue Varianten auszuprobieren und so neben dem Spaß auch noch die eigene Synchronisation und über diese wiederum seine Flexibilität, Intelligenz, Koordination und Konzentration zu steigern. Dass dies möglich ist, wurde kürzlich sogar von einer deutschen Universität überprüft und bestätigt.

Bewusstseinsgymnastik geht in eine ähnliche Richtung, verstärkt aber die Effekte noch weiter. Dabei wird der Körper zu einfachsten Übungen angeleitet, die er in der vorgegebenen Weise wider Erwarten doch nicht beherrscht. Ein Beispiel: Man versucht, gleichzeitig mit der linken Hand eine liegende und mit der rechten eine stehende Acht in die Luft zu zeichnen. Obwohl es beiden Armen jeweils getrennt und nacheinander problemlos gelingt, ist es – jedenfalls am Anfang – schier unmöglich, es gleichzeitig zu tun. Während man die Übung nun mühsam lernt, ergeben sich all die oben schon geschilderten Vorteile nebenbei und wie von selbst. In dem erwähnten Buch *Das Gesundheitsprogramm* ist eine Reihe weiterer Übungen dieser Art enthalten. Allerdings könnte man solche Übungen auch wundervoll selbst erfinden, wenn einmal die Idee dahinter verstanden ist. Sie lassen sich außerdem leicht auf andere Bereiche übertragen und erzielen damit entsprechende Ergebnisse. Die Sportmedizin kann heute zum Beispiel messen und bestätigen, was bisher nur die Erfahrung zeigte: Auf dem Fahrrad-Ergometer schwitzend wird ebenfalls die Intelligenz spürbar und in beachtlichem Ausmaß gesteigert, sofern man während des Übens etwas macht, das den Geist beschäftigt und herausfordert, zum Beispiel einen anspruchsvollen Text liest. Vor diesem Hintergrund könnte uns das alte Gymnasium der Griechen in den Sinn kommen, das noch Turn- und Sporthalle war.

Natürlich gibt es auch die Möglichkeit, die linke Gehirnhälfte sehr direkt durch anstrengende geistige Aufgaben zu aktivieren. In der Regel werden solche »Herausforderungen« dem Depressiven aber überhaupt keinen Spaß machen, und er wird sie folglich ablehnen. Das ist auch die einzige Gefahr bei den oben geschilderten Übungen.

Bei den Übungen geht es nicht um Intelligenzsteigerung; dies interessiert lediglich die Wissenschaft. Vielmehr sind die Auswirkungen auf das Gehirn bedeutsam. Im Zusammenhang mit den bereits angeführten Erkenntnissen wird deutlich, dass ein Ausgleich zwischen den Gehirnhälften für den Depressiven die Rettung schlechthin bedeuten kann.

Fließende Bewegungen

Heilung ist nur möglich, wo fließende Lebendigkeit ist. Bei der Depression mit ihrer Stagnation auf der ganzen Linie ist der Betroffene davon sehr weit entfernt. Folglich könnte man – vor allem zur Unterstützung von Heilungsprozessen, die über eine an die Wurzeln gehende Psychotherapie eingeleitet wurden – an Übungen wie Qi Gong denken. Auch Shiatsu oder all die Kampfkünste des Ostens von Tai Chi bis Aikido bieten sich an, jedenfalls soweit sie ritualisiert sind und Bewegungsmuster aufweisen, die sich eignen, in der Wiederholung geübt zu werden. Alles, was an bewussten Bewegungsabläufen die Lebensenergie wieder in Gang bringt, kommt in Frage. Allein schon die Vorstellung von fließender Bewegung oder ihre Betrachtung hat für depressive Menschen etwas Lösendes.

Auch das innere Bild eines Flusses und seines Strömens kann lösend wirken, und hier bieten sich einige unkonventionelle, aus dem Analogiedenken geborene Therapien an. So könnte das kontemplative Leben an einem Fluss, wie es Hermann Hesse in seinem Roman *Siddhartha* beschreibt, therapeutischen Charakter bekommen. Siddhartha, wie vor ihm schon der Fährmann Vasudeva, lernt mit den Jahren vom Fluss alles über das Leben und erkennt im Fluss das Leben und sich selbst. Möglicherweise hat Hesse hier für sein eigenes Leben, das er trotz schwerer Depressionen im Fluss halten konnte, mehr als literarische Anleihen genommen.

Das kontemplative Betrachten vorbeifließenden Wassers ist eine gute Meditation für einen depressiv strukturierten Menschen. Auch eine sehr bewusste Fluss(kreuz)fahrt mit intensiver Vertiefung in das Fließen des wässrigen Elementes könnte in diese Richtung gehen, wenn man sich bewusst macht, dass man selbst dieser Fluss ist und man das Leben wie das Land am Ufer an sich vorbeiziehen lässt. So mag es gelingen, auf dem Fluss wieder in Fluss und ins Leben zu kommen.

In Indien nennt man einen Menschen, der sich auf den Weg gemacht hat, einen Samnyasin, einen In-den-Fluss-Getretenen oder Entsagenden. Insofern dürften auch Menschen, die sich bewusst auf den Lebensweg machen – und nicht im bürgerlichen Sinn in irgendeinem Seitenarm hängen geblieben sind und zum Beispiel die Börse und das Geldspiel für das ganze Leben halten –, vor Depressionen ziemlich sicher sein.

Alles, was in Bewegung hält – vom bewussten Sport (zum Beispiel Ausdauertraining) bis zur Meditation–, wird so zur Therapie der Depression und zugleich zu ihrer besten Vorbeugung. Bewusstes Reiten oder Segeln oder das Töpfern auf einer rotierenden Scheibe können helfen, über die bewusste äußere Bewegung das Innenleben wieder in Fluss zu bringen. Wo aber Fließen den Stau auflöst, könnte schon vieles gewonnen und der Depression die Spitze genommen sein.

Da die verschiedenen Bewegungsarten und Übungen jeweils andere Qualitäten fordern und auch fördern, sollte man die zur eigenen Seelensituation am besten passende Methode individuell auswählen. Beim Töpfern auf der rotierenden Scheibe geht es darum, den Lehmklumpen, der zum Gefäß werden soll, zu zentrieren. Wenn er nicht genau in der Mitte liegt, fliegt er davon. Wer Vasen aus der Mitte heraus formen kann, muss die eigene Mitte gefunden haben oder ihr doch ein Stück näher gekommen sein.

Beim Reiten wird ebenfalls neben dem Balancegefühl der ganze Mensch angesprochen. Wer auf ein Pferd klettert, rappelt sich auf und erhebt sich über die Welt. Wenn er die Zügel fest in die Hand nimmt, wird das Auswirkungen auf die Art haben, wie er sein Leben führt, und es können Motivation und Selbstbewusstsein entstehen. Pferde können darüber hinaus Lebensfreude vermitteln; die Verantwortung für das Tier wird zu einer wesentlichen therapeutischen Hilfe. Reittherapie wirkt dann wie ein Antidepressivum und stabilisiert die Psyche nicht nur bei Depressionen, sondern auch bei Ängsten. Wenn das Reiten weniger vom sportlichen Aspekt, sondern von der Regelmäßigkeit der notwendigen Versorgung und Bewegung des Pferdes her betrachtet wird, wird es auch einen tieferen Naturbezug herstellen. Über diesen Umweg wird Dr. med. Ross heilende Pferdestärken entfalten. In Deutschland kann Hippotherapie ärztlich verschrieben und von Kassen übernommen werden.

Resonanz- oder Schwingtherapien

Eine der einfachsten und angenehmsten Maßnahmen besteht darin, sich schwingende Möbel zu besorgen, und an erster Stelle steht hier das Bett. Nach beeindruckenden Erfolgen mit Kindern wurde ein System namens Sleepy entwickelt, mit dessen Hilfe es mühelos gelingt, aus fast jedem Bett ein im eigenen Atem- und Herzrhythmus schwingendes »Himmelbett« zu machen. Man stellt lediglich vier besonders konstruierte Untersetzer unter die Bettpfosten oder -ecken, und schon wird jeder Nachtschlaf zu einer sanft schwingenden Reise.* Da unser Leben im Atemrhythmus der Mutter schwingend beginnt und wir neun Monate lang von jedem ihrer Schritte gewiegt wurden, dürfte das Schwingen im Schlaf eine Art Regression der Gefühle auslösen. Am Morgen ist man sich spürbar mehr gewogen. Das schwingende Bett ist für jeden ein Genuss; für Depressive aber könnte es zur Offenbarung werden und ihnen möglicherweise – ohne irgendeinen spürbaren Therapieaufwand – wieder ein Gefühl für Rhythmus schenken.

Daneben gibt es viele andere Hilfsmittel auf dem Weg zur Resonanz bis hin zum alten Schaukelstuhl. Inzwischen steht

* Nähere Informationen in meinem Buch *Schlaf – die bessere Hälfte des Lebens* oder im Internet unter www.dahlke.at

auch eine Reihe anspruchsvoller schwingender Gartenmöbel zur Verfügung. Für mich hat sich das System von Hermann & Hackl (www.schwebeliege.at) besonders bewährt, da es ebenfalls wie das Sleepy sehr fein schwingt und so unmerklich beschwingtes Wohlgefühl vermittelt, während man liest oder sich sonnt. Aber selbst moderne Schaukeln für Erwachsene sind im Kommen wie etwa das System von Willy Jörg (www.die-schaukel.de).

Eine ganz besondere Chance für Depressive könnten auch die Kundalini-Wiegen oder Chi-Maschinen darstellen, wie ich sie in dem Buch *Die Leichtigkeit des Schwebens* (siehe Literaturverzeichnis) beschrieben habe. Sie bringen in besonders eindrucksvoller Weise Schwung ins System, und wenn es gelingt, Energiephänomene entlang der Wirbelsäule auszulösen, wird es auch vieles andere von dieser Ebene wieder in Gang bringen, was mit Beginn der Depression in Stagnation geraten war. Durch solche Erlebnisse könnte auch das in unserem Zusammenhang wichtige unterste Chakra wiederbelebt werden.

Selbst der gute alte Schaukelstuhl könnte für Menschen, die viel sitzen, eine Bereicherung darstellen. Auffällig viele große Geister haben viel Zeit ihres Lebens in Schaukelstühlen verbracht, und auffallend viele gute Ideen wurden auf solch bewegten und bewegenden Sitzmöbeln geboren.

Ob man also einer Depression vorbeugen will oder schon in ihr steckt – in Schwingung zu kommen oder zu bleiben, ist in jedem Fall gut. Wer harmonisch in sich schwingt, ist sogar noch besser dran als derjenige, der in sich ruht, denn letztlich ist alles in diesem Universum und so auch der Mensch Schwingung. Das bestätigt uns heute sogar die moderne Physik. Ram Dass, der frühere Harvard-Psychologe, geht davon aus, dass alles Leben Tanz ist. Rudolf Steiner fasste es in die schönen Worte: »Alles Leben ist Rhythmus.«

Rhythmustherapien

Wenn Depression für Tod steht und Rhythmus für Leben, dann können rhythmische Erfahrungen ein gutes Gegengewicht zu diesem Krankheitsbild schaffen. Das depressive Leben ist wie gesagt ein Zustand in Todesnähe, von Stillstand geprägt, der sich jedenfalls wie tot anfühlt, und die Hauptbeschäftigung der Betroffenen bezieht sich auf den Tod. In diese stagnierende Situation wieder Leben hineinzubringen, das muss das Ziel jeder Therapie sein, und über Rhythmus und Resonanz bieten sich hierfür vielseitige Möglichkeiten.

Man könnte das Ziel einer Depressionstherapie darin sehen, dass sich die Betroffenen wieder ins Leben verlieben, und das würde bedeuten, mit allem in Resonanz zu gehen. Obwohl Hermann Hesse diese Erfahrung selbst nicht oder jedenfalls nicht dauerhaft lebte, beschrieb er sie doch *wundervoll* in den beiden extremen Erfahrungsberichten, die am Anfang dieses Buches zitiert werden, über das Sterben aus eigenem Antrieb in der Erzählung *Klein und Wagner* und über das Sterben des Ego in einem Erleuchtungserlebnis des *Siddhartha*.

Ein Kennzeichen der Depression ist ja, dass es den Betroffenen an Resonanz fehlt, an einem Mitschwingen mit anderen. Es wird sich jedoch immer einstellen, wenn man sich wirklich miteinander beschäftigt, jemandem zuhört oder ihm etwas mitteilt im Sinne von teilen oder vor allem wenn man den Anderen berührt. Wenn man sich so nahe kommt, wird Mitschwingen zumindest wahrscheinlich. Methoden wie NLP stellen mit dem so genannten Pacing absichtlich Resonanz her, um darüber einen Zugang zum Unterbewusstsein des Patienten zu schaffen und ihn anschließend wieder mit sich selbst zu versöhnen.

Eines der großen Geheimnisse der Resonanz ist Rhythmus. Sobald Menschen im selben Rhythmus schwingen, stellt sich ebenfalls Resonanz ein. Deshalb wollen dies auch viele Menschen intuitiv herbeiführen. Beim Tanzen hat man nur ein gutes Gefühl, wenn man im selben Rhythmus schwingt. Aber auch alle Sportmannschaften suchen den gemeinsamen Rhythmus. Und selbst der einzelne Sportler sollte in seinen Rhythmus kommen, das heißt mit sich selbst in Resonanz sein, um Erfolg zu haben. Hinter Ausdrücken wie »Heute lief es wirklich gut« steckt nichts anderes.

Es gibt viele verschiedene Wege, mit sich selbst in Resonanz zu kommen. Die meisten zeichnen sich dadurch aus, dass sie angenehm sind und geradezu Spaß machen, besonders wenn man an die vom Körper ausgehenden denkt wie Tanzen, Schaukeln, Reiten und so weiter. Auch Psychotherapie ist letztlich immer ein Resonanzphänomen. Wo sich keine Resonanz zwischen Patient und Therapeut ergibt, kann auch nicht viel Entwicklungsförderliches herauskommen.

Für den normalen erwachsenen Depressiven wird allerdings bei bestehendem Antriebsmangel die Lust etwa auf Tanzen in der Regel gering sein. Man muss also subtilere Methoden der Resonanzherstellung finden, angefangen beispielsweise bei Schwingbetten bis hin zu Kundalini-Wiegen.

(Hinweise über das Heilkundezentrum in Hitzendorf, Adresse im Anhang). Allgemein kommt für unser Thema das weite Feld der Rhythmustherapien in Frage. Sie wollen letztlich über das Gruppenerlebnis den Einzelnen in Resonanz mit sich selbst bringen, denn einiges spricht dafür, dass man in einer Gruppe mit Hilfe bestimmter Übungen rasch in die Resonanz findet, die sich dann auch dem eigenen System leichter vermittelt. Viele kennen die Erfahrung, wie schwer es ist, für sich allein aus einem Buch Qi Gong oder Tai Chi zu lernen. Fast unmöglich ist es dagegen, auf diese Art rasch das Fließen der Lebensenergie Chi (Qi) in sich zu erleben. Macht man dieselbe Übung aber mit vielen, die mit ähnlicher Konzentration bei der Sache sind, geht es ungleich leichter, und auch das Erleben des Fließens tritt deutlich rascher ein.

Zur Therapie von Depressionen bieten sich alle Möglichkeiten an, einen Patienten wieder in seinen Rhythmus und dadurch mit seiner Lebensaufgabe in Resonanz zu bringen. Deshalb ist es von so zentraler Bedeutung, Sinn oder wenigstens einen Inhalt, besser noch eine Vision für sein Leben zu finden, mit der man vom Herzen her in Resonanz gehen und auch bleiben kann. Menschen mit Visionen, die ihr Leben ausfüllen, fühlen sich in der Regel nicht nur wohler, sie werden auch kaum depressiv.

Resonanz spart wie wenig anderes Energie ein. Das ist das Geheimnis des Erfolges des Römischen Reiches. Seine Legionäre marschierten als erste Soldaten im Gleichschritt und damit in Resonanz, so konnten sie – im Gegensatz zu ihren Gegnern – Kräfte sparend große Strecken bewältigen. In der Umkehrung heißt das: Wer nicht in Resonanz ist, verbraucht viel zu viel Energie sinnlos und erntet in der Folge nicht selten

Erschöpfung und Depression. In Deutschland fühlen sich beispielsweise 70 Prozent der leitenden Angestellten oft erschöpft; 50 Prozent bezeichnen sich als ständig erschöpft. Zu dieser deprimierenden Rechnung können wir auch noch die schon erwähnten 42 Prozent der Angestellten zählen, die innerlich bereits gekündigt haben, also nicht mehr in Resonanz mit ihrer Arbeit sind, sondern ständig Energie verlieren und obendrein dem Arbeitsfeld schaden. Allein solche Zahlen machen deutlich, dass man das Problem mangelnder Resonanz lösen muss, will man der Depressionsgefahr entgegenwirken.

Alles, was in Rhythmus bringt, kann bei Depressionen helfen, zum Beispiel moderne Rhythmusarbeit mit archaischen Musikinstrumenten, im Wesentlichen mit Trommeln. Eine große Hilfe für Depressive ist auch ein geregelter, aber dabei rhythmischer Tages- und Lebensablauf; er hat sowohl etwas Stabilisierendes als auch viel Lebendiges. In einer Zeit, die von zunehmender Hektik und enormen Anforderungen an Flexibilität geprägt ist, unterschätzen wir die heilende Kraft von verlässlichen rhythmischen Abläufen nicht nur im Leben unserer Kinder, sondern auch bei uns selbst.

Dass regelmäßige Rhythmusübungen etwas sehr Verbindendes und Stabilisierendes haben, kann man bei fast allen archaischen Völkern erleben. Die amerikanische Anthropologin Jean Houston berichtet von einem Stamm in Afrika, dessen Mitglieder bei kniffligen Entscheidungen die Fragestellung so lange chanten, das heißt singen, bis sich Konsens einstellt. Diese Prozedur könne Stunden dauern, funktioniere aber regelmäßig gut und führe immer zu einem eindeutigen Ergebnis.

Wer schon einmal zusammen mit anderen Mantras gesungen hat, kennt den Verbundenheit und Nähe schaffenden Effekt der Resonanz, der sich dabei automatisch ergibt. Insofern könnte gemeinsames Mantra-Singen ebenfalls eine gute Übung für Depressive sein, um sich in ein mitmenschliches Feld einzuschwingen. Auf welcher Ebene sich Resonanz ergibt, ist dabei nebensächlich, verglichen mit der Tatsache, dass sie sich überhaupt wieder einstellt.

Die ursprünglichen Menschen waren zu fast hundert Prozent Musiker und fast alle Trommler. In der archaischen Gesellschaft gab es somit auch keine Tanzvorführungen, sondern man tanzte zusammen je nach aktuellem Thema. War Trauer der Anlass, gab es den gemeinsamen Totentanz. Bei Freudenfesten wurde oft ekstatisch gefeiert und getanzt; ging es um Krieg, begannen die Kriegstänze. Es war wohl weniger eine Frage des Könnens als des Mitschwingens, und die Tänze waren in der Regel so einfach und wurden gleichsam mit der Muttermilch eingesogen, dass es den Stammesmitgliedern unmöglich war, sich davon fern zu halten.

Unser heutiger Umgang mit dem Tanz kann uns unsere aktuelle Situation gut enthüllen. Die Tänzer werden immer weniger; besonders unter Männern gibt es viele bekennende Nichtkönner, obwohl gerade sie Resonanz oft besonders nötig hätten. Als der schwarze Bischof Desmond Tutu einmal von einem schwarzen Gläubigen um Rat gefragt wurde, wie er auf einen Weißen reagieren solle, der ihn dauernd schikaniere, war seine Antwort: »Du solltest Mitleid mit ihm haben.« – »Wie kann ich mit Weißen Mitleid haben?«, fragte der Schwarze zurück. »Schau ihnen einfach beim Tanzen zu«, war des Bischofs abschließender Rat.

Auch für nicht depressive Durchschnittsbürger wäre Tanzen eine wunderbare Möglichkeit, wieder zum eigenen Rhythmus zu finden und so ein gutes Stück zu sich zurückzukommen. Eine Reihe von Therapeuten baut heute Rhythmusübungen in ihre Gruppenseminare ein, weil die Erfahrung zeigt, dass es große Vorteile für viele Inhalte bringt, die eng mit dem Thema Resonanz verbunden sind. So hat es sich auch in meinen Seminaren der Ausbildungsreihe »Archetypische Medizin« seit langem bewährt, Rhythmusübungen zwischen die Theorieblöcke zu schieben.

Selbst schon das Gehen mit Stöcken, das Nordic Walking, ist eine einfache Rhythmusübung mit großer Wirkung. Vor vielen Jahren hatte ich eine Teilnehmerin in mehreren Fastenseminaren, die nicht einmal in der Lage war, einem extrem einfachen Gehrhythmus zu folgen, von Tanzbewegungen ganz zu schweigen. Zwar war sie an ihrem Arbeitsplatz in der Hierarchie weit aufgestiegen, aber nicht mehr zu zwei harmonisch koordinierten Schritten fähig. Durch die banale Übung regelmäßigen Bergwanderns mit damals noch einfachen Skistöcken besserte sich das überraschend rasch und nachhaltig.

Eine noch einfachere und sehr faule Methode, sich in Schwingung zu versetzen, besteht darin, sich morgens auf das im folgenden Abschnitt beschriebene Vibrationsgerät zu stellen und so den ganzen Körper durcharbeiten zu lassen.

Stärkungsmaßnahmen

Symptome wie Durchblutungsstörungen und Osteoporose, die im Alter oft mit Depression verknüpft sind, können auf recht banalen Wegen behandelt werden, die noch gar nichts mit Depressionstherapie zu tun haben. Hier ist zuerst einmal an die Einnahme eines alten tibetischen Mittels zur Durchblutungsförderung zu denken, das in modernem Gewand Padma basic heißt. Es ist nach meinen Erfahrungen das einzige Durchblutungsmittel, das wirklich spürbar hilft. Außerdem sind regelmäßig praktizierte ansteigende Fußbäder mittels Schiele-Kreislaufgerät angezeigt, die nicht nur die Fußreflexzonen »behandeln«, sondern auch ein sehr gutes Gefäßtraining mit sich bringen. Das Kreislaufgerät ist dazu aus vielen Gründen unerlässlich, unter anderem weil es die Bäder selbst bei vorliegenden Krampfadern noch möglich macht, da es reicht, wenn die Fußsohle im Wasser steht (Informationen über das Heilkundeinstitut Hitzendorf, Adresse im Anhang).

Die dritte Möglichkeit ist ein Geschenk und Abfallprodukt der Weltraumforschung. Da amerikanische Astronauten während der langen Schwerelosigkeit im All starke Osteoporose bekamen, ließ man sie auf dem Fahrrad-Ergometer strampeln. Die wohl etwas bequemeren Russen erfanden für ihre Kosmonauten ein Vibrationsgerät, das den ganzen Körper von den Füßen aus durchschüttelt und nicht nur Osteoporose sehr effizient zu verhindern hilft, sondern sogar den Knochen- und Muskelaufbau fördert und durch die starken Vibrationen auch die Durchblutung anregt. Der israelische Professor David hat mit seiner viel aufwändiger konzipierten

Vibrationsmethode dann zeigen können, wie nachhaltig mit diesem Prinzip die Durchblutung gefördert und Alterssymptomen vorgebeugt wird.

Da es seit neuestem ein Gerät mit einer sechsstufigen Skala gibt, können es auch ältere Menschen hervorragend nutzen. Wer sich so allmählich an stärkere Vibrationen gewöhnt, hält sich damit nicht nur auf der Knochen-, sondern auch auf der Gefäß- und Gewebeebene fit. Die Knochensubstanz kann so wieder aufgebaut und Lebendigkeit zurück in die Gefäße gebracht werden. Das ganze Leben kann damit wieder in schwingende Bewegung kommen.

Wenn man sich nach fünf Minuten Vibration hinlegt, spürt man ein Prickeln als Zeichen der Gefäße, dass die Therapie wirkt. Wer sich während der Morgentoilette durchvibrieren lässt, verliert nicht einmal Zeit, sondern bekommt beim Zähneputzen einen wundervollen Gesundheitsschub für den ganzen Organismus. Ich habe erlebt, dass durch die Kombination dieser drei einfachen Möglichkeiten bereits angeordnete Amputationen aufgeschoben und später abgesagt werden konnten.

Besser noch, als das Gehirn und die übrigen Systeme im Alter wieder hoch zu trainieren, ist natürlich, sie gar nicht erst verfallen zu lassen, wozu Übungen wie die Bewusstseinsgymnastik einen Beitrag leisten können. Nicht zu vergessen ist hier das Training der inneren Fantasie- und Bilderwelten mittels geführter Meditationen (siehe Literaturverzeichnis).

Kreative Therapien

Der amerikanische Schriftsteller Graham Greene sagte einmal: »Schreiben ist eine Art von Therapie; manchmal frage ich mich, wie all jene, die nicht schreiben, komponieren oder malen, es zuwege bringen, dem Wahnwitz, dem Trübsinn und der panischen Angst, die dem menschlichen Dasein innewohnen, zu entfliehen.« So mag es sein, wie anfangs schon vermutet, dass ein Gutteil der Kunst dem Versuch entspringt, das eigene innere Dunkel und Seelenunheil zu bewältigen. Graham Greene jedenfalls muss ebenfalls gewusst haben, was Depression ist, und er hat sie offenbar schreibend bewältigt wie Hermann Hesse und viele andere Schriftsteller.

Virginia Woolf schreibt in ihrem Roman *Die Jahre*: »Mach dir Notizen, und der Schmerz verschwindet.« In eine Familie geboren, in der von beiden Elternseiten Depression und Geisteskrankheit das Leben bestimmten, und in hochintellektuellen Verhältnissen aufgewachsen, wurde Virginia Woolf zur gefeierten Schriftstellerin. Zeitlebens stabilisierte sie sich, indem sie in ihren Romanen und Erzählungen das ständige Fließen der Zeit und des menschlichen Bewusstseinsstromes thematisierte. Ihre Liebe galt dem Augenblick, den sie in inneren Monologen ihrer Figuren skizzenhaft einzufangen suchte.

Der intensive Briefwechsel der Dichterin Ingeborg Bachmann und des Komponisten Hans Werner Henze gibt ein sehr beredtes Zeugnis ihrer beider Depressionen ab. Henze vermochte offenbar all seine Abstürze und depressiven Einbrüche durch sein Schaffen zu kompensieren, während Ingeborg Bachmann dazu nur in viel geringerem und wahrscheinlich letztlich zu geringem Maße fähig war. Jedenfalls versuchte Henze ihr brieflich geradezu seine Erfahrung einzuhämmern, dass die Hölle (der Depression) durch künstlerische Arbeit zu überwinden und sogar zu bewältigen sei.

Die großartigen Beispiele aus Literatur und Musik zeigen, dass es durchaus gelingen kann, Niederdrückung und Bedrückung in Selbstausdruck zu wandeln, ja dass dahinter Energien stecken, die produktiv genutzt werden können und dann die eigene und in Fällen besonderer Begabung sogar die ganze Welt verändern.

Die Fülle der kreativen oder Kunsttherapien ist also durchaus geeignet, mit Depressionen immerhin umzugehen. Natürlich ist es ein gewaltiger Unterschied, ob ein künstlerisches Schaffen aus einem herausdrängt und sich nur noch Kanäle zu suchen braucht oder ob man als Depressiver mit Kunsttherapie konfrontiert wird. Aber selbst bei letzterer Variante kann künstlerischer Ausdruck helfen, sich wieder ins Leben zurückzubringen und sich darin zu stabilisieren. Als Therapeut habe ich viel positive Entwicklung mit dem Malen von Mandalas erlebt, auch gerade bei psychiatrischen Problemen wie Depressionen. Die entsprechenden Erfahrungsberichte finden sich in dem Buch *Mandalas der Welt* (siehe Literaturverzeichnis).

Obwohl es kaum als einzige Therapie genügen dürfte, kann Schreiben, Malen oder Komponieren viel Erleichterung bringen. Sich auf die stille Weise des Schreibens oder Malens auszudrücken ist eine der Depression gut angepasste Methode und kann wie jeder Selbstausdruck sehr helfen. Hinzu kommt, dass man zu Papier Gebrachtes erst einmal los ist, und das ist im Fall der Depression ideal. Das Ziel besteht darin, sich etwas von der Seele zu schreiben. Es führt automatisch auch dazu, seine eigene Tragödie nochmals durchzuarbeiten, was an sich schon ein heilsamer therapeutischer Schritt ist. Sophokles, der große Tragödiendichter des Altertums, hat diesbezüglich gesagt: »Die Tragödie soll den Menschen reinigen.«

Das Fließen von Gedanken ist ebenfalls ein Anstoß, wieder in Fluss zu kommen. In dieser Hinsicht unterstützend ist auch das Fließen der Farben – besonders deutlich bei der anthroposophischen Art von Malerei auf dickem handgeschöpftem nassem Papier, auf dem die Farbe ihr eigenes Leben entwickelt und gestützt von der Struktur des Papiers sich sogar selbst fließend bewegen kann und darf.

Während eines schweren Depressionsschubs hat es allerdings keinen Sinn, die Patienten mit künstlerischen Ansprüchen zu konfrontieren. In solchen Phasen konnten nicht einmal die großen Künstler etwas Besonderes leisten. Hier wird im Normalfall die Motivation zu niedrig und auch nicht anzuschieben sein. Aber in der Aufwachphase aus einer Depression kann Maltherapie oder eben auch Schreiben zur Bewältigung der eigenen Vergangenheit hilfreich sein. Sich die Dinge von der Seele zu schreiben, zu malen oder zu tanzen, zu töpfern und zu gestalten, überhaupt sich wieder auszudrücken – all das kann bezüglich der Prophylaxe eines nächsten Schubes Gutes leisten.

In Bezug auf Psychotherapie hat es sich schon gezeigt, dass das Aussprechen erkannter Zusammenhänge während der Sitzung noch nicht ausreicht, um die Erfahrung zu verankern. Es ist wie bei einem Traum, und tatsächlich findet beides ja auch auf derselben Bilderebene statt, sofern die Therapie wirklich in Trance stattfindet. Wenn man den Traum nicht sofort nach dem Aufwachen jemandem erzählt oder ihn aufschreibt, ist er am Mittag oft schon vollkommen vergessen. Es scheint so zu sein, dass alles Erleben auf der rechten archetypisch weiblichen Gehirnhälfte von der archetypisch männlichen linken nicht gespeichert wird. Über den Umweg des Aufschreibens werden die Inhalte aber von der rechten auf die linke Hirnhälfte transferiert und können dann erhalten bleiben. Insofern wäre es für jeden Depressiven von Vorteil, seine Erlebnisse und Erfahrungen zu Papier zu bringen. Dabei mag der Gedanke helfen, dass so Festgehaltenes einem wirklich erhalten bleibt und nicht noch einmal erlebt werden muss.

Da in jedem Menschen auch ein Künstler lebt, könnte eine Depression im Übrigen auch die Gelegenheit sein, den eigenen Künstler ans Licht der Welt zu holen, während man langsam das Licht im Leben wiederfindet.

Lichttherapien

Es gibt einen direkten Bezug zwischen Licht und Depression. Das weitgehende Fehlen des Sonnenlichts in unserem nebligen Herbst oder – wie wir schon so ehrlich sagen – *tristen* Winter macht traurig, ganz zu schweigen vom Polarwinter des hohen Nordens. Depression ist immer mit Dunkelheit assoziiert. Ausdrücke wie die *dunkle Nacht der Seele* oder *Nachtmahrfahrt* sprechen davon. Somit ist die Zeit nach dem Herbstäquinoktium, wenn das Dunkel zu dominieren beginnt, die natürliche Zeit für Depressionen. Und sobald die

Tage fühlbar kürzer werden, spürt angeblich jeder Dritte bei uns ein Nachlassen seiner Energie und seines Antriebs. Bei knapp 10 Prozent der Europäer nimmt es die Form einer Depression an. Die Schulmedizin spricht jedoch erst dann von einer saisonalen Depression, wenn sie drei Winter hintereinander auftritt. Das ist so wenig sinnvoll, wie einen Heuschnupfen erst nach dem dritten Frühling anzuerkennen. Die Fragwürdigkeit solcher Definitionen zeigt sich schon daran, dass die ersten beiden Winterdepressionen zwar nicht als Depressionen gelten, sich aber exakt so anfühlen.

Wir müssen offenbar wieder lernen, in Resonanz mit den Jahreszeiten zu gehen, das heißt, den Herbst für uns und in uns zu entdecken und den inneren Widerstand gegen den Winter aufzugeben. Die Aufgabe liegt darin, jede der Jahreszeiten und jede der Lebensphasen in ihrer besonderen Qualität in gleicher Weise zu schätzen. Aber natürlich ist das in einer Gesellschaft wie der unsrigen mit einem geradezu verrückten Jugendkult und einer beispiellosen Ablehnung des Alters schwierig. Die Zeiten nach der Lebensmitte entsprechen natürlich dem Herbst und Winter des Jahres. Da wir solche Schwierigkeiten damit haben, ist es generell hilfreich, sich mit den archetypischen Phasen des Lebens auszusöhnen, wie es in dem Buch *Lebenskrisen als Entwicklungschancen* (siehe Literaturverzeichnis) angeregt wird.

Bei jeder Schwermut fehlt das innere Licht, und wenn es im Rahmen einer schweren Depression ganz verschwindet, bleibt nichts als abgrundtiefe Schwärze, die Farbe des Abyssos (Abgrund), der in der eigenen Unterwelt eines jeden Menschen existiert. In der Depression wird dieses Schattenreich auf seine Art lebendig und bestimmt die Lebensstimmung.

Wenn wir – zugegebenermaßen allopathisch – Licht ins Dunkel bringen, können wir offensichtlich die Tristesse des Winters in uns ein wenig zurückdrängen oder manchmal sogar besiegen. Viele tun dies inzwischen ganz äußerlich und direkt, indem sie einfach in die südlichen Länder des ewigen Frühlings oder des milden Klimas auswandern. Hier gibt es Licht im Überfluss.

In der dunklen Herbst- und Winterzeit ist wahrscheinlich der Melatoninhaushalt beeinträchtigt. Dem Geheimnis dieses Hormons, das inzwischen als der Chef aller Hormone angesehen wird, sind wir in den letzten Jahrzehnten sehr viel näher gekommen. So wissen wir, dass es für guten, tiefen Schlaf sorgt und nur in dunklen Nächten ausreichend produziert wird. Die Endokrinologen gehen davon aus, dass bereits geringe Lichtmengen und Elektrosmog im Schlafzimmer die Melantoninausschüttung spürbar behindern. In den langen dunklen Nächten des Winters aber wird es unter Umständen so stark ausgeschüttet, dass die Nacht auch am Tag über uns hereinbrechen will und so die Erfahrung der dunklen Seelennacht auslöst.

Früher haben die Menschen dieser in unseren Breiten natürlichen Tendenz zur Winterruhe wahrscheinlich einfach mehr nachgegeben. Auf dem Land, wo das Leben relativ gesehen zum Sommer ausruht, kann man noch heute solche dem modernen Menschen fremden Tendenzen zum »Winterschlaf« erleben. Wenn wir jedoch uralten, tief in uns verankerten Erfahrungen unserer Vorfahren völlig entgegenleben, kann dies immer zu Konsequenzen gesundheitlicher Art führen. Da wir den modernen Lebensstil des unrhythmischen Lebens ohne Rücksicht auf die Jahreszeiten aber durchziehen wollen, haben wir uns andere Strategien überlegt wie den Einsatz von Lichtquellen, die das Sonnenspektrum nachahmen.

Mittels Lichttherapie in Form von Kunstlicht hat man in Schweden und Finnland gute Erfahrungen bezüglich der dort verbreiteten Winterdepression gemacht. Und auch bei uns wird mit Lampen geworben, die das Sonnenlicht imitieren und die die Stimmung verbessern sollen – und das bei vielen auch wirklich tun.

Bei der in der Medizin eingesetzten Lichttherapie geht es um eine tägliche halbstündige Bestrahlung mit einer Lichtexposition von 10 000 Lux. Dieses Licht ist zwar sehr blendend und unangenehm, aber nachweislich wirksam. Einer japanischen Studie der Universität Kobe zufolge setzt Helligkeit etliche Hormone frei, zum Beispiel aus der Nebennierenrinde Glukokortikoide wie Kortisol, jene Hormone, die die Reaktionen des Immunsystems auf Stress regulieren und die Tagesrhythmik steuern. Sie beeinflussen eine Struktur des Hippocampus, die als innere Uhr bekannt ist. Das Morgenlicht stellt über diese Hormonreaktionen täglich neu unsere innere Uhr.

Inzwischen gibt es eine »natürlichere« Nutzung des Kunstlichtes durch Imitierung der Morgendämmerung. Damit wurden unter anderem verblüffende Erfolge im Hinblick auf die Vorbeugung und Besserung von Depressionen erzielt. Eine Vorrichtung schaltet eine halbe Stunde vor dem geplanten Erwachen jede beliebige Lampe ein, und das Licht nimmt dann über einen Dimmer gesteuert langsam zu. Technisch ist es eine preiswerte und medizinisch offenbar eine sehr wirksame Lösung.

Auf der psychologischen Ebene entspricht der Winter genauso wie der Sonnenuntergang symbolisch dem Lebensende, an das wir um keinen Preis erinnert werden wollen. Sich mit der Thematik auszusöhnen ist nicht nur für Depressive ein Gewinn. Der mit der Herbst- und Winterzeit verbundene Gedanke an die Jahreszeiten könnte uns im Übrigen klar machen, dass es in jedem Leben alle vier Jahreszeiten geben muss, also auch einen Winter, der sich entsprechend anfühlt. Insofern ist die Aussöhnung mit Herbst und Winter und der eigenen Schattenwelt eine Depressionsprophylaxe.

Aber auch ein nebliger Novembertag in Venedig hätte diesbezüglich etwas, wenn man in einem kleinen Boot sitzend spüren kann, wie einem das nasskalte Wetter den Rücken hinaufkriecht. Wenn die Nebel langsam aufsteigen und Venedig, die alte, sieche Stadt, die ihren Höhepunkt sichtbar überschritten hat, ihren morbiden Charme zeigt, wird Abschied fühlbar. Wer diese Stimmung genießen kann, ist auch auf einem guten Weg bezüglich der Aussöhnung mit seiner eigenen Unterwelt. Ein ähnlich melancholisches Gefühl, das fast jeden beschleicht, wenn er über einen alten, verlassenen Friedhof spaziert, wo sich Nebelschwaden lösen und allmählich eine Welt enthüllen, die vergangen ist, kann ebenso zur Depressionsvorbeugung werden, wenn es bewusst erlebt wird.

Die tiefsten Wurzeln der Depression liegen wahrscheinlich in dem Verlust der Aussicht auf das innere Licht. Wer seinem Weg nicht folgt, dessen Lebensperspektive verdunkelt sich, weil das Licht der Erleuchtung immer weiter entschwindet. Möglicherweise war schon der erste Weg ins Licht bei der Geburt eher schrecklich, und man hat diese Möglichkeit des inneren Lichts nie mehr ins Auge gefasst. Die beiden lebensentscheidenden Fragen – »Woher komme ich?« und »Wohin gehe ich?« – lassen sich beide mit »Licht« beantworten, denn die Seele kommt aus dem Licht der Einheit und kehrt, wie die moderne Sterbeforschung immer mehr enthüllt und das tibetische Totenbuch schon viel länger weiß, auch dorthin zurück. Wenn der Bezug zu diesem Licht während des Lebens verloren geht, droht die Gefahr der Depression. Insofern wird auch die Lichttherapie noch besser wirken, wenn sie mit Gedanken an dieses innere Licht verbunden wird, das uns alle führt und leitet, ob wir das nun bewusst anerkennen oder nicht.

Ernährungstherapie

Generell ist Ernährung ein wichtiges Thema in der Medizin und kommt bei uns viel zu kurz. Dass man in unseren Kliniken trotz der dort angebotenen Nahrung gesund werden muss und nicht wegen ihr, ist eigentlich ein Skandal – der allerdings nicht diskutiert wird. Wir sind heute meilenweit hinter Hippokrates zurückgefallen, der schon vor mehr als zweitausend Jahren forderte: »Eure Nahrung sei eure Medizin, eure Medizin sei eure Nahrung.«

Obwohl es sicher richtig ist, dass sich jeder vollwertig und seinem Typ entsprechend ernähren sollte*, dürfen wir beim Krankheitsbild der Depression durch die Umstellung der Ernährung keine Wunder erwarten. Allein schon der mangeln-

* Mehr dazu in dem Buch *Richtig essen*.

de Appetit als eines der Symptome könnte zeigen, dass es hier im Wesentlichen um anderes geht. Trotzdem gibt es einige spezielle Punkte bei der Ernährung, die zu erwägen sind und, da mit keinerlei Risiko behaftet, es verdienen, zumindest einmal ausprobiert zu werden.

Omega-3-Fettsäuren

Der amerikanische Gesundheitsexperte Joseph Hibbeln geht davon aus, dass wir uns durch das heute im wahrsten Sinne des Wortes verkehrte Verhältnis von Omega-3- zu Omega-6-Fettsäuren in der Ernährung förmlich in eine kollektive Depression hineinessen. Diese dezidierte Feststellung wird von den im *American Journal of Psychiatry* veröffentlichen Ergebnissen des Psychiaters Boris Nemets gestützt. Seine Studien zeigen eindeutig, dass die gezielte Zufuhr von Omega-3-Fettsäuren Depressionen bessern und manchmal sogar zum Verschwinden bringen kann. Wie ausführlich in meinem Buch *Richtig essen* beschrieben, haben wir durch den übermäßigen Verzehr von Fleisch von Tieren, die mit Getreidefutter aufgezogen wurden, das Verhältnis von Omega-3- zu Omega-6-Fettsäuren mehr als umgekehrt, sodass wir nicht mehr das Fett abbekommen, das wir eigentlich brauchen.

Omega-3-Fettsäuren könnte man in der Analogie als das Motoröl des Gehirns bezeichnen. Wissenschaftlich ist belegbar, dass Depressive diesbezüglich geringere Reserven haben als andere Menschen. Sowohl eine holländische als auch eine finnische Studie zeigen, dass Menschen mit höherem Omega-3-Fettsäure-Spiegel weniger zu Depressionen neigen und eine deutlich bessere Stimmung haben. Außerdem könnte hier die Erklärung für die viel geringeren Depressionszahlen in Ländern mit hohem Fischkonsum wie Japan und China liegen. Natürlich herrschen in beiden Ländern auch ganz andere kulturelle Verhältnisse, die ebenfalls ihren Anteil daran haben mögen, aber eben auch diesen hohen Fischkonsum begünstigen.

Vor allem Kaltwasserfische wie Makrele, Hering, Lachs, Thunfisch, Heilbutt und Sardine sowie Leinöl versorgen uns mit Omega-3-Fettsäuren. Sie gehören für uns zu den essentiellen Fettsäuren, das heißt, wir können sie nicht im Organismus selbst herstellen, sondern sind auf ihre Zufuhr durch die Nahrung angewiesen. In den Hirnstoffwechsel scheinen sie fast wie Antidepressiva einzugreifen; sie wirken wahrscheinlich über die Stabilisierung der aus Myelin bestehenden Außenwand der Nervenzellen. Daneben gibt es noch andere Hypothesen über ihre hohe Wirksamkeit auf das Nervensystem, denn ein niedriger Omega-3-Fettsäure-Spiegel führt auch zu einem Serotoninmangel, einem inzwischen sicher identifizierten Faktor bei der Entstehung von Depressionen. Außerdem wirken sie noch entzündungshemmend, was möglicherweise ebenfalls für die depressionsmindernde Wirkung entscheidend sein könnte. Sie sind zudem eindeutig durchblutungsfördernd, denn sie bewirken, dass das Blut der Fische im eiskalten Wasser dünnflüssig bleibt. Das heißt im konkreten wie übertragenen Sinn, dass sie die Energie im Fluss halten. Da Durchblutungsstörungen im fortgeschrittenen Alter nachweislich an Depressionen mitbeteiligt sind, könnte auch hier ein weiterer Erklärungsansatz für ihre gute Wirkung liegen.

Eine finnische Studie an 3200 Teilnehmern zeigte, dass

Fischkost offenbar die Seele stabilisiert. Diejenigen, bei denen weniger als ein Mal pro Woche Fisch auf den Tisch kam, hatten ein um 31 Prozent höheres Depressionsrisiko als diejenigen, die öfter Fisch aßen. Eine Studie des McLean Hospitals der Universität Harvard erbrachte deutliche Hinweise auf die stimmungsaufhellende Wirkung von Omega-3-Fettsäuren im Vergleich zu Olivenöl.

Es gibt also zumindest für Depressive guten Grund, für genügend Omega-3-Fettsäuren in ihrer Ernährung zu sorgen. Bisher wissen wir nur von Vorteilen der Zufuhr, was bei einem Mittel ganz selten der Fall ist und auch nur, wenn es vorher einen Mangel daran gab. Wer einen Vitamin-C-Mangel aufweist, wird durch die Aufnahme ebenfalls nur Vorteile haben. In jedem Fall drängen sich die Fettsäuren als Ergänzung der Therapie auf. Als Nebenwirkung schützen sie zusätzlich noch vor Herzinfarkt, was bei Depressiven doppelt wichtig ist, da sie vermehrt zu Infarkten neigen. Vielleicht ist für beide Krankheitsbilder auf Ernährungsebene ein Mangel an Omega-3-Fettsäure mit verantwortlich.

Enthalten sind die Omega-3-Fettsäuren nicht nur in den erwähnten Fischölen, sondern in hohem Maß auch in Leinsamen, in den Samen der Perillapflanze und in Walnüssen. Also gibt es für strenge Vegetarier pflanzliche Alternativen. Möglicherweise liegt das Geheimnis der verblüffenden Heilerfolge mit der im Wesentlichen auf Leinöl aufbauenden – und ebenfalls in meinem Buch *Richtig essen* vorgestellten – Budwig-Diät in ihrem hohen Anteil an Omega-3-Fettsäuren, deren beste pflanzliche Quelle eben das Leinöl ist.

Inzwischen gibt es Omega-3-Fettsäuren natürlich auch in Kapseln, die vor allem die besonders wertvolle Fettsäure EPA enthalten. Außerdem sollte etwas Vitamin E zugefügt sein, um die stark oxidationsempfindliche EPA zu stabilisieren. Für das Gehirn – und speziell für depressive Patienten – ist allerdings DHA (Docosahexaensäure) wahrscheinlich noch besser geeignet.

Trotz der vielen Vorteile widerstrebt es in einer Zeit kollektiver Verfettung vielen Menschen, gezielt Fett zu sich zu nehmen. Doch Omega-3-Fettsäuren machen aus bisher völlig ungeklärten Gründen gerade nicht dick. Trotz der enthaltenen Kalorien begünstigen sie das Abnehmen sogar – eine Erfahrung von regelmäßigen Fischessern. Im Übrigen geht es hier um die Aufnahme von nur kleinen Mengen.

Tipps aus der Orthomolekular-Medizin

Ähnlich sinnvoll ist ein Versuch mit der Einnahme von *Vitaminen des B-Komplexes*, den »Nervenvitaminen«, und *Folsäure*. Viele »moderne« Menschen leiden heute häufig unter einem erheblichen Mangel daran. Außerdem ist an eine zusätzliche Gabe von *Zink* zu denken, da besonders bei Depressiven häufig ein Mangel an diesem Mineralstoff besteht. Allerdings führt die Einnahme von Zink oft zu Übelkeit.

Auch Gaben von *Magnesium*, das nicht umsonst als das Antistressmineral bezeichnet wird, sind in Erwägung zu ziehen. Ausdrücke wie »Salz der inneren Ruhe« oder »Weichmacher« deuten in diese Richtung. Wenn Depressive durch die Einnahme eine erhöhte Stressresistenz erreichen könnten, wäre ihnen sehr geholfen, zumal die sowieso fragwürdige »Antistresspille« der Schulmedizin noch auf sich warten lassen wird. Im Übrigen ist die Gabe eines Minerals wie Magnesium mit Sicherheit nebenwirkungsfrei, was bei einer die Stresshormone unterdrückenden Pille gewiss nicht der Fall sein wird. Immerhin hat der Organismus Gründe für die Ausschüttung seiner Stresshormone.

Auch eine Gabe von *Kalzium* ist ratsam. Spezialisten der Orthomolekular-Medizin wie Josef Hien* empfehlen bei Depressionen generell ein gutes Multivitamin- und Multimineralpräparat als Grundlage, das gegebenenfalls durch einzelne individuell angepasste Monopräparate ergänzt wird.

Ferner wäre noch an die Gabe von *Aminosäuren* zu denken, etwa an Tryptophan, das eine Vorstufe von Serotonin darstellt, aber auch an SAM (S-Adenosylmethionin), Phenylalanin und Tyrosin.

Schokolade und andere Süßigkeiten

Die alten Feinde der Gesundheit, Süßigkeiten und besonders Schokolade, erscheinen im Hinblick auf Depressionen in ganz neuem Licht. Wir wissen heute, dass Süßigkeiten das Stressniveau grundsätzlich reduzieren können und Schokolade in unserem Fall besonders günstig wirkt, da sie relativ viel Serotonin ins Spiel (des Lebens) bringt. Das macht sie für die Zähne und die Knochen nicht gesünder, aber bei Depressionen herrschen offenbar andere Prioritäten. Außerdem wird Schokolade mit steigendem Kakaoanteil zu einem geringeren allgemeingesundheitlichen Problem und dafür zu einem besseren Aphrodisiakum und »Antidepressivum«.**

* Informationen über das Heil-Kunde-Zentrum Johanniskirchen, Adresse im Anhang.

** Mehr dazu in dem Buch *Richtig essen*.

Natürlich stellt der mit dem Konsum von Schokolade verbundene generelle Lebensgenuss immer auch einen guten Gegenpol zum depressiven Geschehen dar, man denke nur an einen Film wie *Chocolat*. Je mehr Lebensgenuss in ein Leben integriert ist, desto geringer werden die Chancen der Depression sein, sich in den Lebensmittelpunkt zu drängen. Somit ist Lebensgenuss, auch mit Hilfe von Schokolade, eine gute Vorbeugungsmaßnahme gegen Depressionen. Bei einem Depressionsschub wird das Essen großer Mengen von Schokolade die Wende allerdings kaum erzwingen können. In diesem Fall wird Prozac doch die bessere Wahl sein, da es den Serotoninspiegel deutlich verlässlicher steigern kann.

Man müsste darüber nachdenken, ob es nicht hilfreich wäre, initial zur Umstimmung die verbotene Substanz MDMA (Ecstasy) zu geben. Sie würde das Gehirn mit Serotonin sättigen und eine vom Herzen kommende Offenheit für das Leben und für die Mitmenschen schaffen. Anschließend könnten Serotoninwiederaufnahme-Hemmer einen hohen Spiegel erhalten. Es wäre einen wissenschaftlichen Versuch wert, den eigentlich nur Vorurteile verhindern können.

Gute Stimmung natürlich essen

Überall auf dieser schönen Welt versuchen nicht nur depressive Menschen ihre Stimmung zu verbessern. Über 60 Millionen erwachsene US-Amerikaner sollen Serotoninwiederaufnahme-Hemmer aus freien Stücken und die meisten wohl ohne Depressionsdiagnose einnehmen. Überall auf der Welt werfen Disco- und Techno-Kids Ecstasy ein, jenes Amphetamin, das die Jugendlichen der Welt über die Ausschüttung von Serotonin bezaubert. Dieses im wahrsten Sinne des Wortes zauberhafte Hormon, das auch schon als Glückshormon firmiert, ist auch der Grund, wenn manche – fast wie Affen – von Bananen leben. Diese erhöhen wie Schokolade – unter bestimmten Umständen – ebenfalls den Serotoninspiegel im Gehirn. Nun sind weder große Mengen Schokolade und Bananen noch erst recht medizinische und illegale Drogen jedermanns Sache, aber gute Stimmung hätten alle gern. Diese Sicherstellung einer ausreichenden Serotonin-Versorgung würde zugleich eine Art Depressionsprophylaxe darstellen.

Biochemisch gesehen wird Serotonin vom Organismus aus der Aminosäure L-Tryptophan hergestellt, vor allem im Darm, und das für unsere Stimmung wichtige im Gehirn. Aminosäuren sind ein Bestandteil von Eiweiß. Von daher könnte man versuchen, sich über Fleisch glücklich zu essen. Aber jeder weiß, dass dabei eher das Gegenteil passiert. Auch das Einnehmen von L-Tryptophan als Medikament brachte bei mir keine überzeugenden Ergebnisse.

Wenn ich meine Hochstimmungen untersuchte, kam ich darauf, dass Ausdauersport diesbezüglich eine förderliche Rolle spielte und Rohkost – mit allerdings eiweißreichen Pflanzen. Durch einen »Zufall« und mit Hilfe eines Privatgelehrten namens Rolf Ehlers ergab sich hier eine heiße Spur, ausgelöst durch ein Mittel, das dieser in China kennen gelernt hatte. Er kombinierte drei ausgesprochen geeignete Pflanzenarten, die Süßkartoffel Topinambur und die Scheingetreide Amaranth und Quinoa, mit Früchten oder Rohkakao und erzielte damit verblüffend »stimmige« Ergebnisse.

Mit der Zeit verstanden wir auch das Geheimnis und den Mechanismus dieser angenehmen, leicht stimmungsaufhellenden und den Hunger reduzierenden Mischung. Das in Nahrung enthaltene L-Tryptophan kann meist gar nicht ausreichend ins Gehirn gelangen, weil es in Konkurrenz mit anderen Aminosäuren steht und beim Transportsystem an der sogenannten Blut-Hirn-Schranke den Kürzeren zieht. Wenn man aber zusätzlich ein wenig Kohlenhydrat zu sich nimmt wie bei der »Aminas« genannten Rohkostvariante, wird dadurch Insulin ausgeschüttet, und das schafft nicht nur die Glucose in die Zellen, sondern auch die Aminosäuren in die Skelettmuskulatur, alle außer L-Tryptophan, das auf Grund seiner räumlichen Struktur nicht für die Muskulatur geeignet ist. Dadurch ist es plötzlich praktisch konkurrenzlos am Transporter im Gehirn. Hier liegt auch der Grund, warum sich Ausdauersport so förderlich auf die Stimmung auswirken dürfte, denn er holt ebenfalls die konkurrierenden Aminosäuren in die Muskeln, und L-Tryptophan kann gemütlich ins Gehirn gelangen und seine gute Stimmung verbreiten. Wichtig ist nur, eine geringe Menge (einen Esslöffel) der obendrein preiswerten Aminas-Rohkost in Saft verrührt nüchtern zu sich zu nehmen, viel Flüssigkeit nachzutrinken und etwa eine Stunde nichts anderes zu essen. Nach fast einem Jahr mit dieser Methode möchte ich persönlich sie nicht mehr missen.

Die bisherigen Erfahrungen mit der Einnahme von Aminas mit ihren stimmungsaufhellenden Wirkungen bei ungefähr drei Viertel aller Nutzer erklären auch andere Phänomene im Zusammenhang mit Depression wie die Schlafprobleme. Das Hormon der Nacht schlechthin ist Melatonin, das aus Serotonin hergestellt wird. Nur wenn es dunkel ist und die Schlafstelle nicht von Elektrosmog gestört ist, wird dieser geheimnisvolle Stoff von der in allen möglichen Traditionen geheimnisumwitterten Zirbeldrüse ans Blut ausgeschüttet. Es ist auf der Ebene der Körperchemie sozusagen der Sand des Sandmännchens, ohne den erfrischender Schlaf nicht stattfinden kann. In dunklen Wintern mit viel Schlafbedürfnis kann es folglich zu einem Mangel an Serotonin kommen, weil sehr viel davon in Melatonin umgewandelt wird. Das erklärt, warum eine so einfache Rohkostmischung wie »Aminas« auch Qualitäten eines echten und unschädlichen Schlafmittels erreicht. Serotonin übt darüber hinaus eine Art von Schlafkontrolle aus und ist wahrscheinlich selbst ebenso wichtig für guten Schlaf wie Melatonin. So ließe es sich auch als Einschlafhormon bezeichnen. Erst ungefähr eine halbe Stunde nach dem Einschlafen beginnt der Körper zerebrales Serotonin in Melatonin umzuwandeln, was das Erreichen größerer Schlaftiefe erlaubt. Hinzu kommt obendrein noch das ebenfalls wichtige Dämpfungshormon Gabe, das eine gute Schlaftiefe über längere Zeiträume sichert. Offenbar sind alle drei bisher entdeckten Schlafhormone ähnlich wichtig, wobei die Schlüsselstellung dem Serotonin zufällt. Ist der Vorrat daran zu gering und durch die nächtliche Synthese von Melatonin aufgezehrt, findet man nicht mehr in den Schlaf und liegt mit sinkender Stimmung wie zerschlagen im Bett. Diese Situation, die letztlich auf einen Serotonin-Mangel hinausläuft, kennen fast alle Depressiven. Die Schulmedizin antwortet heute darauf mit Serotoninwiederaufnahme-Hemmern und hat damit einigen Erfolg. Viel besser wäre natürlich die beschriebene Rohkostvariante »Aminas«*. Sie käme der uralten Aufforderung von Hippokrates nahe: eure Nahrung sei eure Medizin, eure Medizin sei eure Nahrung.

* Weitere Info dazu siehe unter www.aminas.de

Unterstützung der Leber

Aus der Krankheitsbilderdeutung ließe sich im homöopathischen Sinn ableiten, dass es bei Depressionen gut wäre, die Leber zu stärken. Die Leber ist das Organ, das in hohem Maß mit unserer Lebensstimmung verbunden ist. Immerhin führt bei Fastenkuren die Anregung der Leberfunktion mit einem Leberwickel zur Auslösung melancholischer Stimmungen. Das Wort Melancholie ist insofern entlarvend, da es wörtlich Schwarzgalligkeit bedeutet. Der Choleriker ist der Galliker, und wer Gift und Galle spuckt, hat eine getrübte Stimmung wie auch derjenige, der grün ist vor Ärger. Immer ist die von der Leber produzierte grüne Gallenflüssigkeit mit im Spiel der Stimmungen. Möglicherweise hatten die Ärzte früherer Zeiten auch in diesem Punkt mehr Recht, als wir ihnen heute zugestehen wollen. Erhärten wird sich dieser Verdacht noch, wenn wir die Krankheitsbilderdeutungen im Sinne von *Krankheit als Symbol* hinzunehmen, wonach die Leber mit den Themen Lebenssinn und Philosophie, mit *religio*, der Rückverbindung, und dem Jupiter-Prinzip verbunden ist, die so häufig bei Depressiven zu kurz kommen.

Leberstärkung könnte auf verschiedenen Wegen erfolgen, zum einen über den erwähnten Leberwickel, der verblüffende Erfolge bringen kann, wenn er regelmäßig durchgeführt wird. Zum anderen wäre das Fasten in Erwägung zu ziehen, wie es ausführlich in *Fasten Sie sich gesund* (siehe Literaturverzeichnis) beschrieben ist. Nichts kann der Leber so schnell und so nachhaltig helfen wie eine Fastenkur, vor allem wenn bei ihr nicht nur Hosen- und Rockbund, sondern das Bewusstsein weiter wird.

Hinzu kommen bewährte Lebermittel wie Schöllkraut (Chelidonium) und Mariendistel (Carduus marianus), die in der Potenz D 12 mit jeweils drei Kügelchen täglich über einige Wochen eingenommen werden können, selbst wenn das nicht dem Gedanken der klassischen Homöopathie entspricht. Mariendistel kann auch als stoffliche Substanz in verschiedenen Präparaten eingenommen werden.

Kohärenztraining für das Herz

»Nur mit dem Herzen können wir richtig sehen. Das Wesentliche ist für die äußeren Augen unsichtbar«, so poetisch beschrieb es Antoine de Saint-Exupéry. Anders gesagt scheint es einen direkten Weg vom Herz zum Gehirn zu geben, über den sich auf die Lebensstimmung Einfluss nehmen lässt. Wenn wir uns an das System der Herzsteuerung über Bremsen und Gasgeben erinnern, das sich über den Parasympathikus und Sympathikus regelt, lässt sich an diesem Punkt offenbar ansetzen. In Stresssituationen zeigt sich Chaos im Herz, das heißt, der Wechsel zwischen Bremsen und Beschleunigen ist chaotisch, und es entstehen wilde Zickzackmuster. In Zuständen von Wohlbefinden zeigen sich dagegen lang gezogene rhythmische Kurven, die für Resonanz sprechen. Damit ergibt sich eine Art Messinstrument für den Flow-Zustand eines Menschen. Empfindungen von Dankbarkeit, Freude und Liebe steigern den harmonischen Flow im Herzbereich. Angst, Stress, Traurigkeit und Zorn führen das Herz dagegen in Chaos, was sich in beiden Fällen scheinbar direkt auf das Gehirn überträgt – so wie das Gehirn auch direkt auf das Herz wirkt.

Wenn es gelingt, über dieses Wissen die Kohärenz am Herz zu erhöhen, lassen sich solche Zustände von Resonanz auch gezielt herbeiführen. Allein schon ruhiges, tiefes Atmen führt zu einer deutlichen Harmonisierung. Wer sich also darauf trainiert, auch in schwierigen Lebenssituationen seinen Atem in ruhigen Bahnen zu halten, wird viel eher im Flow-Bereich bleiben und damit sein Gehirn in einem ausgeglichenen Zustand belassen. So können die langen Seufzer beim Ausatmen, die schon subjektiv viel mit Loslassen zu tun haben, zu einer Art Therapie werden. Es geht darum, sich ständig – und besonders natürlich in herausfordernden Situationen – des eigenen Atems bewusst zu bleiben und beim Ausatmen das Loslassen mit Bedacht und Achtsamkeit geschehen zu lassen.

Ein in Ruhe und Resonanz schlagendes Herz beeinflusst das Gehirn in dieselbe Richtung und erlaubt uns, in jenem als Flow bezeichneten Fließzustand zu bleiben, der sich subjektiv so angenehm anfühlt und der objektiv die polaren Gehirnfunktionen zum Ausgleich bringt. Dies wirkt offensichtlich depressiven Zuständen entgegen, die – wie wir gesehen haben – durch die Einseitigkeit der Gehirnaktivität gekennzeichnet sind. Alles, was das Gehirn in Harmonie bringt, dürfte damit der Depression entgegenwirken. Und hier scheint das Herz mit seinen Gefühlen und Emotionen eine Führungsrolle zu spielen.

So ist es wohl kein Zufall, dass Antoine de Saint-Exupéry in seinem Buch *Der kleine Prinz* dazu rät, mit dem Herzen zu schauen. Der Benediktinermönch David Steindl-Rast empfiehlt uns, mit dem Herzen zu horchen. In all diesen Situationen stellt sich das Gehirn offenbar in den Dienst des Ganzen und spiegelt den im Herz empfundenen Gemütszustand des

Fließens wider. Ihn möglichst oft herbeizuführen und lange aufrechtzuerhalten und zu kultivieren wäre demnach sowohl Depressionstherapie als auch -prophylaxe. Die einfachste Möglichkeit stellen hierbei die schon erwähnten CDs mit geführten Meditationen dar (siehe Literaturverzeichnis). Doch letztlich ermöglicht die Liebe die beeindruckendste Kohärenzsituation. Sie ist die deutlichste und schönste Form spürbarer Resonanz. Dass sie auch über die Botenstoffe, die Neurotransmitter, viel mit dem Gehirn zu tun hat, enthüllt wiederum die neuere Forschung.

Eine wundervolle Vorbeugung der Depression ist demnach das Leben im Fluss und in Liebe. Alle Erfahrungen, die uns im Fluss halten, sind geeignet, das Leben in glückliche Bahnen zu lenken, und daran haben Depressionen keinen Anteil. Übungen, die sich als erfolgreich erwiesen haben, solche fließenden Zustände zu ermöglichen, habe ich in dem Buch *Die Leichtigkeit des Schwebens* zusammengetragen, jedenfalls soweit sie in eigener Regie zu verwirklichen sind und auf angenehme und leichte Weise in die Welt der Schwingungen und des Rhythmus führen.

David Servan-Schreiber stellt ein Kohärenztraining für Herz und Gehirn vor, das mich sehr berührt hat, da es aus einer sehr einfachen Zusammenstellung jener Einleitungsgedanken besteht, die ich seit vielen Jahren mit großem Erfolg bei meinen geführten Meditationen einsetze. Wahrscheinlich haben wir hier ein Instrument, das noch wesentlich erfolgreicher ist, als wir es bisher vermutet haben. Zur entsprechenden Motivation und zur Wiederholung einige Gedanken vorab. Unsere Herzfrequenz schwankt ständig, und das ist gut so, denn ein vollkommen regelmäßiger Herzschlag ist ein

Zeichen, dass das Leben akut bedroht ist. Direkt nach der Geburt ist die Schwankungsbreite am größten, kurz vor dem Sterben hört sie ganz auf. Jedes Jahr nimmt die Variabilität um etwa 3 Prozent ab, da wir die parasympathische Bremse vernachlässigen und einseitig auf sympathikotones Gasgeben setzen. Ein lange Zeit nicht mehr trainiertes und kaum noch benutztes System verkümmert jedoch, wie wir von den Muskeln wissen. Das Nachlassen der Flexibilität oder Reaktionsfähigkeit ist ein Zeichen des Alterns und geht mit Bluthochdruck, Herzinfarkt und Herzinsuffizienz, Diabetes Typ II und sogar Krebs einher. Wissenschaftliche Artikel in *Lancet*, der renommiertesten Medizinzeitschrift, belegen, dass ein nicht mehr auf Gefühle reagierendes Herz mit seiner Variabilität am Ende ist und den Betrieb in Kürze einstellen wird.

Grundsätzlich kann der ständige Wechsel zwischen Gasgeben und Bremsen stark schwanken oder regelmäßig verlaufen. Im ersten Fall ergibt sich ein chaotisches Schwankungsmuster, im zweiten ein harmonisches, für das sich der Begriff der Kohärenz eingebürgert hat. Untersuchungen zeigten, dass Wut, Zorn, Angst und starke Traurigkeit sowie Sorgen starke Schwankungen chaotischer Art auslösen. Gefühle wie Dankbarkeit, Freude und vor allem liebevolle Empfindungen lösen dagegen Kohärenz aus. Sie können das Muster innerhalb von Sekunden harmonisieren und beeinflussen damit auch die anderen physiologischen Rhythmen wie zum Beispiel von Atem und Blutdruck. Alle drei Rhythmen gleichen sich einander an und harmonieren miteinander. Auf diese Weise spart der Körper viel Energie, und offenbar handelt es sich hier um das Phänomen, das wir schon mehrfach als Resonanz kennen gelernt haben.

Servan-Schreiber zieht aus seinen Untersuchungen und Studien den Schluss, dass es viel sinnvoller sei, das Innenleben gezielt in Ordnung zu bringen, statt ständig auf günstigere äußere Bedingungen zu hoffen. Die Herbeiführung von Kohärenz bei jeder sich bietenden Gelegenheit – vom Warten im Stau oder an einer Haltestelle bis zu gezielt eingesetzten geführten Meditationen, zum Beispiel zum Thema Selbstliebe – stellt dabei den Königsweg dar.

Das Institute of HeartMath (IHM) in Kalifornien empfiehlt in diesem Zusammenhang ein spezielles Training.* Wie bei den verschiedenen Entspannungsmethoden, aber auch so alten Verfahren wie Yoga und Meditation geht es im ersten Schritt darum, die Aufmerksamkeit nach innen zu lenken und alle äußeren Probleme und Sorgen beiseite zu lassen. Dies geschieht über langsames und tiefes Einatmen und sehr bewusstes Ausatmen, was bereits den bremsenden Parasympathikus stimuliert. Nach jedem Atemzug sind einige Sekunden Pause förderlich, ehe man bewusst weiteratmet. Meinen Erfahrungen zufolge wird das Ergebnis noch sehr verbessert, wenn man beim Ausatmen immer zugleich an Loslassen und Geschehenlassen denkt, um so allmählich das Bewusstsein zu leeren.

In einem zweiten Schritt geht es darum, die Aufmerksamkeit zum Herz zu schicken und sich vorzustellen, durch das Herz zu atmen. Am besten ist es, sich diesen Herzatem bildlich oder sinnlich vorzustellen, zum Beispiel dass das Herz selbst durchströmt wird. Mit dem Einatmen lässt sich imaginieren, wie Energie hereinströmt, während mit dem Ausatmen alles Verbrauchte und Überflüssige abfließen kann. Das

* Weitere Informationen unter der Internet-Adresse www.heartmath.org

Bild, dem Herz ein erfrischendes Luftbad zu gönnen, mag das Erleben noch intensivieren.

Im dritten Schritt stellt man sich Wärme und Weite vor, die die Brust ausfüllen und öffnen und die mit dem Atemrhythmus fließen. Dabei ist es von Vorteil, sich mit Gefühlen der Dankbarkeit zu verbinden oder sich Glücksgefühle, die man einmal hatte, in Erinnerung zu rufen. Nach meinen Erfahrungen ist allein die Vorstellung, wie es wäre, wenn man einmal aus ganzem Herzen glücklich ist, sehr hilfreich. Auch das Lächeln, das sich bei diesen Übungen kaum verhindern lässt, kann man bewusst vertiefen und es nutzen, um die Gefühle von Wärme und Weite, Dankbarkeit und Liebe noch zu verstärken. Das Lächeln haben wir bereits als ein Zeichen von innerer Harmonie oder Kohärenz kennen gelernt (siehe Seite 221). Ein Lächeln kann Kohärenz aber auch fördern. Die Forscher des IHM konnten zeigen, dass bereits die Erinnerung an eine angenehme Begebenheit oder eines entsprechenden Gefühls ausreicht, um im Herz sehr rasch einen Wechsel von Chaos zu Kohärenz auszulösen.

Auf diese Weise kommt eine Art Aufwärtsspirale in Gang. Das Herz signalisiert dem emotionalen Gehirn seinen harmonischen Zustand, und dieses verstärkt wiederum die Kohärenz vom Herz. Es dauert nicht lange, bis sich über eine solche positive Rückkoppelung Kohärenzzustände von einer halben Stunde und mehr aufrechterhalten lassen. Es entspricht auch unseren eigenen Erfahrungen, dass Übende auf diesem Weg relativ rasch lernen, direkt mit ihrem Herz zu kommunizieren.

Das Problem bei diesen und ähnlichen Übungen und Meditationen ist die Ablenkung der Aufmerksamkeit, wodurch genauso rasch wieder chaotische Muster entstehen. Wenn es sorgenvollen und zweifelnden Gedanken gelingt, in die Meditation einzubrechen, führen sie schnell zurück ins Herzchaos.

Servan-Schreibers Feststellung, dass Menschen, die regelmäßig Yoga und Meditation üben, problemlos in kohärente Zustände finden, ist wenig erstaunlich, handelt es sich hier doch nur um eine wissenschaftliche Beschreibung uralter Erfahrungen verschiedener Traditionen. Traditionelle Praktiken wie östliche Meditation und Yoga sind lediglich wissenschaftlich nicht annähernd so gut untersucht; sie wirken aber seit Jahrtausenden verlässlich.

Die Studien zum Training des IHM brachten eindrucksvolle Ergebnisse. An der Universität Stanford konnte gezeigt werden, dass nach nur sechswöchiger Behandlung das Stressniveau der Untersuchten um 22 Prozent gesenkt wurde und die Depressionen um 34 Prozent abnahmen. Sogar ein halbes Jahr nach nur einem einzigen Tag Kohärenztraining zeigten vorher ausgelaugte und gestresste Manager die positiven Auswirkungen der Harmonisierung ihrer Physiologie bis in seelische Ebenen hinein.

Kombinierte Idealtherapie

Für die schwere Depression

An erster Stelle steht immer die exakte Feststellung der Schwere der Depression, die am ehesten mit Hilfe von Fachleuten möglich ist, wobei der entscheidende Faktor letztlich doch das persönliche Empfinden und Erleben der Betroffenen bleibt. Im Fall einer schweren Depression, die den Betroffenen völlig in sich selbst und seinem Elend gefangen hält, geht es vor allem darum, die richtige Therapie in Gestalt des passenden Psychopharmakons zu finden, damit der Patient überhaupt wieder so weit aus der Depression auftaucht, dass Kommunikation möglich wird.

Davor aber sollte heute eine Umstimmung mit der praktisch nebenwirkungsfreien Therapie der Transkraniellen Magnetstimulation (TMS) versucht werden. Bei den Medikamenten wären Mittel aus der Gruppe der Serotoninwiederaufnahme-Hemmer wie Prozac (Fluctin) erste Wahl, die gut verträglich und nebenwirkungsarm sind, wenn man von den ungeklärten jugendlichen Suiziden absieht. Bei jenen Depressionen, die man früher endogen nannte, dürften sich so die besten Chancen für eine Wende bieten, um die Patienten überhaupt in eine Situation zu bringen, in der sie an Psychotherapie denken können.

Erst wenn die Patienten wieder antriebsstärker und besser gestimmt sind, ist es möglich, die Stimmung beziehungsweise die Wiedereinstimmung mittels Psychotherapie im Sinne der Schattentherapie anzugehen. Aus meiner Sicht kommt diesbezüglich vor allem die vierwöchige Krankheitsbildertherapie, die sich wie beschrieben auch dem Schatten widmet, in Frage. Die Schulmedizin würde zu einer kognitiven Verhaltenstherapie tendieren – was auf alle Fälle besser als gar keine Psychotherapie ist. Im Übrigen schließen sich beide Verfahren nicht aus. Während die Schattentherapie die Nachtmeerfahrt der Seele betreut, liefert die Verhaltenstherapie praktische Auswege aus den in die Depression führenden Gedankenfallen.

All die anderen Möglichkeiten von der Ernährung mit Omega-3-Fettsäuren über Schwingungs- bis zu Kunsttherapien lassen sich, sobald die Motivation dafür gegeben ist, gut zusätzlich anwenden. Sie können die Psychotherapie erleichtern und das Ergebnis noch verbessern. Die schwere Depression verlangt den Einsatz des ganzen Arsenals der Möglichkeiten, bei leichteren Formen lassen sich eher Abstriche vertreten.

Bei mittelschweren Depressionen ist dasselbe Vorgehen ratsam, wobei man hier auch versuchen könnte, auf die Psychopharmaka zugunsten engagierter Schattentherapie zu verzichten. Wenn der Patient allerdings die Psychotherapie und all die zusätzlichen Aktivitäten weglässt, läuft er Gefahr, dass seine Depression weiter eskaliert und ihm in der nächsten Stufe nicht mehr so viele Wahlmöglichkeiten lässt.

Für reaktive Depressionen

Bei spontan nachvollziehbaren und leichteren Depressionen ist die Psychotherapie das Mittel der ersten Wahl – zusammen mit den genannten Begleitmaßnahmen. Zweitens erscheint es sinnvoll, parallel dazu für Rhythmus im Leben zu sorgen. Das bezieht sich sowohl auf den Tagesrhythmus als auch auf entsprechende Aktivitäten vom Tanzen bis zum Trommeln. Auch fließende Bewegungsmuster – vom Jonglieren über Qi Gong bis zu Tai Chi – gilt es zu nutzen. An dritter Stelle ist an Aktivitäten wie Bewusstseinsgymnastik zu denken, um die Gehirnhälften tendenziell in harmonischen Ausgleich zu bringen, außerdem an Ausdauersport, sobald die Patienten dazu zu motivieren sind. Je nach Schwere der Depression müsste man sich mit der Anbahnung solcher Aktivitäten in Geduld üben, bis die Patienten von sich aus mitmachen.

Selbstverständlich muss von Anfang an und bei allen Formen von Depression auf die bestmögliche Ernährung geachtet werden, vor allem im Hinblick auf die Versorgung mit Omega-3-Fettsäuren und Vitaminen. Außerdem ist darauf zu achten, dass das Venus-Prinzip ins Leben einfließen kann, zur Not auch in Form von Schokolade, am besten dunkler (mit einem Kakaogehalt von mehr als 70 Prozent), die nicht annähernd so ungesund ist wie ihr Ruf schlecht, dafür aber herrlich bitter-süß.

Bei mittleren und leichteren Depressionen, bei denen die Psychotherapie von Anfang an im Mittelpunkt steht, müssen sich die Begleitmaßnahmen an ihr orientieren und mit ihr abgestimmt werden. Schon von ihrem Beginn an sollten die Ergebnisse nicht nur aufgeschrieben, sondern auch mit gemalten Bildern kreativ verarbeitet werden, woraus sich später – nach den vier Wochen der Therapie – eigene künstlerische Verarbeitungsmöglichkeiten ergeben können.

Die angeführten Begleit- und Unterstützungsmaßnahmen, die sich keineswegs gegenseitig behindern, sondern auf wundervolle Weise in Synergien ergänzen, sollen helfen, dass die Betroffenen sich dem Leben in seinen Aufgaben und Chancen wieder öffnen. Das bedeutet, dass sie wieder in Resonanz zum eigenen Leben gehen und es als jenes Geschenk schätzen lernen, für das es Buddhisten halten. Das wiederum fällt viel leichter, wenn man die Heldenreise durch die Unterwelt hinter sich gebracht hat und damit fertig geworden ist wie Odysseus und Orpheus, Aineias und Herakles oder auch der Narr aus dem Tarot.

Vorbeugung

Die beiden ungleichen Titanenbrüder Prometheus, der Aktive, und Epimetheus, sein »depressives« Gegenüber, können die grundsätzlichen Möglichkeiten des Menschseins verdeutlichen. Während Prometheus voranschreitet und dem Leben und der Zukunft zugewandt ist, sogar den Mut zur Hybris, zur Auflehnung gegen die Götter, aufbringt, ist Epimetheus zurückgewandt; er hängt an der Vergangenheit und dem Alten. Prometheus hat alle Konsequenzen seiner Auflehnung zu tragen, wenn er den Göttern das Feuer – die Lebenskraft oder Libido – stiehlt und so die Menschen eigenständig und unabhängig von den Göttern und damit von Fremdbestimmung macht. Er wird zur Strafe an den Kaukasus geschmiedet und erst von Herakles erlöst und von Chiron, dem großen Heiler, geheilt.

Der dunkle Bruder Epimetheus dagegen nimmt Rücksicht, hängt an Vergangenem und bleibt daran hängen. Hierin ist er Loths Frau ähnlich, die sich ebenfalls nicht von der Vergangenheit lösen kann und, als sie sich nach ihr umwendet, zur Salzsäule erstarrt. Was vorbei ist, das ist tot, ohne Feuer, ohne Libido.

Die Vergangenheit des Menschen ist wie das Fruchtwasser, also eine Situation, in der man ernährt und getragen wird, ohne dass man etwas dafür tun müsste. Es ist die Ursuppe; es ist die Familie. Hier herrscht die frühe, notwendige kindliche Anpassung an alle Muster. Die Sehnsucht vieler Depressiver zielt zurück in diese Situation, zum Beispiel wie bei der Kaiserin Sisi, die sich zu ihrer Jungfräulichkeit und Unschuld zurückträumte. Wie besprochen hat die Depression immer etwas von einer Regression, einem Sichverkriechen. Man will nichts mehr aus eigenem Antrieb tun, sondern alles mit sich geschehen lassen.

Bei der im Hinblick auf Vorbeugung gestellten Frage, was die Seele eines Menschen gesund hält, stießen die Experten der WHO auf sehr einfache Antworten: ein positives Selbsterleben, weit reichende emotionale Stabilität und funktionierende Beziehungen, deren Basis Gespräche sind.

Die Wirklichkeit ist deprimierend anders. In mehr als jeder zweiten deutschen Beziehung fühlt sich inzwischen mindestens eine Person sexuell unzufrieden, und das Schlimmste ist, dass nicht darüber gesprochen wird. Sonst reden wir über alles und vor allem über jeden. Wir müssten aber wieder mehr *mit* den Menschen statt *über* die Menschen reden.

Als Antwort auf die Frage, was denn emotionale Stabilität, der zweitwichtigste Punkt, gewährleisten könne, wurde an erster Stelle die Familie und an zweiter der Glaube genannt. Beide spielen in der modernen Gesellschaft jedoch eine immer geringere Rolle. An dritter Stelle stehen Freundschaften.

Im Ernstfall können sich Menschen, wie Untersuchungen der Folgen von Katastrophen zeigen, am ehesten auf Familienangehörige verlassen. Auf Freunde ist weit weniger Verlass. So vermittelt vor allem eine möglichst intakte Familie Sicherheit und Geborgenheit. Der Glaube ist so wichtig, dass weit über 90 Prozent aller Menschen offiziell einem Glauben anhängen, allerdings trägt dieser die Menschen der Postmoderne in den westlichen Industrienationen immer weniger. Selbst Freundschaften stehen im Zeitalter von zunehmendem Leistungsdruck im Rahmen der Globalisierung auf brüchigem Fundament.

Um im Hinblick auf Depressionen das wirksamste Vorbeugungskonzept aufzustellen, müssten wir »nur« die bereits genannten Punkte, die heute so stark den Vormarsch der Depressionen fördern, im Sinne des Lebens umkehren. Das sind im Einzelnen:

- sich (wieder) berühren lassen, konkret von anderen Menschen, aber auch von der Natur und dem Leben im Allgemeinen
- das Lebendige in allem (wieder) entdecken
- der Quantität die Qualität vorziehen
- sich gesund ernähren und bewegen (in Bezug auf Körper, Herz und Hirn)
- die Endlichkeit aller Materie durchschauen
- die parasympathische Bremse und den weiblichen Pol üben
- den Augenblick im positiven Sinn nutzen, in ihm arbeiten und lieben
- die frühen Traumata des eigenen Lebens anschauend verarbeiten und loslassen
- trauern, was zu betrauern ist, und feiern, was zu feiern ist
- sich freiwillig mit der eigenen Sterblichkeit beschäftigen und aussöhnen
- die Heldenreise in die eigene Unterwelt wagen
- sich selbst und der eigenen Lebendigkeit Ausdruck verschaffen
- fragen, was einen im Sinne von Berufung wirklich ruft

- in sein ganzes Tun Inhalt bringen
- die eigene weibliche und männliche Seite miteinander in Harmonie bringen
- die eigene Kreativität leben
- den eigenen Rhythmus im Leben finden
- mit der Liebe in Resonanz gehen
- den Weg der Individuation wählen und der Vermassung entgehen
- eine Vision für das eigene Leben finden
- möglichst viele Synergien, das heißt ein stimmiges Zusammenwirken verschiedener Kräfte, und Kohärenz, das Zusammenschwingen von Herz und Hirn, schaffen
- seinen ureigenen Weg finden und gehen

Über die Liebe als höchste Form der Resonanz, als Gegenpol zur Depression und größtes Heilmittel

Wenn schon Süßigkeiten das Stressniveau vermindern, wird deren große Schwester Venus hierbei natürlich noch viel wirksamer sein. Es lohnt sich also zusammenzutragen, was wir über die Liebe auf der Ebene der Resonanz, aber auch der Neurotransmitter wissen.

Über das Zustandekommen von Liebe gibt es unzählige poetische Erfahrungsberichte, aber inzwischen auch wissenschaftliche Studien. Die Liebe ist unbestritten das eindrucksvollste und stärkste Beispiel für Resonanz und somit am weitesten von der Depression entfernt. Sie verbindet uns wie nichts anderes mit dem Sein im Hier und Jetzt, mit dem vollständigen Wesen des Anderen und mit dem Leben.

Im Zustand der Liebe kann einem Depression nichts anhaben, denn sie lässt uns wie nichts anderes mitschwingen und mitfühlen. Liebende sind in verblüffendem Ausmaß aufeinander bezogen, verbindlich und erfüllt. Ihre Träume sind hochfliegend. Depression hingegen ist der Zustand der Leere, der Unverbundenheit, der Niederdrückung und der Abwesenheit erhebender Träume und vor allem des Nicht-mehr-Mitschwingens und Nicht-mehr-Mitfühlens. Es gibt kaum eine größere Kluft als die zwischen Depression und Liebe – im einen Fall ist der Mensch völlig aus jeder Resonanz gefallen, im anderen völlig in ihr aufgegangen. Folglich wäre auch zu vermuten, dass die biochemischen Faktoren beider Zustände weit auseinander liegen.

Dafür gibt es etliche Hinweise ausgehend vom Serotoninspiegel, der offenbar fördernd für den Zustand von Resonanz und Liebe ist. Eifersüchtige, Zwanghafte, Schizophrene, Angstpatienten und Alkoholiker, aber auch Verliebte leiden an Serotoninmangel wie auch viele depressiv strukturierte Menschen. Dass das Aufgedrehte des Verliebtseins einen Gegenpol zum ruhigen Fließen der Liebe darstellt, mag überraschen; auf der biochemischen Ebene erscheint es eher logisch. Gleichgültig, ob jemanden Angst oder Verliebtheit umtreibt, immer ist er außer sich, aus der eigenen Mitte gefallen, und er befindet sich in einer wenn auch sehr andersartigen Form von Stress.

Die Stärke des Liebesempfindens dürfte vom Spiegel der entsprechenden Hormone abhängen; er wird mit Sicherheit von der jeweiligen seelischen und sozialen Situation der Liebenden beeinflusst. Ähnlich wie bei einer Kohlebogenlampe, bei der der überspringende Funken umso stärker ist, je weiter die beiden Elektroden voneinander entfernt sind, ist es auch beim überspringenden Liebesfunken. Wenn die Liebe dagegen ruhig fließt, wird sie auch nach außen weniger Lichteffekte produzieren. Je weiter die Verliebten ursprünglich voneinander entfernt waren, zum Beispiel in Hinblick auf ihre gesellschaftliche Situation wie bei Romeo und Julia, desto größer ist die Kluft, die die Liebe überspringen muss. Desto unterschiedlicher vom Ausgangsniveau wird auch der neue, gemeinsam erreichte Zustand sein und desto spürbarer die Kraft der neuen Liebe, die entstehende Resonanz.

Mythologisch ist Aphrodite (Venus) ein Kind des Himmels und des Meeres. Als Chronos (Saturn) seinen Vater, den Himmelsgott Uranos, mit seiner Steinsichel entmannte, stürzte dessen Glied ins Meer, das auf der Stelle aufschäumte. Noch ein letztes Mal befruchtete der Himmel in diesem Fall das Meer, und Aphrodite, die Schaumgeborene, entstieg den Fluten. Als Kind des Himmels und des Meeres verbindet sie nicht nur die himmlische Liebe mit den Gefühlswelten des Wassers, sondern auch im Schaum die beiden Elemente Luft und Wasser auf eine einzigartig anmutige und so vergängliche Art und Weise. In dieser Leichtigkeit und Flüchtigkeit ergibt sich wiederum der Gegenpol zur Depression mit ihrer Schwere und chronischen Zähigkeit. Versuche, die himmlische Liebe zu konservieren, müssen ausnahmslos scheitern, weil sie dem Prinzip der Liebe zuwiderlaufen. Schaum lässt sich nicht fassen, ihn kann man nur immer wieder neu entstehen lassen. Das ist auch schon das wesentliche Geheimnis der Liebe, das sich der Alltagswelt so hartnäckig verschließt. Dabei ist es in Wirklichkeit unser Alltag, der die Liebe durch Abkommen, Versprechen, Versicherungen und Rückversicherungen, durch Bestätigungen und Rückbestätigungen gleichsam aussperrt. Manchmal überlebt die Liebe eine Eheschließung, niemals aber kann eine Liebe durch einen Vertrag bürgerlichen Rechts vertieft oder auch nur konserviert werden. Wenn der Schaum verflogen ist, nutzt auch kein Vertrag mehr, selbst wenn er tausend Mal für unkündbar erklärt wird. Einer der Gründe für die zunehmenden Depressionszahlen sind ja wohl auch die reihenweise zerbrechenden Illusionen über die automatische Haltbarkeit von Ehe und Liebe.

Liebe geschieht, wenn Resonanz entsteht und zwei Menschen anfangen, miteinander zu schwingen. Die zarte Verbindung von Luft- und Wasserelement ergibt jenen bezaubernden Schaum, der uns so fasziniert und den wir lieben, ohne ihn je fassen oder gar festhalten zu können. Die Luft macht das Wasser leichter, und das Wasser macht die Luft berührender. Das Ergebnis ist Schaum oder Liebe. Im Zustand der Liebe, der einem Fließen gleicht, geht jedem das Herz auf. Wir wissen es aus Erfahrung, und zahllose Poeten haben die Situation wort- und bildreich beschrieben. Wenn der Serotoninspiegel hoch ist, wird Offenheit gefühlt, und das Herz steht im Mittelpunkt. Heute liegt der Verdacht nahe, dass wir die Liebe immer mehr durch Prozac und Ecstasy ersetzen, sodass wenigstens der Serotoninspiegel stimmt, der so sehr nach Liebe schmeckt und unter dessen abschirmendem Schutz Resonanz leichter geschieht.

In der Erotik kommt noch das Feuer hinzu und gibt der Schaumwelt eine heiße Komponente, denn Eros (Amor), der Sohn der Aphrodite (Venus), ist mit dem Feuer seines Vaters, des Kriegsgottes Ares (Mars), begabt. Nur das Erdelement, das der Melancholie ihre schwere Basis gibt, steht bei der Liebe etwas abseits. Die Depression ist in diesem Sinne etwas zutiefst Irdisches, während der Liebe im Idealfall immer etwas Erhebendes vom Feuer und etwas Himmlisches vom Luftelement anhaftet. Andererseits ist Chronos (Saturn) maßgeblich an der Schaffung von Aphrodite beteiligt, wenn auch durch einen brutalen Akt.

Im Übrigen geht Aphrodite nach ihrer Geburt an Land und bringt uns so die Liebe. Damit kommt etwas Leichtes, Himmlisches und Fließendes in unsere Welt, das sich hier schwer tut und mit dem wir uns schwer tun, das uns aber wohl gerade deswegen so stark fasziniert. Dabei ist der Beginn noch zauberhaft schön. Jeder von Aphrodites Schritten an Land lässt Blumen unter ihren Füßen erblühen, und so macht sie Schritt für Schritt die Welt und unser Leben schöner und lässt uns viel Leid (vorerst) vergessen. Das Landleben hat allerdings auch Aphrodite verändert, und sie hat einen Schatten entwickelt und neben Harmonia und Eros auch den Kindern Phobos und Daimos das Leben geschenkt, die für Angst und Schrecken stehen.

Wer aber aus der Achtsamkeit des Herzens heraus lebt und sein Herz der Liebe öffnet, dürfte vor depressiven Überfällen aus der Schattenwelt ziemlich sicher sein. Der Liebende ist im höchsten Maß in Resonanz mit sich und dem Leben. Der Depressive dagegen ist nicht in Resonanz mit dem Leben, nicht einmal mit seiner eigenen Existenz.

Nun lassen sich Verlieben und Liebe leider nicht auf Rezept verschreiben, sonst wären sie sicher die wirksamsten Verordnungen. Aber wir können Zustände von Resonanz fördern, um Depressionen ihre Gefährlichkeit zu nehmen. Alles, was Menschen wieder in Resonanz zum Leben bringt, ist brauchbar. Am besten ist natürlich, wenn die Betroffenen sich wieder ins Leben verlieben könnten.

Die romantische Liebe, in der das Wort *Roman* verborgen ist, hat immer ein Objekt der Begierde im Auge und macht daher abhängig, wohingegen die wahre oder himmlische Liebe davon frei ist und auch befreiend wirkt. Doch auch die romantische Liebe schenkt einen Vorgeschmack auf die wahre Liebe. Sie entspricht der Aphrodite, die an Land schreitet, wo selbst die Liebesgöttin der Polarität unterliegt. Die wahre Liebe aber entspricht der Aphrodite des Himmels und des Meeres.

Die sicherste Form der Vorbeugung bezüglich Depressionen ist demnach ein Leben in Liebe, denn Liebende sind immer in Resonanz und damit verbunden und offen für das Leben. Es beginnt im Grunde mit der Mutterliebe. Wer einen Überfluss davon abbekommen hat, ist nachweislich am nachhaltigsten mit Urvertrauen gesegnet und damit vor Depressionen geschützt. Wenn hier ein Mangel entstanden ist, der mitgeschleppt wird, wäre an all die Urvertrauen vermittelnden Übungen aus dem Buch *Die Leichtigkeit des Schwebens* zu denken.

Doch jede Form von Liebe kommt heilend und Depressionen vorbeugend in Frage. Wenn es nicht die große Liebe des Lebens sein kann, dann vielleicht wenigstens die zu einem Tier. Hunde- und Katzenhalter leiden statistisch gesehen deutlich seltener an Depressionen. Der amerikanische Psychophysiologe James Lynch kann darüber hinaus belegen, wie gesund sich Tiere im Hinblick auf eine Fülle anderer psychosomatischer Krankheitsbilder wie etwa Bluthochdruck auswirken.

Aber es muss nicht einmal die Liebe zu einem Lebewesen sein, die Lösung könnte auch darin liegen, das Leben unter Einschluss des Todes und der Schattenwelt zu akzeptieren und zu lieben, mit offenem Herzen durch die Welt zu gehen und sich berühren zu lassen und seinerseits das Leben zu berühren, zu schauen, statt zu sehen; zu fühlen, statt zu bemerken und sich – ohne Widerstand zu leisten – vom Fluss des Lebens mit offenen Sinnen mitnehmen zu lassen. Paracelsus fasste es in die Worte: »Die beste Arznei für den Menschen ist der Mensch. Der höchste Grad von Arznei ist die Liebe.«

Schattenreise ins Licht – eine Zusammenfassung

Die Depression ist eine Seelenreise durch das Niemandsland zwischen Leben und Tod. Man könnte sagen, dass die Depression die moderne Hölle ist. Denn seitdem die Kirche nicht mehr mit zu erleidenden Höllenqualen droht, wir fast keine äußeren Kriege mehr in unserem Teil der Welt inszenieren, schaffen und erleben die Menschen die Hölle ganz privat. So ist es nicht verwunderlich, wenn Depressionen uns mit Höllenbildern und höllischen Themen konfrontieren.

Depression ist das Leben im Totenreich, und Depressive sind die modernen mythischen Wanderer zwischen den Welten, die das Reich der Hekate, die über das dunkle Weibliche herrscht, kennen lernen müssen.

Neuroanatomisch und psychologisch ist Depression der Rückfall auf eine tiefere Stufe, sowohl in Bezug auf das Gehirn als auch auf die seelische Entwicklung. Auf der Gehirnebene geht die Regression zurück auf das emotionale Gehirn und damit in eine Zeit, als der Intellekt noch nicht oder nicht in diesem Ausmaß zur Verfügung stand. Auf der seelischen Entwicklungsebene stellt die Depression das Aufgeben aller Verantwortung dar. Die Betroffenen überlassen sich und ihr Leben der Fürsorge der anderen und letztlich der Gesellschaft. So wie damals in der Anfangszeit als Kleinkind oder noch deutlicher in der Zeit im Mutterleib müssen andere sich wieder kümmern. Depressive leben das eigene Leben nicht mehr, sondern lassen es von den anderen leben und sich und ihren Körper mehr oder weniger verwalten.

Tiere stellen sich in aussichtslosen Situationen oftmals tot, weil sie instinktiv spüren, dass das in der jeweiligen Situation der beste Schutz ihres bedrohten Lebens ist. Möglicherweise ist das auch für Depressive ein passendes Bild, die sich ja auch in einer Weise tot stellen und bei den Aktivitäten des Lebens nicht mehr mitmachen. Unter Umständen empfindet das emotionale (limbische) Gehirn das Leben ähnlich bedroht und übernimmt wie vor sehr langen Zeiten die Oberhoheit, während die Betroffenen sich so gut es geht ruhig verhalten und tot stellen. Sie tun gleichsam so, als seien sie schon gestorben, so kann sie natürlich nichts mehr erschüttern, umwerfen oder gar umbringen. Insofern könnte die Depression eine Art überzogene Schutzreaktion des Gehirns sein.

Das alte emotionale Gehirn empfindet die Lage auf Grund eines unerträglich hohen Stresspegels oder wegen Perspektivlosigkeit im Hinblick auf den eigenen Weg der Selbstverwirklichung offensichtlich so aussichtslos, dass es dem Intellekt keine für das gemeinsame Leben mehr akzeptable Lösung zutraut. Dabei irrt es sich möglicherweise und sitzt einer Fehleinschätzung auf, was wir etwa mit der Magnetresonanztherapie durch Anregung des linken Gehirns zu korrigieren versuchen. Unter Umständen kommt es zu diesem Irrtum, weil der erreichte Stresspegel so hoch geworden ist, dass das System dafür aus der Evolution keine Erfahrungen mitbringt. Möglicherweise könnte der Mensch noch viel mehr tolerieren, aber es fehlen ihm einfach die richtigen Einstellungen auf diesem hohen Stressniveau. Denn sicher ist, dass wir während der Evolution gelernt haben, mit maximalen Überforderungssituationen umzugehen. Genauso gewiss ist aber, dass es keine so langen, gleichsam chronischen Stressexpositionen gegeben hat, wie wir sie heute massenweise erleben. Wahrscheinlich liegt hier der Grund für das aus unserer heutigen Sicht viel zu frühe Umschalten des Systems. Wir sind möglicherweise gerade dabei, diesbezüglich eine neue Einstellung vorzunehmen, die sich erst über Generationen hinweg in unserem Erbgut festschreiben muss. Folglich schaltet unsere Gehirnzentrale weiterhin sicherheitshalber so früh ab. Es geht sozusagen in einen Fast-tot-Zustand über, um den kompletten Zusammenbruch und Tod zu vermeiden – eine Art Stand-by-Funktion für das Gehirn. Um uns anzuzeigen, in welcher bedrohlichen Situation wir uns befinden, ist diese Maßnahme mit einer unglaublich schlechten Stimmungslage verbunden. Sie ist als Hinweis zu verstehen, dass es so nicht weitergehen darf und ein Umsteuern notwendig ist.

Auf der psychologischen Ebene wird sehr Ähnliches ablaufen, denn Regressionen treten nur dann auf, wenn die Gegenwart zu belastend oder zu schwierig ist, weil sie den Betroffenen mit scheinbar unlösbaren Aufgaben und furchtbaren Überforderungen konfrontiert oder auf andere Weise unerträglich erscheint. Dann kommt es zur Flucht zurück auf eine Ebene, wo die Dinge noch handhabbar und lösbar erschienen. Letztlich wäre auch ein Suizid solch ein Zurückweichen vor der Gegenwart in die Vergangenheit und den Zustand vor diesem Leben, was allerdings in unserer Kultur kaum verstanden werden kann, weil wir mehrheitlich keinen Bezug mehr zur Kette unserer früheren Leben haben.

Wörtlich könnte man De-pression auch übersetzen mit »weg vom Druck« und hierin eine Aufforderung sehen, sich vom Stress seines Lebens oder allem, was überfordernden Druck macht, zu befreien. Andererseits kann auch das Wegfallen von Druck Depressionen auslösen, wenn wir an das Leere-Nest-Syndrom, den Pensionsschock oder die Häuslebauer-Depression denken, die immer gerade dann einsetzen, wenn der über lange Zeit gewohnte Druck wegfällt. Dem entspricht auch die schreckliche Erfahrung, dass die meisten Suizide nach überstandener Dunkelheit auftreten. Wenn großer äußerer Druck plötzlich nachlässt oder ganz wegfällt, stürzen manche in eine Leere, die ihnen zu der Lehre werden könnte, ihr Herz nie allein an weltliche Aufgaben oder Dinge zu hängen, denn selbst eigene Kinder sind doch »nur« eine weltliche Herausforderung und Aufgabe.

Gerald Miesera, Psychotherapeut im Heil-Kunde-Zentrum, prägte die Formel: »Impression ohne Expression ergibt Depression.« Gemeint ist, dass der Druck auf das Ich immer größer wird, wenn wesentliche Eindrücke nicht adäquat ausgedrückt werden. Was nicht herauskommt, bleibt notgedrungen im Inneren, kapselt sich im Kernbereich der Persönlichkeit ab und kann zur Depression werden.

In Situationen, in denen das Überleben in Frage steht, also sehr hoher Druck vorherrscht, gibt es dagegen so gut wie keine Depressionen, etwa im Krieg an der Front. Entsprechende Probleme ergaben sich hier nur, wenn sich die Soldaten hinter der Front, in der Etappe, befanden. Auch Situationen mit extremem Überdruck werden am ehesten beim Nachlassen desselben zum Problem. Ein Bild mag das sehr plastisch verdeutlichen: Wenn ein Reifen immer weiter aufgepumpt wird, steigt der Druck so lange, bis der Reifen schließlich platzt. Dann ist *alle Luft* im wahrsten Sinne des Wortes mit einem Schlag *raus*, und die sich ergebende Leere, *wenn nichts mehr geht*, man *auf dem Schlauch steht*, kann als Depression empfunden werden. Insofern ist die Depression tatsächlich auch ein Druckphänomen.

Andererseits heißt das lateinische *depressio* Niederdrückung, und so beschreibt das Wort Depression auch einfach den Zustand, dass die Lebensenergie ganz niedrig ist und der Lebensfluss stagniert. Dies wäre der platte Reifen, der leere Schlauch, in dem sich alles bedrückend und niedergedrückt anfühlt. Diese Analogie mag erneut deutlich machen, dass die Betroffenen weit unter ihrem Niveau leben und hinter ihren Möglichkeiten zurückbleiben.

Wenn wir Depression als Druckphänomen betrachten, sollten wir Druck in seinen verschiedenen Aspekten erkennen, als da sind die negativen Ausformungen wie Unterdrückung, Niederdrückung und Bedrückung oder Sichverdrücken und die erdrückende Last. Der Zusammenhang zur Depression ist offensichtlich. Wer seine dunklen Seiten unterdrückt, wird sie so stark niederdrücken, dass sie ihn irgendwann bedrücken, wenn nicht erdrücken. Er wird dann dazu neigen, sich in die Depression zu verdrücken beziehungsweise »abzuschalten«, und sich vom Leben zurückziehen.

Um wie viel besser wäre es da, sich beeindrucken zu lassen und sich rechtzeitig auszudrücken, auch einmal im aggressiven Sinne abzudrücken, wenn einem danach ist, und Druck abzulassen. Der positive rechtzeitige Ausdruck von Vitalität und Aggression kann nachweislich helfen, den Ausbruch von Depressionen zu vermeiden. Das Wort Aggression, das in seiner Urbedeutung »auf etwas zugehen« meint, könnte hier schon den Weg weisen.

Für die Depressiven beinhaltet der Ausbruch des Krankheitsbildes zuallererst den Zwang zum Innehalten. Das Leben kann eindeutig in der gewohnten Weise nicht weitergehen. Auch aus diesem Grund hat der Medizinhistoriker Paul Lüth sicher Recht, wenn er die Depression als die »Krankheit der Epoche« sieht. Weder kann dann das Leben des Einzelnen so weiterlaufen noch unser aller Leben – somit zeigt uns die rapide wachsende Gruppe Depressiver, dass wir kollektiv auf Abwege geraten sind und umsteuern müssen. Das wäre die Botschaft für unsere Epoche, die seit langem gehört werden müsste.

In der Depression wird man zudem gezwungen, ganz im Hier und Jetzt zu leben. Die Erinnerungen verschwimmen, und man kann sich nicht einmal an bessere Zeiten erinnern, geschweige denn sich eine bessere Zukunft vorstellen. So gerät der Depressive in seinem persönlichen Erleben in einen ganz ähnlichen Zustand – nur viel näher und brisanter als der moderne Mensch, dem in Berufswelt und Partnerschaft die Vergangenheit und die Zukunft abhanden kommen. Dass hier das auf dem spirituellen Weg so bedeutsame Hier und Jetzt durchscheint, kann beide Fraktionen kaum trösten.

Der zauberhafteste Augenblick und alles Glück sind vergänglich, was von vielen Menschen als Leid empfunden wird. Bei genauer Betrachtung ist nichts im Leben fest und verlässlich, wie sehr die Menschen es sich auch wünschten. Damit lässt sich die Depression auch als Versuch verstehen, durch Anhalten des Lebensstromes Unvergänglichkeit zu erreichen. Goethe sagte diesbezüglich: »Denn alles muss in Nichts zerfallen, wenn es im Sein beharren will.«

Die Sehnsucht nach Unvergänglichkeit und steter Verlässlichkeit findet erst im Tod ihre Erfüllung und auch das nur in Bezug auf den Körper. Aber im Gefängnis der Depression ist ein Zustand erreicht, der fast das ganze System zum Stillstand bringt, vor allem wenn man bedenkt, dass die Gefängniszelle in diesem Fall von innen verschlossen ist. Auch die Hoffnungslosigkeit ist eine – unerlöste – Form von Beständigkeit, denn wer nichts mehr erhofft, wird durch nichts mehr bewegt. Die so erreichte kranke Ruhe, der bedrückende Stillstand der Depression ist aber im wahrsten Sinne des Wortes himmelweit entfernt von der inneren Ruhe, die in einer Einheitserfahrung oder gar im stabilen Zustand der Erleuchtung oder Befreiung erfahren wird. Diese letzte Verwirklichung ist dann auch die einzige Chance, für die Seele wahre Beständigkeit und Ruhe zu erwirken. So schimmert einmal mehr das überwältigende stille Licht der Erleuchtung als Lösung in die rabenschwarze Dunkelheit der schwermütigen Seele.

Die Todesangst der Depressiven könnte man in diesem Sinne auch als Angst vor der Vergänglichkeit interpretieren. Denn unser ständiges Annähern mit jedem Atemzug an den Tod ist deutlichster Ausdruck des ewigen Wandels in dieser Schöpfung. Mit der Depression wird im Leben der Tod vorweggenommen. Man könnte auch sagen, dass das Sterben schon einmal geübt wird. Aber auch dafür gibt es natürlich erlöste Möglichkeiten im Sinne von Sterbevorbereitung oder Sterbebegleitung, zum Beispiel in einem Hospiz.

Ein wichtiger Mechanismus bei Depressionen führt dazu, dass sie sich gleichsam verselbstständigen. Der erste Schub mag noch gut nachvollziehbar sein, die weiteren Schübe sind es dann immer weniger. Dafür aber verstärken sie sich selbst.

Es ist fast so, als lerne das Gehirn die Depression, was diese deutlich bösartiger macht als bisher angenommen. Die Betroffenen rutschen dann immer wieder in das Depressionsmuster zurück, wie auf einer ausgefahrenen Straße, deren tiefe Spurrinnen gar kein Entkommen mehr erlauben. Daher ist es so wichtig, schon beginnende Grübeleien und andere Muster des Einstiegs von ihrem Inhalt her zu verstehen und beim ersten Anzeichen sofort zu unterbrechen etwa mit Bewegungsprogrammen, Kohärenztraining, geführten Meditationen oder anderen im individuellen Fall sich diesbezüglich bewährenden Mitteln.

Bei den rasant steigenden Zahlen von Depression – laut WHO sind bereits 200 Millionen Menschen weltweit betroffen – sind es vor allem die psychisch gut nachvollziehbaren reaktiven Depressionen, die im Vordergrund stehen. Einiges spricht dafür, dass diejenigen Depressionen, die man früher endogen nannte, zahlenmäßig eher gleich geblieben sind. Bei den aus der Lebensgeschichte leichter nachvollziehbaren Krankheitsbildern liegen die Gründe meist auf der Hand und speisen sich aus dem genannten Reservoir an Problemen. Wenn ein Mensch keinen Lebenssinn hat, wird sein Leben sinnlos, und so wird er von dem Krankheitsbild gleichsam angehalten und gehindert, weiter in einer Richtung zu leben, die für seine Entwicklung nichts bringen kann. Die Betroffenen bekommen sozusagen eine Auszeit – und fühlen sich ja auch in den meisten Fällen ausgesprochen »außen vor« oder oft sogar aus dem Leben ausgeschlossen, leblos und wie tot. In dieser Hinsicht ist die Depression die normale Notfallreaktion eines zu stark überlasteten Systems und kann so zum ersten Schritt auf dem Weg der Besserung werden.

Poetischer Ausklang

Geschichte aus dem Weisheitsschatz der Sufis:

Es war einmal ein Mensch am Ende seines Lebens angelangt. Er schaute zurück auf dieses Leben und sah es wie eine Wüste – Sand so weit sein Auge reichte. Und in dieser Wüste entdeckte er Fußspuren. Er schaute und fragte innerlich, was das zu bedeuten habe. Leise drang es aus der Ewigkeit an sein Ohr: »Ich habe dich stets begleitet.« Und er schaute genauer hin und sah, dass dort, wo er zufrieden und mit sich im Einklang gewesen war, zwei Fußspuren im Sand verliefen, aber in den Zeiten, da er einsam, unglücklich und elend gewesen war, nur eine Spur im Sand war. Erschüttert und bestürzt fragte er wieder, was das zu bedeuten habe: »Als ich glücklich war und es mir gut ging«, sprach er zum Schöpfer, »da warst du bei mir. Aber wo warst du, als ich allein, unglücklich, elend und hilflos war?«
Und er hörte eine Weile nichts, wie das so ist, wenn das Nein innerlich so laut ist. Und er wartete und lauschte und hörte dann doch ganz schwach die Antwort: »Da, Menschenkind, da habe ich dich getragen.«

Der argentinische Dichter Jorge Luis Borges sagte zwei Jahre vor seinem Tod:

> Wenn ich mein Leben noch einmal leben könnte,
> im nächsten Leben, würde ich versuchen, mehr Fehler zu machen.
> Ich würde nicht so perfekt sein wollen,
> ich würde mich mehr entspannen,
> ich wäre ein bisschen verrückter, als ich es gewesen bin,
> ich würde viel weniger Dinge so ernst nehmen,
> ich würde nicht so gesund leben,
> ich würde mehr riskieren,
> ich würde mehr reisen, Sonnenuntergänge betrachten,
> mehr bergsteigen, mehr in Flüssen schwimmen.
> Ich war einer dieser klugen Menschen, die jede Minute ihres Lebens fruchtbar verbrachten; freilich hatte ich auch Momente der Freude, aber wenn ich noch einmal anfangen könnte,
> würde ich versuchen, nur mehr gute Augenblicke zu haben.
> Falls du es noch nicht weißt, aus diesen besteht nämlich das Leben.
> Nur aus Augenblicken; vergiss nicht den jetzigen.
> Wenn ich noch einmal leben könnte, würde ich von Frühlingsbeginn an bis in den Spätherbst hinein barfuß gehen.
> Und ich würde mehr mit Kindern spielen, wenn ich das Leben noch vor mir hätte. Aber sehen Sie ... ich bin 85 Jahre alt und weiß, dass ich bald sterben werde.

Eine Lebensweisheit:

Arbeite, als bräuchtest du kein Geld.
Liebe, als habe dir nie jemand was zuleide getan.
Tanze, als ob niemand dich beobachte.
Singe, als ob niemand dir zuhöre.
Lebe, als sei das Paradies auf Erden.

Zum Abschluss ein Zitat aus der Heiligen Schrift, die immer auch heilend sein kann:

Nun aber bleibt Glaube, Hoffnung, Liebe, diese drei;
am größten aber unter diesen ist die Liebe.

Anhang

Literatur

Quellen der zitierten Gedichte

Ingeborg Bachmann: *Sämtliche Gedichte.* Piper, München, Zürich, 4. Aufl. 2001, S. 23 (»Entfremdung«), S. 25 (»Hinter der Wand«), S. 42 (»Dunkles zu sagen«).

Thomas Brasch: *Wer durch mein Leben will, muß durch mein Zimmer. Gedichte aus dem Nachlaß.* Hrsg. v. Katharina Thalbach u. Fritz J. Raddatz. Suhrkamp, Frankfurt a. M. 2002 (»Halb Schlaf«).

Kaiserin Elisabeth: *Das poetische Tagebuch.* Hrsg. v. Brigitte Hamann. Österreichische Akademie der Wissenschaften, Wien 1984, S. 57 (»Ramsgate«), S. 80 (»Anti-Trinklied«).

Mascha Kaléko: *Das lyrische Stenogrammheft. Kleines Lesebuch für Große.* Rowohlt, Reinbek 1956 (»Blasse Tage«).

Rainer Maria Rilke: *Werke, Band 1.* Insel, Frankfurt a. M. 1980, S. 9 (»Ich lebe mein Leben in wachsenden Ringen«).

Georg Trakl: *Dichtungen und Briefe. Historisch-kritische Ausgabe.* Hrsg. v. Walther Killy u. Hans Szklenar. Otto Müller, Salzburg 1969, S. 40 (»In ein altes Stammbuch«), S. 327 (»Stunde des Grams«), S. 503 (Brief an Karl Borromaeus Heinrich).

Veröffentlichungen von Ruediger Dahlke

Die Schicksalsgesetze – Spielregeln fürs Leben. Goldmann, 2009.
Krankheit als Sprache der Kinderseele. Mit Vera Kaesemann. C. Bertelsmann, 2009.
Die Psychologie des Geldes. Nymphenburger, 2008.
Meine 50 besten Gesundheitstipps. Heyne, 2008.
Das große Buch vom Fasten. Goldmann, 2008 (gebundene Ausgabe) und Goldmann (Taschenbuch).
Der Körper als Spiegel der Seele. Goldmann, 2009.
Vom Essen, Trinken und Leben. Mit Dorothea Neumayr. Haug, 2007.
Notfallapotheke für die Seele. Goldmann, 2009.
Wage dein Leben jetzt! Coppenrath, 2007.
Das große Buch der ganzheitlichen Therapien. Integral, 2007.

Depression. Goldmann, 2006 (gebundene Ausgabe) und Goldmann (Taschenbuch).
Richtig essen. Knaur, 2006.
Schlaf – die bessere Hälfte des Lebens. Integral, 2005.
Worte der Heilung. Schirner, 2005.
Das Gesundheitsprogramm. Hugendubel, 2004.
Fasten Sie sich gesund. Hugendubel, 2004.
Von der Weisheit des Körpers. Knaur, 2004.
Aggression als Chance. C. Bertelsmann, 2003.
Krankheit als Symbol. C. Bertelsmann, 2000.
Krankheit als Sprache der Seele. Goldmann, 1999.
Lebenskrisen als Entwicklungschancen. Goldmann, 1999.
Mandalas der Welt. Hugendubel, 1985.
Das Arbeitsbuch zur Mandala-Therapie. Hugendubel, 1999.
Bewusst Fasten. Goldmann, 1996.
Die Leichtigkeit des Schwebens. Integral, 2003.
Entschlacken – Entgiften – Entspannen. Hugendubel, 2003.
Frauen-Heil-Kunde. Mit Margit Dahlke und Prof. Dr. Volker Zahn. C. Bertelsmann, 1999 (gebundene Ausgabe) und Goldmann (Taschenbuch).
Gewichtsprobleme. Knaur, 1989.
Der Weg ins Leben. Mit Margit Dahlke und Prof. Dr. Volker Zahn. C. Bertelsmann, 2001 (gebundene Ausgabe) und Goldmann (Taschenbuch).
Verdauungsprobleme. Mit Dr. Robert Hößl. Knaur, 1990.
Herz(ens)probleme. Knaur, 1990.
Die Psychologie des blauen Dunstes. Mit Margit Dahlke. Knaur, 1989.
Reisen nach Innen. Hugendubel, 1994.
Die wunderbare Heilkraft des Atmens. Mit Andreas Neumann. Integral, 2000.
Das senkrechte Weltbild. Mit Nicolaus Klein. Hugendubel, 1990.
Krankheit als Weg. C. Bertelsmann, 1983.
Habakuck und Hibbelig. Heyne, 1994.
Woran krankt die Welt? Riemann, 2001.
Meditationsführer. Mit Margit Dahlke, Schirner, 1999.
Gesundheitskarten. Integral, 2003.
Mandala-Malblöcke zum Arbeitsbuch. 3 Bde. Hugendubel, 1999.
Mandala-Malblock. Edition Neptun, 1984.
Die Säulen der Gesundheit. Mit Baldur Preiml und Franz Mühlbauer. Goldmann, 2001.

Meditationen

◆ *»Heil-Meditationen« bei Goldmann Arkana Audio (CD/MC)*: Allergien, Angstfrei leben (auch als CD mit Begleitbuch), Ärger und Wut, Bewusst Fasten, Bewusstseinsfeld, Den Tag beginnen, Depression, Elemente-Rituale, Die 4 Elemente, Energiearbeit, Entgiften – Entschlacken – Loslassen (auch als CD mit Begleitbuch), Frauenprobleme, Ganz entspannt, Gesetz der Anziehung, Gesetz der Polarität, Hautprobleme, Heilungsrituale, Herzensprobleme (hoher Blutdruck und Infarkt), Innerer Arzt, Kopfschmerzen, Krebs, Lebenskrisen als Entwicklungschance, Leberprobleme, Mandalas – Wege zur eigenen Mitte, Mein Idealgewicht (auch als CD mit Begleitbuch), Naturmeditation, Niedriger Blutdruck, Partnerbeziehungen, Rauchen (auch als CD mit Begleitbuch), Rückenprobleme, Schattenarbeit, Schlafprobleme, Schwangerschaft und Geburt, Selbstheilung, Selbstliebe, Vom Stress zur Lebensfreude, Sucht und Suche, Tiefenentspannung, Tinnitus und Gehörschäden (auch als CD mit Begleitbuch), Traumreisen, Verdauungsprobleme, Visionen.

◆ *»Kindermeditationen« bei Goldmann Arkana Audio (CD):* Märchenland, Ich bin mein Lieblingstier.

◆ *Meditationen bei Integral (CD):* Abschalten mittags und abends, Schlaf – die bessere Hälfte des Lebens, Leichtigkeit des Schwebens, Schutzengel-Meditationen, 7 Morgenmeditationen, Die Heilkraft des Verzeihens.

◆ *Meditationen bei Ariston (CD):* Eine Reise nach Innen – Innere Führung finden, Eine Reise nach Innen – Ihren Seelenführern begegnen.

◆ *Meditationen bei Langen/Müller (CD):* Notfallapotheke für die Seele.

◆ *Meditationen bei Nymphenburger (CD):* Die Psychologie des Geldes.

Musik und Vorträge im Rhythmus-Verlag

Vorträge: Der Innere Arzt, Gesetze des Lebens, Seelische Verletzungen, Visionen.

Musik: Tao, Trommeln für den inneren Krieger, Basisrhythmen Mantras der Welt I und II, Wege nach Innen, Planetenrhythmen, Songs & Mantras for the Heart, Shamanic, Santeria, Trommeln der Welt, Trance, Amadinda.

Zu beziehen über: Rhythmus-Verlag, Hofmarkstraße 27, 84381 Johanniskirchen, Telefon: 08564-940747, Telefax: 08564-919145

Vorträge und Workshops bei Auditorium-Netzwerk (CD/CVD)

Angst, Bedeutung der Rituale in Vergangenheit und Gegenwart, Depressionen, Der verbundene Atem, Deutung und Bedeutung von Krankheitsbildern, Die Leichtigkeit des Schwebens, Die Psychosomatik von Krebs, Gewichtsprobleme, Heilung und Meditation, Homöopathie, Kopfschmerzen, Krankheitsdeutung, Lebenskrisen als Entwicklungschance, Mandalas aus Ausdruck des göttlichen Selbst, Partnerschaft als Chance und Aufgabe, Psychotherapie und Reinkarnationstherapie, Reise nach Innen, Säulen der Gesundheit, Sucht und Suche, Wege der Heilung, Woran krankt die Welt?, Wunden des Weiblichen.

Zu beziehen über: Auditorium-Netzwerk, Habspergstraße 9a, 79379 Müllheim-Baden, Telefon: 07631-170743, Telefax: 07631-170745, E-Mail: info@auditorium-netzwerk.de

Ausbildungen von Ruediger Dahlke

Grundausbildung: »Archetypische Medizin«.

Weiterführende Ausbildungen: AtemtherapeuIn, MeditationslehrerIn, FastenberaterIn, ReinkarnationstherapeutIn.

Informationen: Heil-Kunde-Institut Graz, Oberberg 92, A-8151 Hitzendorf, Telefon: 0043-316-7198885, Telefax: 0043-316-7198886, Internet: www.dahlke.at oder: www.mymedworld.cc

Informationen zu Psychotherapien, Beratungen, Seminaren

Heil-Kunde-Zentrum, Schornbach 22, 84381 Johanniskirchen, Telefon: 08564-819, Telefax: 08564-1429, Internet: www.dahlke.at oder: www.mymedworld.cc

Register